全国普通高校“十二五”规划教材
重庆文理学院教材建设资助项目（项目编号：XBJC201201）

# 学前儿童
# 卫生与应急对策

XUEQIAN ERTONG
WEISHENG YU YINGJI DUICE

主　编◎曹成刚
副主编◎谭　佳

西南交通大学出版社
·成都·

## 内容简介

本书从学前教育的发展现状和改革方向出发，旨在以全新的理念和实用的内容培养学前教育专业学生的综合素质，提高其实际操作能力和职业技能，是一本实践性、针对性和指导性都较强的教材。

图书在版编目（CIP）数据

学前儿童卫生与应急对策 / 曹成刚主编．一成都：西南交通大学出版社，2013.8（2021.7 重印）

ISBN 978-7-5643-2599-2

Ⅰ.①学… Ⅱ.①曹… Ⅲ.①学前儿童－卫生保健－教材 Ⅳ.①R175

中国版本图书馆 CIP 数据核字（2013）第 196645 号

全国普通高校“十二五”规划教材

学前儿童卫生与应急对策

主编　曹成刚

| | |
|---|---|
| 责任编辑 | 秦　薇 |
| 助理编辑 | 梁　红 |
| 封面设计 | 墨创文化 |
| 出版发行 | 西南交通大学出版社<br>（四川省成都市二环路北一段 111 号<br>西南交通大学创新大厦 21 楼） |
| 发行部电话 | 028-87600564　028-87600533 |
| 邮政编码 | 610031 |
| 网　　址 | http://www.xnjdcbs.com |
| 印　　刷 | 成都中永印务有限责任公司 |
| 成品尺寸 | 185 mm × 260 mm |
| 印　　张 | 20.25 |
| 字　　数 | 507 千字 |
| 版　　次 | 2013 年 8 月第 1 版 |
| 印　　次 | 2021 年 7 月第 3 次 |
| 书　　号 | ISBN 978-7-5643-2599-2 |
| 定　　价 | 39.80 元 |

# 前　言

随着我国社会的急剧变革以及与此联动的教育改革的不断深入，社会对幼儿教师的素质提出了越来越高的要求。为了面向现代化、面向世界、面向未来，幼儿园教育迫切需要具有现代教育观念，具有一定教育理论基础和一定实践能力的新一代幼儿教师。为了使未来的幼儿教师能更好地适应社会发展的需要，适应幼儿园教育改革深化的需要，并能为自身的继续学习和提高奠定可持续发展的基础，我们编写了这本《学前儿童卫生与应急对策》，它既是学前教育专业本科及高职高专的教材，也可作为幼儿园教师、国培学员及幼教工作者的学习参考资料。

本书的编写密切贴合当今社会发展的步伐，力求反映21世纪学前儿童卫生与应急对策现状和趋势，体现基础理论、基础知识、基本技能，新思想、新内容、新知识、新特点；具备思想性、科学性、先进性、实用性、启发性，以适应学前教育专业本专科教学发展需求。相对其他同类型的教材，本教材重点强化了学前儿童各阶段身心发展特点及安全卫生应急处理对策等方面的内容，在辨析过程中紧扣"准确性、实用性、先进性、循证性"原则。

全书分为十章。第一章绪论，主要讨论学前儿童卫生与应急对策的研究对象、学科内容与特点以及研究方法；第二章以人体的概述为基点，分八大系统剖析学前儿童各大系统的生理解剖特点及保育要点；第三章讨论学前儿童生理特点及生长发育规律，第二、三章是全书的生理基础；第四章则着重介绍学前儿童各阶段心理发展规律与特征，这是本书的心理基础；第五章从学前儿童心理健康概述入手，讨论学前儿童心理健康及各种心理障碍和行为问题的预防及矫正，是本书的重点；第六章主要介绍学前儿童营养与保健策略，包括有关营养的基础知识，各类食品营养价值和学前儿童的合理膳食等；第七章分两个方面介绍学前儿童常规教育策略与生活保健制度；第八章突出讨论学前儿童安全教育现状及安全教育特别是性安全教育的一系列措施与策略问题；第九章重点介绍学前儿童意外事故伤害的防范及应急处理对策，是本书的亮点和特色；第十章强调幼儿教师身心健康的保健、维护和调适。

本书力求突出以下特点：

（1）理论创新性。在论证概念明确、基础原理科学的基础上，多角度总结学术界最新理论成果，特别是在学前儿童家庭教育这一学科的概念解释、理论框架、逻辑体系、表述方法等方面都具有明显的创新色彩。

（2）实践指导性。本书密切联系整个学前儿童的生长发育实际，注重结合当前学前教育发展的具体实际及常见问题展开论述，既注重基础理论的准确性、科学性，又注重文字的可读性以及实践的可操作性，能让读者在学习完本教材后，既能较深刻地把握学前儿童卫生与应急对策的理论精髓，又能快捷地运用其进行实践。

（3）多学科融合性。学前儿童卫生与应急对策具有明显的学科综合特色，本书的基本内容涵盖了教育学、社会学、生理学、心理学及卫生学、营养学等学科的知识，其目的是让学习者既要对这门学科的核心知识有所把握，又要对相关学科的知识有所了解。在编写过程中，充分考虑到各种相关学科的共通性和交叉融合性，从多学科的视角审视学前儿童卫生与应急对策的理论和实践。

（4）潜能激发性。本书在编写过程中，注重采用贴合学生生活经验的内容激发学习者的学习兴趣和学习积极性，通过启发式与循序渐进的体系结构和简洁明快的语言文字激发学习者的潜能，为他们提供充分发挥想象力和创造性的空间。

综上，本书以一种全新的视角透视学前儿童卫生与应急对策，在阐述基本理论的同时，兼顾实用性，以理论指导实践，同时以实践印证相关理论，二者相互渗透，有机结合。尤为重要的是，本书结合社会转型时期与社会发展中学前儿童卫生与应急对策出现的新情况、新问题、新特点进行了剖析和探讨，内容新颖、图文并茂，最大限度地满足了不同阅读人群的阅读需求。

本书各章的编写者均来自教学第一线，具体编写分工如下：第一章，谭佳、曹成刚（重庆文理学院）；第二章，张莉（丽江师范高等专科学校）；第三章，何梅（重庆文理学院）；第四章，曹成刚（重庆文理学院）；第五章，谭娟（陕西理工大学）；第六章，谭佳（重庆文理学院）；第七章，谭佳、曹成刚（重庆文理学院）；第八章，张晓茹（雅安职业技术学院）、曹成刚（重庆文理学院）；第九章，郭红霞（雅安职业技术学院）；第十章，谭佳（重庆文理学院）。其中，优秀青年教师谭佳担任本书的副主编，在整个书稿的编写完成过程中，参与组织策划及校对，协助主编做了大量具体的工作。全书由主编曹成刚教授作最后修改并统稿和定稿。

本书的一些主要内容曾作为讲义先后在重庆文理学院学前教育专业2010级、2011级、2012级学生中试讲，深受学生欢迎和好评。在成书过程中，重庆文理学院教育学院何华敏院长、王蕾副院长、吕晓博士、罗文波博士以及重庆第二师范学院谷生华教授提出了许多具体中肯的意见和建议。还有我的同事林红、谢应宽、胡春梅、葛缨、胡媛艳、贺伟婕、向晋辉、吴雪梅等从事相关课程的老师也从不同角度贡献了很好的想法。我的学生张丽娟、黄琴、方可馨、王曼、彭小花等参与了部分资料的收集和校对工作。总之，本教材博采众长，得到了川、滇、陕、渝等地区相关高校领导和专家的鼎力支持，特别是得到了重庆文理学院校本教材建设项目的资助。除了书后所列参考文献以外，本书在写作过程中还吸纳了国内外一些有价值的研究成果和文献资料，在此，一并致以最诚挚的谢意！

限于作者的学术水平，书中疏漏之处在所难免，敬请读者批评指正！

学前教育是基础教育的基础，让我们共同努力，开启学前教育的春天！

**曹成刚**

2013年初夏

# 目　录

# 第一章 绪 论

**学习要点：**

1．理解学前儿童卫生与应急对策的研究对象。
2．熟悉学前儿童卫生与应急对策的特点和内容。
3．了解学前儿童卫生与应急对策的研究方法。

儿童是民族的未来。儿童处于身心迅速发展的关键时期，身心各方面机能尚不成熟，对外界环境适应力较差，尤其对疾病的抵抗力薄弱。为了更好地促进儿童身心的和谐发展，做好学前儿童的卫生保健工作，提高他们的健康水平，对学前儿童本身、对其家庭、对社会，乃至对民族的未来，都是一项具有深远意义的工作。

具体而言，幼儿教师在对学前儿童进行教育的过程中，必须认真做好相应的卫生保健工作，防止和消除不利于学前儿童身心健康发展的消极因素，积极为学前儿童提供适宜的生活和学习环境。这些，无疑给幼儿教师的日常工作提出了更高的要求，要求教师除具有良好的教学能力水平而外，还应具备开展学前儿童卫生保健工作的基本知识和技能，以学前儿童的生理解剖特点和生长发育规律为依据，结合学前儿童心理发展的特点，制订并执行适宜学前儿童的生活制度，合理搭配学前儿童的膳食，关注、预防身心疾病和传染病，培养学前儿童良好的生活卫生习惯，做好安全教育和预防意外事故的工作。

## 第一节 学前儿童卫生与应急对策的研究对象、特点和内容

美国哲学家爱默生认为，健康是人生的第一财富。英国教育家洛克则强调若没有健康，就不可能有什么幸福可言。德国哲学家叔本华则形象地指出，一个健康的乞丐比有病的国王更幸福。的确，健康是人生的基础，没有健康，人生便会黯然失色。那么，什么是健康呢？

世界卫生组织（WHO）对健康的定义是：健康是身体、心理和社会适应上的完好状态，而不仅仅是没有疾病和虚弱现象。[①]

卫生学（Hygiene）是指在预防为主的卫生工作方针指导下，研究外界环境因素与人体健康的关系，阐述环境因素对人体健康影响的规律，提出改善和利用环境因素的卫生要求的理论根据和措施的原则，以达到预防疾病、促进健康、提高生命质量的目的。

---

① 欧新明：《学前儿童健康教育》，教育科学出版社2003年版。

## 一、学前儿童卫生与应急对策的研究对象

毛泽东曾说过：“科学研究的区分，就是根据科学对象所具有的特殊的矛盾性。因此，对于某一现象的领域所特有的某一种矛盾的研究，就构成了一门科学的对象。”[①]正如任何一门学科的形成，都必须具有本学科特有的研究对象，具有其他学科所没有的特殊矛盾和特殊功能，具有其他学科所没有的基本特点和规律。学前儿童卫生与应急对策作为一门独立的学科也不例外，有着自己研究的对立对象和特定的研究领域。

具体而言，学前儿童卫生与应急对策是以出生至6、7岁婴幼儿的身体发育和健康为研究对象。以影响学前儿童身心健康的各种因素、促进学前儿童身心健康的各种措施和研究评价学前儿童身心健康的方法为研究内容。其目的在于在学前儿童成长过程中保护其身心正常发育，增强学前儿童体质，为培养全面发展的一代新人打好基础。以科学规律积极协助托幼机构完成全面发展的教育任务，也就是说，为学前教育的总目标而服务。

## 二、学前儿童卫生与应急对策的特点及与相关学科的关系

### （一）学前儿童卫生与应急对策的特点

学前儿童卫生与应急对策涉及的学科领域较为广泛，与其他学科内容既相互渗透，又有着广泛密切的联系。概括起来说，学前儿童卫生与应急对策所涵盖的知识领域包括人体解剖学、生理学、儿科学、营养学、学前儿童教育学、学前儿童心理学、环境卫生学、遗传学等诸多领域和学科范畴。诸多学科领域相关知识的结合，体现了学前儿童卫生与应急对策所具有的综合性、多元性和应用性的特点。

### （二）学前儿童卫生与应急对策与相关学科的关系

学前儿童卫生与应急对策与其他相关学科有着紧密的联系。因而学前儿童卫生与应急对策必须充分合理、综合性地应用相关学科的理论和方法，才能达到全面、积极有效的教育效果。

在研究学前儿童生长发育、形态和生理方面，学前儿童卫生与应急对策与生物学、生理学、生物化学、遗传学、优生学等学科有密切联系。

学前儿童卫生与应急对策作为医学的一个组成部分，与儿科学、传染病学、流行病学、营养学、免疫学等学科关系密切。

另外，作为高校学前教育学科的专业核心课程，学前儿童卫生与应急对策与教育学、心理学、幼儿体育、教育统计学、教学法等也有紧密的联系。而在研究托幼机构教育教学环境和设备方面，学前儿童卫生与应急对策与环境保护学、建筑学、人体工程学、气象学等有着密切的关系。

学前儿童卫生与应急对策和各个学科之间有着广泛的关系，这充分体现出了本门学科的综合性、多元性、常识性和应用性的特点。

---

①《毛泽东选集》（第一卷），人民出版社1991年版，第309页。

## 三、学前儿童卫生与应急对策的内容

### （一）选择学前儿童卫生与应急对策内容的依据

从系统论的角度来看，无论是从微观，还是从宏观，课程内容的选择都要受到若干种因素的制约。从宏观上看，一门课程的内容不仅会受制于社会政治、经济、文化对本门课程所提出的要求，还要受到学生实际学习需求及其他相应学科的影响。而从微观的角度分析，课程内容还必须与本门宗旨与目标、教学的范围和顺序、执行的模式课程内容等相适应。具体而言，学前儿童卫生与应急对策在内容确定的过程中需要从以下几个方面进行考虑：

#### 1. 教育内容和教育目标相统一

课程目标即课程所需要达到的预期效果，它是课程设计与实施的出发点和归宿，课程目标的构建和实施贯穿于整个课程运行过程，发挥着重要的作用。学前儿童卫生与应急对策的课程目标作为课程编制中最为核心的首要组成部分，对课程内容的选择起着指导和制约的作用。因此，教师在选择课程内容的过程中，必须依照课程目标的要求，保持和课程目标的高度统一。

#### 2. 教育内容要符合学前儿童的兴趣需要及身心发展特点

学前儿童身心发展特点和规律是确定卫生与应急对策目标的根本依据。在选择课程内容的过程中，要全面考虑学前儿童的身心发展年龄特点，结合我国学前儿童身心发展的基本状况，剖析学前儿童已有的知识经验和行为习惯，科学把握其兴趣需要和身心发展趋势。例如，针对当前我国不同年龄阶段学前儿童中普遍存在的偏食、挑食、肥胖、爱吃零食不吃主食等现象来选取和组织相应的营养教育内容；针对低龄儿童缺乏起码安全意识来有针对性地组织和建构适合不同年龄阶段孩子安全教育的基本内容。总而言之，教师在选择卫生与应急对策的内容时，应充分考虑到不同年龄、不同地域、不同性别孩子的身心发展特点和规律，并以孩子感兴趣的方式来组织和建构学习内容。

#### 3. 教育内容要与时代、社会发展同步

与时俱进是选择学前儿童卫生与应急对策的一个重要要求。学前儿童生活在当今这个迅速发展的社会，各种层出不穷的新事物充斥着孩子们的生活。教师在选择和安排学前儿童卫生与应急对策的教育内容时，要紧密联系当前实际，极力做到与社会和时代发展同步。例如，针对当前儿童性侵案件的不断增多，在教育内容的选择过程中就应该充分考虑到添加如何加强孩子的自我保护能力的相关内容；另外，随着当前电子产品的不断普及，手机、平板电脑成为孩子们的“最爱”，“如何讲究用眼卫生”就成为当前组织和构建学前儿童卫生与应急对策的重要内容组成。

### （二）学前儿童卫生与应急对策的具体内容

作为一门综合性很强的交叉学科，总括起来，学前儿童卫生与应急对策研究的主要内容

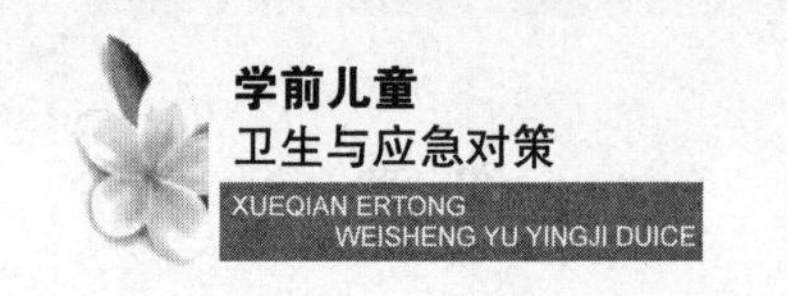


有两大方面：一是研究学前儿童本身的形态、生理、心理发育的特征和规律；二是根据学前儿童生长发育期间机体与幼儿园教育、生活环境之间的关系，研究如何通过改造和创造条件，保证学前儿童的身心健康成长。学前儿童卫生与应急对策的内容覆盖面广，涉及教育学、医学、统计学、心理学等多种学科，具体来说，学前儿童卫生与应急对策的内容包括以下几个方面：

### 1. 学前儿童机体特点

为了能准确地掌握不同年龄阶段学前儿童身体发育的基本情况，并以此制定出相应的教育保育措施，必须建立在研究不同年龄阶段学前儿童身体发育形态功能、生理和心理特点基础之上。因此，研究学前儿童机体本身是本门课程的核心和基础。

### 2. 学前儿童生长发育的规律

作为教师而言，面对的不是一个孩子而是一群孩子，在实行教育保育的过程中，为了更好地达到教育效果，教师必须把握不同年龄阶段孩子生长发育的共性，并以此作为开展各项教育保育活动的依据。因此，研究学前儿童生长发育的规律是学前儿童卫生与应急对策的一项重要内容。

### 3. 学前儿童的心理健康问题

随着时代的不断进步，学前儿童心理健康受到了越来越多的关注，各种隐藏在学前儿童中间的心理疾病也逐渐地被揭开神秘的面纱，渐渐凸显出来，如何鉴别学前儿童心理及行为问题，通过何种途径对其进行干预和矫正，教师如何在教育过程中促进学前儿童心理的健康发展，培养学前儿童健全完整的人格及良好的适应能力等，已然成为了本门学科亟待解决的重要内容。

### 4. 学前儿童营养

营养是学前儿童生长发育和健康发展的物质基础。学前儿童卫生与应急对策必须根据学前儿童的年龄特点，研究学前儿童的饮食营养卫生及其管理，纠正学前儿童不良饮食习惯，科学合理配餐，均衡营养，为学前儿童身心的健康发展打下坚实的基础。

### 5. 学前儿童生活保健制度

学前儿童 3 岁入园后，绝大部分时间在幼儿园度过，幼儿园不仅是孩子学习游戏的场所，也是生活的地方。作为托幼机构及教师而言，如何为孩子制定出一个符合其身心发展需要及年龄特点的生活保健制度是保证正常教学的头等大事。

### 6. 学前儿童在园安全及各种应急措施

安全是每个幼儿园及幼儿教师开展工作的绝对前提。面对层出不穷的各种安全事故的发生，如何保障学前儿童在园的生命安全；遇到突发事件，如何在第一时间采取科学有效的急救措施便成为学前儿童卫生与应急对策研究的一大重点内容。

### 7. 幼儿教师的心理健康问题

面对巨大的工作压力，各种心理问题悄然侵入幼儿教师群体。而幼儿教师作为实施教育的一线工作者，其心理状况好坏将直接影响到学前儿童的身心健康发展，因此，如何鉴别、干预和矫正幼儿教师的心理问题，保证幼儿教师的心理健康发展成为了学前儿童卫生与应急对策研究的内容之一。

## 第二节　学前儿童卫生与应急对策的研究方法

学前儿童卫生与应急对策是一门着眼学前儿童身心健康发展为基础的应用型学科。究其研究的内容和目的是以研究学前儿童生理解剖特点、生长发育规律，以及学前儿童的生长和教育活动、教育方法和生活环境的相互关系为基础，通过制订相应的措施，提高符合该年龄段学前儿童的卫生要求，为学前儿童的身心健康成长打下坚实的基础。

所谓方法，语义学的解释是“按照某种途径”，指的是为了达到一定的目的而必须遵循的调节原则的说明。《辞源》中将方法界定为 “量度方形之法”“办法”“方述、法术”诸义。不过，学术领域通用的主要研究方法，大多是前人探索的成果，他们各有一定的程序，和“技术”“技巧”不尽相同。方法，是对研究活动本身的反思，不仅是一种技巧技术，也是一门艺术，其实质在于规律的运用，遵循规律就成了方法。[①]因为研究方法中还隐含着一定的价值标准与规范，因而某种研究方法的精义，只能从运用这种方法所获得的研究成果中领略。

学前儿童卫生与应急对策领域的研究过程与其他研究活动一样，从研究者的角度看，是一种特殊的认识活动。“事必有法，然后可成”，科学研究离不开科学的方法，学前儿童卫生与应急对策作为一门完整的学科，不仅需要有特定的“研究对象”，还需要有针对这种研究对象的独特的研究方法。而这些研究方法也成了认识和研究学前儿童卫生与应急对策现象、探索家庭规律的手段、方式或工具。

按照这一观点，我们所要阐明的学前儿童卫生与应急对策的研究方法指的是按照某种途径，有组织有计划地、系统地进行学前儿童卫生与应急对策研究和构建学前儿童卫生与应急对策理论的方式，是以学前儿童卫生与应急对策中各种教育问题为对象、以科学方法为手段，遵循一定的研究程序，以获得学前儿童卫生与应急对策科学规律性知识为目标的一整套系统研究手段和方法。

### 一、学前儿童卫生与应急对策研究方法的基本类型

学前儿童卫生与应急对策的研究方法很多，依据不同的标准可以区分出以下几种不同的类型。

---

① 裴娣娜：《教育研究方法导论》，安徽教育出版社 2000 年版。

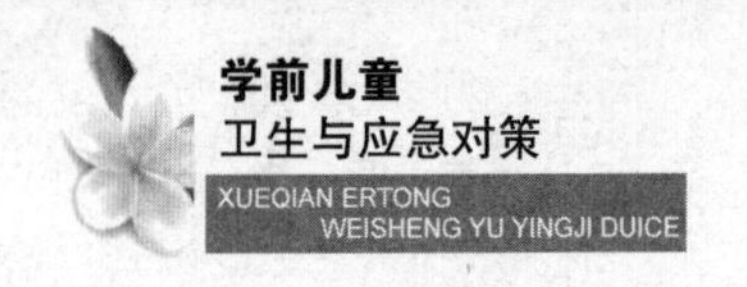


### （一）以研究过程的阶段为依据

学前儿童卫生与应急对策研究的过程大致可分为准备阶段、实施阶段和总结评价阶段，据此，我们可以把学前儿童卫生与应急对策的研究方法分为三大类：

一是设计阶段的方法：设计阶段，即进行各种学前儿童卫生与应急对策研究的最初准备阶段，其方法主要包括确定课题的方法、查阅文献的方法和研究设计的方法；

二是实施阶段的方法：实施阶段是进行学前儿童卫生与应急对策研究的核心，此阶段所涉及的研究方法包括形成事实的方法和形成理论的方法；

三是总结评价阶段的方法，总结评价阶段是对教育研究过程和结果进行价值判断，从而不断自我完善和为进一步研究提供依据的阶段。这一阶段所涉及的研究方法包括撰写报告的方法和成果评定的方法。

值得注意的是，我们在此所提出的方法是一种通常意义上进行学前儿童卫生与应急对策研究所需采用的方法，当然，具体问题需具体分析，不同的研究项目所要采用的研究方法是不尽相同的。

### （二）以研究活动进行的地点为依据

以学前儿童卫生与应急对策研究进行地点的不同我们可以将学前儿童卫生与应急对策的研究方法分为三种：

一是野外研究法，指在自然条件下进行研究的方法，如观察法、田园调查法、情境教育法，等等。

二是书斋式研究法，即通过查阅文献资料，并通过自己的思维加工而获得研究成果，这种研究方法也被称为“文献研究”，如扎根理论研究法、文献法、思辨法，等等。

三是实验研究法，即针对某一问题，根据一定的理论或假设进行有计划的实践，从而得出一定的科学结论的方法。

这种分类的优点是比较直观、易于理解，但与此同时，这种分类也不是绝对的，因为几乎没有哪一类研究会单纯的局限于一个地方，也就是说，在进行具体的学前儿童卫生与应急对策问题的相关研究时，以上几种研究方法很有可能会用于同一研究当中。

### （三）以研究使用的主要手段为依据

根据这种分类标准，我们可以把学前儿童卫生与应急对策的研究方法分为思辨的方法，思辨作为一种思维方式和研究方法，不同于强调经验的实证方法，是通过概念形式进行思维活动去把握事物（包括发现问题的思维方法、分析问题的思维方法、解决问题的思维方法）；实证的方法，作为一种研究范式，实证研究法产生于培根的经验哲学和牛顿、伽利略的自然科学研究，这种研究方法可以概括为通过对研究对象大量的观察、实验和调查，获取客观材料，从个别到一般，归纳出事物的本质属性和发展规律的一种研究方法（包括观察法、调查法、实验法、文献法等）；数学的方法，也就是借助数学的方式、途径或手段而完成的研究方法（包括统计法、测量法等）；符号表述的方法，包括文字和非文字的各类表述方法。

### （四）以研究对象的性质为依据

按照研究对象的性质，我们可以把学前儿童卫生与应急对策的研究方法分为：历史法，指通过搜集某种教育现象的发生、发展和演变的历史事实，加以系统客观的分析研究，从而揭示其发展规律的一种研究方法；调查法，指通过运用观察、列表、问卷、访谈、个案研究以及测验等科学方式，搜集教育问题的资料，从而对教育的现状作出科学的分析认识并提出具体工作建议的一整套实践活动；经验总结法，指研究者对教育实践活动中积累起来的教育经验进行理论提高和升华，使之变为具有普通指导意义的教育理论的研究方法；个案研究法，指采用各种方法，搜集有效、完整的资料，对单一对象进行深入细致研究的方法；等等。这种分类比较贴切地体现了研究对象的特点，但也有一定的局限性，比如它不能将所有的研究方法都予以囊括。

当然，进行学前儿童卫生与应急对策研究时可以采纳的方法甚多，还有很多其他的维度可以将其分为不同的类别，因此，在进行研究时，研究者必须根据实际情况选择恰当的方法进行科学研究。

## 二、学前儿童卫生与应急对策研究常用的几种方法

尽管在学前儿童卫生与应急对策的研究过程中可供采用的方法不胜枚举，但是一般来说，最常用、最基本的方法主要包括以下几种：

### （一）观察法

#### 1. 观察法的含义

所谓学前儿童卫生与应急对策领域所使用的观察法指的是在自然生活条件下，有目的、有计划地观察记录家长对子女施行教育的内容、方法、途径等，以及所产生的效果，并根据观察所得材料来分析判断当前学前儿童卫生与应急对策情况、存在的问题及治理的措施。

观察法是人类认识世界过程中最古老、也是最常用的一种研究方法。随着社会的进步、科学技术的发展，这种古老的方法也被赋予了新的含义，观察的手段和方法也有了较大的改变，并逐步形成了科学的观察方法体系。

#### 2. 观察的步骤

观察法相对其他研究方法显得更为大众化，使用起来也相对容易，观察法的运用一般需经历以下几个步骤：

第一，观察要有明确的目的。观察什么？怎样观察？期望通过观察获得什么等诸如此类的问题应该在进行观察之前有所计划。如研究者要对家长的教养方式和子女行为发展进行相关性研究，在进行研究的最初阶段就必须针对研究对象进行仔细的观察。值得注意的是，由于学前儿童卫生与应急对策的随意性和多变性，加之家长自身研究水平参差不齐，容易被新的问题所吸引，稍不注意将会很容易在观察过程中忽视或偏离既定的研究目的。

第二，观察进行之前要确定观察计划，并按照既定的计划主动、自主地进行观察。这一步骤包括选择观察的基本方法、选择观察的对象、确定观察的时间或事件、明确观察项目的

精确定义等基本要素。

第三，观察过程中进行记录。在进行观察的过程中，研究者可以根据观察对象的特点和观察的类型设计记录表格、选择记录手段和方法。而在学前儿童卫生与应急对策的研究过程中，很多研究者没有进行严格记录的习惯，其直接的结果便是所得到的信息很容易流失。

第四，观察完成后进行反思，对于观察的信度、效度等进行自我评定和检讨。一般情况下，家长进行常规观察无须进行反思，而进行某项学前儿童卫生与应急对策范围的系统科学观察时，则必须对之前的总体观察研究状况进行反思和回顾，这是保证观察取得既定结果的重要环节。

#### 3. 观察法的优势和不足

在学前儿童卫生与应急对策的诸多研究方法中，观察法具有其他研究方法不可比拟的优势：第一，观察可以获得第一手资料，是一切学前儿童卫生与应急对策研究的基础；第二，相对文献法而言，观察法是在全新的研究领域开展研究活动的可供选择的方法之一；第三，观察法是对第二手资料的验证，即使在一个已经相对成熟的研究领域开展研究活动，研究者也不能完全脱离观察法；第四，观察是设计访谈、问卷的基础。

虽然观察法相对其他学前儿童卫生与应急对策研究领域中的方法具有如此多的优势，但也存在着诸多局限性：第一，观察法受时间的限制，只能观察当下的各种发生在学前儿童卫生与应急对策领域的教育问题，对过去和未来的学前儿童卫生与应急对策问题无法观察；第二，对于超宏观、超微观的学前儿童卫生与应急对策，如对学前儿童卫生与应急对策方面的政策法规，或者家庭成员心理变化等因素很难通过观察法得出结论；第三，难以直接观察研究对象的心理活动。一般来讲，观察法通常用来观察研究对象的外显行为，对于研究对象的心理活动难以直接通过观察获得，只能通过观察研究对象的行为进而对研究对象的心理变化进行推测，而任何推测都不能保证是完全准确的，有时甚至可能与事实南辕北辙；第四，短期的观察可能会有疏漏，观察者在进行观察时总要确定自己的观察期限，但是，这一观察期间内观察对象可能在某些方面没有出现预期的举动，这势必会对整个观察活动造成一定的影响；第五，观察本身可能会影响观察结果。在知晓被观察到的情况下，观察对象可能会刻意地关注自己的一言一行，表现出与平时不同的举动，在这种情况下，研究者观察所得的信息便不真实。

### （二）调查法

#### 1. 调查法的含义

调查法作为社会科学中特有也是最常见的一种研究方法，指的是研究者有目的、有计划、系统地搜集有关研究对象现实状况或历史状况的材料的方法。相对观察法而言，调查法的适用范围更宽广，可以用于研究学前儿童卫生与应急对策现状，如某一地区学前儿童卫生与应急对策质量的调查；可以用于家庭教养比较研究，如农村地区和城市地区的学前儿童卫生与应急对策环境和条件的比较；同时，它还可以进行纵向的比较，即在历史和未来研究中也能派上用场。

#### 2. 调查法的特点

调查法较之其他研究方法主要有以下几个突出特点：

第一，调查法受时间和空间的条件限制较小，一般通过间接的方式进行某一学前儿童卫生与应急对策领域问题的研究。如研究家长的素质、学历层次对其学前儿童卫生与应急对策方式和教育成果的关系，家长在进行学前儿童卫生与应急对策过程中如何更好地利用学校和社区的资源、如何构建良好的亲子关系等，都可以采用调查法去逐一研究、解决。

第二，调查法是在自然的状态下进行的，它主要通过考察现状搜集资料进行研究，简便易行。

第三，在进行调查的过程中，研究者可以多渠道、多方面地搜集资料，不用事必躬亲，在一定程度上提高了研究的效率。

### 3. 调查法的种类

按照不同的维度，我们可以将调查法分为以下几个不同的种类：

第一，按调查范围分类，我们可以把调查研究分为全面调查和非全面调查两种类型。全面调查也称普查，是对某一范围内所有被研究对象进行调查，并借此得到有关调查对象的全部情况。例如，研究学前儿童卫生与应急对策的区域优势时，我们可以将不同区域学前儿童卫生与应急对策状况进行收集整理，最后得出结论；非全面调查形式多样，包括典型调查（如对显著成功或失败的学前儿童卫生与应急对策案例所进行的调查）、抽样调查和个案调查。

第二，按调查功能分类，可将调查法分为现状调查法、历史调查法、发展调查法和比较调查法。

第三，按调查手段分类，可将调查法分为问卷调查法、访谈法、座谈会调查法和测验调查法。

### 4. 几种常用的调查法

在学前儿童卫生与应急对策的研究过程中，常常会用到以下几种调查研究的方法：

（1）问卷调查法。

①问卷调查法的含义。

问卷调查法是研究者通过事先设计好的问题来获取有关信息和资料的一种方法。研究者以书面形式给出一系列与所要研究的目的有关的问题，让被调查者作出回答，通过对问题答案的回收、整理、分析，获取有关信息。

在学前儿童卫生与应急对策的研究中，研究者常常需要就某个研究主题进行大规模的调查，如果需要在短时间内获取大量信息，问卷调查法是最为切实可行的研究方法之一。

问卷调查法的优点主要包括：节省时间、经费和人力；调查结果容易量化；调查结果便于统计处理与分析；现在的电子问卷克服了纸质问卷的一些缺点，方便实施与调整；可以进行大规模的调查。问卷调查法的缺点是调查结果依据的是被试者的主观回答，与实际情况难免出现一定偏差，为弥补这一缺陷，我们要做大量样本调查。

②问卷调查法的基本步骤。

实施问卷调查法一般包括以下几个步骤：

第一，编制问卷。

编制问卷也称设计问卷，是进行问卷调查的基础。在这一阶段，研究者首先要明确研究目的，广泛收集所需的资料，并确定进行问卷调查的对象；其次，针对研究内容和调查对象的实际情况科学合理地编制问题纲要，做到逻辑分明，层次明晰；再次，问卷编制完成后，研究者可以选取部分调查对象进行问卷的前测以验证问卷的效果。

一份完整的问卷主要由以下几个部分组成：调查题目、被调查者的自然状况、指导语、需要回答的问题。

第二，问卷的发放。

完成问卷的编制工作后，紧接着就是将完整的问卷发放到被调查对象的手中。发放问卷有多种形式，可以随报纸杂志投递（报刊问卷），可以从邮局寄发（邮政问卷），可以派人送给有关机构代发（送发问卷），也可以派访问员登门访问。在后两种情况下，研究人员应给予被调查者相应的说明和指导，这样能提高问卷填写的信度和效度。

第三，问卷的回收及审查。

调查结束后，对所回收的问卷，研究者要进行及时的分析和整理。首先统计问卷的回收率，只有在问卷回收率达到 70%以上的情况下，问卷才能作为研究结论的依据。在进行问卷的整理过程中，要特别注意对回收问卷的核查，凡问卷中字迹不清、语句含糊、难于理解的都应视为废卷。也就是说，对回收的每一份问卷进行严格审查，是问卷调查过程中不可缺少的环节，也是保证问卷调查结论可靠性和科学性的关键。

第四，问卷的分析及整理。

筛出无效问卷后，研究者要对手中的有效问卷进行科学的分析和处理，运用统计学的原理和方法研究调查现象，用数字的形式对研究结果进行说明。一般来说，研究者可以借助专门的统计软件 SPSS 进行相关数据的处理。

在整理资料时，对于开放式问题和封闭式问题运用不同的方法。在整理开放式问题的回答资料时，首先，将所有被试者对同一问题的回答集中起来；然后，将回答按一定标准进行分类，分类要细，要有不同的层次，不要有所遗漏统计答案；最后，计算出每个类别中相同答案的次数和比例，其结果可作为定性分析时的参考。在整理封闭式问题的回答资料时，首先，将被试者对某一问题的回答换算成数值；然后，运用一定的统计方法进行统计检验，对结果进行定量分析。

第五，归纳总结，撰写报告。

这一阶段是进行问卷调查法的总结结论，研究者要针对之前的研究撰写调查报告，总结调查工作和评估调查结果。研究报告是整个问卷调查法的核心和关键，所有相关的内容都应在研究报告中体现出来。

（2）访谈法。

①访谈法的含义。

访谈，即研究性交谈，是以口头形式，根据被询问者的答复搜集客观的、不带偏见的事实材料，以准确地说明样本所要代表的总体的一种方式。尤其是在研究比较复杂的问题时需要向不同类型的人了解不同类型的材料。

访谈法的类型多种多样，在进行学前儿童卫生与应急对策的研究中，采用的访谈法有正式的，也有非正式的；既可以逐一采访询问，也可以进行团体访谈；可以是重点访谈、深度访谈，也可以采取座谈会、电话访谈的形式。而具体采取何种形式，则取决于研究的内容和方式。

②访谈法的优缺点分析。

与问卷调查相比，访谈法有以下优点：

第一，较多使用开放性问题，便于受访者充分表达内心所想，容易了解问题的核心。

第二，响应效果较好，易获取完整的资料：一般受访者更愿意通过“说”来表达，答题比率较高，获取的资料较完整。

第三，由于访问者与受访者口头交流，甚至直接面对面交流，访问者可评价受访者的诚挚性与见识，由此判断受访者回答的真实性。如我国著名心理学家王极盛教授就曾对考入北大、清华等高校的 130 多名高考状元及其家长、老师做过访谈调查研究，通过访谈调查、分析，王极盛教授得出了这样的结论：每个成功的孩子背后都有一个合格的家长。

第四，研究者能根据实际情况对访问进行及时的处理，可减少误解。

当然，访谈法也存在其自身不可避免的局限性，具体体现在：

人力、财力投入较高，比较费时间。由于需要较多的人力、物力和时间，应用上受到一定限制；访问者的主观或偏见对访谈结果构成干扰，或者受访者一味迎合访问者的期望，或访问者与受访者间造成的对立，或访问者竭力寻求支持先入为主的答案等因素，都可能对研究结果造成偏差，即所谓的反应效应（Response effect）；与问卷调查法相比，受访者（特别是广大家长）通常不会检查自己的口头回答记录，也没有时间认真思索自己的答案；访问者以不同的方式向不同的受访者发问，甚至向不同的受访者问不同的问题，由于缺乏标准的题目用语，结果导致研究者难以比较不同受访者的答案；无法保证受访者不被曝光。由于受访者的担心，当问及一些敏感性问题时，受访者可能顾虑重重，而不愿作答。

③访谈的技巧。

一个成功的访谈能够得到研究者想要得到的信息，反之则不然。要促成一次成功的访谈，一般来说，要使用以下几个技巧：

第一，谈话要遵循共同的标准程序，避免只凭主观印象，或谈话者和调查对象之间毫无目的、漫无边际的交谈。由于进行学前儿童卫生与应急对策研究所涉及的内容较为庞杂零散，研究者在进行相关的访谈研究时切记要围绕研究中心，避免因和被访者“拉家常”而偏离主题。

第二，访谈前尽可能地收集有关被访者的材料，对其经历、个性、地位、职业、专长、兴趣等有所了解；要分析被访者能否提供有价值的材料；要考虑如何取得被访者的信任和合作。另外，在访谈时要掌握好发问的技术，善于洞察被访者的心理变化，善于随机应变，巧妙使用直接法——开门见山、间接法等。

第三，关于访谈所提问题，要简单明白，易于回答；由于被访者（家长）的水平参差不齐，提问的方式、用词的选择、问题的范围要适合被访家长的知识水平和习惯；谈话内容要及时记录。记录时也可以用类似下列表格整理谈话材料（见表 1.1）。

第四，研究者要做好访谈过程中的心理调查。如为了给被访家长留下良好的印象，要善于沟通，消除误会隔阂，形成互相信任融洽的合作关系。研究者还要注意自己的行为举止，以诚相待，热情、谦虚、有礼貌。有时访谈的失败正是由于沟通不够。

表 1.1　学前儿童卫生与应急对策访谈信息记录表

访谈日期：____年____月____日　　访谈地点：________________　　第____次访谈

<table>
<tr><td colspan="2">课题/项目名称：</td></tr>
<tr><td colspan="2">研究人员：</td></tr>
<tr><td colspan="2">参加访谈的人员（被访者）：</td></tr>
<tr><td>被访者相关信息：</td><td>姓名：<br>单位、地址和邮编：<br>联系电话：<br>职业（职称、职务）：<br>专长（爱好）：</td></tr>
<tr><td colspan="2">访谈方式：□电话　□书信　□面谈　□网络　□其他：</td></tr>
<tr><td colspan="2">访谈问题：</td></tr>
<tr><td colspan="2">访谈记录：<br>记录人：</td></tr>
<tr><td colspan="2">访谈结论（专家意见、建议）：<br>签名：　　　　年　月　日</td></tr>
<tr><td colspan="2">访谈结果与打算（是否达到研究目的，主要解决了哪些问题，有何收获和体会，还有哪些没有解决的问题等）：</td></tr>
</table>

## （三）实验法

### 1. 实验法的含义

所谓实验法，就是研究人员根据研究目的，运用一定的人为手段，主动干预或控制研究对象的发生、发展过程，并通过把由干预情况下所获得的事实与没有干预情况下同类对象变化的事实进行比较，确认事物间的因果关系的方法。在自然环境下进行实验，即自然实验法；在实验室进行的实验，即实验室实验法。[①]

学前儿童卫生与应急对策领域所进行的各种实验是一种科学实验活动，它具有实验方法的一些基本的特点。这种实验研究是人们为实现预定目的，在人工控制条件下研究学前儿童卫生与应急对策现象的一种科学方法，也是人类获得和检验学前儿童卫生与应急对策知识的

① 叶澜：《教育研究及其方法》，中国科学技术出版社 1990 年版。

一种实践形式。正由于学前儿童卫生与应急对策领域中所进行的各种实验在本质上是科学实验，所以它应该具备科学实验的基本特征。我国学者的已有研究已经充分地说明了这些基本特点。[①]

### 2. 学前儿童卫生与应急对策实验法的特点

实验法较之其他学前儿童卫生与应急对策的研究方法有以下三个显著的特点：

一是实验法能够充分发挥研究者的主观能动性，积极创造条件，得出研究的结果。例如，上海市徐汇区紫薇幼儿园针对 0～3 个月小婴儿所进行的“早期家庭教养指导”的实验[②]中，研究者通过实验的形式将所选取的研究对象分为实验组和对照组，通过实验发现实验组的小婴儿由于其家长接受了来自幼儿园教师及专家的指导，小婴儿的身心发展总体水平相对指导前有了显著的提高，同时，经过上门指导，实验组的小婴儿身心发展10项目较之对照组有明显优势，特别是动作、认知和言语的变化幅度更大。进而得出这样的结论，即小婴儿家长需要面对面的直接指导，尤其是上门指导；通过上门指导，小婴儿家长家庭教养的总体水平较指导前有显著提高；通过上门指导，小婴儿智能发展水平较大幅度超过同年龄常模。

二是实验法有利于发现规律，可以将复杂的事物简单化，把整体分解成若干个部分逐个加以研究，更加有利于揭示事物之间的本质因果联系。

三是实验法可以创造条件，使某一现象重复出现，可以进行反复的、深入的研究。

### 3. 学前儿童卫生与应急对策实验法的五个步骤

在学前儿童卫生与应急对策领域中所采用的实验法通常可以分为五个步骤：

第一，提出问题或假设。

我们进行学前儿童卫生与应急对策实验的目的在于研究和探索学前儿童卫生与应急对策的规律，进行实验的过程实际上也就是一个提出问题和解决问题的过程。问题的提出是决定一个学前儿童卫生与应急对策实验成败的关键，一般来说，选题要注意四个要点，一是价值；二是创新；三是可行；四是准确。

第二，设计实验方案。

学前儿童卫生与应急对策实验的方案主要包括确定实验目标、实验内容、选取实验对象，布置实验场地、安排实验时间及确定实验人员等。这是对接下来实验的实施所作的前期准备工作。

第三，实施实验方案。

实施实验方案是整个学前儿童卫生与应急对策实验的核心部分，研究者首先要挑选被试者并对被试者分组；其次，在实验过程中要注意控制各种变量；最后，要建立实验档案，及时累积实验资料。

第四，分析实验结果。

完成了实验方案之后，接下来就需要对所得出的实验数据进行分析，在学前儿童卫生与应急对策研究中我们既可以采用定性分析，也可以采用定量分析，具体情况依据实验的实际

---

① 裴娣娜：《教育研究方法导论》，安徽教育出版社2000年版。

② 潘玲珠，鲍蓉晖：《0～3个月小婴儿早期教养指导的实验报告》，《中国家庭教育》，2007（4）。

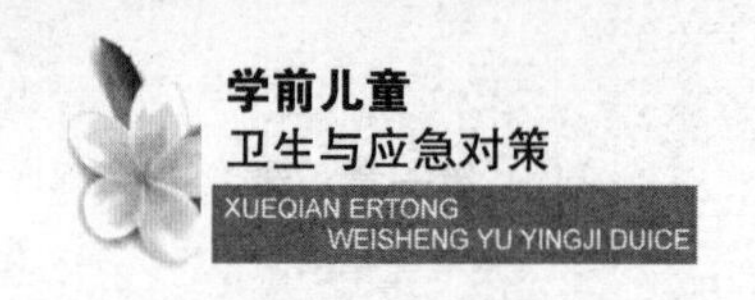


情况而定。值得注意的是，在进行定量分析的时候，研究者要注意信度和效度的统一，以避免出现不可靠或不正确的结论。

如研究者崔云针对上海地区的3～5岁城乡儿童所做的心理理论发展及其家庭养育环境的对比试验[①]，研究者通过定量分析，借助SPSS分析软件对实验数据进行处理，计算出标准差、方差等重要参考指标，为最后得出实验结果提供了数据支撑。

第五，撰写学前儿童卫生与应急对策实验研究报告。

撰写实验报告是对学前儿童卫生与应急对策实验工作的整体汇报、总结。实验报告的优劣直接影响实验成果的反映。因此，撰写实验报告是学前儿童卫生与应急对策实验工作中的一项极为重要的环节，应该给予足够的重视。

在撰写学前儿童卫生与应急对策实验报告的过程中应该注意以下四点：一是要以陈述事实为主，保证实验报告的客观公正性；二是要进行分析，尽管实验报告是以陈述事实为主，但是为了更好地给读者呈现实验的过程和结果，研究者有必要对其进行分析，将感性材料上升为理性认识；三是要遵循撰写学前儿童卫生与应急对策实验报告的常规，做到格式正确、结构规范；四是要在写作过程中始终贯彻严谨、认真的态度，做到脚踏实地、实事求是。

### （四）文献法

#### 1. 文献法的含义

文献法主要指搜集、鉴别、整理文献，并通过对文献的研究形成事实的科学研究方法。文献法是一种古老而又富有生命力的科学研究方法，在学前儿童卫生与应急对策的研究中，文献法作为最为常用的研究方法之一对学前儿童卫生与应急对策的研究和发展起到了重要的作用。

在学前儿童卫生与应急对策的研究中，作为研究者必须尽可能充分地占有资料，进行各种相关文献的调研，以便及时掌握有关的科研动态、前沿进展，了解并掌握前人取得的成果、研究的状况，这可以最大限度地保证研究者少走弯路，提高研究效益。可以说，没有任何一项学前儿童卫生与应急对策科学研究是不需要查阅文献的，这足以证明文献法在学前儿童卫生与应急对策科学研究中的重要性。

#### 2. 实施文献法的主要步骤

一般来说，文献法分为三个步骤，分别是文献的搜集、整理和分析整合。

第一，搜集文献。

搜集研究文献的渠道多种多样，文献的类别不同，其所需的搜集渠道也不尽相同。搜集学前儿童卫生与应急对策科学研究文献的主要渠道有：图书馆，电子资源、档案馆，博物馆，社会、科学、教育事业单位或机构，学术会议，个人交往和互联网。

搜集研究文献的方式主要有两种：检索工具查找方式和参考文献查找方式。检索工具查找方式指利用现成（或已有）的检索工具查找文献资料。现成的工具可以分为手工检索工具和计算机检索工具两种。

除了需要运用时搜集各种文献资料以外，研究者还需要在平时积累相关的文献资料，一

① 崔云：《3～5岁城乡儿童心理理论发展及其家庭环境的对比试验研究》，《上海教育科研》，2007（9）。

般情况下，积累文献可以先从那些就近的、容易找到的材料着手，再根据研究的需要，陆续寻找那些分散在各处、不易得到的资料。积累文献是一个较为漫长的过程，为了使整个过程进行得更有效，可以根据实际情况分为若干阶段进行整理。

学前儿童卫生与应急对策领域的文献资料比较丰富，除了有关学前儿童卫生与应急对策研究的专门著作以外，广大研究者还可以通过翻阅相关的期刊如《教育研究》《父母必读》《学前教育研究》等搜集、积累各种文献资料。此外，通过网络也可以获取大量的相关资料信息。

第二，整理文献。

搜集文献资料是文献法的第一步，也是奠基性的工作。在搜集文献的任务基本完成时，就进入整理文献的阶段，这一阶段包括对文献的阅读、记录、鉴别、分类处理等环节。

整理文献阶段最重要的工作是对文献的鉴别，也就是辨别文献的真假及质量高低，在浩如烟海的文献资料中选取最权威、最相关的资料需要花费大量时间和精力，研究者如何才能做到这一点，选取最具价值的学前儿童卫生与应急对策文献资料呢？一般可以通过“外审”和“内审”两种方法。

“外审”通常有四种方法，分别是辨别版本真伪、分析该书的语言风格、分析文献的体例、分析文献中的基本观点和思想，当然，也可以借助各种现代技术对文献物质载体的物理性质进行判断。

对文献资料进行“内审”也有四种方法，它们分别是：文字性文献的互证，用真品实物来验证文字性文献，产生文献的历史背景，研究作者的生平、立场与基本思想。

总而言之，无论是“外审”还是“内审”，都是通过多种方法来实现鉴别，目标都是去伪存真，以提高搜集到的文献资料的质量。

第三，分析整合。

对学前儿童卫生与应急对策的文献进行分析和整合主要是研究者对自己已掌握的文献进行创造性的思维加工过程。通过这样的加工，以期形成对事实本身的科学认识。在对学前儿童卫生与应急对策的文献资料进行分析和整合的过程中，研究者要注意保持客观性，不要带有任何偏见，更不要用自己的思维方式去理解前人文献。

对于广大研究者来说，一定要确立唯实的精神，同时要尽量熟悉文献资料的写作背景，多熟悉学前儿童卫生与应急对策以外的知识，以形成对此门学科更为具体的丰富的认识。

除了以上介绍的最为基本的学前儿童卫生与应急对策的研究方法以外，广大的研究者还可以大胆采用各种先进的研究方法，如质的研究方法、扎根理论研究方法、叙事研究方法等对学前儿童卫生与应急对策进行研究。

### （五）个案研究法

#### 1. 个案研究法的含义

个案研究法是指对某一个体、某一群体或某一组织在较长时间里连续进行调查，以了解其详细状况及发展过程的方法。

“个案”一词源于医学，同时也是教育心理学和医学心理学领域中经常采用的一种辅助性研究方法。如果从18世纪梯底漫发表《关于一个儿童成长的记录》算起，迄今已有200多年历史。

顾名思义，“个”即个体，“案”即案例。个案研究是对一个特定样本或某个行为样本的研究，例如，一个儿童、一个班级、一个学校或一个社区等。

在学前儿童卫生与应急对策的研究中，个案研究法因其方便、灵活，具有很强的现实性，便于研究者充分了解个案对象的特点，研究结果具有连续性、深刻性、比较准确和真实等优点而被广泛地运用。但是，个案研究法也有其不可避免的局限性，主要表现在：结果的普遍性较差；容易出现选择性偏差和个人的主观性，影响研究结果的科学性；研究时间长，个案对象条件可能变化，难于坚持到底；个案法主要适用于对那些个别差异突出的对象进行追踪研究。尤其在儿童或少年心理研究中更为适用。

### 2. 个案研究法的特点

近年来，这种强调自然观察、深入透彻地关注个体样本的研究方法逐渐被广大的学前儿童卫生与应急对策研究者所接受。在学前儿童卫生与应急对策的研究中，研究者们往往将特殊个体作为研究的对象，如适应不良学生、问题青少年、学习障碍学生等。个案研究法已经从一种 “纯研究”，逐渐成为理解学前儿童卫生与应急对策行为、开拓研究思路的好途径。

相对其他学前儿童卫生与应急对策研究领域所采用的研究方法，个案研究法的特点主要包括：

（1）通过特别事例（个体）来研究某种学前儿童卫生与应急对策现象。

学前儿童卫生与应急对策研究领域中可供研究的范围很广，采用个案研究法，研究者往往根据自己的兴趣或目的选择一个焦点进行调查研究，并围绕这个焦点进行资料的收集和分析。

作为个案研究的对象应该具备以下三个显著特点：一是在某方面有显著的行为表现；二是与研究内容的某些测量评价指标是否与众不同；三是教师、家长等主要关系人是否都有类似的印象和评价。

比如对某学生问题行为的个案研究，可以观察这一学生是否有各种问题行为，如打架、攻击性行为等；教师和家长对这一学生是否有相应的评价，能否举出一些不良行为的事例等。

（2）研究内容的深入性和全面性。

个案研究既可以研究个案的现在，也可以研究个案的过去，还可以追踪个案的未来发展。个案研究可以做静态的分析诊断也可以做动态的调查或跟踪。由于个案研究的对象不多，所以研究时就有较为充裕的时间，进行透彻深入、全面系统的分析与研究。

（3）研究方法的多样性和综合性。

个案研究有自己的研究方法，如追踪法，即在一个较长时间内连续跟踪研究单个的人或事，收集各种资料，揭示其发展变化的情况和趋势的研究方法；追因法，是个案研究中经常使用的与实验法因果顺序相反的一种研究方法；临床法，通常是通过谈话形式进行的一种个案研究，故又称临床谈话法。但是，个案研究又不能脱离其他研究方法，为了搜集到更多的个案资料，从多角度把握研究对象的发展变化，就必须结合教育观察、教育调查、教育实验、教育测量等多种研究方法，综合各种研究手段。

### 3. 个案研究法的一般步骤

（1）确定个案。

指确定研究及辅导的对象。学前儿童卫生与应急对策研究个案来源可以通过教师发现、家长提出、学生自认为有困惑、从心理测验结果筛选得出等途径获得。

（2）确定个案的主要问题。

主要是指透过教师、家长或个案研究对象自身的描述，以了解个案主要问题所在，以便收集相关资料。问题的描述重在具体、清晰、明确，以事实呈现为主，而非研究者的个人意见。

（3）收集资料。

只收集与个案研究对象主要问题相关的资料，如研究对象的家庭背景、研究对象的个人资料、问题发展史，以及家庭适应、学校适应、社会适应等方面的内容。

（4）分析与诊断。

资料收集完成后，研究者可以对所得到的资料进行系统分类，如将资料分为学校方面、家庭方面、社会环境方面及个人因素方面，并根据所收集的资料提出研究假设。在此基础上运用相应的研究方法和技术进行处理。

（5）辅导与诊治。

通常研究者根据研究对象的问题成因选择适当的策略，如进行各种治疗，通过家庭访问等方式对研究对象所存在的问题进行初步的诊治。

（6）撰写研究报告。

个案研究的报告主要包括以下几个方面：研究对象基本资料、问题概述、背景资料、分析与诊断、辅导策略与方法、诊治过程、检讨与改进。

#### 4. 使用个案研究法时需要注意的几个问题

个案研究法虽然能很好地向研究者展示研究对象的特点，进而将其研究成果推广到更大的范围，但并非任何学前儿童卫生与应急对策的研究都能使用个案研究法，在使用时，以下几个问题需要注意：

第一，它适用于具有典型意义的人和事的研究，因此，在研究对象的选择上总是那些具有代表性的个体。

第二，个案研究法还适用于对那些不能预测、控制，或由于道德原因不能人为重复进行的事例的研究。

第三，个案研究是特别适合教师使用的一种方法。在进行学前儿童卫生与应急对策的研究过程中，教师可以选择班级中具有某方面代表性的学生作为研究对象，通过观察、归因等方法进行各项学前儿童卫生与应急对策的研究。

第四，通过对个案的研究，可以不断总结和积累一些积极的教育措施的实施经验，评价实施效果，从而得出对以后教育工作的有益启示。

**思考与运用：**

1. 简述学前儿童卫生与应急对策的研究对象和内容。
2. 简述学前儿童卫生与应急对策常见的几种研究方法。

# 第二章　学前儿童生理解剖特点及保育要点

**学习要点：**

1．了解人体的基本结构。
2．认识人体各大系统的组成、结构和功能。
3．掌握学前儿童，包括新生儿生理解剖特点及保育方法。

## 第一节　人体的概述

### 一、人体的基本形态

人体从外形上可分为头、颈、躯干和四肢四个部分（见图 2.1）。

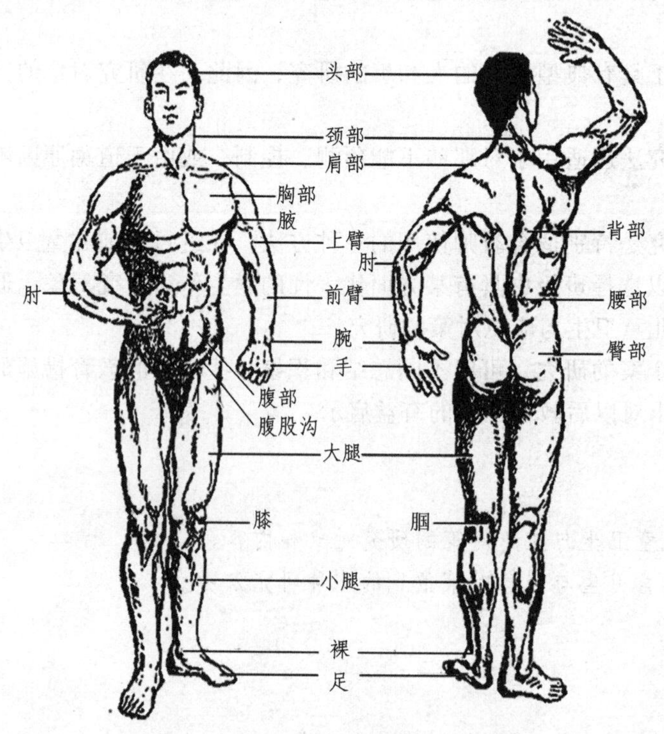


图 2.1　人的身体

头部的颅腔包括脑颅和面颅，脑颅比面颅发达。脑颅腔和脊柱里的椎管相通，脑颅腔内的脑和椎管内的脊髓相连。面颅上有眼、耳、口、鼻等器官。

颈部联系着头与躯干，短小而运动灵活。

躯干的前面可分为胸部和腹部，后面可分为背部、腰部和臀部，侧面是左右两肋。躯体内部的体腔以膈肌为界，上面叫胸腔，胸腔内有心、肺等器官。下面叫腹腔，腹腔的最下部分（即骨盆内的部分）又叫盆腔。腹腔（包括盆腔）内有胃、肠、肝、脾、肾和膀胱等器官，妇女的盆腔内还有卵巢和子宫等器官。

四肢包括上肢和下肢。上肢由上臂、前臂和手三个部分组成。上臂和前臂合称为臂，即通常所说的胳膊。上臂和前臂相连的部分叫作肘。前臂和手连接的部分叫作腕。上肢与躯干相连的部分，上面叫作肩，下面叫作腋。下肢由大腿、小腿和足三部分组成，大腿和小腿相连部分的前面叫作膝，后面叫作腘，小腿和足相连的部分叫作踝。下肢跟躯干相连部分前面的凹沟叫腹股沟。在身体背面腰部下方，大腿上方隆起的部分叫作臀。

## 二、人体的基本结构

人体是由许多亿的细胞组成的。这些细胞分别组成各种组织，再由多种组织构成器官，进而形成各种功能不同的系统。各个系统按照一定的规律组成复杂、完整的人体，并在神经和体液的调节下，执行着各自的功能。

### （一）细　胞

细胞是能进行独立繁殖的有膜包围的生物体的基本结构和功能单位，是生命活动的基本单位，是人体结构最小、最基本的单位。一般由细胞膜、细胞质和细胞核（或拟核）三部分构成（见图 2.2）。人体内除细胞外，还有存在于细胞间的物质，称为细胞间质，细胞间质是细胞与细胞之间的联系物质，也是维持细胞生命活动的重要环境。

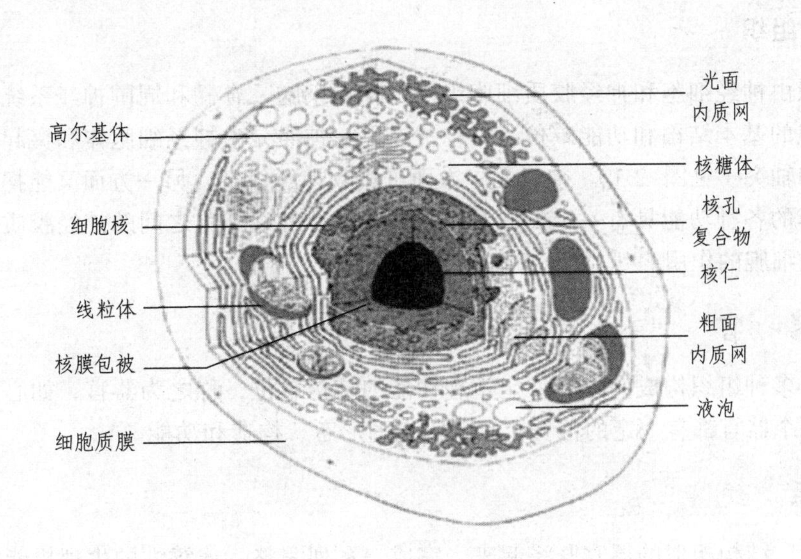


图 2.2　细胞结构

人体的细胞很小，需用显微镜放大后才能看清楚。细胞种类繁多，大小不一，形状各异，如：游离在血液中的红细胞多为圆形，直径约为 7.5 微米；上皮细胞覆盖于体表或衬在体内各种管、腔、囊的内表面，多为扁平、立方和柱形；具有传导功能的神经细胞常具有多分支的突起；具有收缩功能的肌肉细胞则呈圆柱形或长梭形。

### （二）组　织

人体内由许多形态和功能相似的细胞和细胞间质组成的基本结构叫作组织。根据其起源、结构和功能上的特点，人体组织可分为上皮组织、结缔组织、肌肉组织和神经组织四大类。

#### 1. 上皮组织

上皮组织覆盖于人体表面和体内各种管腔壁的内表面，由排列紧密的上皮细胞和少量细胞间质组成。如人体的皮肤、各种内脏器官的内腔面等。依功能和结构的特点可将上皮组织分为被覆上皮、腺上皮、感觉上皮等三类。其中被覆上皮为一般泛称的上皮组织，分布最广。上皮组织具有保护和分泌等作用。

#### 2. 结缔组织

结缔组织由少量细胞和大量的细胞间质组成，广泛分布于各种组织和器官之间，像纽带一样将这些组织和器官彼此连接起来。它的种类很多，如皮下组织、脂肪组织、肌腱、软骨、血液等都属于结缔组织。它主要行使连接、支持、保护和营养等职责。

#### 3. 肌肉组织

肌肉组织由高度分化的，称之为肌纤维的肌细胞和少量细胞间质构成。肌细胞具有收缩的特性，人体的各种运动（如四肢运动、呼吸、消化、循环和排泄等器官的活动）的动力均来自于肌肉组织的收缩和舒张。肌肉根据形态和功能，分为平滑肌、心肌和骨骼肌。

#### 4. 神经组织

神经组织由神经细胞和神经胶质细胞组成，存在于脑、脊髓和周围神经系统中。神经细胞是神经组织的基本结构和功能单位，又称神经元。神经元由神经细胞体和突起构成。突起可分为树突和轴突（见图 2.3）。神经元一方面可接收神经信息，另一方面又能把神经信息传出去，对人体的各种功能具有一定的调节作用。存在于神经细胞之间的神经胶质细胞起着支持和营养神经细胞的作用。

### （三）器　官

人体内由多种组织构成并具有一定生理功能的结构单位，称之为器官，如心、肺、脑、肠、肾等。每个器官都有一定的位置，具有一定的形态、构造和功能。

### （四）系　统

若干功能、结构相似的器官联系起来，完成一系列完整、连续性的生理机能的体系，称之为系统。如口腔、咽、食道、胃、小肠、大肠、肛门，以及唾液腺、胃腺、肠腺、胰腺、

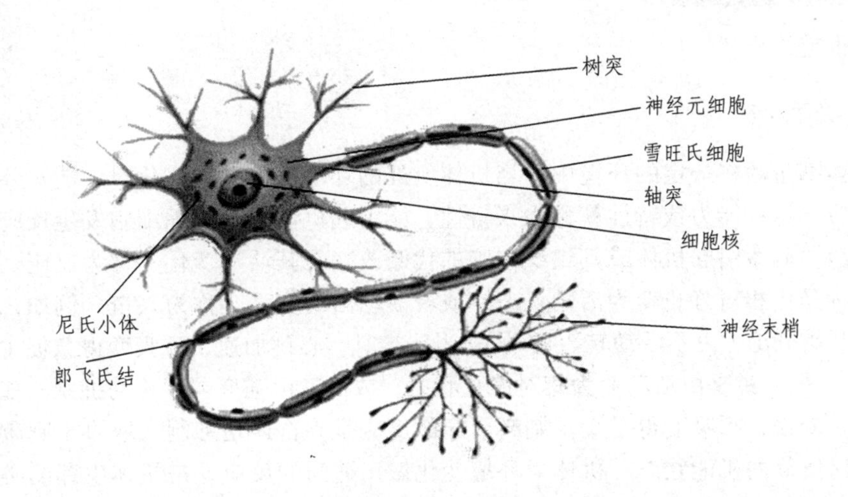


图 2.3　神经元模式图

肝脏等器官共同完成人体对食物的消化和营养的吸收等功能，组成了消化系统。人体共有八大系统：运动系统、呼吸系统、循环系统、消化系统、泌尿系统、生殖系统、神经系统、内分泌系统。这些系统协调配合，使人体内各种复杂的生命活动能够正常进行。

## 三、人体的化学成分

人体是由细胞构成的，细胞之所以能够进行一切生命活动，跟它的化学成分密切相关。细胞包含的化学元素共有六十多种，其中含量较多而且生理功能比较明确的近二十多种。氧、碳、氢、氮四种元素在体内含量最高，合起来共占总量的 96%。含量较少的是钙、磷、钾、硫、钠、氯、镁等元素。铁、铜、锰、锌、钴、钼、碘、氟、硒、硅等含量不到 0.001%，称之为微量元素。它们在人体内主要以化合物的形式存在于细胞之中，主要是无机化合物和有机化合物两大类。

## 四、人体生命活动的基本特征

人体是生物进化的最高形式，任何一个生物体，都具有新陈代谢、兴奋性、调节、生长发育和种族延续等基本生理特征。其中新陈代谢是产生其他基本生理特征的基础。

### （一）新陈代谢

新陈代谢是人体与周围环境进行物质交换和自我更新的复杂过程，包括同化作用和异化作用两个方面。同化作用指机体从外界环境中摄取营养物质（如糖类、脂肪、蛋白质、维生素、无机盐等）后，把它们制造成为机体自身物质的过程。异化作用指机体把自身物质进行分解，同时释放能量以供生命活动和合成物质的需要，并把分解的产物（如水、二氧化碳、尿素等）排出体外的过程。一般物质分解时释放能量，物质合成时吸收能量。后者所需要的能量正是由前者提供的，故二者是密切相关的。新陈代谢既包括物质代谢，又包括能量代谢。机体只有在与环境进行物质与能量交换的基础上，才能不断地自我更新。如果新陈代谢一旦停止，生命也就终止。

### （二）兴奋性

各种机体都生活在一定的环境中，当机体所处的环境发生某种变化时，能对环境变化做出相应的反应，这种能力或特性就称为兴奋性。能引起机体或其组织细胞发生反应的环境变化，称为刺激。刺激引起机体或其组织细胞的代谢改变及其活动变化，称为反应。反应可分为两种：一种是由相对静止变为活动状态，或者活动由弱变强，称为兴奋。例如，当咀嚼食物时，唾液开始分泌（由不活动转入活动）；当跑步时，心跳加速，呼吸变得急促（由活动弱转入活动强）。另一种是由活动变为相对静止状态，或活动由强变弱，称为抑制。如：当睡眠时，心跳由快变慢，呼吸变得平缓。刺激引起的反应是兴奋还是抑制，取决于刺激的质和量以及机体当时所处的机能状态。机体对环境变化做出适当的反应，是机体生存的必要条件，所以兴奋性也是基本生理特征。

### （三）生殖和生长发育

#### 1. 生　殖

机体生长发育到一定阶段后，能够产生与自己相似的后代的功能，称为生殖。任何机体的寿命都是有限的，都要通过繁殖子代来延续种系，所以生殖也是基本生理特征。高等动物以及人体的生殖过程比较复杂。父系与母系的遗传信息分别由各自的生殖细胞中的脱氧核糖核酸（DNA）带到子代细胞，它控制子代细胞的各种生物分子的合成，使子代细胞与亲代细胞具有同样的结构和功能。

#### 2. 生长发育

生长是指细胞繁殖、增大及细胞间质的增加，表现为各器官、各系统和整个身体大小及重量的增加。发育包括形态的改变、细胞和组织的分化以及功能的演进。一个新的个体要经过一系列转变的过程，包括身体的各系统、各器官和组织构造功能从简单到复杂的变化，才能形成一个成熟的个体。

### （四）人体机能的调节

人体各器官系统具有特定的功能，它们在生理功能上有明确的分工，但又紧密联系，相互协作。人体能够成为统一的整体，适应内、外环境的变化，是由于有神经和体液的调节，特别是神经的调节。

#### 1. 神经调节

神经调节是人体内主要的调节方式。人体的各器官中都有神经分布，这些神经可把器官、组织的活动或变化等转变为神经信息传至中枢（脊髓、脑），在中枢部位进行分析、综合，发出活动“命令”，再把“命令”传给器官和组织，器官、组织依“命令”而活动，这一过程称为反射。如我们的手不小心碰到火，就会立刻缩回来。这是由于火刺激了手上皮肤的感受器，感受器兴奋并产生神经信息，神经信息沿传入神经传到中枢，神经中枢进行分析，并发出“命令”，“命令”又沿传出神经传到手臂，引起肌肉收缩，手就缩回来了。

2. 体液调节

体液调节是指细胞周围液体中有许多化学物质，能促进或抑制细胞组织的活动。这些物质包括内分泌腺或内分泌细胞分泌的激素，其通过血液循环运送到全身，对不同的器官选择性地发挥作用，也包括局部组织细胞所产生的一些代谢产物（如二氧化碳）。体液调节是一种比较原始的调节方式。

人体有些生理活动主要受神经调节，例如骨骼肌肉的运动；有些生理活动主要受体液调节，例如生殖；有些生理活动既受神经调节，又受体液调节，例如血液循环和食物消化。

神经调节迅速、准确，持续时间短暂；体液调节缓慢、广泛，持续时间长。神经调节和体液调节虽各有其特点，但在整体内，两者相互联系，相辅相成。

## 第二节　学前儿童运动系统的生理解剖特点及保育要点

运动系统由骨、骨连结和骨骼肌三部分组成，它构成了人体的基本轮廓，并能支持体重，保护人体内脏器官，是人们从事劳动和运动的主要器官。骨和骨连结组成人体的支架，称为骨骼，运动时起杠杆的作用。肌肉附着在关节两端的骨面上，在神经系统的支配下，当肌肉收缩时，牵动骨骼产生各种运动。

### 一、概　述

#### （一）骨　骼

人体的骨骼由206块骨及骨连结组成（见图2.4），约占体重的20%。具有构成人体支架、支持体重、保护内脏器官和造血等功能。按其部位不同，可分为颅骨、躯干骨和四肢骨3个部分，这些骨骼大小不同，形态各异，大致可以分为四类：即长骨（肱骨、股骨等）、短骨（腕骨、趾骨等）、扁骨（顶骨、肋骨等）、

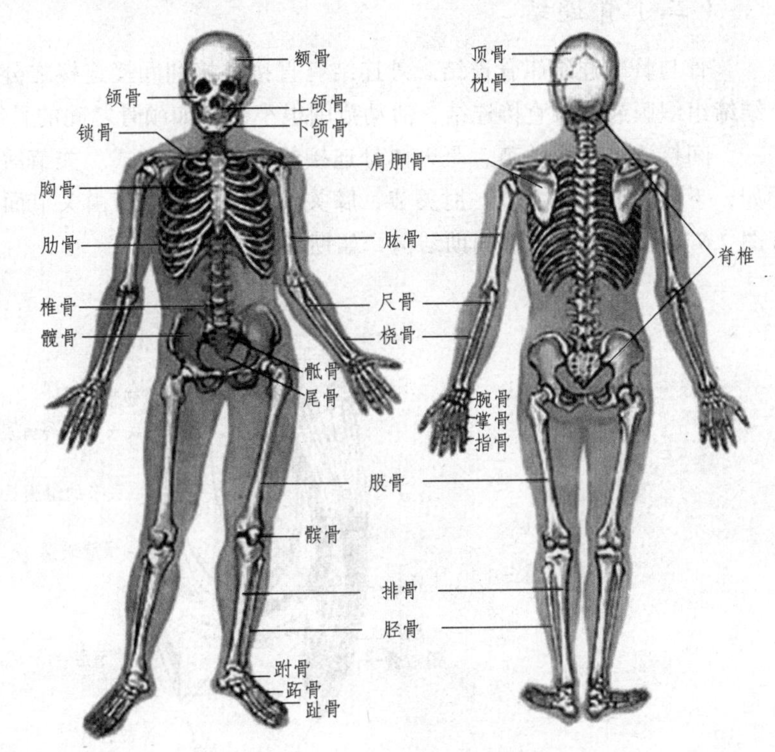


图2.4　人体骨骼

不规则骨（颞骨等）。

骨的构成：骨由骨膜、骨质和骨髓构成（见图 2.5）。骨膜是覆盖在骨表面的一层结缔组织膜，内有丰富的血管和神经，对骨起营养作用。骨膜内的成骨细胞对骨的生长和再生起着重要作用。骨质是骨的主要成分，有骨密质和骨松质两种。骨密质坚硬，耐压性强；骨松质呈蜂窝状，由一定方向交织排列的骨小梁构成，弹性较大，能承受一定的压力和张力。骨髓是主要的造血器官，也是免疫器官之一。它存在于骨髓腔和骨松质的空隙内。4~5 岁以前，骨髓腔内全部都是红骨髓，5~7 岁时骨髓中逐渐产生脂肪，至成年除长骨两端、扁骨和短骨的骨松质内的红骨髓保持终生造血机能以外，其他部分的红骨髓均为脂肪组织代替，失去造血机能。

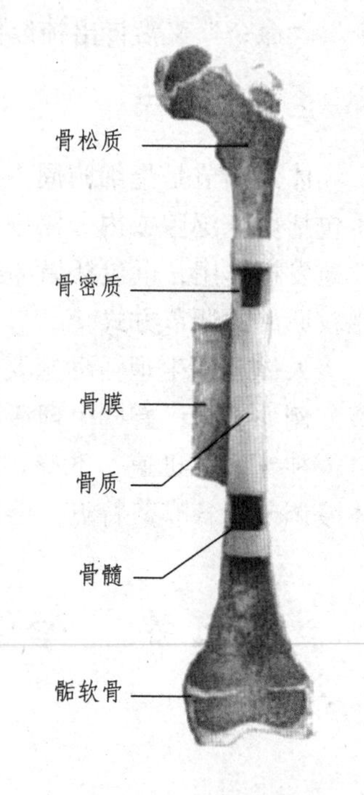

图 2.5 骨的构成

骨的成分：有机物和无机盐。有机物主要是胶原、黏蛋白等物质，能使骨具有韧性和弹性。无机盐主要是碳酸钙等，能使骨坚硬变脆。不同年龄的人，由于骨组织中的有机物和无机盐含量比例不同，而表现出骨的硬度和弹性不一样。儿童骨中有机物较多，韧性和弹性较好。随着年龄增长，骨中无机盐不断沉积，骨硬度加大。

### （二）骨连结

骨与骨的连结叫骨连结。骨连结有直接连接和间接连接之分。直接连接是骨与骨之间以结缔组织膜或软骨直接连结，活动范围很小，例如颅骨之间的骨缝、椎骨之间的椎间盘等。

间接连结称为关节，是人体骨连接的主要连接方式。关节活动的范围很大，很灵活，例如，下颌关节、肩关节、肘关节、膝关节，等等。关节由关节面、关节囊和关节腔构成（见图 2.6），此外还有一些辅助结构，如韧带、关节盘等。

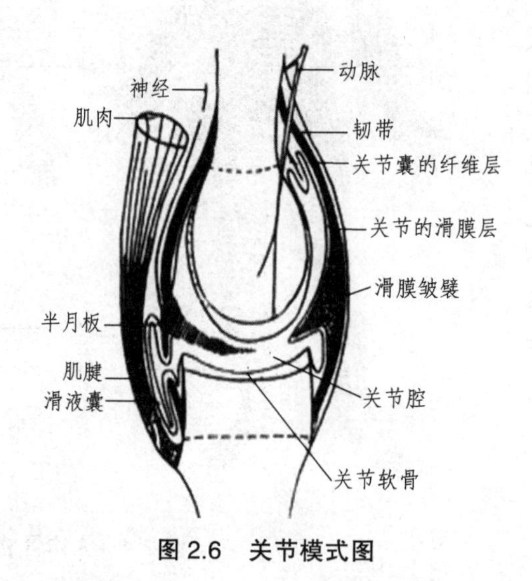

图 2.6 关节模式图

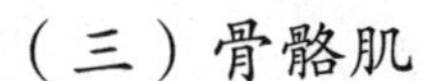

### （三）骨骼肌

骨骼肌是运动系统的动力部分。附着在骨骼上，在神经系统的支配下，能随着人的意愿而收缩可以受意识支配，又称随意肌（有的肌肉组织是不受人的意识控制的，如肠道的平滑肌）。它在人体中起运动、保持、保护等作用。全身的骨骼肌可分为头颈肌、躯干肌和四肢肌，共 600 多块，约占体重的 40%。肌肉中 75%是水分，25%是固体成分。

## 二、学前儿童运动系统的特点

### （一）骨骼的特点

（1）学前儿童的骨膜比较厚，血管丰富，对骨的生长和再生起重要作用。当骨骼受到损伤时，因为血液供应丰富，新陈代谢旺盛，愈合的速度比成人快。

（2）造血机能强。4~5 岁前，儿童的骨髓腔内全部都是红骨髓，造血机能强。5~7 岁时，骨髓中逐渐产生脂肪，至成年除长骨两端、扁骨和短骨的骨松质内的红骨髓保持终生造血机能以外，其他部分的红骨髓均为脂肪组织代替，失去造血机能。

（3）儿童骨中有机物较多，无机盐少，韧性和弹性较好，可塑性强，但易变形。成人的骨骼中有机物约占 1/3，无机盐约占 2/3。学前儿童骨组织中有机物和无机盐各占 1/2，与成人相比，骨中有机物相对较多，骨的柔韧性大而硬度小，不容易发生骨折，但容易因长期体态不端正而发生变形。

（4）学前儿童骨骼软骨成分多，生长迅速。人体四肢的骨头形状细长，叫作长骨，如上肢的肱骨、尺骨和桡骨，下肢的股骨、胫骨和腓骨等，都是长骨。出生时，长骨的两头还是软骨，软骨一面发育使骨骼长度不断增加，一面钙化，到了发育成熟的年龄，长骨两头的软骨完全钙化了，就长成了一个根坚硬的成人骨头，人也就不再长高了。

（5）学前儿童骨骼的骨化尚未完全。

①颅骨：婴儿颅骨的骨化尚未完成，有些骨的边缘彼此尚未连接起来，有些地方仅以结缔组织膜相连，这些膜的部分叫囟门。额骨和顶骨之间的前囟门在 1~1,5 岁时闭合。顶骨和枕骨之间的后囟门，一般在 2~4 个月闭合。囟门的闭合，反映了颅骨的骨化过程。囟门早闭多见于头小畸形；晚闭多见于佝偻病或脑积水。

②腕骨：随着年龄的增长，儿童的腕骨、指骨和掌骨逐渐骨化。人一共有共 8 块腕骨，出生时全部为软骨，6 个月后，逐渐出现骨化中心，以后逐渐钙化，到 10 岁左右才能全部钙化。指骨和掌骨在 9~11 岁时骨化完毕。学前期，由于儿童腕骨、指骨和掌骨骨化没有完成，儿童腕部力量不足，手的精细动作比较困难，所以不要让儿童提太重的东西，为他们准备的玩具重量要适中，精细动作时间不宜过长。

③脊柱：脊柱是人体的主要支柱，起到缓冲震荡和平衡身体的作用。从背面，它又正又直。但从侧面看，它并非一根“直棍”，而是从上到下有四道弯。这四道弯叫作“脊柱生理性弯曲”，即颈曲、胸曲、腰曲、骶曲（见图 2.7）。生理性弯曲是随着婴幼儿动作的发育逐渐形成的。但要到发育成熟的年龄（约 20~21 岁），这些生理性弯曲才能完全固定下来。学前儿童脊柱的每个椎骨之间，软骨特别发达，所以当其体位不正时或身体长时间一侧紧张，都容易引起脊柱的侧弯变形。

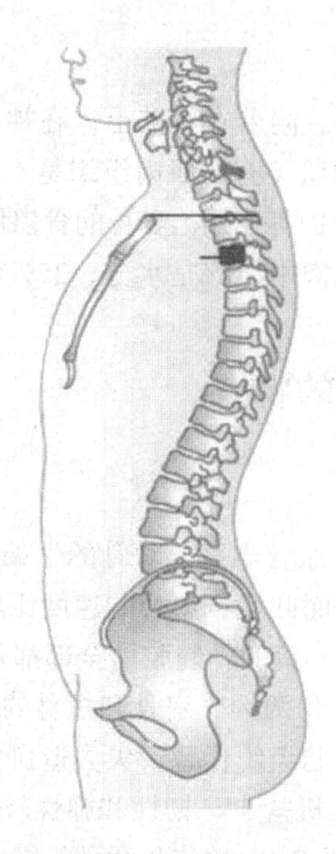

图 2.7 脊柱侧面

④骨盆：骨盆是人体中骨化最迟的部位，正常骨盆是由髋骨、骶骨和尾骨共同围成的。学前儿童的骨盆尚未定型，构成骨盆的髋骨由髂骨、坐骨和耻骨靠软骨相连而成，还不是一块整体，到 19～24 岁间，3 块骨才愈合成一块髋骨。在完成骨化以前，组成髋骨的三块骨之间的连结还不牢固，易受外力作用而移位。因此，在学前儿童运动时要避免从高处往硬的地面上跳，防止髋骨出现不正常的愈合。特别是女性儿童，尤需注意，以免影响日后分娩。

⑤足骨：足骨由跗骨、跖骨和趾骨组成。跗骨和跖骨借助韧带连结，形成足弓。足弓可以增加人站立的稳定性，保护脚底的神经和血管，并减少地面对身体的冲击力。由于学前儿童的足骨、肌肉和韧带没有发育完善，走路、站立时间过长，负重过度，都会引起足弓塌陷，形成扁平足。扁平足弹性差，长时间站立或行走时，足底神经和血管受压，易疲劳或足底疼痛。

## （二）关节的特点

学前儿童的关节窝较浅，关节附近的韧带松弛，肌肉纤维比较细长，故关节的伸展性及活动范围比成人大，尤其是肩关节、脊柱、髋关节的灵活性与柔韧性显著超过成人。但是，关节的牢固性差，在外力的作用下容易引起脱臼。

## （三）肌肉的特点

### 1. 肌肉收缩力差，容易疲劳

学前儿童的肌肉柔软，肌纤维较细，间质组织相对较多，肌腱宽而短，肌肉中所含水分较成人多，蛋白质、脂肪、糖和无机盐较成人少，能量储备差，因此学前儿童的肌肉收缩力较差，容易疲劳和损伤。但是新陈代谢旺盛，疲劳后肌肉机能的恢复也较快。

#### 2. 肌肉的协调性和灵活性较差

肌肉的活动是由神经调节来完成的，由于幼儿神经系统的发育不够完善，因而限制了幼儿肌肉的调节。

#### 3. 大小肌肉群的发育不均衡

支配学前儿童上下肢活动的肌肉群如前臂、上臂肌的屈肌发育得较早，而小肌肉群如手指和腕部的肌肉发育较晚。如 3 ~ 4 岁的儿童，走路已经很熟练，但往往拿不好笔和筷子。到 5 ~ 6 岁，手部肌肉才开始发育，所以能做一些较精细的工作，但时间不能过久，否则容易产生疲劳。

## 三、新生儿骨骼、肌肉、关节的特点

### （一）软　骨

平常我们所说的人体由 206 块骨骼组成，主要是指成人。新生儿的骨头有 350 多块。婴儿出生时，不少骨头还是软骨，如 8 块腕骨全是软骨，上、下肢的长骨也没有钙化，骨头的两头皆为软骨。同时，不少骨头还未愈合，如构成骨盆的髋骨由髂骨、坐骨和耻骨靠软骨相连而成，还不是一块整体，到 19 ~ 24 岁间，3 块骨才愈合成一块髋骨。随着机体的生长发育，原来分离的骨头融合为一体，骨头的数目也逐渐减少。

### （二）囟　门

新生儿颅骨之间的缝隙较大，在头顶前部有一处软的没有骨头的部分，叫前囟门。前囟门呈菱形，平均为 2×2 厘米大小。

### （三）脊　柱

新生儿时期脊柱没有形成颈曲、胸曲、腰曲、骶曲四个生理性弯曲，以后随着会抬头、坐、站、走，生理弯曲才逐渐形成。所以，新生儿脊柱的负重、支撑能力很差。

### （四）肌　力

由于新生儿四肢屈肌的力量大于伸肌的力量，所以四肢常常卷曲着。随着月龄增加，屈肌和伸肌的力量逐渐协调，上、下肢就会伸展开来，不要硬把孩子的胳膊、腿拉直、裹紧，这会限制新生儿的活动。另外，胎儿在宫内是一种屈膝、曲髋关节的姿势，如果强行把下肢拉直，并用襁褓包扎固定，对某些髋关节发育缺陷的新生儿，往往会造成髋关节脱臼。包裹最好松而不散，使新生儿的下肢呈自然的“蛙式”，或给新生儿穿上合身的衣、裤，不用包裹，任其自由活动。“罗圈腿”是小儿患佝偻病以后引起的下肢畸形，发生在孩子会站、会走之后，与捆不捆腿没有关系。

### （五）关　节

新生儿的关节还没有发育好，关节不够牢固，在受到强大外力的作用时，容易发生脱臼。最容易发生脱臼的部位是肘关节，当肘关节处于伸直位，被猛力牵拉就可能发生“牵拉肘”（外伤性桡骨头半脱位），往往因为衣袖太紧，给孩子穿衣服时，猛力牵拉或提拎孩子的手臂而造成。

## 四、学前儿童运动系统保育要点

### （一）培养儿童各种正确的姿势

由于学前儿童骨骼容易变形，为预防脊柱和胸廓的畸形，教师及家长要注意从小培养孩子正确的姿势，例如正确的站姿和坐姿，幼儿应注意做到十个字：头正、身直、胸舒、臂开、足安。正确的姿势可以减少肌肉疲劳，提高肌肉的工作效率。同时，还应注意学前儿童坐的桌椅高度要合适。

### （二）合理组织体育锻炼和户外活动

适当的体育锻炼不仅能促进新陈代谢，使肌肉更强壮，使骨骼更坚固，还能使骨长长、长粗，使身体长高。

营养和阳光是学前儿童成长所必需的，经常到户外活动，接受温度、湿度、气流的刺激，可以增强机体的抵抗力。同时，阳光中的红外线能使人体血管扩张，促进新陈代谢，紫外线照射到皮肤上，可使皮肤里的7-脱氢胆固醇转化成活性维生素D，有利于防止佝偻病。

在组织活动的时候，应根据学前儿童的不同年龄特点来组织活动，特别要注意以下两点：

#### 1．全面发展动作

学前儿童的动作正处于迅速发生和发展的阶段，在组织活动时要注意多样化，保证全面发展，同时还应选择适宜的项目和运动量，来发展儿童的动作。如可通过游戏、劳动、体操等活动发展孩子的动作。避免单一地使用某些肌肉、骨骼，如让孩子长时间地站立等。幼儿园不宜开展拔河、长跑，长时间的踢球等剧烈运动。

#### 2．保证安全，防止伤害事故

要做好运动前的准备活动和运动后的整理运动。应避免用猛力拉扯幼儿手臂，防止脱臼损伤。应避免幼儿从高处跳到硬的地面上，以免骨盆移位，影响正常愈合。

### （三）供给足够的营养，保证蛋白质、矿物质的摄入

学前儿童应多摄取含钙、磷、维生素D、蛋白质等丰富的食品，如小虾皮、蛋黄、牛奶、

鱼肝油、动物肝脏、豆制品等，以促进骨的钙化和肌肉的发育。

### （四）着装大小适宜

学前儿童不宜穿戴过小、过紧的衣服、鞋帽，以免影响骨骼、肌肉的发育。反之，过肥、过大的衣服、鞋帽，不仅造成活动不便，还会影响动作的发展。

## 第三节　学前儿童呼吸系统的生理解剖特点及保育要点

呼吸系统是人体进行气体交换的器官的总称，即从外界吸进氧气并排出体内的二氧化碳的过程，通过呼吸完成气体的吐故纳新，是维持人体生命活动的重要系统。

### 一、呼吸系统的组成、结构和功能

呼吸系统（见图 2.8）由呼吸道和肺组成。呼吸道可分为上呼吸道和下呼吸道，上呼吸道包括鼻腔、咽和喉，下呼吸道包括气管和支气管，呼吸道是气体的通道，肺是气体交换的场所。

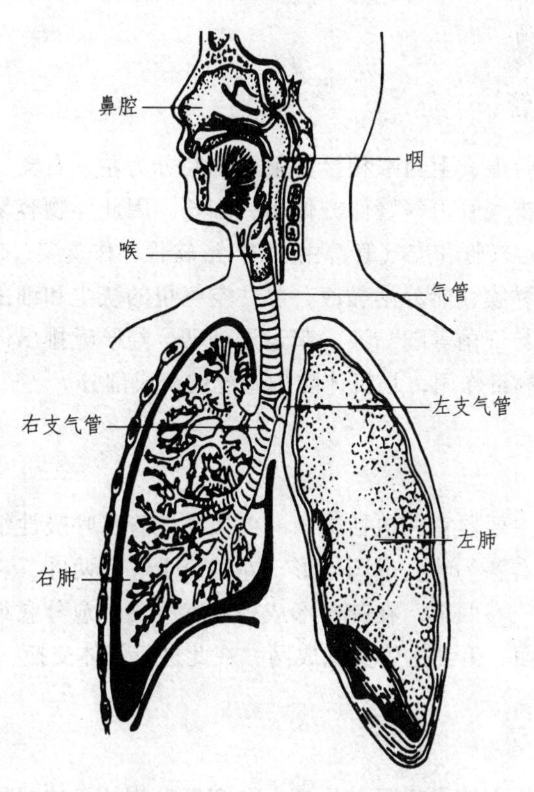


图 2.8　呼吸系统模式

## （一）呼吸道

### 1. 鼻

鼻是呼吸道的起始部分，鼻包括外鼻、鼻腔和鼻旁窦（鼻窦）三部分。鼻的骨架由上侧及外侧的软骨所组成。鼻腔的前部覆盖着皮肤，上有鼻毛；其余部分覆盖着黏膜，黏膜能分泌黏液（鼻涕），黏膜内有丰富的毛细血管，能净化吸入的空气并调节温度和湿度，从而减少空气对呼吸道和肺的刺激。同时，鼻是最重要的嗅觉器官，还可辅助发音。

### 2. 咽

咽是一条前后略扁的漏斗形肌性管道，由黏膜和咽肌组成。咽自上而下可分为三个部分，上段与鼻腔相对称“鼻咽”；中段与口腔相对称“口咽”；下段在喉的后部称“喉咽”，是呼吸道和消化道的共同通路。

### 3. 喉

喉是呼吸出入之门户，是气体的通道，也是发音器官。喉由软骨、韧带、肌肉及黏膜组成。上接通咽，下连通气管，它由软骨作支架可以保持气体的通畅。喉腔中部侧壁左右各有一条声带，两条声带之间的空隙叫声门裂。发音时声带拉紧，声门裂缩小，呼出的气流冲击声带，引起声带振动而发出声音。成年男子的声带长而宽，所以音调较低；成年女子的声带短而窄，所以音调较高。

### 4. 气管和支气管

气管是圆管形的管道，上与喉相接，下入胸腔分为左、右支气管。右侧支气管由气管直接延伸，粗短；左侧支气管由气管侧方伸出，细长。因此异物容易进入右侧支气管，引起右侧肺泡不张和肺气肿。气管和支气管都由“C”形软骨环作支架，使管腔敞开，气流通畅。管壁内覆盖着有纤毛的黏膜，能分泌黏液，黏住空气里的灰尘和细菌。膜上的纤毛不停地向咽喉方向摆动，将灰尘与细菌等随黏液一起运送到咽，经咳嗽排出体外。气管壁内的气管腺分泌的黏液有益菌和抗病毒作用，是机体防御系统的组成部分。

## （二）肺

肺是呼吸系统的主要器官，包括肺内的各级支气管、呼吸性细支气管和肺泡。肺位于胸腔内心脏的两侧，左右各一叶，呈圆锥形。左肺分上、下两叶，右肺分上、中、下三叶。左右支气管分别进入左、右两肺，在肺内形成树叶状分支，愈分愈细，最后形成肺泡管，附有很多肺泡。肺泡的表面，毛细血管交织成网，在此进行气体交换。

## （三）呼吸运动

呼吸运动也称气体交换或呼吸，是指人和高等动物的机体同外界环境进行气体（主要为氧和二氧化碳）交换的整个过程。呼吸运动有内呼吸与外呼吸之分。前者指组织细胞与体液之间的气体交换过程，后者指血液与外界空气之间的气体交换过程。我们一般说的呼吸是指外呼吸。外呼吸由胸廓的节律性扩大和缩小，以及由此引起的肺被动的扩张（吸气）、回缩（呼气）和歇息而实现。健康成年人安静时每分钟约 16～18 次，而小孩每分钟约 20～30 次，每次吸入和呼出气体约各为 500 毫升。人在各种不同条件下呼吸形式有所不同。以肋骨运动为主的呼吸形式称为“胸式呼吸”，以膈和腹壁肌运动为主的呼吸形式称为“腹式呼吸”。呼吸运动是改善呼吸功能，促进血液循环，减轻心脏负担的一种运动。

### （四）肺的通气量

肺的通气量是指单位时间内出入肺的气体量。一般指肺的动态气量，它反映肺的通气功能。肺通气量可分为每分通气量、最大通气量、无效通气量和肺泡通气量等。每分通气量指肺每分钟吸入或呼出的气量。安静时健康成人每分通气量约 6～8 升。每分通气量的最大数值叫最大通气量。成年男子最大通气量可达 100～110 升；女子可达 80～100 升。

## 二、学前儿童呼吸系统的特点

### （一）呼吸器官的特点

#### 1. 鼻　腔

由于学前儿童面部和颅骨发育未完成，鼻和鼻腔相对短小、狭窄，鼻黏膜柔软，富有血管，没有鼻毛，易感染，并且轻微感冒即可引起充血、发炎、流鼻涕，造成鼻的阻塞，呼吸困难，甚至患鼻炎。幼儿、中小学生患鼻炎是常见的。

#### 2. 咽

学前儿童的鼻咽及咽部相对较狭小，且较垂直。扁桃体在新生儿时期藏于腭弓之间，腺窝和血管均不发达，1 周岁以后随淋巴组织的发育逐渐长大，4～10 岁发育达到高峰。这一时期扁桃体肥大，咽峡炎和腺样增殖为儿童常见病，咽炎导致耳咽管阻塞，容易发生中耳炎。

#### 3. 喉

学前儿童喉腔狭窄，黏膜纤弱，富有血管和淋巴，发生炎症时容易造成呼吸困难。3 岁前男女幼儿喉头外形相似，3 岁以后男孩甲状软骨板角度变锐，5 岁时喉的成长加快，10 岁以后喉结逐渐明显，形成男性喉形。儿童的声带短，声音高，男女孩的声带发育在 12 岁以后区别明显，男孩声带变长，声音变低，如黏膜充血、肿胀，可出现哑音、假音。

#### 4. 气管和支气管

学前儿童的气管和支气管较成人的管腔狭窄，软骨未硬化，管腔内黏膜柔嫩，血管较多，黏液分泌不足，缺少弹性组织，纤毛运动差，较干燥，易发炎，容易受损，如有尘埃及微生物侵入，较成人危害大。

### 5. 肺

学前儿童肺的组织弹性差，间质多，肺泡容积小。2 岁前肺泡气囊为原始结构，充满肌肉层，6 ~ 7 岁肺泡结构才基本与成人相似，但肺泡的容量和数量较少，易被黏液堵塞，血管比较丰富。幼儿肺泡的面积比成人大，血管比成人多，此时要特别注意卫生，预防疾病。

## （二）呼吸运动的特点

### 1. 呼吸量少、频率快

学前儿童呼吸量较成人少，但新陈代谢旺盛，耗氧量与成人相近，为了满足机体耗氧的需要，只能加快呼吸的频率。年龄愈小，呼吸的频率越快，如：新生儿每分钟约呼吸 40 次，1 岁以内约 30 次；1 ~ 3 岁约 24 次，4 ~ 7 岁约 22 次。

### 2. 呼吸不均匀

学前儿童支配呼吸运动的中枢神经发育不健全，往往是深度与浅表的呼吸相交替，呼吸节律不齐，年龄越小，呼吸的节律性越差，新生儿尤为显著。

# 三、新生儿呼吸系统的特点

## （一）呼吸道

新生儿面骨发育尚未完善，鼻短小，鼻腔狭窄，一旦感冒易出现鼻堵塞，因为新生儿还不会在鼻子不通气的时候用口呼吸，所以常引起吸吮困难、睡眠不安。由于肺泡小、气管和支气管的管腔狭窄，容易在发炎时被痰堵塞，而发生呼吸困难。

## （二）腹式呼吸

新生儿胸腔狭窄，肋骨前、后端几乎在一个水平面上，使胸廓呈圆筒形，导致新生儿在吸气时，胸廓的扩大程度有限，加上肋间肌肉力量弱，新生儿在呼吸时几乎看不出胸廓运动。呼吸运动主要靠膈肌来完成，新生儿呼吸时，可以看见腹部有明显的起伏。

## （三）呼吸频率

新生儿胸腔狭窄、肺泡小，每次换气量不多，为满足机体的需要，以增加呼吸的频率来进行补偿，正常新生儿每分钟呼吸约 40 次。新生儿呼吸的深浅和快慢不均匀。

# 四、学前儿童呼吸系统的保育要点

学前儿童呼吸系统还处于生长发育的过程中，各呼吸器官还不完善，机能尚不健全，抵抗疾病的能力较差。因此，为了做好学前儿童呼吸系统的卫生保健工作，我们应注意以下几点：

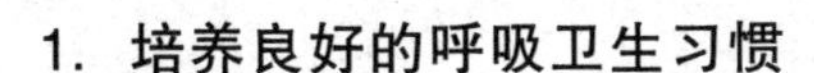

#### 1. 培养良好的呼吸卫生习惯

养成用鼻呼吸的习惯。用鼻呼吸可以防止灰尘和细菌侵入肺部，同时可以调节空气的温度和湿度，降低传染病和感冒的概率；通过谈话、唱歌等活动，培养学前儿童有节律地呼吸，增强呼吸的深度；教会学前儿童用正确的方法擤鼻涕，恰当处理打喷嚏、咳嗽等生理现象；防止其用手挖鼻孔，以免鼻腔感染或出血。

#### 2. 呼吸新鲜空气，加强体育锻炼

新鲜空气里病菌少并有充足的氧气，能促进人体的新陈代谢，还可以增强学前儿童对外界气候变化的适应能力。因此，学前儿童生活和活动的房间应经常通风换气，同时，应多组织学前儿童到户外活动，并加强体育锻炼。通过体育锻炼可以促进儿童胸廓和肺的正常发育，使呼吸变得深而慢。

#### 3. 严防异物进入呼吸道

不要让学前儿童捡拾和玩纽扣、硬币、玻璃球、药片、豆粒、小石头等物品，同时，应教育他们不要将这些物品放进口、鼻中含玩，吃饭、喝水时不要哭笑打闹，以免异物不慎进入呼吸道。

#### 4. 保持正确的姿势，注意促进胸廓的正常发育

保持正确的坐、站、走、睡眠的姿势，以促进学前儿童脊柱、胸廓的正常发育和呼吸运动的正常进行。多组织呼吸体操和能协调胸部发育的运动，如游泳等。同时注意服装和课桌椅的卫生，以免妨碍呼吸器官的发育。

#### 5. 注意保护声带

说话、唱歌主要是声带及肺的活动，为了保护学前儿童的声带，教师应选择适合幼儿音域特点的歌曲和朗读材料，培养其用自然的声音说话和唱歌，避免大声喊叫，防止过度疲劳和刺激，并且注意防尘和预防感冒，当咽部患有炎症时，应尽量减少发音，直至完全恢复。

## 第四节 学前儿童消化系统的生理解剖特点及保育要点

### 一、消化系统的结构和功能

消化系统的主要作用是将人体摄取的食物消化吸收，并将营养物质输送到血液中，以维持人体生长发育和供给生命活动的能量。消化系统包括消化道和消化腺两部分，消化道包括口腔、食道、胃和肠。消化腺包括唾液腺、胰腺和肝脏（见图 2.9）。

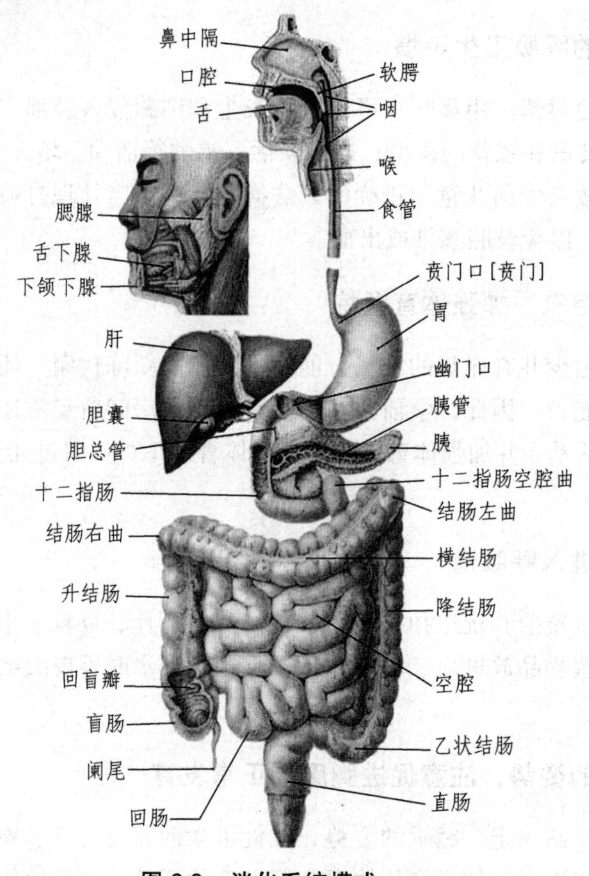


图 2.9　消化系统模式

## （一）口　腔

口腔是消化道的开始部分，有吸吮、咀嚼、吞咽、辨味、初步消化食物和辅助发育等功能。口腔内有牙齿、舌和三对唾液腺的开口。

### 1. 牙　齿

牙齿是人体中最坚硬的器官，呈白色，质地坚硬，生长在上下颌骨的牙槽里。从外形上可以分为三个部分：长在牙槽里的叫牙根，露在外面的叫牙冠，牙根和牙冠之间的叫牙颈。牙齿主要由牙釉质、牙本质、牙骨质和牙髓腔构成。牙齿的主要功能是咀嚼食物，并辅以发音。

### 2. 舌

舌是口腔中随意运动的器官，位于口腔底，以骨胳肌为基础，表面覆以黏膜而构成。具有搅拌食物、辨别味道、协助吞咽和辅助发音等功能。

### 3. 唾液腺

唾液腺是人或脊椎动物口腔内分泌唾液的腺体。人主要有三对较大的唾液腺，即腮腺、颌下腺和舌下腺，另外还有许多小的唾液腺。也叫唾腺。口腔内有大、小两种唾液腺。唾液可以湿润食物，便于吞咽。同时，唾液中含有淀粉酶，能消化食物中的淀粉，使之成为麦芽糖。

### （二）食　管

食管是咽和胃之间的消化管，是一条肌性管道，经过口腔初步消化的食物团通过吞咽进入食管，再由食管的蠕动将食物送入胃中。某些脊椎动物的食管还可贮存食物，如鸟类胃前部食管膨大而成的嗉囊，就是暂时贮存食物的器官。有些鸟类还用嗉囊携带食物回巢，哺喂幼鸟。反刍动物四个胃中瘤胃、网胃和瓣胃均由食管演化而来。食管如果保护不好，容易导致食道癌。

### （三）胃

胃位于膈下，上接食道，下通小肠，是消化道最为膨大的部分，可以暂时储存食物，并对食物进行初步的消化，使食物形成食糜，然后借助胃的蠕动将食物送入十二指肠，还能吸收少量的水、无机盐、乙醇、药分子等。胃大体可以分为三个部分：胃底、胃体、幽门。

### （四）小　肠

小肠是消化管中最长的一段，位于腹中，上端接幽门与胃相通，下端通过阑门与大肠相连，是食物消化和营养吸收的主要场所。小肠连接幽门的一段为十二指肠，十二指肠以下的部分又分为空肠和回肠。小肠内的消化液有胆汁、胰液和肠液，通过胆汁、胰液及肠液中消化酶的相互合作，可将小肠中的食物成分如淀粉、脂肪、蛋白质等彻底分解，从而有利于小肠的充分吸收。

### （五）大　肠

大肠是人体消化系统的重要组成部分，为消化道的下段。大肠起自回肠，终于肛门，成人大肠全长约 1.5m，包括盲肠、升结肠、横结肠、降结肠、乙状结肠和直肠六部分。全程形似方框，围绕在空肠、回肠的周围。大肠在外形上与小肠有明显的不同，一般大肠口径较粗，肠壁较薄。大肠的主要功能是暂时储存食物残渣和吸收残余的水分，还可以吸收无机盐和部分维生素，并能利用肠内较简单的物质合成维生素 K。食物残渣最后形成粪便经直肠由肛门排出体外。

### （六）肝　脏

肝脏是人体消化系统中最大的消化腺，成人肝脏平均重达 1.5 公斤，为一红棕色的 V 字形器官。肝脏是身体内以代谢功能为主的一个器官，它不仅能分泌胆汁促进肠液和胰液对脂肪的消化，还具有代谢、储存养料和解毒等作用。肝脏能把血液中多余的葡萄糖变成糖元储藏起来，当血液中葡萄糖由于消耗而减少时，肝里的糖原又可转化为葡萄糖进入血液，供给人体的需要。此外，在胃、小肠吸收一些有毒物质，随血液流经肝脏时，肝脏内的各种酶类会将它们氧化分解或将它们与其他物质结合，使有毒物质变成无毒、毒性较小或易于溶解的物质，随尿液或胆汁一起排出体外。但是，如果有毒物质过多，超过肝脏的解毒能力，或者肝脏功能减弱时，就会出现中毒现象。

### （七）胰　腺

胰腺分为外分泌腺和内分泌腺两部分。外分泌腺由腺泡和腺管组成，腺泡分泌胰液，腺管是胰液排出的通道。胰液中含有碳酸氢钠、胰蛋白酶、脂肪酶、淀粉酶等。胰液通过胰腺管排入十二指肠，有消化蛋白质、脂肪和糖的作用。内分泌腺由大小不同的细胞团——胰岛所组成，分泌胰岛素，调节糖代谢。

## 二、学前儿童消化系统的特点

### （一）口　腔

学前儿童口腔较小，黏膜柔嫩干燥，血管丰富，容易破损和感染。

#### 1. 牙　齿

学前儿童处于换牙时期，婴儿出生后 6～8 个月开始出牙（也有早到 4 个月或晚至 10 个月的，均属正常范围），2 岁左右基本出齐，共 20 颗，称为乳牙。6、7 岁时乳牙松动，先后脱落，逐渐换上恒牙，13 岁左右换牙完毕，共 32 颗，其中 20 颗与乳牙交换。学前儿童的乳牙和新萌出的恒牙的结构和钙化程度都不成熟，牙釉质较薄，牙本质脆软，牙齿咬面的窝沟较多，容易被残留在齿缝中的食物经细菌作用而腐蚀，产生龋齿。同时，忽冷忽热的刺激或咬坚硬的东西，也容易导致牙釉质产生裂缝或脱落。乳牙牙髓腔较大，外层组织较薄，一旦龋齿，很容易穿通，使牙神经暴露在外，引起疼痛。

#### 2. 舌

学前儿童的舌短，灵活性差，对食物的搅拌及协调吞咽的能力不足。

#### 3. 唾液腺

学前儿童的唾液腺在初生时已经形成，但唾液腺的分泌功能较差，3～6 个月时逐渐完善，由于吞咽能力较差，加上口腔比较浅，所以唾液往往流到口腔外面，这种现象称为“生理性流延”，可随年龄增长而消失。随着唾液的增加，其消化淀粉类食物的能力也逐步增强。

### （二）食　道

学前儿童的食道比成人的短窄，黏膜细嫩，管壁薄，弹力组织差，容易受损伤。

### （三）胃

学前儿童的胃黏膜柔嫩，血管丰富，胃壁较薄，弹性组织、肌肉层和神经发育都差，胃的容量也小，胃液酸度低，消化酶较成人少，消化能力比成人差，因此对儿童的饮食质量和烹饪方法应与成人有所差别。

### （四）肠

学前儿童的肠道较成人相对较长，成人肠道约为身长的 4.5 倍，婴幼儿的肠道超过身长的 5—6 倍。9 岁以前大肠小肠均衡地生长，以后小肠的生长落后于大肠。场管的肌肉组织和弹力纤维均未发育完善，但黏膜的发育良好，有丰富的血管和淋巴网，容易吸收营养物质，因此，一般儿童的吸收能力较强。

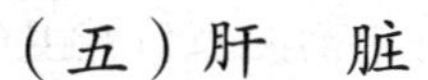

### （五）肝　脏

学前儿童肝脏主要有以下特点：①学前儿童肝脏占体重之比较成人大，成人重约 1 400～1750 克，约占体重的 2.8%；新生儿重约 135 ~ 160 克，约占体重的 4.3%；5 ~ 6 岁重约 650 克，约占体重的 3.3%。②学前儿童肝脏分泌的胆汁少，胆汁内含有较多的水分、黏液素和色素，促进胰液、肠液消化作用的物质较少，因而消化脂肪的能力较差；③学前儿童肝细胞分化不全，组织软弱，有大量的血管，容易充血，对感染的抵抗力较弱，解毒功能较差。④学前儿童肝糖元存储量相对较少，饥饿时容易发生低血糖症，甚至出现“低血糖休克”。⑤学前儿童肝脏血液丰富，肝内结缔组织发育较差，再生能力强，在患肝炎后治疗和恢复较快，不易发生肝硬化。

### （六）胰　腺

学前儿童的胰腺富有血管和结缔组织，实质细胞较少，分化不完全，但已具有成人所有的酶，能完成消化作用。学前时期胰腺液及消化酶的分泌极易受气候和各种疾病的影响而被抑制，导致其消化不良。

## 三、新生儿消化系统的特点

### （一）牙

有的新生儿一出生就有门牙，这种牙大多不牢固，容易在吸吮时脱落，可以听取医生建议是否将此牙拔除。

### （二）唾　液

新生儿唾液腺未充分发育，唾液的分泌量少，口腔较干燥，口腔黏膜特别柔嫩，因此不要用布擦拭口腔，在两次喂奶之间喂点温开水，可以达到清洁口腔的目的。

### （三）胃

新生儿的胃容量为 30 ~ 60 毫升，由于胃的入口（贲门）和胃的出口（幽门）几乎在一个水平面上，且贲门较松，幽门较紧，所以新生儿在吃饱以后容易漾奶。漾奶和呕吐虽然都表现为奶从口中流出，但漾奶是奶即从口中漾出，毫不费劲，一般量较少。呕吐则是疾病的一种症状，呕吐前常有躁动不安等表现，并伴有痛苦的表情。

一般生后头两天，新生儿会吐出一些浅黄色或咖啡色的黏液，那是在分娩过程中吸入的羊水和血液。

## 四、学前儿童消化系统的保育要点

#### 1. 保持口腔卫生，爱护牙齿

口腔是人体消化系统的第一关，乳牙不仅是咀嚼工具，而且对促进颌骨的发育、恒牙的正常萌出和正常发音起着重要的作用，因此，必须以预防为主，注意保持学前儿童口腔卫生，爱护牙齿。

（1）定期检查牙齿，发现问题及时处理，特别是龋齿，只要发现龋洞，应及时治疗。

（2）培养学前儿童早晚刷牙，饭后或吃糖后漱口的好习惯。

（3）教会学前儿童掌握正确的刷牙方法。

学前儿童 3 岁后应逐渐学会刷牙，早晚各 1 次，晚上尤为重要。选择儿童牙刷，刷毛尽可能柔软，使用含少量氟的牙膏，每次使用时应控制牙膏量，防止儿童吞入腹中。同时，家长和教师应教会儿童正确的刷牙方法，即顺着牙缝竖着刷，里外各个牙面都要刷。

（4）儿童的饮食不能过热、过冷或过硬，防止外伤。

乳牙的牙根浅，牙釉质也不如恒牙坚硬，口腔黏膜柔软，过热、过冷或过硬的食物，容易使牙釉质产生裂缝或损坏口腔黏膜。

### 2. 养成良好的饮食习惯

学前儿童的消化能力较弱，所以应培养学前儿童细嚼慢咽、定时定量、少吃零食、不偏食、不吃过冷过热的食物等习惯。同时还应避免进食时说笑，以防食物呛入气管。细嚼慢咽有助于食物的消化和吸收，促进学前儿童面部肌肉的发达，避免食管受到损伤，减轻胃的负担，防止阑尾炎的发生，同时，还可以预防肥胖症。定时定量能保证摄取适量的营养物质，并减少胃、肠疾病的发生。学前儿童应少吃零食，偏食不利于学前儿童的生长发育。

### 3. 注意饮食卫生，防止病从口入

学前儿童消化能力较差，应少吃一些不易消化的食物，注意饮食的卫生，如做好餐具的消毒，水果应洗净削皮，食物需加热后食用，不吃腐烂变质的食物等。教育孩子饭前便后洗手，并保持餐桌、地面的清洁。

### 4. 保持愉快情绪并安静进餐

消化道和消化腺的活动是受神经系统调节的，所以食欲是否旺盛与学前儿童的情绪有关。精神紧张时，促进胃液分泌的副交感神经被抑制，胃液分泌减少，从而降低食欲。因而在进餐前后，不宜处理学前儿童行为上的问题，让学前儿童安静愉快地进餐。有条件时，可以播放轻松愉快、悠扬悦耳的音乐。

### 5. 饭前饭后不做剧烈活动

剧烈运动时，大部分血液涌向肌肉，产生能量，胃肠里血液减少，同时，副交感神经被抑制，消化液分泌减少，因而不能很好地进行食物消化。饭后，胃肠中充满食物，由于重力影响，运动时振动较大，可把胃肠膜拉紧，甚至扭转，发生疼痛。体育活动适宜在饭后 0.5 ~ 1.5 小时后进行。进行剧烈运动后，需要休息 20 ~ 30 分钟再吃饭为宜。

### 6. 养成良好的排便习惯

对 6 个月以后的婴儿应逐步训练定时排便的习惯，可以防止便秘的发生。另外，应多组织学前儿童参加户外活动，多吃水果蔬菜，多喝开水。

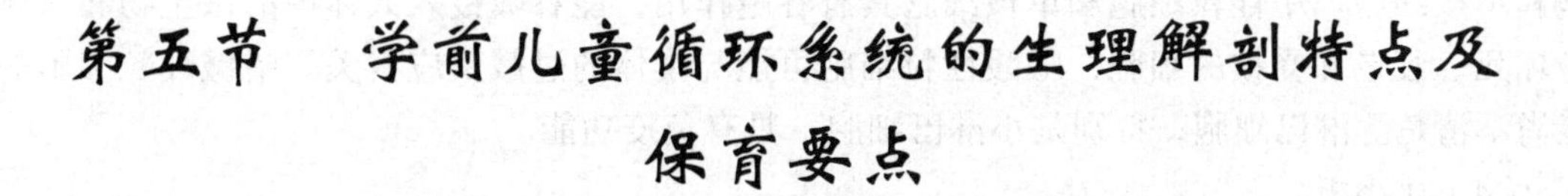

# 第五节　学前儿童循环系统的生理解剖特点及保育要点

循环系统担负着全身的交通运输任务，即将各组织需要的氧气及养料输送到全身，同时又将体内产生的二氧化碳和废物排出体外。

## 一、循环系统的结构和功能

循环系统包括血液循环系统和淋巴循环系统。血液循环系统是在封闭的心血管系统中进行的，包括心脏、动脉、静脉和毛细血管。心脏是动力器官，血管是运输管道。人体的血液由心脏搏出，经动脉血管、毛细血管、静脉，最后返回心脏，如此循环往复，永不停息。淋巴循环系统的主要功能是运输全身的淋巴液进入静脉，是血液循环的辅助装置。

### （一）血液循环系统

#### 1. 血液的成分及主要功能

血液由液体的血浆与悬浮于其中的血细胞组成，血细胞是血液的有形成分，包括红细胞、白细胞、血小板。正常人血液总量约占体重的 7%～8%。血液存在于心脏和血管中，对保持人体体温和各种理化因素的相对稳定，氧气、激素及各种营养物质运送和代谢产物的排出等起着重要作用，具有免疫和防御等功能。

（1）血浆。

血浆中含有大量的水分，约占 91%～92%，还有少量的蛋白质、葡萄糖、无机盐等。血浆是血细胞生存的环境，主要功能是运输血细胞、营养物质和废物。血浆量和各种成分的相对恒定，是维持血细胞正常功能和活动的重要条件。

（2）红细胞。

红细胞（又称红血球或红血细胞）为无核的双面凹陷盘状细胞，因含有血红蛋白而呈红色。血红蛋白是红细胞的主要成分，是一种红色含铁的蛋白质。红细胞的主要功能是运输氧气和二氧化碳。

正常成人每立方毫米血液中含有红细胞数量：男性为 400 万～500 万，女性为 350 万～460 万。每 100 毫升血液中血红蛋白的含量：男性为 12 克～15 克，女性为 11 克～14 克。人体血液中红细胞数量过少，或者红细胞中血红蛋白的含量显著减少，都叫作贫血。

（3）白细胞。

白细胞（又称白血球或白血细胞）无色有细胞核，体积比红细胞大，但含量比红细胞少得多。健康成人每立方毫米血液中含有白细胞 4 000～10 000 个，平均值约在 6 000～7 000 个，一般少于 4 000 个或多于 10 000 个均属于不正常。

白细胞可分为两大类：一类在细胞质内有特殊嗜色颗粒，称为粒细胞，包括嗜中性粒细胞、嗜酸性粒细胞和嗜碱性粒细胞；另一类在细胞质中不含有特殊的嗜色颗粒，包括淋巴细胞和单核细胞。中性粒细胞和单核细胞具有吞噬作用，能吞噬侵入人体内的微生物和人体本身坏死、衰老和受损的细胞，嗜酸性粒细胞可能与集体的过敏反应有关。嗜碱性粒细胞的功能尚不清楚。淋巴细胞，特别是小淋巴细胞，具有免疫功能。

（4）血小板。

血小板无色、无核，体积很小，且形状不规则。在循环的血流中，血小板呈圆盘形或椭圆形。正常人每立方毫米血液中含血小板 10 万～30 万个。血小板的主要功能是促进止血和加速凝血。

### 2. 心脏的结构及主要功能

心脏位于胸腔内，夹在两肺之间，形状似桃，尖端朝下偏向左前方叫心尖。底部朝上偏向右方叫心底，大小相当于自己的拳头（见图 2.10）。心脏是血液循环的动力器官，通过心脏的收缩、舒张，来实现血液在全身的循环往返的流动。心室每次收缩射出的血量叫作每搏输出量，成人安静状态每搏输出量约为 70 毫升，如果心率按照每分钟 75 次计算，则每分输出量约为 5 250 毫升。

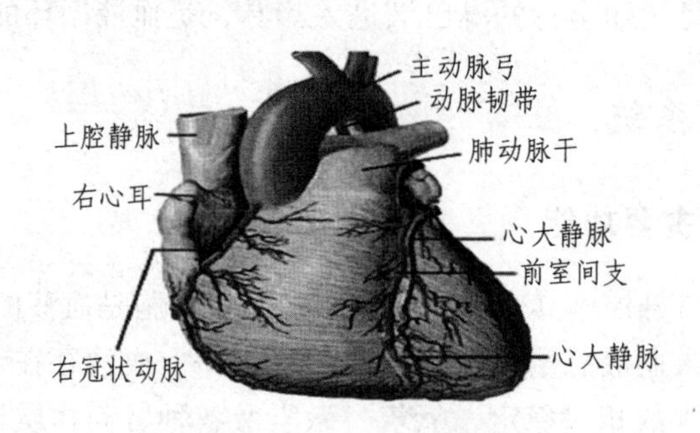


图 2.10　人体心脏的结构

### 3. 血管的分类及主要特点

血管是血液循环的通道，除角膜、毛发、指（趾）甲、牙质及上皮等处外，血管遍及人体全身。根据血管内血流方向及管壁结构特点，血管可以分为动脉、静脉和毛细血管三种。

（1）动脉。

动脉是血液由心脏射出后流往全身各个器官时所经过的管道，分布在身体较深的部位，在体表个别部位，如腕部桡动脉、颈部的颈总动脉等，也能摸到动脉的搏动。动脉的管壁较厚，富有弹性，血流速度快。

（2）静脉。

静脉是血液由全身各器官回心脏时所经过的管道，管壁构造与动脉相似，但管壁较薄，弹性纤维和平滑肌较少，结缔组织较多，易变形扩张，弹性小，血流速度慢，血容量较大，通常可容纳全部循环血量的 60%～70%。

（3）毛细血管。

动脉一再分支，最后形成许多网状的连通动脉和静脉的毛细血管，人体内毛细血管最多，分布最广。毛细血管管壁由一层内皮细胞构成，管壁极薄，通透性极大，血流速度极慢，是血管内血液与管外组织液进行物质交换的场所。

### 4. 血液循环

人体的血液循环是通过体循环和肺循环来完成的，又称大循环和小循环，这两种循环同时进行，且相互连通。体循环是血液由左心室射出后，经主动脉及各级分支，到达全身各部的毛细血管，再经小静脉、大静脉，最后汇集到上下腔静脉，流回右心房。肺循环是血液由右心室进入肺动脉，到达肺毛细血管，再由肺静脉流回左心房（见图 2.11）。

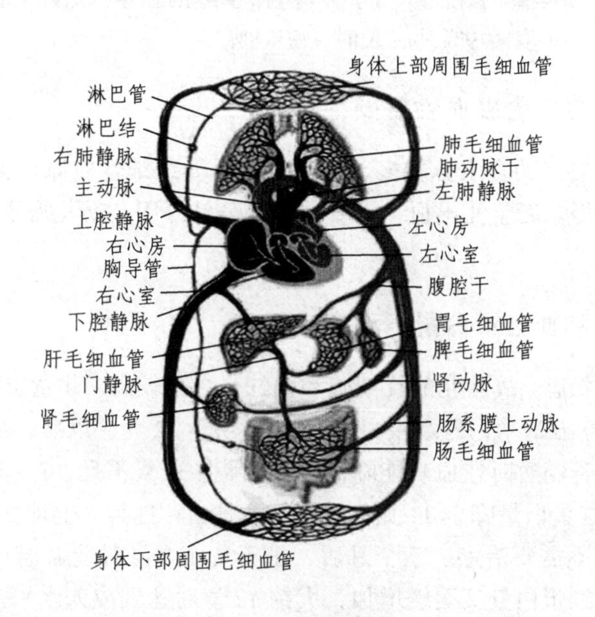


图 2.11　血液循环

## （二）淋巴系统

淋巴系统由淋巴管、淋巴结、脾、扁桃体组成，主要功能是运输全身的淋巴液进入静脉，是静脉回流的辅助装置。此外淋巴结、扁桃体和脾还有生成淋巴细胞，清除体内微生物等有害物质和生成抗体的作用。

未被毛细血管所吸收的、可流动少量组织液进入毛细淋巴管，成为淋巴液。淋巴液流经的管道淋叫淋巴管。在毛细淋巴管向心流动到静脉的途中，有一些膨大的部分叫淋巴结，表浅的淋巴结有颈部、腋窝、腹股沟淋巴结等。淋巴结的主要功能是产生淋巴细胞、抗体以及过滤淋巴液。人体各处的淋巴结群分别接受身体一定区域和器官回流的淋巴液，若某处的淋巴结群肿大，常表示所属的区域或器官有炎症或病变，因此淋巴结群的肿大，可以作为诊断疾病的参考。扁桃体位于口腔后上壁，腭垂的两侧，能产生淋巴细胞，具有防御功能。

脾脏是人体最大的淋巴器官，位于腹腔左上部，前面为肋骨所遮盖，不能触及。其质地软而脆，在暴力打击下，易破裂引起大量储血。脾脏的主要功能是造血、滤血、储血。脾脏在人类胚胎期为造血器官之一，出生后，只产生白细胞。如果大量失血或因某种疾病身体迫切需要血液时，脾脏可以恢复造血功能，制造各种血细胞。脾脏内含有大量的巨噬细胞，能吞噬衰老的白细胞、红细胞和血小板，也能吞噬异物。由毛细血管扩大而成的脾脏内的血窦——脾血窦能贮存血液，是人体的血库。

## 二、学前儿童循环系统的特点

### （一）血液的特点

#### 1. 血量多于成人，年龄越小，比例越大

学前儿童血液量和体重的比例大于成人，各年龄的血液量占体重百分比为：新生儿时15%，一周岁时11%，14岁时9%，成人时7%～8%。

#### 2. 血浆含水分多，含凝血物质少

学前儿童血液中血浆的含水分较多，含凝血物质如纤维蛋白原核无机盐类较少，因此小儿出血时血液凝固较慢。新生儿出血，需要8～10分钟凝固，幼儿需要4～6分钟凝固，成人需要3～4分钟凝固。

#### 3. 红细胞数目和血红蛋白量不稳定

胎儿期处于缺氧状态，故胎儿的红细胞和血红蛋白量较高。儿童出生时，红细胞约为500万立方毫米～700万立方毫米，血红蛋白量约为15克～22克。以后，由于生长发育迅速，血循环量迅速增加，而骨髓暂时造血功能降低，红细胞生成素不足，2～3个月时，红细胞降至300万立方毫米，血红蛋白量降至11克，出现轻度贫血，称为“生理性贫血”，生理性贫血的经过呈自限性，一般不需要治疗。三个月后，由于贫血本身对造血器官的刺激，红细胞生成素增加，红细胞与血红蛋白量又缓缓增加，大约12岁时达到成人水平。

#### 4. 白细胞中嗜中性粒细胞比例小，且游走和吞噬能力较差，机体抵抗能力差

学前儿童白细胞中嗜中性粒细胞比例小。儿童出生时，嗜中性粒细胞约占65%，淋巴细胞约占30%；随着白细胞总数的下降，嗜中性粒细胞相应下降，约占35%，淋巴细胞约占60%，4～5岁两者相等，7岁以后与成人相似。同时，由于学前儿童血清中促吞噬因子的功能比成人低，其游走能力和吞噬功能较差，所以这个阶段的儿童抵抗能力较差，易患传染病。

#### 5. 造血器官功能不稳定

学前儿童造血分为骨髓造血和骨髓外造血。出生后在正常情况下，骨髓是唯一产生红细胞、粒细胞和血小板的场所，也产生淋巴细胞和单核细胞，称为骨髓造血。生理情况下，出生2个月后，婴儿的肝、脾、淋巴结等已不再制造红细胞、粒细胞和血小板。但在某些病理情况下，如骨髓纤维化、骨髓增殖性疾病及某些恶性贫血时，这些组织又可重新恢复其造血功能，称为骨髓外造血。髓外造血部位也可累及胸腺、肾上腺、腹腔的脂肪、胃肠道等。

### （二）心脏的特点

#### 1. 心脏的重量随年龄的增加而增加，且心脏重量与体重的比例大于成人

新生儿心脏重约20克～25克，约占体重的0.89%；5岁时心脏重约为出生时的4倍；9

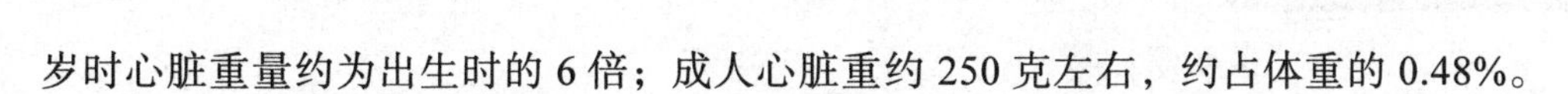


岁时心脏重量约为出生时的 6 倍；成人心脏重约 250 克左右，约占体重的 0.48%。

**2. 心脏的容量随年龄的增长而增加**

新生儿的心脏容量约为 20 毫升～25 毫升；2.5 岁时，约为 50 毫升；7 岁时约为 100 毫升～120 毫升；14 岁时约为 140 毫升。

**3. 心排血量较小**

由于学前儿童心脏发育不完善，收缩力较弱，主动脉口径相对比肺动脉小，故每搏输出量比成人少，血液循环一周的时间也比成人短。

**4. 心率快，不稳定**

心率是指安静状态下心跳的频率。因学前儿童新陈代谢旺盛，心肌较薄弱，心脏容积小，为了满足机体的需要，只有增加心跳的次数来补偿不足；同时，学前儿童的迷走神经发育尚不完善，兴奋性低，故心率较成人快，且不稳定，脉搏节奏也不规则。

### （三）血管的特点

**1. 管径粗，毛细血管丰富**

学前儿童的毛细血管管径腔较宽，经毛细血管的血量约为成人的 2 倍，因此，儿童身体各部分组织的血液供给及氧化过程较成人快。

**2. 血管比成人短**

学前儿童血管比成人的短，血液在体内循环一周所需要的时间短，如 3 岁为 15 秒，14 岁为 18 秒，成人为 22 秒。循环时间短，供血充足，对学前儿童生长发育和消除疲劳都有良好的作用。

**3. 血管管壁薄，弹性小**

学前儿童年龄越小，血管壁越薄，也越柔软。同时，由于弹力纤维少，血管管壁的弹性较差。随着年龄的增长，管壁不断增厚，弹力纤维增多，管壁的弹性不断增强。

**4. 血压低**

学前儿童年龄越小，血压越低，这与他们心脏收缩能力较弱，心脏排出的血量较小，动脉管径较大等有关。其后，随着年龄的增长，血压逐渐升高。

### （四）淋巴系统的特点

儿童淋巴系统发育较快，淋巴结的防御和保护机能比较显著，表现在幼儿期常有淋巴肿大的现象。4～10 岁是扁桃体发育的高峰，14～15 岁时逐渐退化，故幼儿时期易患扁桃体炎。

## 三、新生儿的心率和血液

### （一）心　率

新生儿新陈代谢旺盛，但心肌力量薄弱、心腔小，每次心跳搏出的血液量少，为了满足机体的需求，以增加每分钟心跳的次数来进行补偿。新生儿心跳次数平均每分钟 140 次左右，哭闹、发烧、吃奶后，都可使心跳加快。

### （二）血　液

新生儿全身血液的总量约 300 毫升，但因血管分布不同，血流大多集中于躯干和内脏，四肢较少，所以四肢容易发凉或青紫。

## 四、学前儿童循环系统的保育要点

**1. 防止贫血**

学前儿童应多食用含铁和蛋白质较丰富的食物，如猪肝、瘦肉、芝麻酱、黄豆等，以供给合成血红蛋白的原料，防止贫血。

**2. 服装宽松适度**

学前儿童的服装、鞋袜不能过于狭小，以免影响心脏活动和血液循环。

**3. 动静交替，劳逸结合**

对学前儿童过度的神经刺激，如紧张、兴奋、恐惧都可影响脉搏和心脏活动，加快血管的收缩和扩张。

**4. 科学组织体育锻炼和户外活动**

适当的体育锻炼可以改善儿童心肌纤维的收缩力和弹性，但儿童不宜参加成人的竞赛和体操，学前儿童心脏肌肉尚未充分发育，不适当的运动等可使心脏负担过重。

**5. 睡眠充足，营养合理**

正常的睡眠和营养对心脏的休息和保护有重要的意义。

**6. 做好传染病的预防工作**

学前儿童血液中嗜中性粒细胞的含量较少，抗病能力差，易患传染病。患病发烧时，会影响到心脏的功能，体温每升高 1℃，脉搏增快 10 多次。在日常生活中，我们应采取积极的措施增加机体的抵抗力，并做好预防接种工作。

# 第六节　学前儿童泌尿系统的生理解剖特点及保育要点

## 一、泌尿系统的结构及功能

泌尿系统（见图 2.12）主要由肾脏、输尿管、膀胱、尿道组成，担负着人体最主要的排泄功能，它的主要任务是排除身体中的液体废物，即排泄。排泄是指机体代谢过程中所产生的各种不为机体所利用或者有害的物质向体外输送的生理过程。被排出的物质一部分是营养物质的代谢产物；另一部分是衰老的细胞破坏时所形成的产物。此外，排泄物中还包括一些随食物摄入的多余物质，如多余的水和无机盐类。

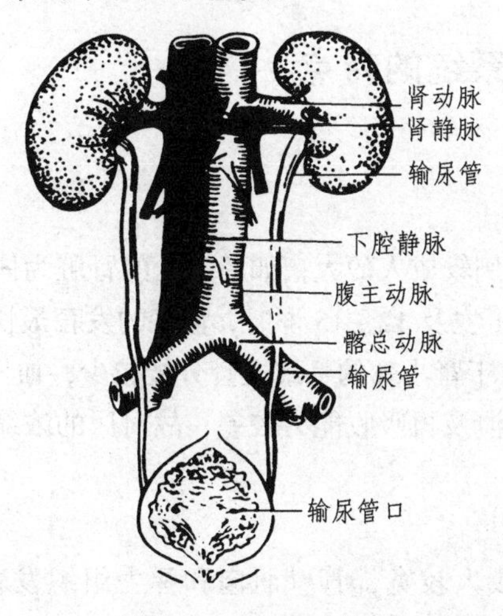


图 2.12　泌尿系统

### 1. 肾　脏

肾脏是人体的重要器官，它的基本功能是生成尿液，借以清除体内代谢产物及某些废物、毒物，同时经重吸收功能保留水份及其他有用物质，如葡萄糖、蛋白质、氨基酸、钠离子、钾离子、碳酸氢钠等，以调节水、电解质平衡及维护酸碱平衡。肾脏同时还有内分泌功能，生成肾素、促红细胞生成素、活性维生素 $D_3$、前列腺素、激肽等，又为机体部分内分泌激素的降解场所和肾外激素的靶器官。肾脏的这些功能，保证了机体内环境的稳定，使新陈代谢得以正常进行。

### 2. 输尿管

输尿管上接肾盂，下连膀胱，是一对细长的管道，呈扁圆柱状，管径平均为 0.5 厘米 ~ 0.7 厘米。成人输尿管全长 25 厘米 ~ 35 厘米，位于腹膜后，沿腰大肌内侧的前方垂直下降进入骨盆。输尿管有三个狭窄部：一个在肾盂与输尿管移行处（输尿管起始处）；一个在越过小骨盆入口处；最后一个在进入膀胱壁的内部。这些狭窄是结石、血块及坏死组织容易停留的部位。女性输尿管则越过子宫颈外侧至膀胱。输尿管—膀胱连接处有一种特殊结构，即瓦耳代尔鞘，

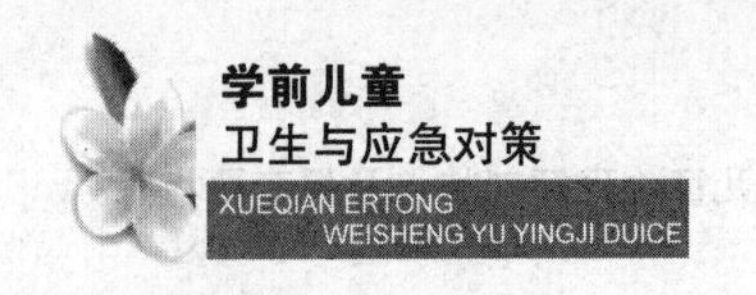


它能有效地防止膀胱内尿液返流到输尿管。

#### 3. 膀　胱

膀胱是一个储尿器官。在哺乳类，它是由平滑肌组成的一个囊形结构，位于骨盆内，其后端开口与尿道相通。膀胱与尿道的交界处有括约肌，可以控制尿液的排出。

#### 4. 尿　道

尿道是从膀胱通向体外的管道。男性尿道细长，长约 18 厘米，起自膀胱的尿道内口，上于尿道外口，行程中通过前列腺部、膜部和阴茎海绵体部，男性尿道兼有排尿和排精功能。女性尿道粗而短，长约 5 厘米，起于尿道内口，经阴道前方，开口于阴道前庭。男性尿道在尿道膜部有一环行横纹肌构成的括约肌，称为尿道外括约肌，由意识控制。女性尿道在会阴穿过尿生殖膈时，有尿道阴道括约肌环绕，该肌为横纹肌，也受意志控制。

### 二、学前儿童泌尿系统的特点

#### 1. 肾　脏

新生儿的肾脏占体重的比例较成人的大，如新生儿的肾脏为体重的 1/100 ~ 1/133，成人的肾脏为体重的 1/200 ~ 1/225，在 1 岁及 12 ~ 15 岁时，肾脏的发育最快。儿童的肾脏最初呈明显分叶状，2 ~ 4 岁以后分叶消失。由于肾小球的毛细血管分枝较少，血压较低，酶系统的发育不成熟，肾小球滤过率低，肾小管的排泄及再吸收能力较差，故对尿的浓缩和稀释功能都比成人弱。

#### 2. 输尿管

学前儿童的输尿管相对成人较宽，管壁肌肉和弹力组织发育不全，紧张度较低，弯曲度大，因此容易出现尿流不畅，引起尿路感染。

#### 3. 膀　胱

学前儿童膀胱的位置较成人高，随年龄的增长而逐渐降入盆腔。儿童膀胱的容量小，其黏膜、肌层和弹力组织均薄弱，因为中枢神经发育不完善，常常由于膀胱反射的刺激，食物和大量饮料的刺激，精神的刺激或睡眠不正常等，引起儿童的不自觉的排尿，如常见的遗尿症。婴幼儿的贮尿机能差，排尿次数多，年龄越小，每天排尿次数越多。3 ~ 7 岁的幼儿每昼夜约排尿 7 ~ 10 次，每次约 90 毫升 ~ 150 毫升。1 岁以内的婴儿经常不自觉地得排尿，2 ~ 3 岁时大脑能控制不随意排尿。

#### 4. 尿　道

儿童尿道较短，特别是女孩子，生长速度慢，黏膜柔嫩，弹性组织发育不全，弹性差，尿路黏膜容易脱落，容易受伤。女孩子尿道仅长 1 厘米，至青春期才长到 3 ~ 5 厘米，而且尿道与外界相通，开口处接近阴道、肛门，容易发生尿路感染。感染后，细菌可以经尿道上行至膀胱、输尿管、肾脏，引起膀胱炎等。

## 三、新生儿泌尿系统的特点

### 1. 排　尿

绝大多数新生儿在生后第一天就排尿，少数在第二天排尿。最初几天，每天仅排尿 4 ~ 5 次，生后一周，每天可排 20 次左右。若生后 48 小时未排尿，要检查原因，注意是否摄入水分不足。

### 2. 肾　脏

新生儿的肾脏尚未发育完善，排泄代谢废物的能力差，排出同样多的废物，新生儿需要的水分是成人的 2 倍。需要充足的水分，形成尿液多，才能使废物排出通畅。注意新生儿对钠盐的排泄能力有限，因此，如果喂新生儿菜汤，不要加盐，以免引起水肿。由于肾脏对某些药物的排泄较慢，新生儿用药应慎重。

### 3. 尿　道

新生儿尿道短，特别是女婴，女婴的尿道只有 1 厘米长，尿道口暴露，并靠近肛门，容易被粪便污染，细菌可经尿道进入引起膀胱炎等泌尿系统疾病。要注意女婴的清洁和护理，擦粪便时要由前向后，以免污染尿道口。

## 四、学前儿童泌尿系统的保育要点

### 1. 供给充足的水分

人体部分新陈代谢物必须溶解在水中才能排出体外，人体每日摄取的水量和排除的水量要维持相对平衡，组织细胞才能正常进行生理活动。因此，每天让学前儿童饮用适量的开水，使体内废物能及时随尿液排出体外，以维持身体的健康。另外，人体内如有充足的尿液自上而下流动，对尿道有清洗的作用，可以减少上行性感染。

### 2. 培养学前儿童养成定时排尿的习惯

学前儿童膀胱容量小，储尿功能较差，有尿意就要及时排尿，如果积尿太多或憋尿太久，膀胱过度充盈膨胀，会使膀胱壁过度伸展失去收缩能力，从而导致排尿困难，同时也容易造成尿路感染。婴儿 3 个月后，就应培养定时排尿的习惯，1 岁左右可以训练孩子对排尿的主控能力，但不要过于频繁的让儿童排尿，容易影响正常的储尿功能而引起尿频。

### 3. 注意清洁卫生，预防尿路感染

尿道感染可引起膀胱或肾脏炎症，为了预防学前儿童尿路感染，需要注意以下几点：① 要注意外阴清洁，特别是女孩，每天睡前清洗外阴部，经常换洗内裤；② 教会孩子便后擦屁股的方法，即从前往后擦，以保持会阴部的清洁；③ 幼儿园要及早穿封裆裤，防止个别孩子玩弄生殖器；④ 幼儿园要做好厕所的清洗和消毒工作。

### 4. 及时检查，预防肾炎

3 岁以后，儿童易患急性肾炎，该病的主要表现是水肿、血尿、高血压。早晨起床眼泡肿了，应及时到医院检查尿液。急性肾炎常常是小儿得了猩红热、扁桃体炎、脓疱疮等感染后，发生的一种与免疫有关的疾病。所以，预防急性肾炎，要从预防上述感染入手，患急性扁桃体炎要用抗生素彻底治疗。患猩红热以后 1 ~ 2 周要检查尿液，以便及早发现异常，及早预防。

## 第七节　学前儿童神经系统的生理解剖特点及保育要点

神经系统是人体生理功能的主要调节机构，它犹如人体的司令部，指挥和协调各器官系统的活动。人体能够成为一个统一的整体来进行各种生命活动，与外界环境相适应，主要由于神经系统的调节作用所致。

### 一、神经系统的组成及主要功能

神经系统可以分为中枢神经系统和周围神经系统两个部分（见图 2.13）。中枢神经包括脑

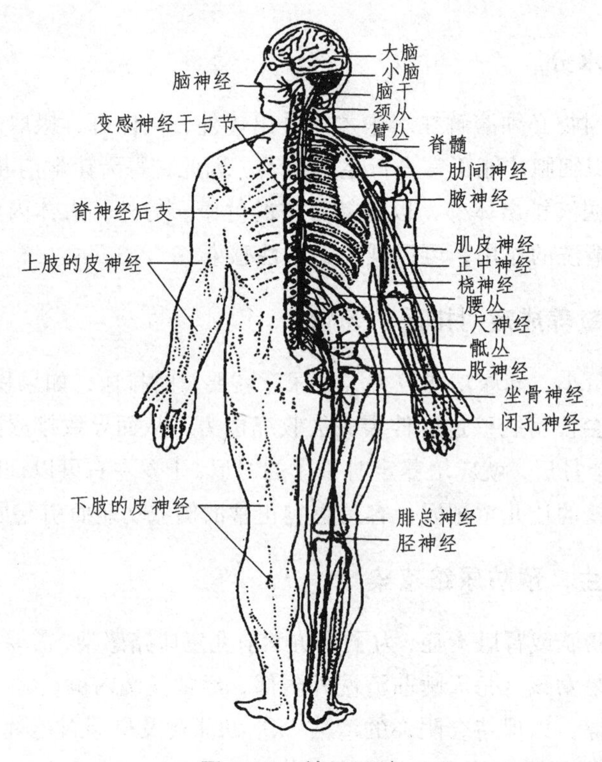


图 2.13　神经系统

和脊髓；周围神经包括 12 对脑神经、31 对脊神经和自主神经，它们遍布全身，将中枢神经系统与全身各个器官联系起来，在大脑皮层的调节下，使人体成为一个统一的整体。

## （一）中枢神经系统

### 1. 脑

脑是中枢神经系统的主要部分，位于颅腔内。脑可分为大脑、小脑、脑干和间脑四个部分（见图 2.14）。

大脑是中枢神经系统中最高级的部分，是控制运动、产生感觉及实现高级脑功能的高级神经中枢。大脑由左右两半球构成，大脑表面覆盖着由灰质构成的大脑皮层，皮层表面有许多凹陷的沟和隆起的回，这些沟、回大大增加了大脑皮层的总面积。大脑皮层主要由神经元的细胞体构成，约有 140 亿左右的神经元。大脑皮层以内是白质，由神经纤维组成。神经纤维可以将大脑左右两半球，大脑皮层与小脑、脑干、脊髓联系起来。大脑皮层通过神经纤维来调节全身器官的活动。

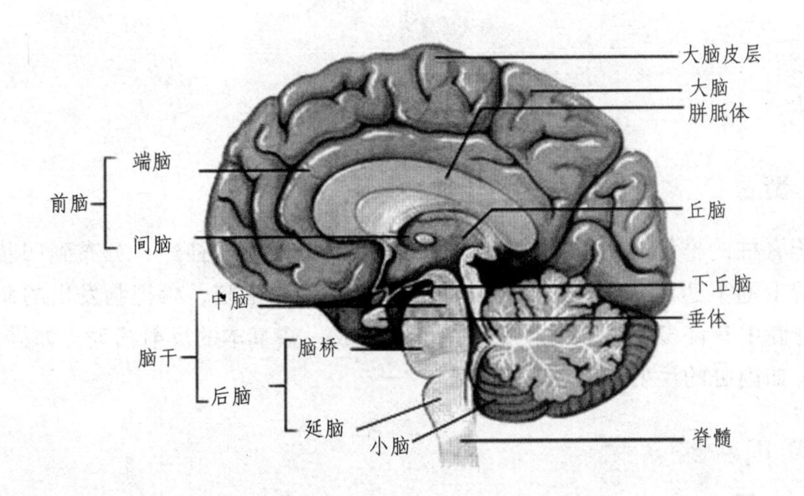


**图 2.14　脑的组成**

小脑位于脑干背侧，大脑的后下方。小脑有许多神经纤维与脑干、脊髓相联系，其主要功能是维持身体平衡，协调肌肉的运动。因此，小脑出现疾病时，闭眼直立就站不稳，走路时歪斜易倒，身体不能维持平衡，动作不准确，运动不协调，更不能完成精确的动作。

脑干在大脑之下，包括中脑、脑桥和延髓。中脑与维持觉醒或睡眠、保持肌肉的紧张度，以及维持身体的平衡和姿势有关。延髓中游调节生命活动的重要中枢，如呼吸、心跳、血管运动中枢等，延髓受损会立即引起呼吸、心跳、血压的严重障碍而危及生命。延髓和脑桥中还有吞咽、呕吐等中枢。脑干中有重要的上、下神经传导的经路，它是大脑、小脑与脊髓相互联系的重要通道。这些传导经路受到损伤就会出现头颈、躯干、四肢的感觉和运动障碍。

间脑位于中脑上部，被大脑覆盖。间脑由丘脑和下丘脑两部分组成。丘脑是传入信息的中转站，即外部器官活动的信息由传入神经传至脊髓、脑干，再继续上行，经丘脑中转至大脑。丘脑能对传入的信息进行粗糙的分析、选择，是皮层下较高级的感觉中枢。下丘脑的功能非常复杂，与大脑、丘脑、脑干网状结构都有双向的纤维联系，是大脑皮层以下调节植物性神经较高级的中枢。主要调节内脏活动、水代谢、摄食、内分泌等，并控制人体体温，同时也是人体对环境刺激发生情绪性反应（喜、怒、哀、乐等）的高级调节部位（见图 2.15）。

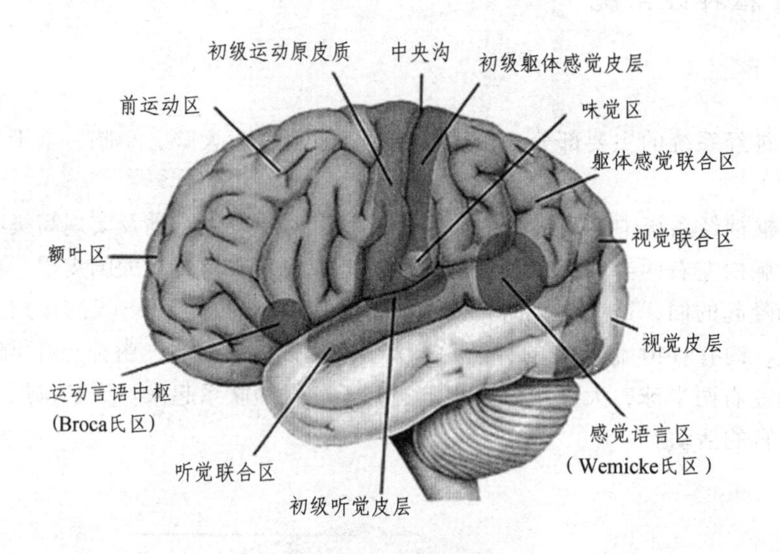


图 2.15　大脑皮层的机能

### 2. 脊　髓

脊髓位于脊柱的椎管内，上端连接延髓，两旁发出成对的神经，分布到四肢、体壁和内脏。脊髓起着上通下达的桥梁作用，把接受到的刺激传送给脑，再把脑发出的命令下达到各个器官。在脊髓中有许多低级的神经中枢，可以完成一些基本的反射活动（如排便、排尿等）和躯体反射（如内脏的反射和膝跳反射等）。

## （二）周围神经系统

### 1. 脑神经

脑神经亦称“颅神经”。从脑发出左右成对的神经，共 12 对，主要分布到头、面部各器官，其中迷走神经进入胸、腹腔的内脏器官。这 12 对神经分别是：嗅神经、视神经、动眼神经、滑车神经、三叉神经、展神经、面神经、位听神经、吞咽神经、迷走神经、副神经、舌下神经。

### 2. 脊神经

脊神经由脊髓发出，分布在躯干、腹侧面和四肢的肌肉中，主管颈部以下的感觉和运动。脊神经共 31 对，其中包括颈神经 8 对、胸神经 12 对、腰神经 5 对、骶神经 5 对、尾神经 1 对。

### 3. 自主神经

自主神经是由脑和脊髓发出的内脏神经，主要分布在内脏器官和腺体上，控制与调节内脏、血管、腺体等功能。因不受人意志支配，故称自主神经。它的主要功能是在中枢神经系统的控制下调节机体的营养、呼吸、循环、分泌、排泄、生长和生殖等机能活动，并影响全身组织的新陈代谢。人的自主神经可分为交感神经和副交感神经两部分，它们的作用是相互对抗的。交感神经是机体兴奋、应激状态的神经，兴奋的时候会出现支气管扩张，心率增加，瞳孔扩大，血液向肌肉和皮肤分布，胰岛素分泌减少，血糖上升，膀胱逼尿肌松弛等情况。而副交感神经是使机体修复和放松的自主神经系统，产生的效能和交感神经相反。

### （三）神经活动的基本方式

神经活动的基本方式是反射。反射是指在中枢神经参与下，机体对刺激做出的反应。反射可以分为无条件反射和条件反射。

#### 1. 无条件反射

无条件反射是生来就具备的本能，是较低级的神经活动。如：吸吮反射、觅食反射、抓握反射等。

#### 2. 条件反射

条件反射是后天获得的，它建立在无条件反射的基础上，是一种高级的神经活动。它是人在生活的过程中经过学习和训练，在大脑皮层的参与下形成的。

### （四）大脑皮质活动的特性

大脑皮层的活动有它的规律，了解其中的一些规律对指导学前儿童科学用脑、开发智力有很大的帮助。

#### 1. 对侧支配

大脑的左右半球各将人体相反一侧置于自己的管辖之下，即大脑的左半球支配右半边的身体，大脑右半球支配左半边的身体，具有对侧支配的特点。

#### 2. 优势原则

人们学习和工作的效率与有关的大脑皮层区域是否处于“优势兴奋”状态有关。若有关的大脑皮层区域处于兴奋状态，人们的注意力会比较集中，理解力、创造力也会大大的增强，思维非常活跃，从而提高学习或动作的效率。否则，效果不理想。兴趣能促使“优势兴奋”状态的形成，人们对感兴趣的事物，往往表现为特别专注，对其他出现的无关刺激则可“视而不见”“听而不闻”。

#### 3. 镶嵌式活动原则

脑是人体的司令部，在司令部里有着十分细致的分工，当人在从事某一项活动时，只有相应区域的大脑皮质在工作（兴奋），与这项工作无关的区域则处于休息（抑制）状态。随着工作性质的转换，工作区与休息区不断轮换。好比镶嵌在一块板上的许多小灯泡，忽亮忽灭，闪闪发光。这种“镶嵌式活动”方式，使大脑皮层的神经细胞能有劳有逸，以逸待劳，维持高效率。

#### 4. 动力定型

条件反射的形成过程，是大脑皮质形成暂时神经联系的过程。若一系列的刺激总是按照一定的时间、顺序，先后出现，重复多次后（强化），这种顺序和时间就在大脑皮质上“固定”下来（神经联系的牢固建立），每到一定时间大脑就自然地重现这一系列的活动，并提前做好准备，这种大脑皮质的特性就叫动力定型。

#### 5. 睡　眠

睡眠是大脑皮层的抑制过程。有规律的、充足的睡眠是生理上的需要，睡眠可以消除疲劳，使精力和体力得以恢复。

## 二、学前儿童神经系统的特点

### （一）神经系统发育迅速

#### 1. 脑的迅速生长

妊娠 3 个月时，胎儿的神经系统已基本成形。初生前半年至出生后一年是脑细胞数目增长的重要阶段。1 岁以后虽然脑细胞的数目不再增加了，但是细胞的突起却由短变长、由少变多，逐渐形成复杂的网络。神经细胞就像棵小树苗，逐渐长成一棵枝繁叶茂的大树。为儿童智力的发展提供了生理基础。

脑的迅速生长可从脑重量的变化上得到反映。新生儿脑重量约为 350 克，1 岁时脑重约 950 克，6 岁时脑重已达 1 200 克，约为成人脑重的 80%，成人脑重约 1 500 克。

#### 2. 神经髓鞘化

髓鞘包裹在神经突起的外面，就像电线的绝缘外皮，没有这层绝缘外皮，就会“跑电”“串电”。刚出生时，许多神经突起的外面没有形成髓鞘，所以新生儿的动作很不精确，碰碰手，可能会引起全身哆嗦。随着年龄的增长，髓鞘逐渐形成，学前儿童的动作迅速发展，越来越准确。

### （二）兴奋过程占优势

学前儿童大脑皮质活动过程中，兴奋过程强于抑制过程，即兴奋占优势。表现为容易激动，自控能力较差。如：让孩子做什么事情，他很乐意接受；但让他别做什么事情，就很困难，因为“别做”是一种抑制过程。随着年龄的增长，大脑皮质的功能日趋完善。兴奋过程的加强，使学前儿童睡眠的时间逐渐减少，觉醒时间不断延长。抑制过程的加强，使幼儿学会控制自己的行为和精确地进行各种活动。

### （三）脑细胞的耗氧量较大

神经系统的耗氧量较其他系统高，在神经系统中，脑的耗氧量最高，学前儿童的耗氧量为全身耗氧量的 50%左右，而成人则为 20%，因此学前儿童脑的血流量占心排血量的比例较成人大。学前儿童脑组织对缺氧十分敏感，对缺氧的耐受力低。保持学前儿童生活环境空气的清新对其神经系统的正常发育和良好功能状态的维持有着重要作用。

### （四）睡眠时间长

学前儿童神经系统的发育尚未成熟，需要较长的时间进行休整。随年龄的增长，睡眠时间逐渐缩短（见表 2.1）。

表 2.1 各年龄段学前儿童睡眠时间对照表

| 年龄 | 睡眠时间 | 年龄 | 睡眠时间 |
| --- | --- | --- | --- |
| 新生儿 | 20 小时 | 1～2 岁 | 13～14 小时 |
| 1～6 个月 | 16～18 小时 | 2～5 岁 | 12 小时 |
| 7～12 个月 | 14～15 小时 | 5～7 岁 | 11 小时 |

## 三、新生儿神经系统的特点

### （一）脑

新生儿脑重 350 克，相当于成人脑重的 1/3 左右，脑细胞处于增殖阶段。

### （二）神经细胞结构

新生儿神经细胞的结构中，树突的突起短而且数量少；轴突缺少髓鞘。

### （三）睡　眠

新生儿初离母体，几乎每天有 20 个小时处于保护性的抑制（睡眠）中。随着月龄的增加，睡眠的时间会有所减少。

### （四）反　射

神经系统的基本活动方式是反射。反射可分为无条件反射和条件反射，无条件反射是生来就有的本能，条件反射则通过练习获得。刚出生的新生儿和周围环境的联系主要依靠一些本能，即无条件反射，比如吸吮反射、觅食反射、抓握反射等。

## 四、学前儿童神经系统的保育要点

学前儿童正处于神经系统迅速发展的时期，尤其是 3～4 岁是神经系统生长最快的时期，针对学前儿童神经系统的发育特点，采取合理的措施，对保护和促进其神经系统的正常发育，保证其健康成长有着十分重要的意义。

### （一）科学用脑

脑是人体的“司令部”，人体的各项活动都离不开脑的调控，科学用脑不仅可以提高学前

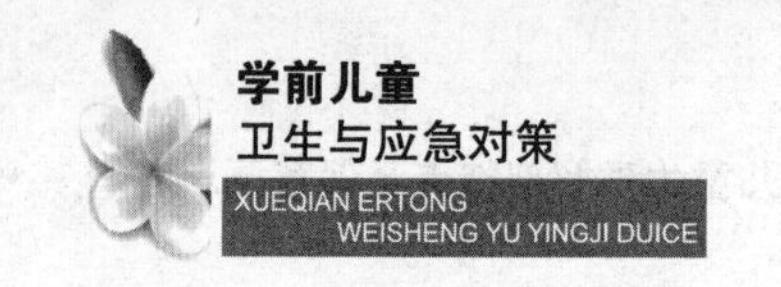


儿童各项活动的效率，更能保护和促进学前儿童的脑发育。如：利用“镶嵌式活动原则”，恰当地安排学前儿童各项活动的时间、内容和方式，做到“动静交替”、劳逸结合。

### （二）保证充足的睡眠

睡眠是人体的保护性抑制，睡眠可以使神经系统、感觉器官和肌肉等得到充分的休息。同时，睡眠时脑组织能量消耗小，脑垂体分泌的生长素可以促进机体生长。学前期是生长发育的重要时期，应为其制定良好的生活作息制度，养成按时睡眠的习惯，并保证睡眠的时间和质量。

### （三）保持室内空气新鲜，加强户外活动和体育锻炼

学前儿童的神经系统耗氧量大，对缺氧的耐受力不如成人，如果居室内空气污浊，脑细胞受害首当其冲，所以，学前儿童用房一定要及时通风。同时，多组织学前儿童到户外活动，进行适当的体育锻炼，在进行各项体育活动时，为适应机体的需要，各器官系统的生理活动密切配合，进一步加强了神经系统对机体调控的能力，使大脑皮层的活动更加迅速、准确和灵活。

### （四）保证合理的营养供给

学前儿童脑的增长十分迅速，需要丰富的优质蛋白、磷脂等营养物质。此外，脑细胞活动所需要的能量主要靠葡萄糖供应，儿童如果主食吃得少，血液中葡萄糖的含量不足，大脑容易受伤害。据研究证明，儿童在胎儿期和出生后的头 4 年中，如果营养不良，会影响神经细胞的发育，引起高级神经活动障碍，不易建立条件反射。反映在学习中主要是注意力涣散，记忆力减退，反应迟缓，语言发展慢等。所以，应保证对学前儿童营养物质的供给。

## 第八节　学前儿童内分泌系统的生理解剖特点及保育要点

内分泌系统（见图 2.16）是由许多内分泌腺组成的。人体内主要的内分泌腺有下丘脑、

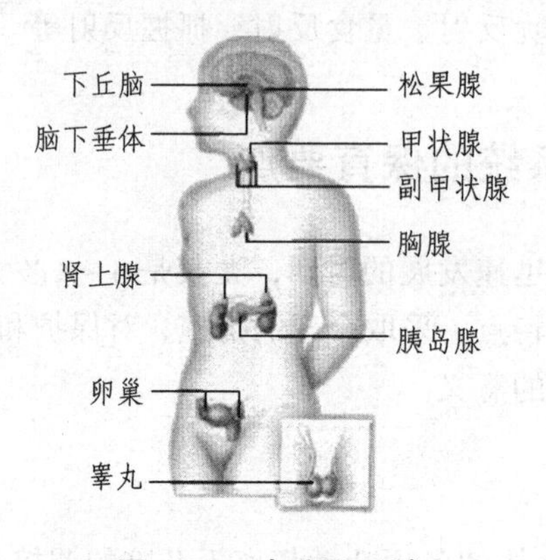


图 2.16　内分泌系统

脑垂体、甲状腺、胸腺、松果体、肾上腺和性腺等。它们能分泌激素，或称神经体液。所分泌的激素直接进入血管和淋巴，随血液送到全身，它对调节新陈代谢、生长发育，对病害、创伤的抵抗力，以及性腺活动等起着重要的作用。同时，内分泌系统与神经系统相互配合，共同调节机体的各种生理功能，使之更好地适应体内及外部环境的变化。内分泌是致力于人的高级指挥部门与细胞之间的信息传递——化学信使，传递生命信息。

## 一、内分泌系统的基本结构和功能

### （一）甲状腺

甲状腺是人体最大的内分泌腺。位于气管上部两侧，呈卵圆形。甲状腺有两种细胞，一种为滤泡细胞，分泌甲状腺素，另一种为滤泡旁细胞，分泌降钙素，使血钙降低。甲状腺的功能是调节新陈代谢，影响中枢神经系统的兴奋性，促进生长发育。它对软骨骨化、牙齿生长、面部外形和身高比例产生广泛的影响。碘是合成甲状腺素必不可少的原材料，缺碘影响甲状腺功能 ，甲状腺素分泌过多或不足都会影响人体的正常生理功能。甲状腺素分泌过多，又叫甲状腺功能亢进，可以起突眼性甲状腺肿，表现为新陈代谢过于旺盛，病人食量大增，身体却逐渐消瘦，神经系统的兴奋性高，容易激动、紧张或烦躁。甲状腺素分泌不足，又叫甲状腺功能减退，表现为人体代谢缓慢，神经系统兴奋性低，反应迟缓，智力下降，记忆力减退等。成人可出现黏液性水肿。学前时期甲状腺功能低下，会引起呆小症，主要表现为智力低下，反应迟缓，身材矮小。

### （二）脑垂体

位于丘脑下部的腹侧，为一卵圆形小体，可分为前叶和后叶两部分，是身体内最复杂，也是最为重要的内分泌器官，能分泌多种激素，如生长素、促甲状腺素、促肾上腺皮质激素、促性激素、催产素、催乳素、抗利尿激素等，所产生的激素不但对人体的新陈代谢、生长发育和生殖等起着重要作用，而且可影响和调节其他内分泌腺的活动。

脑垂体分泌的生长素，可加速组织生长的速度，特别是对骨骼的生长。幼年时，如果生长激素分泌不足，会引起“侏儒症”，表现为身材矮小，性器官发育不全，但智力正常。如果生长激素分泌过多，儿童期生长速度过快，则可引起“巨人症”。

### （三）胸　腺

胸腺位于胸骨后，色灰红，质柔软，呈长梭形，是机体的重要淋巴器官，兼具内分泌机能。其功能与免疫紧密相关，分泌胸腺激素及激素类物质。由骨髓所产生的淋巴干细胞不具有免疫功能，当这些细胞循环至胸腺，在胸腺逗留一段时间后，在胸腺素的作用下就具备了免疫功能，同时胸腺还是造血器官，能产生淋巴细胞，并将之运送到淋巴结和脾脏处。胚胎后期及初生时，人胸腺约重 10 ~ 15 克，是一生中重量相对最大的时期。随年龄增长，胸腺继续发育，到青春期约 30 ~ 40 克。此后胸腺逐渐退化，淋巴细胞减少，脂肪组织增多，至老年仅 15 克。

## 二、学前儿童内分泌系统的特点

### （一）脑垂体分泌的生长素较多

脑垂体是人体最重要的内分泌器官，被称为“分泌之王”，其分泌生长激素昼夜间不均匀，主要是在睡眠时分泌，且在4岁以前和青春期，脑垂体的生长速度最为迅速，机能也最活跃。学前儿童睡眠时间较长，脑垂体分泌的生长激素较多，加速了身体的生长发育。

### （二）各年龄段内分泌腺的机能活动强度不同

在出生后几个月中，婴儿的内分泌主要受胸腺影响，以后胸腺的机能随年龄增长而减弱。大约从5~6个月开始，甲状腺活动有所增强；2~2.5岁时，甲状腺活动减弱，5岁起又有所增强。脑垂体的活动在学前儿童1岁时已经出现，2~3岁增强，到学龄前期减弱。性腺从8~9岁开始活动，约11~12岁时，脑垂体和甲状腺也激烈活动，以后，由于性腺激素的抑制作用，脑垂体的活动逐渐减弱。

## 三、学前儿童内分泌系统的保育要点

### （一）科学合理的膳食

为孩子提供科学合理的膳食，促使其养成良好的饮食习惯，保证营养物质的供给，增强分泌腺的活动机能，更好地促进学前儿童身体的生长发育。

### （二）制定和执行合理的生活制度

根据学前儿童身心发展的特点，合理安排一日活动，既能满足学前儿童活动的需求，又能保证其充足的睡眠，做到劳逸结合，有效地促进学前儿童内分泌系统的正常发育。

# 第九节　学前儿童免疫系统的生理解剖特点及保育要点

免疫系统是身体同进入体内的抗原物质相互作用，而保持自身完整性和稳定性的反应。免疫反应是身体的一种防御功能，免疫系统包括免疫器官、免疫活性细胞和免疫分子三个部分。

## 一、免疫系统的组成和功能

免疫系统是由淋巴器官（包括胸腺、淋巴结、脾及扁桃体）、淋巴组织、淋巴细胞以及巨噬细胞等组成的（见图2.17）。人体的免疫系统主要可分为细胞免疫和体液免疫。淋巴细胞是免疫的主要细胞，其次是巨噬细胞。淋巴细胞中又分T淋巴细胞和B淋巴细胞，T淋巴细胞约占75%，是细胞免疫的主要细胞。B淋巴细胞约占10%~15%，是体液免疫的主体。

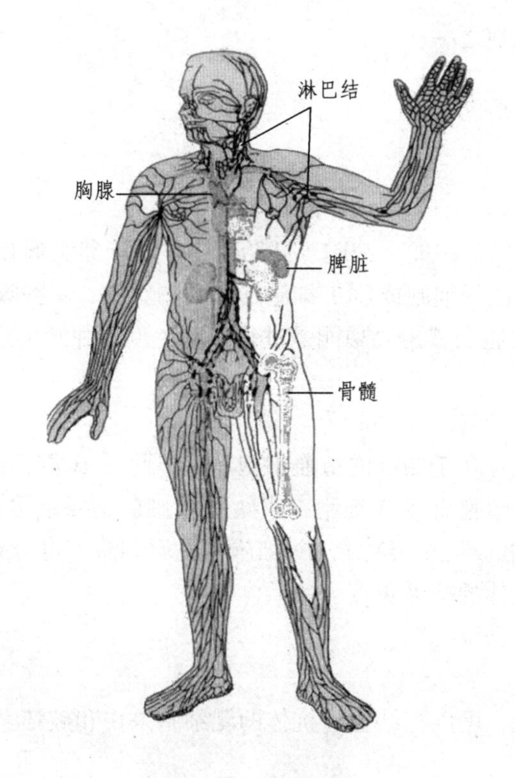


图 2.17　免疫系统

免疫系统具有以下功能：①防御感染：指机体抵抗病原微生物感染的能力，即抗传染性免疫；②自我稳定：免疫系统能及时清除机体内衰老、死亡或损伤的自身细胞；③免疫监视：免疫系统能随时识别和清除体内突变产生的异常细胞。

## （一）免疫器官

### 1. 胸　腺

胸腺是机体的重要淋巴器官，兼具内分泌机能。能分泌多种激素，刺激淋巴细胞的生长，使其变成具有免疫功能的 T 细胞，并将这些细胞转入到外围淋巴组织中，以保持长时间的免疫活性，同时还间接参与 B 细胞的分化。

### 2. 骨　髓

骨髓是人体的造血组织，位于身体的许多骨骼内。成年人的骨髓分两种：红骨髓和黄骨髓。红骨髓能制造红细胞、血小板和各种白细胞。血小板有止血作用，白细胞能杀灭与抑制各种病原体，包括细菌、病毒等，某些淋巴细胞能制造抗体。因此，骨髓不但是造血器官，它还是重要的免疫器官。

### 3. 脾　脏

脾脏是人体中最大的淋巴器官，位于左上腹部。脾的主要功能是过滤和储存血液。脾的质地较脆且血液丰富，因此一旦受到强大外力打击，很容易破裂，脾破裂会导致严重的大出血，是能够致死的腹部急症之一。

### （二）免疫活性细胞

#### 1. T 淋巴细胞

T 淋巴细胞来源于骨髓的多能干细胞（胚胎期则来源于卵黄囊和肝）。在人体胚胎期和初生期，骨髓中的一部分多能干细胞或前 T 细胞迁移到胸腺内，在胸腺激素的诱导下分化成熟，成为具有免疫活性的 T 细胞。其主要功能是进行细胞免疫和肿瘤免疫。

#### 2. B 淋巴细胞

B 淋巴细胞的祖细胞存在于胎肝的造血细胞岛中，此后 B 淋巴细胞的产生和分化场所逐渐被骨髓所代替。B 淋巴细胞简称 B 细胞，成熟的 B 细胞主要定居于淋巴结皮质浅层的淋巴小结和脾脏的红髓和白髓的淋巴小结内。B 细胞在抗原刺激下可分化为浆细胞，合成和分泌免疫球蛋白，主要执行机体的体液免疫。

#### 3. K 细胞

K 细胞又称杀伤细胞，可以把结合有抗体的靶细胞杀伤和破坏。

### （三）免疫分子

免疫分子主要是免疫球蛋白、补体等，在体液免疫中起着重要的作用。免疫球蛋白是一种抗体。补体是血清中的球蛋白成分，是一个多种血清蛋白酶的系统

## 二、学前儿童免疫系统的特点

### （一）免疫系统功能不完善

幼儿的一般抵抗力不如成人。皮肤、黏膜为人体的第一道防线，幼儿皮肤、黏膜薄嫩，屏障作用差。由于体液中的白细胞、淋巴细胞等战斗力不强，突破第一道防线进入人体的细菌就容易繁殖、扩散。

### （二）免疫力差

幼儿对传染病普遍缺乏特异性免疫力，是传染病的易感人群。

## 三、新生儿免疫系统的特点

### （一）屏障作用差

新生儿的皮肤和黏膜薄嫩，屏障作用差，一小处皮肤的擦伤，脐部发炎，口腔黏膜破损，都可能造成严重的败血症。

### （二）免疫力差

新生儿的抗体主要来自母体，自身制造抗体的能力很差。五种免疫球蛋白中，免疫球蛋白M不能通过胎盘，所以新生儿血液中缺乏这种抗体。这种抗体可以杀灭大肠杆菌，大肠杆菌缺乏对成人不足为害，却可使新生儿得大肠杆菌败血症。

免疫球蛋白A不能通过胎盘，但新生儿可以从母亲初乳中得到它。这种抗体可以增加黏膜的抵抗力，防御病菌的入侵，所以母乳喂养的新生儿得病少。

免疫球蛋白G可以通过胎盘到达胎儿体内，这种抗体对防御麻疹、白喉、脊髓灰质、猩红热等传染病有效，新生儿有来自母体的相应抗体，所以不易得这些传染病。

## 四、学前儿童免疫系统保育要点

### （一）加强计划免疫

儿童出生后，来自母体的抗体逐渐消失，对各种传染病的抵抗力降低，需实施预防接种才能产生免疫能力。为了使儿童获得良好的免疫力，需要科学地安排接种对象及时间，计划接种。

### （二）重视卫生保健工作

人类生活的环境中到处都有微生物，人体所以能得以生存，是通过机体的各种防御机能来保护自己的，但这种防御能力有一定的限度，所以在实际生活中，应采取有效的卫生措施来保护和增强这些防御机能，如保持良好的卫生和生活习惯。

### （三）合理配膳，加强体育锻炼

幼儿要健康成长，需要摄取大量的营养，而幼儿的营养，贵在合理安排膳食。幼儿期生长发育虽不如婴儿期快，但仍在长身体，增智慧，活动量也大于婴儿期。幼儿膳食必须精心安排，保证供给足够的热能和各种营养素。同时，建立良好的膳食制度。经常组织各项体育活动，特别是户外体育运动，增强幼儿体质，提高幼儿对疾病的抵抗力。

# 第十节　学前儿童感觉器官的生理解剖特点及保育要点

感觉是认识世界的最初阶段，感觉器官能将外界的刺激，如光波、声波、热能、压力等物理刺激能量转化为神经冲动，引起感觉。感觉器官包括视觉、听觉、嗅觉、味觉和皮肤觉。

## 一、学前儿童视觉器官——眼睛的特点及保育要点

### （一）眼睛的结构与功能

眼睛是人类最重要的感觉器官之一，也是最能让人感受到其不适或病变的感觉器官。它

是由眼球和一些附属部分组成的，其功能类似照相机。

### 1. 眼　球

眼球近似球型，由眼球壁与眼内容物所组成（见图 2.18）。婴儿出生时眼球较小，前后径为 12.5mm ~ 15.8mm，前后径（称为眼轴）随着年龄生长，至成人时眼球前后径（外径）平均为 24mm。这在眼科屈光学中有重要的意义即从婴幼儿到成人，是一个轻度远视正视化的过程。婴儿常有 200° ~ 300°的远视，至成年时达到正视眼。

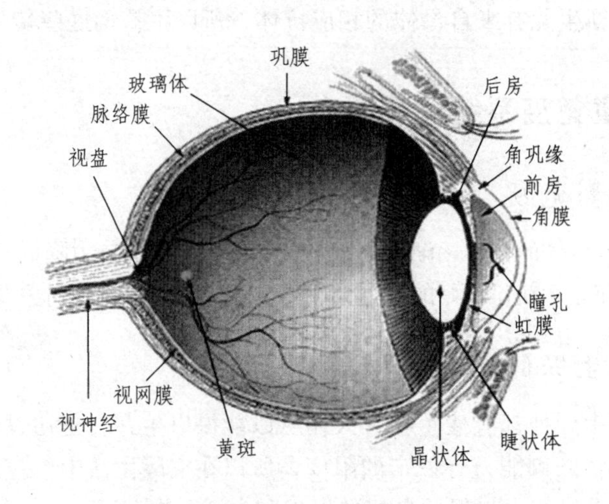


图 2.18　眼球的结构

（1）眼球壁：分三层，由外到内依次为纤维膜、葡萄膜、视网膜。外层（纤维膜）由角膜、巩膜组成；中层（葡萄膜/血管膜）由虹膜、睫状体和脉络膜组成；内层（神经层）即视网膜。

角膜：纤维膜的前 1/6，内无血管，完全透明。其功能保持眼球一定性状及保护眼内组织，是屈光间质的重要组成部分和屈光手术的重要组织。

巩膜：外膜质地坚韧，不透明，呈瓷白色，由致密交错的纤维所组成。其功能主要是维持眼球外形，保护眼内组织以稳定视力。

葡萄膜的主要功能：营养眼球，是全身含血量最丰富的部位，供应视网膜色素上皮细胞、视锥、视杆细胞。

视网膜为一透明薄膜，是大脑的延伸部分，也是视觉信息形成的第一站。视网膜外层为视网膜色素上皮层，内层为神经感觉层，两层之间存在一个潜在性间隙，临床上视网膜分离即由此处分离。

（2）内容物：内容物包括房水、晶状体和玻璃体，三者均透明而又有一定的屈光指数，通常与角膜一并构成眼的屈光介质。

房水：眼内的透明液体，充满前房和后房，主要是维持眼内压，营养角膜、晶状体和玻璃体。

晶状体：富有弹性，形似双凸透镜的透明体，主要由水和蛋白质组成，此外还含有氨基酸、类脂物、微量元素等非蛋白质成分。其主要功能是充当双凸透镜，使进入眼内的光线折射成像，完成眼的调节功能，滤过部分紫外线，保护视网膜。

玻璃体：玻璃体为透明的胶质，其主要功能是眼屈光间质之一，有折光作用，对视网膜和眼球壁起支撑作用。

#### 2. 眼睛的附属器

眼睛的附属器包括眼睑、泪器、结膜、眼外肌、眼眶。

（1）眼睑：位于眼球前，对眼球起重要的保护作用。

（2）结膜：为一薄层透明的黏膜，覆盖在眼睑内面，并翻转覆盖在眼球前部巩膜表面，其上皮与角膜上皮相延续。

（3）眼外肌：共6条，管理着眼球的运动。

（4）泪器：包括泪腺、鼻泪管等。

### （二）学前儿童眼球的特点

#### 1. 眼球前后距离较短

儿童出生时眼球的发育还不完善，眼球的前后距离较短，物体往往成像于视网膜的后面，称为生理性远视。随着眼球的发育，眼球的前后距离变长，一般到5岁左右，就可以达到正常的视力。

#### 2. 晶状体弹性大

学前儿童的晶状体弹性较大，调节能力强，即使物体距眼球很近，甚至只有5厘米的情况下，也能因晶状体的凸度加大，成像在视网膜上，仍然能看清物体。但是，如果视物距离过近，睫状肌紧张收缩，晶状体调节过度，久而久之，睫状肌持续紧张或痉挛，晶状体凸度增加而易发生调节性近视（假性近视）。

### （三）新生儿眼的特点

新生儿初生时，因为眼轴的前后径短，有生理性远视，物体距眼20厘米左右才能看清。两眼运动不协调，因此可能出现“左顾右盼”的现象，而且眼球有时会呈现无目的的运动。

出生后，新生儿对光线反应灵敏，强光可使其作出瞬目反应（闭目反应）。适当的刺激可以促进视觉的发展，成人护理的时候可以面对宝宝的脸，对其眨眼或说话，以此促进宝宝的眼发展。

### （四）学前儿童眼的保育要点

学前儿童眼球发育还不成熟，可因各种不良环境因素而影响视力，所以应为学前儿童创造良好的环境，注意用眼的卫生，保护和促进学前儿童眼球的正常发育。

#### 1. 科学采光与用眼，养成良好的用眼卫生

学前儿童活动室的光线要适中，当学前儿童画画、写字、阅读时，光线应来自于左上方，以免造成暗影；学前儿童读物，字体宜大，字迹、图案清晰；教具要大小适宜，颜色鲜艳，画面清楚。同时，不要在阳光直射或光线过暗的地方看书、画画；学前儿童看电视应有节制，

小班儿童每次看电视的时间不超过半小时，中、大班儿童每次看电视的时间不超过 1 小时；学前儿童的座位要隔一段时间进行调换，以防斜视。

#### 2. 注意安全，预防眼病

教育学前儿童不玩有可能伤害眼睛的危险物品，如竹签、弹弓、小刀、剪子等。不放鞭炮，不撒沙子；教育学前儿童不用手揉眼睛，自己的手绢和毛巾要专用，并且保持手绢、毛巾的清洁，注意消毒；教育学前儿童用流动的水洗手、洗脸，以防眼病。

#### 3. 培养和发展辨色能力

适宜的刺激，如颜色鲜艳的玩具、教具，可以促进学前儿童视觉的发展，因此，应多组织学前儿童进行辨认颜色的活动。

#### 4. 定期检查学前儿童的视力

幼儿期是视觉发育的关键时期和可塑阶段，也是预防和治疗视觉异常的最佳时期，定期检查学前儿童的视力，以便及时发现和及时矫治。

## 二、学前儿童听觉器官 —— 耳的特点及保育要点

### （一）耳结构与主要功能

耳由外耳、中耳、内耳三个部分组成（见图 2.19）。

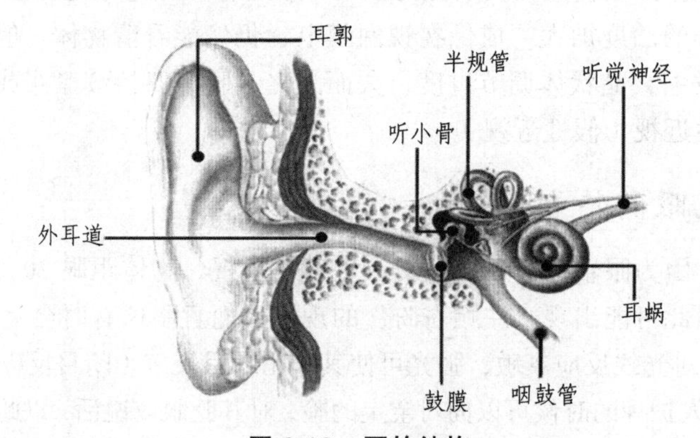


图 2.19　耳的结构

#### 1. 外　耳

外耳包括耳郭和外耳道。耳郭大部分由软骨作支架，外层是皮肤，有丰富的血管和神经，有收集声波的作用。外耳道是外界声波传入中耳的通道。外耳道皮肤耵聍腺的分泌物叫耵聍（俗称耳屎），具有保护外耳道皮肤及黏附灰尘、小虫等异物的作用。

#### 2. 中　耳

中耳由鼓膜、鼓室和 3 块听小骨组成。鼓膜在外耳道底部，是一块椭圆形半透明的薄膜，

在声波的作用下能产生振动。声波振动鼓膜则带动听小骨，听小骨作机械运动把声音放大并传入内耳。在鼓室内有一条小管，称为咽鼓管，咽鼓管连接鼻咽部和中耳，它可以调节中耳与外界气压的平衡，使中耳与外界环境的气压保持一致。

#### 3. 内　耳

内耳由半规管、前庭、耳蜗三部分组成。半规管和前庭内有位觉感受器，耳蜗内有听觉感受器，可以感受声音、保持平衡。

### （二）学前儿童耳的特点

#### 1. 耳郭皮下组织少，易生冻疮

学前儿童耳郭的皮下组织少，血液循环较差，所以易生冻疮。虽然天暖可以自愈，但是到冬天如不加保护又会复发。

#### 2. 耳咽管短、宽，近水平位，脑膜血管和鼓膜血管相连

学前儿童的耳咽管比较短，官腔宽，位置平直，鼻咽部的细菌容易经耳咽管进入中耳，引起急性化脓性中耳炎。幼小儿童的硬脑膜血管与鼓膜血管相连，中耳的炎症可导致脑膜炎或其他疾病。

#### 3. 外耳道骨化不完全

学前儿童在 5 岁以前耳道尚未完全骨化，如有感染容易扩散到附近的淋巴腺及颞颚关节。

#### 4. 耳蜗感受性强，对噪音敏感

学前儿童耳蜗、基膜纤维的感受能力较成人强，故学前儿童的听觉比成人敏锐，对噪声敏感。如果小儿经常处于 80 分贝以上的噪音环境中，会引起睡眠不足、烦躁不安、消化不良、记忆力减退以及听觉迟钝。

### （三）新生儿耳的特点

新生儿出生已经具备听觉，突发的声音会引起惊跳或闭眼，一般在生后两周左右，就可把头或眼睛转向声音方向。新生儿特别喜欢听心跳的声音，当新生儿哭闹的时候，让其听母亲的心跳声，能使儿童安静下来。同时可以定时给新生儿播放摇篮曲，建立条件反射后，新生儿的睡眠将不再让父母操心。

### （四）学前儿童耳的保育要点

#### 1. 预防损伤

禁止用锐利的工具给幼儿挖耳，以免损伤鼓膜和外耳道。在正常情况下，耳中的耵聍会随着运动、侧身睡、打喷嚏等掉出来。若发生耵聍栓塞，可请医生取出。

听到大的声音时，应捂紧耳朵或张口，预防强音震破鼓膜，影响听力。同时，要防止噪

音，噪音不但刺激神经，还会影响听力；成人与学前儿童说话的时候声音要适当，不要大声叫嚷，同时要教育孩子小声说话，用自然的声音唱歌。

**2. 保持鼻咽部的清洁，预防炎症**

儿童耳道壁到 10 岁才骨化，听觉器官到 12 岁才发育完全。因此，要特别注意防止学前儿童耳的疾病。保持鼻咽部的清洁，预防感冒。

**3. 避免药物的影响**

一些耳毒性抗生素如链霉素、卡那霉素、庆大霉素等会损害耳蜗，可致感音性耳聋。

**4. 发展学前儿童的听觉**

注意发展学前儿童的听觉，通过音乐欣赏、唱歌等活动，培养学前儿童的节奏感；教育学前儿童分辨不同的声音，通过多种活动，促进学前儿童听觉的分化。

## 三、学前儿童嗅觉器官——鼻的特点及保育要点

### （一）鼻的结构和特点

鼻子由外鼻、鼻腔和鼻窦 3 部分组成。

**1. 外　鼻**

外鼻由鼻骨、鼻软骨和软组织组成。外鼻突出于面部，容易受到外伤。鼻尖与鼻翼软组织与皮肤黏连甚紧，如果发炎则很疼痛，也是痤疮、酒渣鼻的好发部位。外鼻的静脉血汇流海绵窦，如炎症处理不当，可引起海绵窦血栓性静脉炎等并发症。

**2. 鼻　腔**

鼻腔的前部称鼻前庭，有鼻毛，并富有汗腺和皮脂腺，易生疖。鼻腔的顶部是颅前窝底部一部分，较薄，与硬脑膜相连甚紧，有嗅神经通过。鼻的内侧为鼻中隔，其下前方有丰富的血管网，鼻腔外侧壁表面不规则，有 3 个垂向下方的突出部，分别称为上鼻甲、中鼻甲和下鼻甲。各鼻甲的下方的空隙称为鼻道，即上、中、下鼻道。鼻甲内侧与鼻中隔之间的空隙称总鼻道。在下鼻道有鼻泪管开口，在中鼻道有额窦、前筛窦及上颌窦开口，在上鼻道有后筛窦和蝶窦的开口。

**3. 鼻　窦**

鼻窦又称鼻旁窦、副鼻窦。鼻腔周围多个含气的骨质腔。它们隐蔽在鼻腔旁边，包括上颌窦、额窦、筛窦、蝶窦等。它们均以小的开口与鼻腔相通。鼻窦除参与湿润和温暖吸入的空气外，还对人的脸部造型、支撑头颅内部、减轻头颅重量等方面起重要作用。

### （二）学前儿童鼻的特点

由于学前儿童面部和颅骨发育未完成，鼻和鼻腔相对短小、狭窄，鼻黏膜柔软，富有血管，没有鼻毛，易感染，轻微感冒即可引起充血、发炎、流鼻涕，造成鼻的阻塞，呼吸困难，甚至患鼻炎。幼儿、中小学生患鼻炎是常见的。

学前儿童对各种气味的辨别能力较差。

### （三）新生儿嗅觉的特点

新生儿生后一周左右，就能区别生母的乳汁与他人的乳汁的气味。并通过味道区分自己的母亲。

### （四）学前儿童鼻的保育要点

培养良好的呼吸卫生习惯，养成用鼻呼吸的习惯，用鼻呼吸可以防止灰尘和细菌侵入肺部。教会学前儿童用正确的方法擤鼻涕，恰当处理打喷嚏、咳嗽等生理现象；防止其用手挖鼻孔，以免鼻腔感染或出血。

通过各种活动引导学前儿童辨别各种物质所散发出来的气味，发展学前儿童嗅觉。

## 四、学前儿童味觉器官——舌的特点及保育要点

### （一）舌的基本结构及功能

舌是口腔中随意运动的器官，位于口腔底，以骨胳肌为基础，表面覆以黏膜而构成。具有搅拌食物、协助吞咽、感受味觉和辅助发音等功能。

舌的感受器主要是味蕾，它分布在舌的表面和舌缘的舌乳头中，特别是舌尖和舌两侧。味蕾内含味觉细胞，溶解于水或唾液中的化学物质能透过味孔，使味蕾内味觉细胞兴奋，经味神经传入大脑皮质味觉中枢，产生味觉。舌能辨别酸、甜、苦、咸等 4 种基本味道。

味觉与嗅觉密切相关，食物一方面以液体状态刺激味蕾，一方面以气味状态刺激嗅觉细胞，形成复杂的滋味。

### （二）学前儿童味觉器官的特点

学前儿童出生后已能辨别酸、甜、苦、咸。如习惯吃母乳的小儿就不愿喝牛奶

### （三）新生儿味觉器官的特点

新生儿能区分物体的味道。对甜味浓的液体，吸吮次数多，喜欢吃；尝到苦味、酸味，就皱眉闭眼，闭紧小嘴。一般新生儿尝过牛奶的甜味，往往不再愿意吃母乳。

### （四）学前儿童味觉器官的保育要点

安排学前儿童膳食时，应注意供给多种味道的食物，从小培养学前儿童不挑食的习惯。

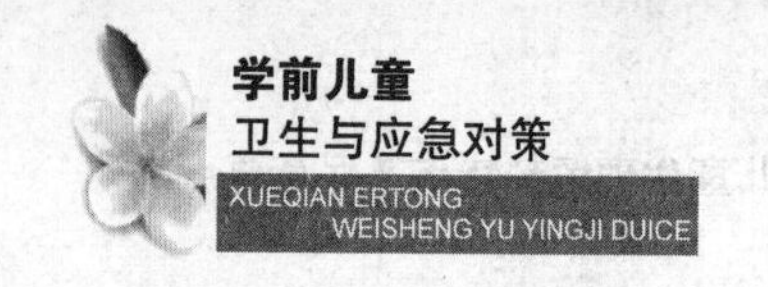


## 五、学前儿童皮肤的特点及保育要点

### （一）皮肤的构造及功能

皮肤由表皮、真皮及皮下组织三层构成（见图 2.20）。皮肤覆盖在人体表面，柔韧而有弹性，是保护人体的一道防线，可以保护机体免受外界的直接刺激，具有调节体温、分泌排泄、感觉、呼吸等生理功能。

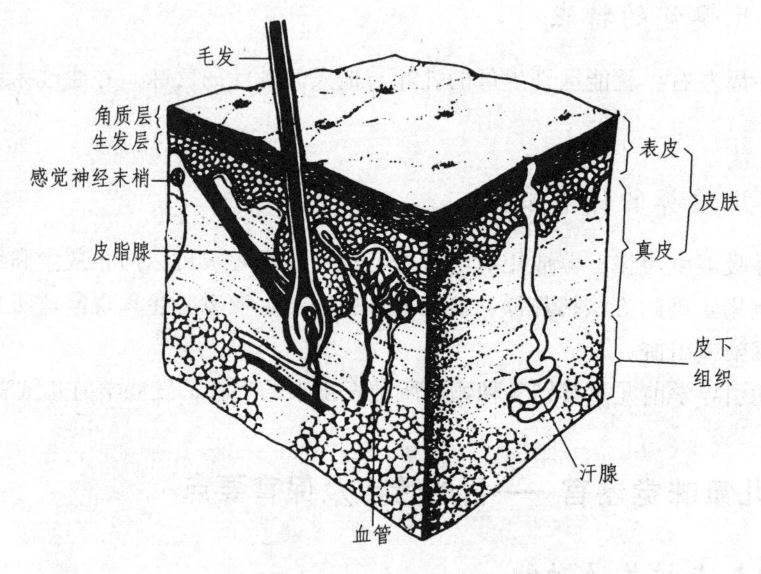


图 2.20　皮肤结构模式图

### （二）学前儿童皮肤的特点

#### 1. 皮肤发育不完善，保护功能较差

新生儿皮肤的角质层由 2 ~ 3 层角化细胞组成，彼此联系松弛，容易脱落；表皮的基底层发育旺盛，细胞增生快；表皮与真皮之间的基底膜发育不全，细嫩而松软，其中的结缔组织和弹力纤维发育较差，因此，表皮与真皮的联系不紧密，表皮容易脱落。真皮的弹力组织、结缔组织发育逐步成熟。随年龄的增长，表皮、真皮的发育才逐渐完善。因此，学前儿童皮肤的保护功能较差，对外界冲击的对抗能力较差，容易受损伤和感染。

#### 2. 调节体温的功能差

学前儿童皮肤中毛细血管丰富，血管管腔相对较大，每单位面积皮肤上的血流量较成人多，容易散热，且皮肤的表面积相对于成人大，散热快，加上汗腺的发育不完善，神经对血管运动的调节不灵活。所以，学前儿童对环境温度的变化往往不能适应，环境温度过低，容易受凉，环境温度过高，又容易受热。

#### 3. 吸收力和渗透力强

学前儿童皮肤的角质层薄，血管多，因而学前儿童皮肤的吸收力和渗透力强，有机磷农

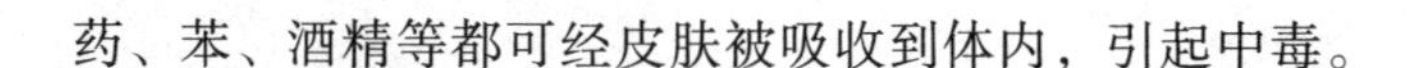

药、苯、酒精等都可经皮肤被吸收到体内，引起中毒。

## （三）新生儿皮肤的特点

### 1. 表　皮

新生儿表皮很薄，保护功能差。一旦皮肤被擦破、抠烂，细菌就可乘机而入。

### 2. 皮下脂肪

由于新生儿皮下脂肪较少，容易散失热量而受凉；又因汗腺未发育完善，环境温度高时，体热散发不快，容易受热，所以生后保暖特别重要。

新生儿皮下脂肪的成分与成人不同，因含饱和脂肪酸多，在环境温度低的情况下饱和脂肪酸容易凝固，而发生“新生儿硬肿症”。

### 3. 色斑素

新生儿出生后，在臀、大腿、背等部位，常可见到绿色的色素斑，称为“儿斑”或“胎生青记”，色素斑可随着小儿的生长而逐渐消退。

### 4. 皮脂腺

由于皮脂腺分泌旺盛，新生儿鼻子上会有一些黄白色的小点，头皮上也会形成厚厚的痂皮。

### 5. 水　肿

新生儿出生后，由于水的代谢很不稳定，生后 3 ~ 5 天会出现水肿。水肿多发生在手、脚、小腿、眼窝等处，一般 2 ~ 3 天后消肿。

### 6. 毛　发

胎毛的粗细、稀密、长短，存在着很大的个体差异。出生时头发稀少并不预示着以后头发就少，也不能反映体质的强弱。一般到 1 岁左右，头发就会长多了，新生儿头发少，不必治疗。

## （四）学前儿童皮肤的保育要点

### 1. 养成良好的卫生习惯

皮肤表面的皮脂和汗液里的有机物，是细菌生长繁殖的良好条件，而且这些额物质在皮肤的表面积聚过多会堵塞汗腺的开口和皮脂腺，阻碍正常代谢。同时，清洁的皮肤也有杀菌的作用。所以，每天用碱性较小的肥皂清洗儿童身体裸露部分，如：脸、手、颈、耳等，并定期更换内衣，保持身体各部位的清洁。

勤剪指甲，过长的指甲会影响儿童触觉，抓伤自已和别人，同时指甲缝容易藏纳污泥和细菌，容易污染食物而引起消化道疾病。

### 2. 注意衣服卫生

学前儿童的衣服应宽大舒适，式样简单大方。不同年龄段孩子的着装应应时应景。学前儿童年龄越小，体温调节的能力越差，天气寒冷时应多穿衣服，注意防寒保暖；天气闷热时注意防暑降温，夏季衣服要选择浅色棉布，易通风透气，尽量不穿化纤织品，以免导致皮肤过敏或患皮肤病。

### 3. 不用刺激性化妆品，防止儿童接触有害物质

为了保护婴幼儿幼嫩的皮肤，应尽量避免让婴幼儿用刺激性化妆品和香皂，尽量不让婴幼儿涂口红、涂指甲、烫发、戴耳环等。不让学前儿童接触到有害的物质，如有机磷农药、苯、酒精等。

### 4. 经常参加户外活动

经常带学前儿童到户外活动锻炼，多接受阳光的照射和气温、气流的刺激，可增强婴幼儿的抵抗力，提高耐寒和抗病能力。

**思考与运用：**

一、名词解释

| | | |
|---|---|---|
| 1．新陈代谢 | 2．组织 | 3．生殖 |
| 4．生长发育 | 5．骨膜 | 6．呼吸运动 |
| 7．肺的通气量 | 8．肺循环 | 9．体循环 |
| 10．反射 | 11．无条件反射 | 12．镶嵌式活动 |
| 13．动力定型 | 14．优势原则 | 15．对侧支配 |

二、填空

1．人体可分为________、________、________和四肢等几部分。

2．________是生命活动的基本单位，是人体结构最小、最基本的单位。

3．骨骼肌是运动系统的________部分。

4．脊柱的生理性弯曲是指________、________、________和骶曲。

5．呼吸道可以分为________和________。

6．________是人体中最坚硬的器官。

7．________是食物消化和营养吸收的主要场所。

8．________是人体最大的消化腺。

9．心脏是血液循环的________，通过心脏的收缩、舒张，来实现血液在全身的循环往返的流动。

10．人体的血液循环是通过________和________来完成的，又称大循环和小循环。

11．人体最大的淋巴器官是________。

12．生殖系统的功能是________、________、________和维持副性征。

13．脑室中枢神经的________，可分为________、________、________和脑干四个部分。

14．周围神经包括________对脑神经、________对脊神经和自主神经。

15．脑神经的排列顺序依次是________、________、________、________、________、展

神经、面神经、位听神经、舌咽神经、迷走神经、副神经和舌下神经。

16．人体的内分泌腺有________、_________、_________、________、_________、肾上腺和性腺等，他们能分泌激素，或称为_________ 。

17．____是人体的造血组织，位于身体的许多骨骼内。

18．免疫活性细胞是指________、_________、________。

19．免疫分子主要是指________、________等。其中，_______是一种抗体。

20．眼球壁分为三层，由外到内依次为________、_________、________。

21．耳由________、_________、________三个部分组成。

三、简答

1．简述细胞、组织、器官、系统的概念及基本功能。

2．什么是新陈代谢？它对人体有什么意义？

3．简述骨的直接连接和间接连接，并说明其特点？

4．呼吸系统由哪些器官组成？这些器官的主要功能是什么？

5．消化系统由哪些器官组成？它们的主要功能是什么？

6．血液的成分和主要功能是什么？

7．心脏的结构和功能是什么？

8．简述淋巴系统的组成和主要功能。

9．泌尿系统由哪些器官组成？这些器官的主要功能是什么？

10．学前儿童泌尿系统的生理解剖特点是什么？

11．简述神经系统的组成及主要功能。

12．简述无条件反射和条件反射的区别与联系。

13．简述大脑皮质活动的特性。

14．甲状腺有什么功能？甲状腺的亢进和不足对学前儿童成长会产生什么样的影响？

15．简述免疫系统的组成和功能。

16．简述新生儿免疫系统的特点。

17．眼球的基本构造是什么？

18．简述皮肤的结构及主要功能。

19．简述新生儿皮肤的特点。

四、论述

1．如何保护学前儿童的运动系统？

2．学前儿童呼吸系统的特点是什么？如何保护学前儿童的呼吸系统？

3．学前儿童消化系统的特点是什么？如何保护学前儿童的消化系统？

4．试论述学前儿童循环系统的特点，并结合特点谈谈如何保护学前儿童的循环系统。

5．结合学前儿童泌尿系统的特点，谈谈该如何做好学前儿童泌尿系统的保健工作。

6．根据学前儿童高级神经活动的特点，在托幼机构开展学前儿童活动时应注意哪些问题？

7．结合学前儿童神经系统的特点，谈谈如何保护学前儿童的神经系统。

8．学前儿童的眼球有哪些主要特点？怎样保护学前儿童的眼睛？

9．学前儿童耳的主要特点是什么？如何保护学前儿童的耳？

10．试论述学前儿童皮肤的特点，并谈谈该如何保护学前儿童的皮肤。

# 第三章　学前儿童生长发育规律

**学习要点：**

1．掌握学前儿童生长发育的基本规律。
2．理解影响学前儿童生长发育的各种因素。
3．能运用相应的指标对学前儿童生长发育程度进行评价。

学前儿童一般指0～7岁的儿童，他们正处于生长发育的重要时期，虽然已经具备了人体的基本结构，但是与成人相比其发育情况并不完尚，与成人的差别较大，他们不是成人的“缩影”。成人不能以自己的身体器官、系统情况作为标准对待学前儿童。因此，正确认识学前儿童的生长发育规律，对于做好学前教育有着至关重要的意义。只有遵循、利用规律，才能够积极创造各种有利条件，预防疾病和危险事件的发生，促进学前儿童的健康成长。

学前儿童的生长发育受多种因素的影响，我们一般可以分为先天遗传和后天环境两大影响因素维度。学前儿童生长发育的速度、程度与这些影响因素密不可分，我们应当正确认识这些因素，发挥积极因素的有利导向作用，规避不利因素的阻碍作用，促进学前儿童生长发育的顺利进行。除此之外，为了定期了解学前儿童生长发育的真实情况，我们要对其生长发育情况（如身高、体重、坐高、肺活量等）进行测量与评价，以便有的放矢，有针对性地给予不同的指导。

## 第一节　学前儿童生长发育概述

### 一、生长、发育及其相互关系

人们一般把生长与发育两个词语连起来谈论，但从严格意义上来讲，生长与发育是两个不同的概念。

对于生长而言，主要是指细胞的繁殖、增大和细胞间质的增加。表现为全身各部、各器官、各组织的大小、长短、重量的增加。而发育则比较复杂，是指各组织、器官、系统在功能、技巧、心理、智力各方面的改变，即质的方面的改变。[①]对于生长来讲，肠道长度的增加、脑容量的增多、骨骼的增长、体重的增加、细胞的增多等都属于量的方面发生的变化。对于发育来讲，消化道功能的完善、视觉听觉功能的发展、手的抓握功能的增强等都属于质的方面发生变化的表现。

① 李林静：《学校卫生学》，西南师范大学出版社1997年版，第36页。

从以上概念我们可以看出，生长与发育是有区别的，其区别主要在于生长是侧重于量的方面的变化，更多的是可以用度量衡测量出来的变化，而发育则侧重于质的方面的变化，其变化一般不能直接用度量衡来测量，而是通过对多项指标的观察、分析、比较来综合得出结论。虽然生长与发育之间存在区别，但是他们之间的联系也非常重要。对于人体的发展而言，生长与发育是有机联系在一起的，缺一不可。正确认识生长发育的这种联系性，对于学前儿童体质的增强、功能的完善都是必需的。量变是质变的基础与前提，量变引起质变，质变又内在地包含量变，因此，生长是发育的前提与基础，发育又包括了生长，促进了生长。二者彼此增长、相互促进共同引起机体质与量的动态变化，这个动态变化就构成了完整的生长发育过程。因此，有些学者又将“生长发育”简称为“发育”。而生长发育到了比较完备的阶段，即个体在形态、生理等方面都达到了成人的水平，就称为成熟。[①]比如，对于大脑的发展变化而言，在学前儿童阶段可谓发展速度巨大，大脑的容量、重量等的增加，可以称之为生长，大脑皮质的记忆功能、分析功能可以称之为发育，这是二者之间细微的区别。但是其紧密联系在于对学前儿童而言，不可能仅有脑容量、重量的增加，而记忆、分析功能等没有变化，反之亦然。因此，大脑在增加脑容量、重量的同时，其记忆功能、分析功能等也在同步完善。同样的，对于消化道及其消化功能等也是同样如此。

## 二、学前儿童年龄阶段的划分及各阶段的特点

学前阶段是人生开始的一个非常重要的年龄阶段，其生长发育情况对其一生的影响都是显著的。现在一般把 0~6、7 岁左右的阶段划分为学前教育阶段。在这个阶段，儿童的生长发育相当迅速，且不同年龄阶段的儿童其生长发育表现的特征不尽相同。因此，掌握学前儿童年龄阶段的划分及其各阶段的主要特点，对于把握学前儿童的生长发育规律是必要的。

对于学前儿童年龄阶段的划分，不同的学者持不同的观点。我们在这里吸取融合了医学界与教育界的观点，把学前儿童年龄阶段划分为广义的婴儿期（含新生儿期和乳儿期）和幼儿期两个阶段。

### （一）新生儿期：从出生到 28 天

这一阶段，是儿童出生后的最初阶段，我们一般又称之为“未满月期”。在新生儿期，孩子出生后的最初 2~3 天内，会出现生理性的体重减轻（大约减轻 6%~10%）、生理性黄疸等现象，由于他们的体温调节机能不健全，体温容易随周围气温变化而发生变化，因而新生儿容易受热或着凉，孩子的一些器官和系统有时会发生功能紊乱，出现一些问题。

由于新生儿期的开始是胎儿娩出、脐带结扎，孩子脱离了母体开始独立生活，他们的系统、组织、功能等还不够健全和完善，他们对外界环境的适应能力较差，易受病菌感染，对周围环境容易产生恐惧与不安感，因此这个阶段应特别注意对新生儿的照顾与护理，以降低新生儿的发病率和死亡率。父母要注意新生儿的保健，加强喂养、保暖及脐带、皮肤和黏膜的清洁与护理，预防感染性疾病。新生儿期只能吃流质食物，而母乳是这一时期保证孩子正常发育的最好食品。

① 朱家雄，汪乃铭，戈柔：《学前儿童卫生学》，华东师范大学出版社 2006 年版，第 33 页。

## （二）乳儿期：从出生29天到1周岁

乳儿期是孩子生长发育最迅速的一段时期，特别是六个月以内脑和骨骼的发育最为快速。1岁时乳儿体重相当于出生时的3倍，大约为9 000克～10 000克；身长在出生时约为50厘米，1～6月平均每月增长2.5厘米，到半岁时大约为65厘米；7～12月平均每月增长1.5厘米，到1岁时大约为75厘米，可达出生时的1倍半；头围约增加12厘米，在出生时约为34厘米，前半年增加8厘米～10厘米，后半年增加2厘米～4厘米，1岁时平均为46厘米；开始长出乳牙；胸围在出生时比头围要小1厘米～2厘米，到乳儿4个月末时，胸围与头围基本相同。在乳儿期，孩子各系统器官继续发育和完善，但由于生长迅速，需要的营养物质较多，如果不能满足，易引起营养缺乏而导致生长发育不良，易患各种疾病，影响后续阶段的发展，因此应注意营养的供给。但此阶段乳儿的消化功能并未完善，因此容易发生消化不良等问题。为了平衡需求与消化不良的问题，此阶段应提倡母乳喂养，并采取合理的喂养方法，在4～6个月可以根据指导适当添加辅助食物。乳儿期的孩子来自母亲的免疫抗体逐渐消失，自身免疫力又尚未发育成熟，其抗病能力较弱，易患各种疾病，因此应在指导下按时进行预防接种，并重视卫生习惯的培养和消毒隔离。乳儿期是个体独立发展的准备时期，其发育情况对后续阶段的发展起了较大的影响，应继续做好保健与护理，为孩子的独立发展打下良好的基础。

## （三）婴儿期（狭义）：从1周岁到3周岁

这一阶段又称为托儿所年龄，是处于学龄前期的阶段，是为孩子进入幼儿园学习作准备的阶段。在这一阶段，儿童的体格生长速度、中枢神经发育等较之婴儿期有所缓慢，但仍然迅速。这一阶段的儿童能控制大小便，乳牙出齐，前囟合。1岁后，孩子身高在这一年里平均增加10厘米～13厘米，每月体重增加0.25千克；2岁后，大部分孩子的身高在这一年可增加8厘米～10厘米，体重增长1.5千克～2.0千克；到了3岁，孩子的身高约达到他们成年时身高的一半。在这一阶段，为了应对生长发育的需要，他们对营养的需求量仍然相对较高，而消化系统功能的发育仍然不完善，容易产生营养不当、消化不良等问题，因此适宜、科学、合理的喂养同样十分重要。婴儿期的儿童自身免疫力仍然较差，加之独立行走、跑、跳等能力日益发展完善，他们与周围环境接触的机会增多，容易发生各种急性传染病。因此，婴儿期的儿童也应定期进行健康检查，加强疾病预防，继续做好疫苗接种，减少流行性传染病的发生率。此外，婴儿期的儿童在语言、思维和社会交往等方面的能力显著增强，父母应加强与幼儿期阶段的儿童多进行语言交流，并通过讲故事、唱歌、运动、做游戏等方式促进孩子语言表达能力、理解能力、合作能力、交往能力、大脑运动能力等的发展。在这一阶段，儿童尚且不能正确、完善地识别周围环境的危险因素，为了防止意外伤害的产生，家长应注意儿童活动的方式、类型与行为，并对其加强安全教育，减少危险事故的发生。此外，婴儿期是个体发展的第一个反抗期，在这个阶段儿童的个性逐渐开始形成，他们已经具备了自我意识，常常把“自己来”“不”等词语挂在嘴边与父母作对。为了抓住儿童个性形成的关键期，父母们要顺势利导，根据日常生活（如睡眠、饮食、洗浴、活动、游戏等）的要求与规范进行教养，培养他们良好的生活习惯，提升自我生活的能力，为适应幼儿园独立生活做好充分的准备。

### （四）幼儿期：从3周岁到7周岁

这一阶段又被称为幼儿园年龄、幼童期，这是儿童在幼儿园接受教育的时期，也是儿童为正式进入学校接受正规教育作准备的一段时期。这个阶段的儿童所接受的教育对于其今后一生的学习、知识能力的获得都有极深的影响。在学龄前期，儿童的体格发育较之婴幼儿时期要缓慢得多，但也在稳步增长，平均每年体重增加1.5公斤~2公斤，3~4岁时，孩子身高大致会增加5厘米~8厘米，4岁后的孩子大约每年身高增长5厘米。在这一阶段，儿童的活动多，运动量大，其体内热量消耗增加，皮下脂肪减少，肌肉开始增长，身体变得瘦而结实。在这个阶段，儿童身高的增长速度相对大于体重的增长速度，下肢的增长速度大于躯干的增长速度，导致孩子的坐高占身高的比例逐渐缩小。此外，儿童的大肌肉发育逐渐成熟，肌肉与手眼逐渐协调，使他们能够更好地控制自己的身体。此阶段儿童脑功能发育越来越完善，到6岁左右脑容量约1 200克，接近成人的90%，语言表达能力和活动能力明显提高，独立性增强，求知欲增加，有强烈的好奇心和模仿力，社会交往性增强。这一阶段是培养良好道德品质和生活习惯的重要时期，儿童的可塑性较强，父母对其影响较大，父母应起好模范带头作用。此阶段儿童的抵抗能力虽然较之婴幼儿时期稍强，但防病能力仍然较差，要定期进行身体检查，做好疫苗接种。这一阶段儿童的社会活动增多，但由于他们缺乏生活经验，忽视活动本身的安全性，容易导致意外事故发生，家长、幼教工作者要注意防止撞伤、烫伤、车祸、溺水等危险事件发生。此外，学龄前期的儿童应尽可能地进入幼儿园接受正规、系统的启蒙教育，以便为即将开始的小学教育做好准备工作。

值得注意的是，学前儿童的生长发育本是一个连续、无间断的过程，我们虽然把此阶段又划分为新生儿期、乳儿期、婴儿期、幼儿期等阶段，其目的主要在于针对不同年龄时期儿童的不同特点在养护、生活、学习、教育等方面给予有针对性的帮助与指导，但不能因此就人为地割裂学前儿童发展阶段的内在联系。不同阶段之间应是前后衔接、相辅相成的关系，且阶段的划分不是绝对的，不存在固定的年龄界限，不同孩子的具体情况也不相同。

## 第二节 学前儿童生长发育的规律

学前儿童的生长发育是一个复杂的过程，同其他事物一样，其生长发育虽然受到诸如遗传、疾病、营养、生活方式等诸多因素的影响必然会导致个体差异，但他们都具有生长发育的客观规律和共同模式。为了使学前儿童生长发育的潜力获得最大的发挥，就必须正确认识和发现、掌握和理解、遵循和利用他们生长发育的一般规律，在此基础上进行科学合理的养护、保健和教育，并努力创造各种机会和有利条件，抓住成长的关键点和关键时期，更有效地促进学前儿童的健康成长。从总体上看，学前儿童生长发育的规律遵循人体生长发育的总体规律，但由于其限定在0~6、7岁阶段，因此其生长发育的规律带有此阶段的特殊性。

### 一、学前儿童的生长发育是由量变到质变的过程

辩证唯物主义认为，量变与质量是相互关联的一对范畴，其中，量变引起质变，质变是

量变的必然结果，质变巩固着量变的成果，质变又引起新的量变。学前儿童的生长发育就是一个由量变到质变的长期连续发展的复杂过程。量变主要指生长，表现为器官、组织等大小、重量、长短等的变化；质变主要指发育，是组织、器官、系统在功能、技巧、心理、智力等各方面的改变。学前儿童的生长发育就是由身体大小重量的不断增加与各器官组织分化和机能的逐步完善有机联系在一起的。

虽然量变与质变的对象、分工有所不同，但他们一般是同时进行的，只是各自发展的缓急阶段有所不同。以消化系统中的胃为例，新生儿的胃容量一般为 30 毫升～50 毫升，3 个月时大约为 120 毫升，1 岁时大约为 250 毫升，3 岁时大约为 700 毫升，6 岁时大约为 900 毫升。可见，随着学前儿童年龄的增长，其胃容量也在不断地增加，这即量的变化。对于学前儿童来讲，胃容量越小，胃液分泌量必然越小，胃液中胃酸和胃蛋白酶的含量也不高，胃收缩功能与消化功能都较差。对于新生儿来讲，胃容量较小，消化功能较差，因此他们只能接受少量的流质食物，且进食次数较多。随着学前儿童年龄的增长，胃容量增加，结构和机能逐渐增强，其效能也相应提高，引起了质的变化，儿童逐渐能够消化半流质食物、固体食物，且饮食能够定时。又如神经系统的生长发育，新生儿脑重量平均为 350 克，6 个月时婴儿脑重量大约为 600 克，约为刚出生时 2 倍，1 岁时大致可以达到 950 克，3 岁儿童的脑重量约 1 011 克，相当于成人脑重的 75%，6 岁时约 1 200 克，已基本接近成人脑重的 90%。脑重量在量化的发展过程中，也引起了相应功能质的变化，婴儿大脑没有建立起各种神经反射，运动、语言、思维、记忆、分析等能力欠缺，随着脑重量逐渐接近成人，脑细胞之间的联系加强，儿童的记忆、分析等能力也在不断地发展，使学前儿童的智力等得到较好的发展。

遵循学前儿童生长发育是量变到质变的发展过程的规律，我们应该认识到，学前儿童是一个比成人简单的机体，不是“小大人”，不能以成人的标准对学前儿童提出不合理的要求，不能把成人的饮食、作息、锻炼等方式强加在儿童身上。学前儿童缺少经验，没有发育成熟，他们身体的各组织、各系统还在不断地发展其各组织、器官、系统的功能也还在不断地发展完善，他们还缺乏对环境足够的适应能力、对周围事物的辨认能力、对自身的保护能力。因此在养护和教育的过程中，各方人员必须结合学前儿童生长发育的规律采取相应的卫生措施与养护教育方式，不能脱离儿童的实际生长发育情况盲目进行，这样才能有效地促进其发展。

## 二、学前儿童生长发育是阶段性与连续性的有机统一

学前儿童的生长发育是有阶段性的，我们把学前儿童阶段区分为新生儿期、婴儿期、幼儿期与学龄前期。每个阶段都有独特的区别于其他阶段的特点，不可替代。如新生儿只能吃母乳等流质食物，4 个月左右的婴儿在继续吃乳品的基础上可以逐渐增加半流质食物，1 岁左右的婴儿能吃多种普通食物，这是由其不同阶段的身体结构、发育特点所决定的。但学前儿童的生长发育是一个连续的完整过程，有区别的各阶段又按顺序衔接，它们之间不能跳跃，不能越级发展，前一阶段为后一阶段的发展打下基础，前面阶段直接影响到后面阶段的发育情况，如果前面任何阶段的发育受到不利因素的影响，都会对后面阶段的发育产生阻碍。例如，学前儿童的动作发育，其顺序和进程遵循一定的阶段性与程序性规律，前一阶段未发育完成，后一阶段不会发育，不会提前。其规律体现在：其一，头尾发展规律。主要是指儿童的动作发育由上至下，先是头的控制，然后是躯干的发育，最后是下肢的发育。孩子先学会

抬头挺胸，再学会翻身、坐、爬、站、走、跑、跳，不同的学前儿童虽然动作发育的时间有所差异，但是他们总是按此顺序成长起来的。其二，正侧发展规律。即学前儿童的动作发育是由身体正中向侧面发展。也就是说，头和躯干的发展要先于臂和腿的发展，臂和腿的发展又要先于手指和脚趾的发展。以上肢的发育为例，新生儿上肢只会无意识地乱动；4 ~ 5 个月左右，婴儿能够有意识地拿东西，但此时只是一把抓，还不能利用不同的指头分工合作；到了 10 个月左右能够用指尖拿物品，1 岁左右才能够用手指捏起小物件。再如学前儿童的语言发展同样如此，先学会发声，再咿呀学语，然后学会单独的词，最后学会成句的话。不可能出现未学会单独的词却会说流利的句子的现象。学前儿童就是在词汇数量不断增加、词类范围不断扩大的过程中使语言表达能力获得较大的发展。

遵循学前儿童生长发育阶段性这一规律，我们应清楚认识在不同的阶段学前儿童的年龄特点、心理特征与功能发育情况有其独特之处，并掌握、利用这些独特之处，不能把不同阶段混为一谈，不能越级发展，不能不管其所处阶段的特点都用同一标准对待。在新生儿只能吃流质食物的时期，不能给其喂食半流体食物甚至固体食物；在婴儿还不能坐立、直立行走的时候，不能违背生长发育的规律强迫其坐立、直行（如让其坐学步车），这些都会给其身体骨骼的发育带来极大的破坏作用，也阻碍了后续阶段的生长发育。遵循学前儿童生长发育连续性这一规律，我们要认识到不同阶段发展的前后衔接性，在适当的时候给予一定的条件刺激和锻炼，引导儿童有序地从一个阶段向更高的阶段发育。必须注意从小保证儿童均衡营养、充足睡眠，预防、减少疾病，加强户外活动，使前一阶段的发展为后一阶段打下良好的基础。如果一味强调学前儿童生长发育的阶段性而忽视其连续性，我们只能看到其生长发育是孤立的片断，而无连续的整体；如果只强调生长发育的连续性而忽视阶段性，则无法看到不同年龄阶段学前儿童生长发育的独特性。因此，我们只有把学前儿童生长发育的阶段性与连续性结合起来，才能利用各种有利条件，充分发挥学前儿童的发展潜能。

## 三、学前儿童生长发育的发展速度呈波浪式上升趋势

对于学前儿童来讲，生长发育的发展速度不是随着年龄的增长直线上升，而是呈波浪式上升趋势。如身高、体重、内脏器官的发育等，都是呈不等速的波浪式上升，快慢交替，有时快些，有时慢些。对于人体的整个生长发育来讲，主要有两次生长突增高峰，第一次生长突增在胎儿中后期至1岁以内，第二次是在青春发育初期。例如，胎儿身长在 4 ~ 6 月增长约 27.5 厘米，占新生儿身长的一半左右，是一生中生长最快的阶段。出生后增长速度开始减慢，新生儿的身长大约为 50 厘米，在第一年内增长约 20 厘米 ~ 25 厘米，增长值约为出生时身长的 1.5 倍左右，是出生后生长速度发育最快的阶段。进入幼儿期后，儿童身长的增长速度减慢，1 ~ 2 岁增长约 10 厘米 ~ 13 厘米，然后每年约长 5 厘米，直到青春期身高的增长速度才又达到高峰期。再如胎儿体重在 7 ~ 9 月增长约 2 300 克，占正常新生儿体重的 2/3 以上，也是一生中增长最快的阶段。新生儿的体重大约为 3 000 克，婴儿在 2 ~ 3 个月时体重就能达到出生时的两倍，大约增加 6 000 克 ~ 7 000 克，其后体重的增长速度逐渐减慢并保持相对稳定，同样直到青春期又达到新的高峰。此外，在生长发育的过程中，学前儿童身体各部的增长幅度也是不相等的，胎儿时其头颅占身长比例的 1/2，较长的躯干和短小的双腿，发育到成人时变成头颅占身长比例的 1/8，较短的躯干和较长的双腿。头颅增长了 1 倍，躯干增长了 2 倍，上

肢增长了 3 倍，下肢增长了 4 倍。[①]

遵循学前儿童生长发育的速度呈波浪式上升趋势的规律，父母及幼教工作者、医务工作者要做到以下两点：第一，相关人员要有清醒的认识，对于儿童的身高、体重、头围、胸围等显性评判因素，不能以第一次生长突增期的速度作为后续阶段生长发育是否正常的评判标准，认为孩子发育减缓即不健康或有问题。学前儿童的生长发育速度是呈波浪式的，快慢相交，只要孩子的生长发育参数在参考标准值的范围内就是正常的，不可揠苗助长，一味给予孩子身体本身承受不了的营养，造成小儿肥胖、消化不良等疾病，反而起到相反的功效。第二，遵循学前儿童生长发育呈波浪式上升的规律，相关人员还需知道学前儿童生长发育各指标发育最快的阶段是哪些，年龄段分布如何，需要做好哪些准备工作，需要如何有针对性地进行养护与保健。如在体格生长加速的关键期，儿童的活动量及活动范围也快速扩展，其营养的跟进就显得至关重要，而不同阶段需要的优质均衡的营养是不同的，因此，父母及幼教工作者要做好相应的准备，了解均衡营养的相关知识，针对不同阶段的需要提供不同的优质膳食营养，才能为孩子的健康成长打下坚实的发展基础。

## 四、学前儿童生长发育的不均衡性与统一性

学前儿童各系统的生长发育不是同时齐步进行的，它们呈现出不均衡的发育趋势。根据 Scamman 的研究，他把全身分为淋巴系统、神经系统、全身其他系统、生殖系统等四种不同系统的发育趋势（见图 3.1）。

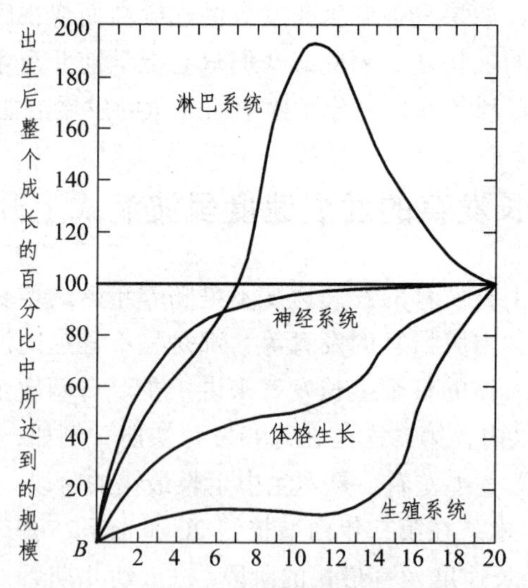


图 3.1　四种成长系统发展的不同模式[②]

发育最领先最早的是神经系统，特别是神经系统中的大脑，在胎儿期和出生后其发育一直是处于最领先的水平。学前儿童出生时脑重大约为 350 克，相当于成人的 25%；6 岁时脑重已相当于成人的 90%，大约达到 1 200 克。可见其发育是相当迅速的。而在学前儿童这 6～7 年的时间里，由于大脑发育的迅速，儿童的各种机能、语言和动作发展也相当迅猛，已经能

① 万钫：《学前卫生学》，北京师范大学出版社 2004 年版，第 42 页。
② 朱家雄，汪乃铭，戈柔：《学前儿童卫生学》，华东师范大学出版社 2006 年版，第 48 页。

够初步满足学前儿童生活的各方面需要。而身高、体重以及内脏器官（如呼吸、消化、血管、心脏、肾脾、肌肉、血量等）的发育是属于其他系统的（有学者又把它们称为总的体格发育系统），他们在人生的发展过程中呈波浪式的发展趋势。由于学前儿童时期，机体对疾病的抵抗力还较弱，因此需要淋巴系统进行保护，出生后淋巴系统的发育特别迅速，呈直线上升的趋势向前发展，直到 10 岁左右淋巴系统的发育达到顶峰，而此后随着其他各系统的逐渐成熟和对各种疾病的抵抗能力增强，淋巴系统逐渐萎缩。在学前儿童时期，其生殖系统几乎没有获得什么发展，直到青春期才迅速发育达到成人的水平。通过生长发育的不均衡性，我们可以看出在不同的阶段有些器官可能增长较快，但另一些器官可能增长较慢，也有一些器官在一定阶段却在发生退化。

虽然各系统的生长发育具有不均衡性，身体各系统的发育时间和速度各有不同，但各系统的发育并非孤立地进行，学前儿童作为有机统一的整体，各系统的生长发育又是统一协调进行的，它们相互联系、相互影响、互相适应、互相制约，共同促进机体的良性发展。

遵循生长发育不均衡性与统一性相结合的规律，我们应认识到任何一种对学前儿童机体发展起作用的因素，都有可能会影响到多个系统的发育。比如对学前儿童进行适当的适量的体育锻炼，在促进肌肉和骨骼系统发育的同时，也能够促进其呼吸系统、神经系统、循环系统的发育，而肌肉、骨骼的发育又为体育锻炼提供了更为有利的条件。因此，我们应着眼于促进学前儿童各系统有机地和谐发展的措施与方法，在适量的原则下加强体育锻炼，并提供搭配合理的营养膳食，促进学前儿童的健康成长。相关人员还应抓住不同系统发展的快速时期，提供不同的养育方式。如 6 周岁时儿童的脑重已达到成人脑重的 90%，因此，在学前儿童时期为学前儿童提供优质的早期教育是必不可少的，对大脑的开发可以对孩子的终生发展起到良好的奠基作用。

## 五、学前儿童生长发育的个体差异性

学前儿童的生长发育虽然具有共同的规律与固定的模式，但由于儿童的先天遗传素质与后天环境等因素（如社会条件、气候、地理、营养、疾病、体育锻炼、生活方式等）的不同影响，其生长发育又具有个体差异性，即每个学前儿童的生长发育都具有其自身的独特特点，其身体形态与机体功能、心理发育都存在与他人不一样的地方。正如世上没有完全相同的两片叶子，世上也没有两个儿童的发育水平与发育速度完全一样，即使同性别、同年龄的儿童，其发育水平、发育速度、体型特点及达到成熟的时间等，也都会各不相同，即使一对同卵双生子之间也存在着微小的差别。学前儿童生长发育的个体差异性表现在许多方面，最明显的莫过于其身体生长发育的各项指标，如身高、体重、头围、胸围、坐高、臂围等指标，这也是平常说的高矮胖瘦各不相同。其次，学前儿童生长发育的个体差异还体现在性别因素上，一般而言，男性儿童的各项发育指标平均值一般较女性儿童要大，而且随着儿童年龄的增长，这种差异将进一步扩大。此外，学前儿童生长发育的个体差异性还表现在生理功能的强弱与心理特点（如智力的高低）等方面。如对于生理功能而言，有些儿童明显就表现出消化吸收功能发育较好，而有些儿童则较差。有些儿童语言表达能力更为突出，口齿伶俐，表达流畅，有些儿童则口齿不够清晰；有些儿童反应敏捷，有些儿童则反应迟钝；有些儿童待人对事大方，有些儿童则内向含蕴。这些都是儿童生长发育不同差异性的表现，都是正常的现象。

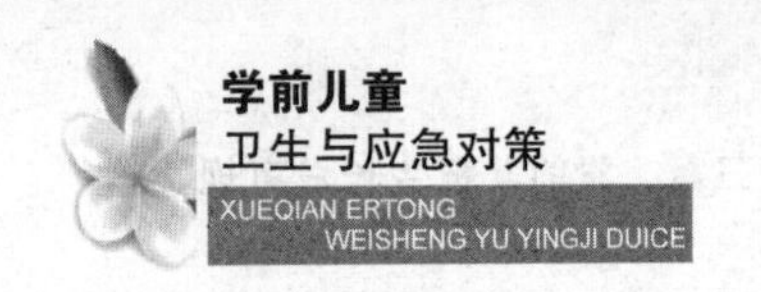


遵循学前儿童生长发育具有个体差异性的规律，各方人员（特别是儿童的家长）在评价儿童的生长发育实际状况时，一定要有正确的心态，具有科学的育儿知识与健康的心理，不能仅以孩子的身高或体重同标准均值作比较就得出片面的结论，更要注意不要绝对的一味横向比较，如与周围差不多大的孩子进行比较，发现怎么自己的孩子没有别人家的孩子长得高、长得重、长得快？没有别人家的孩子吃得多？怎么没有别人家的孩子走路早、说话伶俐？因此产生不必要的焦虑与不安感。相反，我们应更多作好纵向比较，将儿童以往的生长发育情况与现在进行比较，从中挖掘其生长发育的动态变化情况，以便有针对性地给予调节与提高。但值得注意的是，学前儿童的生长发育虽然是有个体差异的，但这种上下差异的波动幅度是有一定限度的，如果差异发生的波动较大，则应当认真对待，仔细查找出影响产生差异较大的因素，及时采取相应措施，避免对学前儿童的生长发育造成更大的不良影响。此外，各方人员还应尽可能地改善影响学前儿童生长发育好坏的后天环境条件，尽可能地使每个学前儿童都发挥出他们的最大潜力。

## 六、学前儿童生理的发育和心理的发展密切联系

学前儿童的生理发育与心理发展是密切联系的，儿童心理发展是在遗传素质基础上逐步发展起来的，生理发展为儿童心理的发展提供了物质条件，是心理发展的前提与基础，心理发展又反过来影响机体的发展与功能的完善。其密切联系性表现在以下几个方面：

### （一）生理功能与情绪之间的关系

由于学前儿童生理不适容易引发身体的疲倦从而导致情绪不高，如感冒发烧、拉肚子等容易引发乏力、困觉等现象，这种情况下儿童的情绪一般不高，对其他事物没有兴趣。而学前儿童的情绪又反过来影响其生理功能的正常发挥。如儿童打坏东西时被父母斥责、处罚，进而引起精神不愉快，情绪低落。在这种情况下，其消化液分泌必然会减少，导致食欲减退，如果此时强行要求其进餐可能会出现哭闹等情形，在很大程度上可能会影响孩子消化功能与吸收功能的发挥。如若经常如此，可能会引起孩子消化机能紊乱，影响他们获得营养，妨碍生长发育。而如果孩子情绪高涨，食欲旺盛，消化吸收的效率也高，则有利于生长发育。

### （二）生理功能与心理健康的关系

学前儿童的生理功能是否健全与心理健康情况有着十分紧密的关系，孩子生理功能上的缺陷可能会引起儿童心理活动的不正常，导致心理不健康。如孩子斜视、口吃等问题如果没有得到及时的纠正，他们可能经常会受到成人或同伴的嘲笑，容易产生自卑心理，遇事不自信、不大胆。这种不良的心理状态又会反过来加深其生理功能上的缺陷与障碍，导致口吃、斜视等问题愈益严重，形成恶性循环。

### （三）身体外形与心理健康的关系

学前儿童的身体外形在很大程度上影响了其心理健康的发展情况。如有的孩子较之同龄孩子明显矮小、体弱，有的则相反，外形过于肥胖，这两类孩子都容易受人嘲笑与歧视，产生自卑感，

从而导致情绪受压抑，精神不振，注意力涣散，不爱活动，以致出现站立不直、驼背、弯腰等情形，更进一步影响其身体外形的发展。而反过来，心理健康状况良好的儿童，他们一般情绪高涨，精神愉快，走路、坐立的姿势更富有气势，动作敏捷而充满朝气，其外形更具有美感。

遵循学前儿童生理发育和心理发展密切联系的规律，我们首先应该积极正确地对待学前儿童生理上的缺陷，要做到早发现、早治疗，把斜视、口吃等问题尽早扼杀在萌芽状态，要从细节着手，不忽略影响孩子生长发育的任何一个小问题；其次，要多学习，接受科学育儿指导，结合孩子本身的特点合理安排膳食，均衡营养，尽量地消除孩子不符合标准的过于肥胖、过于瘦小等问题；再次，对于身体外形或生理功能有缺陷的孩子，家长及幼教工作者不能歧视或嘲笑，同时注意引导其他孩子正确认识此现象，热情地关心和帮助他们，鼓励他们树立自信心，克服困难，使其身心健康发展。最后，家长及幼教工作者要教育身体外形或生理功能有缺陷的孩子正确认识自身的不足，学会欣赏自己、赏识自己，用积极向上的心理克服外形及生理功能缺陷带来的自卑感。

总之，家长及幼教工作者要想学前儿童的生长发育获得良好的发展，发挥其先天的最大潜能，就必须认识、了解学前儿童生长发育的基本规律，遵循这些规律，并把这些规律自觉地运用到孩子的养护、教育过程中，才能更有针对性地采取各种有力的措施，保证学前儿童在生理和心理两方面都能得到全面和谐的发展。

## 第三节　影响学前儿童生长发育的因素

学前儿童的生长发育过程是个体在先天遗传和后天环境的各种因素相互作用下的结果，先天遗传是学前儿童生长发育的物质基础，决定了个体发育的可能范围，而后天环境是学前儿童生长发育的条件，决定了发展的速度。正确认识学前儿童生长发育的影响因素，积极规避不利因素的影响，能够为学前儿童的生长发育提供更好的条件与保障。

### 一、遗传因素对学前儿童生长发育的影响

遗传因素是影响学前儿童生长发育的重要因素，决定着机体发育的可能性，决定了儿童生长发育的潜力，遗传在学前儿童生长发育中的作用应当予以肯定。从严格意义上来讲，遗传是指子代和亲代之间在形态结构及生理功能上的相似性，主要包括家庭遗传与种族遗传两个方面。但我们在此强调先天性而非后天性，因此把生命孕育过程中母体独特环境生成的个体先天性的非严格意义上的遗传特质也归为此类，如先天性疾病等。

首先，遗传因素对学前儿童生长发育的影响，主要表现在身体的大小、形状、构成和生长速率等方面，具有家族内相似性和种族内相似性，如父母的身高情况、皮肤的颜色、毛发的多少等，对子女都有一定程度的影响。其中以身高为最显著的影响因素。根据对单卵双胎的研究，单卵双胎间身高的差别极小，头围测量值也很接近，说明骨骼系统发育受遗传因素的影响较大。[①]一般而言，生活在良好的生活环境下的儿童，他们成年后的身高在很大程度上

① 万钫：《学前卫生学》，北京师范大学出版社2004年版，第43页。

取决于父母的身高，一般情况下父母较高的子女也较高，父母较矮的子女也较矮。子女达到成人时身高可用下列公式来计算：

$$\text{儿子成人时身高（厘米）} = \frac{(\text{父身高} + \text{母身高}) \times 1.08}{2}$$

$$\text{女儿成人时身高（厘米）} = \frac{\text{父身高} \times 0.923 + \text{母身高}}{2}$$

其次，一些先天性的、遗传性疾病也对学前儿童的生长发育造成了一定的阻碍，这些疾病无论是染色体畸变还是代谢性缺陷都对儿童的生长发育产生一定的影响。某些先天性的缺陷、疾病、变异、老化等有可能导致出生后儿童生长发育的畸形、代谢障碍、免疫功能异常以及可能导致内分泌失调，这些都给儿童的生长发育带来了不利的影响。如唇裂等先天性疾病会严重影响婴儿对食物的吞咽及消化、吸收，导致营养缺乏，儿童的生长发育情况不容乐观。而患有唐氏综合征等遗传性疾病的孩子各项体格发育指标明显低于同龄儿童，其骨骼发育迟缓，智力低下，5 岁时智商仅 50，而正常的儿童 5 岁时智商则大于或等于 70，更严重的在于随着年龄的增长他们的智商却进一步降低。可见，先天性与遗传性疾病严重地阻碍了学前儿童的生长发育，产生了异常。

此外，母亲怀孕期间的营养状况、生活环境、疾病情况、接受放射线照射及药物等方面都会对胎儿的生长发育产生不可忽视的影响，进而影响其出生后的正常生长发育。如胎儿期孕妇的营养不良可能会导致胎儿生长发育迟缓，引发胎儿出生后一系列并发症。胎儿在母亲宫内生长发育受到阻碍可能会导致出生后孩子身高、体重、智力受到影响，并很有可能会累及终生。对于纯粹的遗传基因我们一般无法加以改变，但我们可以对生命孕育过程中影响母体独特环境生成的个体先天性的一些特征因素加以防范，注意孕期营养，远离污染与放射性物质，作好孕期筛查，在医生的指导下用药，为出生后儿童的生长发育创造条件。

## 二、环境因素对学前儿童生长发育的影响

作为影响学前儿童生长发育的外在因素，环境一般是可以改变的，如果说先天的遗传因素决定了儿童发育的可能性，那么后天的环境因素则决定了儿童发育的现实性，影响了遗传潜力的发挥。这里的环境因素并不仅指狭义上的自然环境、生态环境，而是一个广义的范畴，包括的范围十分广泛，一切不属于儿童先天的影响因素都可称为环境因素，主要分为营养、体育锻炼、疾病、生活方式等方面。

### （一）营　养

众所周知，一个国家儿童的营养状况是衡量其社会发展的一项重要指标。0～6、7 岁的学前儿童正处于生长发育的快速阶段，营养与其生长发育有着密不可分的联系，生长发育越快，所需要的营养也就越多，合理而充足的营养是保证学前儿童生长发育的物质基础。世界卫生组织早在 1995 年的研究数据就表明，即使是轻度和中度营养不良也会导致死亡率提高。[①]如果营养缺乏，将使处于新陈代谢旺盛阶段的学前儿童所需的各种热量、蛋白质、营养素、矿

① 郑举鹏：《学龄前儿童生长发育与营养不良的评价方法》，《国外医学·社会医学分册》，2003（2）：65。

物质、微量元素等供给不足，可能会造成生长迟缓、皮下脂肪减少、肌肉萎缩、骨质疏松、免疫力降低而导致各种疾病，长期营养不良，则可能影响骨骼的增长导致身材矮小。但营养供给并非越多越好，如果营养长期供给过量，也同样会对学前儿童的生长发育带来不利的影响，造成小儿肥胖、消化不良等问题。因此，平衡而丰富的营养才能促进学前儿童的生长发育。从营养对学前儿童生长发育的影响来看，主要包括以下几个方面：

#### 1. 营养对大脑和智力发育的影响

对于脑组织及其功能而言，营养较之其他因素起着决定性的作用，营养不良会导致中枢神经系统发育的慢性损伤，从而影响智力发育。追踪研究也证实，婴幼儿期严重营养不良的儿童，头围比对照组儿童小，智商低，情感淡漠；6～7岁时出现阅读、书写困难，理解力差，学习能力低下。[①]在诸多营养的构成元素中，蛋白质构成了脑的重要营养素，是维护脑的各种活动，促进细胞代谢和神经传导的主要物质。碳水化合物分解产生的血糖能够为脑细胞提供生理活动必需的能量，也是构成脑活动的主要营养物质。此外，DHA是脑发育与功能维持的必要物质，各种维生素对促进脑的活动也都有着重要的影响。

#### 2. 热量对生长发育的影响

人体的一切生命活动（如肌肉收缩、腺体分泌）需要能量，我们把由于温差的存在而导致能量转换过程中转移的能量称为热量。对于学前儿童而言，其生长发育旺盛，必须有足够的热量供给，且增长愈快，需要的热量愈多。初生儿每日每公斤体重所需热量可以高到40大卡～50大卡，1岁时为15大卡～20大卡，以后渐渐减到5大卡～15大卡，到学龄期则又增高。[②]如果热量长期不足及蛋白质缺乏，可导致学前儿童营养不良，轻者产生精神差、容易倦怠、注意力涣散不集中，食欲减退、体重下降或停止增长、性格发生变化等症状，重者出现肌力差、抵抗力弱、容易患呼吸道消化道疾病等症状，更有甚者出现恶性营养不良综合征。而如果热量长期供给过量，摄入过剩，则会在儿童体内贮存起来，轻者易造成小儿肥胖，重者可成为心血管疾病等流行性疾病的引发因素。由于不同的活动量、活动方式、生长发育阶段儿童所需的热量并不相同，因此在准备食物时（食物中能产生热量的营养素主要有蛋白质、脂肪和碳水化合物），应根据儿童的活动量、生长发育速度均衡热量的摄入。

#### 3. 维生素、矿物质和微量元素对生长发育的影响

维生素是维持学前儿童生长发育所必需的一类有机化合物，其中大部分由食物提供，膳食中如果长期缺乏某种维生素可能导致该维生素的缺乏症，影响儿童的生长发育。如维生素A缺乏症会导致婴幼儿生长停滞，骨发育不良，甚至影响免疫功能。作为人体的重要组成部分，矿物质是维持生命活动所必需的。其一大分支微量元素（如铁、碘、锌、硒、铜、铬、钴等）对学前儿童的生长发育有着很大的影响作用，对儿童的免疫功能、神经系统、视觉系统以及消化系统等都有显性的影响。当缺乏某种微量元素时，可能会导致部分重要的生理功能损伤，从而阻碍儿童的生长发育并引发相关的疾病。如缺碘可能导致儿童智力低下、身体发育迟缓；

---

① http：//club.topsage.com/thread-715760-1-1.html。

② http：//zhishi.seedit.com/viewnews-431567。

缺锌可能导致生长紊乱，机体免疫力全面减弱，最终阻碍生长发育。

值得注意的是，合理均衡的营养要求足够的热能、优质的蛋白质、各种维生素和适量的微量元素等，并要求其比例搭配合适，这样才能够促进学前儿童的生长发育，如果营养过量也会阻碍生长发育的正常进程。如热量过高，会引起肥胖病；维生素 A 摄入过多，可导致脱发、掉皮屑、呕吐等；而补锌过量，则会影响铁、钙等的吸收和利用。因此均衡、优质、合理的营养就十分重要，特别是针对儿童个体自身营养需求提供不同的营养搭配，更能促进学前儿童的生长发育。

## （二）体育锻炼

体育锻炼是促进学前儿童生长发育、增强体质的有效手段，通过体育锻炼可以使学前儿童身体的各系统、各组织发生量和质的变化。经常参加体育锻炼的儿童，其对疾病的抵抗力较之较少参加体育锻炼的儿童更强，各项生理功能发挥更完善，生长发育的速度更快，层次更深。

### 1. 体育锻炼可以使学前儿童的骨骼、肌肉、关节等运动系统的形态和机能得到明显的改善

经常参加体育锻炼的儿童，其身高、体重、胸围等方面的发育一般要超过不锻炼或少有体育锻炼的儿童，他们在体育锻炼的过程中，肌纤维变粗，肌肉重量增加，促进了骨骼的生长发育，同时肌肉工作能力和耐力相应得到提高，增加了关节的牢固性和灵活性，有效地提高了身体素质。

### 2. 体育锻炼能够有效促进学前儿童呼吸系统的发育，提高生理功能水平

经常参加体育锻炼（如扩胸、振臂等徒手操练习，游泳、折返跑等项目）的儿童，其呼吸肌力量明显增加，胸围增大，呼吸加深，促进二氧化碳的排除和氧的吸收，呼吸量和呼吸差逐渐增大，肺通气量和肺活量等显著增强，使呼吸效率和功能得以提升，对各种病菌侵袭的抵抗力提高，能够有效减少呼吸道疾病。

### 3. 体育锻炼能够促进学前儿童心血管系统的发育

经常参加体育锻炼的儿童，其心脏的收缩力和节律性得到增强，血管的弹力增强，血流量增大，心肌获得充足营养，最终使冠状动脉乃至全身的血液循环都得以改善，其生理功能得到提高。许多体育锻炼方式都能增加学前儿童心血管系统的发育，如慢跑、游泳、骑自行车、踢毽子、爬山等。

### 4. 体育锻炼能够有效改善神经系统的功能发挥

经常参加体育锻炼，可以使学前儿童的大脑皮层的生理调节功能逐渐增强，提高神经活动的灵敏性和平衡性，使儿童精神饱满、思维敏锐，不容易产生倦怠感，更有利于学习和脑力活动，有助于智力的提升。如学前儿童不同年龄阶段的各种健身操，在使儿童身体得到锻炼的同时，也可以使儿童从无目的、无秩序的动作逐渐向有目的、协调的动作发展，这即其神经系统起到良好调节作用的表现。

此外，经常参加体育锻炼，可以促进学前儿童体内物质的新陈代谢，增强胃肠的消化功能、吸收功能，肾脏的排泄功能，调节内分泌功能，并能够有效控制学前儿童的体重，调节其身体成分，增强学前儿童对外界环境改变的适应能力、抵抗能力，提高其免疫功能，最终促进学前儿童的生长发育。

值得注意的是，虽然体育锻炼能够有效促进学前儿童的生长发育，增强体质，但学前儿童的骨骼还未成形，其各系统、组织的可变性、可塑性极强，因此，其参加体育锻炼必须适量，其形式、种类、量度等要符合其生长发育的规律，不可以成人的标准要求学前儿童进行体育锻炼，不可过重、过量、过频，否则体育锻炼将适得其反、过犹不及，阻碍其生长发育。如学前儿童脊柱生理弯曲较成人小，缓冲作用较差，故不宜在坚硬的地面上（如水泥地等）反复进行跑跳练习；又如学前儿童骨盆发育尚未定型，不宜过多地进行从高处向地面跳下的练习，以免造成骨盆发育的变形；又如学前儿童不宜过早从事举重等力量型练习。此外，适量的体育锻炼还应该与学前儿童的卫生保健工作密切结合起来，在体育锻炼的同时，还须及时补充能量和各种营养素，综合协调，才能达到体育锻炼的目的。

### （三）疾　病

后天的各种疾病都有可能对学前儿童的生长发育产生影响，不同的疾病对生长发育的影响程度不同，其影响程度取决于疾病涉及的部位、病程的长短和疾病的严重程度。对学前儿童影响比较大的疾病主要包括发热、消化道疾病、寄生虫感染、地方病以及其他一些急慢性疾病等。

发热是学前儿童最常见的病症之一，发热会造成机体功能的失调，影响食欲，造成恶心呕吐等现象，致使消化酶分泌减少、酶活性降低，更有可能导致腹泻、胃肠功能紊乱，营养吸收障碍，使生长速度减慢，严重者停滞，并可能导致智力发育迟缓、智力损伤。而消化道疾病在学前儿童中也是十分常见的，可能影响胃肠道的正常消化、吸收功能，阻碍各系统功能发育的正常进行，引起学前儿童的营养缺乏，导致体重减轻，甚至推迟动作和语言的发展。寄生虫感染也是学前儿童的常见病，蛔虫、钩虫、血吸虫等都有可能导致营养不良或贫血，影响孩子的生长发育。碘缺乏病、大骨节病等地方病也同样严重影响学前儿童的生长发育，阻碍各组织、器官的正常生长，致使生长发育落后、身材矮小、智力低下等症状产生。此外，急慢性疾病也对学前儿童的生长发育产生了不良影响。急性病对学前儿童的影响是显而易见的，在短期内就能看出其阻碍功能。患急性病时，正常的新陈代谢会遭到破坏，致使体重等急剧降低，更甚者可能影响患病儿童神经系统的正常功能。如患有急性胃肠炎时，患儿会大量失水，导致体重降低。又如流脑、乙脑、灰质炎等急性病不仅会阻碍学前儿童的生长发育，而且还有可能威胁儿童的生命。而慢性疾病对学前儿童生长发育的影响虽然不够明显，但却是长期的、明显的。如患有克汀病的儿童，其全身的生长发育受到阻碍，并使神经系统的发育迟缓，影响大脑的发育。又如小儿糖尿病、风湿病、结核病、肝炎等慢性病对学前儿童的不利影响也是不容忽视的。

值得注意的是，与学前儿童疾病有关联的，治疗疾病所使用的药物，如果用药不当或用药过量，对其生长发育带来的不良影响将是不可估量的，如氯霉素可能会影响新生儿的呼吸循环，甚至造成死亡；链霉素可能会造成听力减退和耳聋。总之，家长及幼教工作者应学习学前儿童常见疾病的相关知识，学会辨识疾病的常见症状，积极防治儿童常见病、传染病和寄生虫病，并谨慎用药，才能保证学前儿童的正常发育。

### （四）其他因素

影响学前儿童生长发育的环境因素除了最常见的营养、体育锻炼、疾病以外，还包括许多其他的因素。

#### 1. 生活方式

生活方式是受儿童家庭影响而形成的生活习惯等，合理的有规律的生活方式对学前儿童的生长发育起到良好的促进作用，包括良好的饮食卫生习惯、定时进餐和充足的睡眠、足够的户外活动、适当的学习和适量劳动等。良好的生活方式能够保证学前儿童身体各部分的活动与休息得到适当的交替，可消除疲劳，能保证身体的营养消耗得到及时的补充，促进机体的生长发育。而偏食、挑食、过食、睡懒觉、不运动、沉迷电脑、玩电子游戏等不规律的生活方式不仅导致身高、体重等增加缓慢（或造成小儿肥胖），更容易导致抵抗力下降，体质变弱，易得疾病等问题。我们应为儿童提供科学的生活方式，但在模仿性很强的学前儿童阶段，较之强硬的生活作息、生活规律要求，父母长辈的模范带头、言传身教更能起到潜移默化的作用。

#### 2. 环境污染

随着工业化的迅速发展，大气、水、土壤中有害物质的污染，噪音的危害等不仅对人类的环境产生了破坏作用，更是不利于学前儿童的生长发育。苏联学者对受大气污染的城市学生进行长达10年的追踪观察，发现其身高、体重、胸围发育与对照组无显著差异，但呼吸差、肺活量均较低，肌力差；血红蛋白的下降最明显，[①]容易导致学前儿童患肺炎、支气管炎、咽炎、耳炎等疾病。而学前儿童由于环境污染引发铅中毒，则可能会损害神经、心血管和消化系统。我们应尽量给学前儿童提供无污染或污染程度最小的生活环境，幼儿园的选址应远离环境污染严重的工业区，家庭也应作好防范二手烟等保护环境的工作。

#### 3. 气候和季节

气候和季节对学前儿童的生长发育有一定的影响作用。为了适应外在的生存环境，长久以来形成了不同的生长发育模式。比如对于气候来讲，北极圈气候寒冷，生活在其间的因纽特人皮下脂肪层厚，胸廓前后径大，颈和四肢相对短，体重相对较重，便于其在寒冷的天气中保持体温；而赤道气候炎热，生活在其中的居民则皮下脂肪层薄、胸壁薄，颈和四肢相对长，躯干较小，体重相对较轻，便于在高温的气候中散热。此外，根据科学研究，人的身高与日照时间相关，日照时间长，人长得高大。[②]这可以在一定程度上解释为何我国北方地区的儿童其身高、体重均高于南方地区的儿童。而季节对学前儿童生长发育的影响则更为明显。一般在春季身高增长是最快的，在秋季体重增加是最快的。气候与季节等影响因素是无法人为将其改变的，生活在不同地区的人们应积极利用本地气候、季节中的有利因素促进儿童的

---

① http：//club.topsage.com/thread-715760-1-1.html。

② 叶澜：《教育概论》，人民教育出版社1991年版，第220页。

生长发育。

### 4. 社会和家庭

社会和家庭对学前儿童生长发育的影响是多方面的，营养、保健、体育锻炼、卫生教育、居住条件等都有可能对学前儿童的生长发育造成影响，它们不仅可能影响学前儿童的体格发育，同时也可能影响其心理、智力和行为的发展。社会因素中，贫穷、营养缺乏、居住拥挤、缺乏必要的卫生设施和卫生知识、疾病流行、吸毒、酗酒等直接阻碍了学前儿童的生长发育。而家庭因素对学前儿童生长发育的影响，则主要通过家庭生活方式、家庭经济状况、饮食和行为习惯、父母的性格、爱好和对子女的期望、父母育儿方式、父母文化程度等体现出来。如研究认为，母亲文化程度关系其喂养孩子的科学水平，而喂养和母亲的照料是儿童生长发育水平提高的关键因素。[①]又有研究认为，工薪族、个体户家庭儿童生长发育超均值比率明显高于农民、打工族、无职业家庭儿童生长发育均值比率。[②]而通过对按摩、抚触及动作训练对婴儿生长发育的影响研究表明，实验组与对照组的儿童在1个月时体重、身长比较无明显差异，但是6个月时两组的差异有显著性[③]，说明父母的按摩、抚触及动作训练等能促进其生长发育。

影响学前儿童生长发育的因素是多元的，这些因素交互地在发生作用，不能完全地将他们分割开来。如疾病影响营养的吸收，父母对儿童的照顾不周可能造成营养不良或疾病，不良的生活环境、生活方式可能引起腹泻等疾病，母亲的文化水平可能影响婴幼儿的喂养。我们在看到各种因素独特点的同时，也要看到它们之间的联系性，如此才能更好地利用对学前儿童生长发育起积极作用的因素，避其不利因素，最终促进学前儿童的生长发育。

## 第四节　学前儿童生长发育的指标及测量评价

随着经济的快速增长，我国儿童生长发育及营养水平迅速提高，但尚未达到令人满意的程度。[④]因此，应定期对学前儿童的生长发育进行测量与评价，以使家长、幼教工作者了解其发育状况，做好身体保健工作。学前儿童生长发育的测量与评价是一项综合工作，涉及面广，内容繁杂，干扰因素多，操作起来比较困难，相关人员既要明确学前儿童生长发育的评价指标，也要掌握测量与评价的方法与操作规范。

### 一、学前儿童生长发育的评价指标及其测量

学前儿童生长发育的评价指标较多，涉及生理、心理的各个方面，我们这里选取最常见、最直观且易于操作，与其生长发育联系最紧密的形态指标与生理功能指标进行介绍。每一项指标的介绍都包含了正常参考值以及具体的测量方法、注意事项。

---

① 陈春明，何武，常素英：《中国儿童营养状况15年变化分析》，《卫生研究》，2006（6）：767。

② 宋晓日，赵连荣：《不同经济水平家庭儿童生长发育评价分析》，《中国初级卫生保健》，2007（6）：43。

③ 刘君，辜迎春：《按摩、抚触及动作训练对婴儿生长发育的影响》，《数理医药学杂志》，2011（1）：59。

④ 杨勤：《中国儿童营养状况及对其改善的建议》，《湖北预防医学杂志》，2004（1）：1。

## （一）形态指标及其测量

生长发育形态指标是指身体及各部分在形态上可测出的各种量度（如长、宽、围度以及重量等）。[①]可进行测量的形态指标也很多，但对于学前儿童来讲，最重要的形态指标主要包括身长、体重、头围、胸围、坐高等，这些指标能够比较准确地评价学前儿童生长发育的水平与速度，是判断其生长发育情况的重要参考值，应该定期进行检查。此外，形态指标还是幼儿园、早教机构、社区活动中心、家庭等制作、购买桌椅、家具、劳动工具和运动器械尺寸标准的依据。

### 1. 身　高

身高是学前儿童生长的基本指标，是正确评价体格发育水平、速度及匀称度不可缺少的指标。有研究认为在儿童体格发育的诸多指标中，身高应列为首选，一是因为其对全身发育的代表性强；二是容易测量，可按规范操作，测量准确；三是可用精确的数值表示。[②]

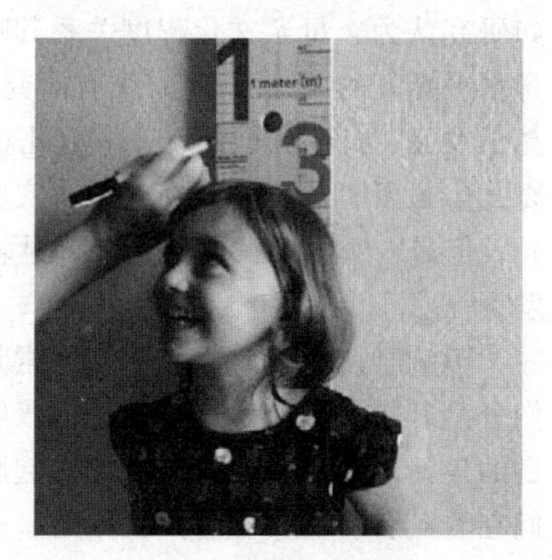

图 3.2　儿童身高测量

身高是指立位时颅顶点到地面的垂直高度，三岁之前的儿童称为身长，三岁以后的儿童才称为身高。针对身高与身长划分的年龄段不同，对身高的测量也按学前儿童年龄的不同分成两个阶段。第一阶段，测量三岁以前儿童的身长。这个阶段的儿童测量身长采用卧位的方式，使用标准的量床作为测量工具，测量的是卧位时颅顶点到脚跟的垂直长度。量床一般包括刻度板、头板、量板、足板四个部分。测量前应先检查测量工具，要求量床的头板与量板应垂直成直角，足板的活动度应小于 0.5 厘米。操作步骤为：脱去受测者的鞋袜帽，让其仰卧在量床底板的中线上，测量者（医护工作者、家长或幼儿园老师）轻轻扶住受测者的头部，让其面部朝上，两耳在同一水平线上，颅顶要接触头板。另一位测量者站在受测者右侧，左手按住双膝，让其双下肢伸直并紧贴在量床底板上，右手推动足板，以受测者两足底紧贴在足板上。此时测量者读量床上的刻度数，以厘米为测量身长的单位，记录到小数点后一位，并注意量床两侧的读数应一致。第二阶段，测量三岁以上儿童的身高。这一阶段的测量采用立位的方式，使用立势身高计作为测量的工具，测量的是学前儿童站立时颅顶点到脚跟的垂直高度。操作步骤为：让受测者脱去鞋帽，以正确姿势站立在身高计的底板上，两眼直视前方，头部保持正直，上肢自然下垂，足跟并拢，足尖分开大约成 60 度左右的夹角，胸部稍微挺起，腹部稍向后收，应注意让受测者脚跟、骶骨部和肩胛间三点同时靠在身高尺的立柱上。测量者将滑测板轻压受测者头顶，测量者的眼睛与滑侧板呈水平位，读数以厘米为单位，记录到小数点后一位。

新生儿出生时身长平均为 50 厘米左右，1 ~ 6 月平均每月增长 2.5 厘米，到半岁时大约为 65 厘米；7 ~ 12 月平均每月增长 1.5 厘米，到 1 岁时大约为 75 厘米；1 ~ 2 岁时增长 10 厘米 ~ 13 厘米左右；2 ~ 6 时时平均每年增加 5 厘米，此阶段其成长公式为身高=年龄（岁）×5+80

① 万钫：《学前卫生学》，北京师范大学出版社 2004 年版，第 177 页。
② 王娟：《儿童青少年生长发育趋势研究进展》，《江苏预防医学》，2006（1）：80。

（厘米）。身高一般受营养的短期影响不明显，大多受种族、家族遗传等的影响较大。因此，如果儿童身长（高）增长情况不够理想，除了分析常规的营养、疾病、生活方式等因素以外，还应考虑遗传等因素的影响，不能直接划为发育不良。

### 2. 体　重

体重是指人体的总重量，包括各器官、组织、体液等重量的总和。体重在一定程度上可以反映骨骼、肌肉、脂肪及脏器发育的综合情况，是评判学前儿童体格生长发育、营养状况的重要指标。此外，体重还是计算儿童药量、儿童科学喂养的重要依据。一个国家的平均出生体重常常作为衡量其儿童保健工作的重要指标之一。

体重的测量一般采用的是杠杆式体重计作为测量工具，这种体重计最大载重量一般为 50 公斤（千克）。其测量步骤为：测量前工作人员应校秤，即校正零点，确保其准确读数不超过 50 克，校秤的具体操作方法为把游码放在零刻度上，若杠杆不呈水平位，则需要调节杠杆侧端的螺丝。受测者应先排完大小便，脱去鞋袜帽及外衣，仅穿背心等贴身衣物，使用了尿布的受测者还需去掉尿布。

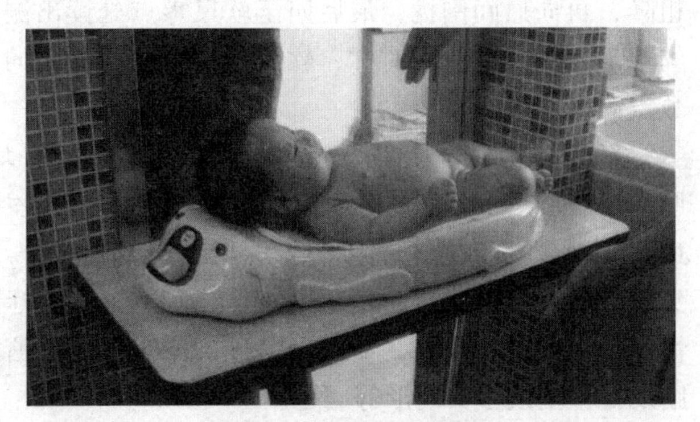

图 3.3　儿童体重测量

此外，测量体重也不宜在受测者饭后或运动后立即进行，以免影响测量的准确性。0～1 岁的新生儿及婴儿一般采用卧式方法测量，1～3 岁的幼儿一般采用坐式方法测量，3～7 岁的学龄前儿童一般采用站立方式测量。不管哪一阶段的受测者，在测量时都不能接触其他物体，测量时不摇动，以免影响测量读数的精确性。测量时测量者移动游码到刻度尺处于水平位后读数，读数以公斤（千克）为单位，记录至小数点后两位。定期为学前儿童检查体重是衡量其生长发育是否正常的依据，因此，应定期对其体重进行测量并分析生长发育的趋势，以了解其发育和营养状况。新生儿在出生后 8 个小时内应该测体重，1～6 个月每月应该测一次体重，6～12 个月每 2 个月应该测一次体重，1～2 岁每 3 个月应该测一次体重，2～ 7 岁应该每半年测一次体重。

正常的足月新生儿其平均体重为 3 千克左右，出生后三个月时其体重是出生时的 2 倍，1～6 月时平均每个月增加体重 0.7 千克～0.8 千克，7～12 个月平均每个月增加体重 0.25 千克。1 岁时体重大约是出生时的 3 倍，2 岁时达到 4 倍。儿童的体重可用以下公式估算见表（3.1）。

表 3.1　学前儿童体重公式表

| 年　龄 | 公　式 |
|---|---|
| 1～6 个月 | 体重（千克）=出生体重（千克）+月龄×0.6（千克） |
| 7～12 个月 | 体重（千克）=出生体重（千克）+6×0.5（千克） |
| 1～7 岁 | 体重（千克）=年龄×2+8（或 7） |

学前儿童生病、饮食营养不当、生活安排不合理、卫生习惯不好等因素都可能导致体重增长缓慢、停滞或负增长。相关人员应及早防范，分析原因，作好补救措施。

### 3. 头　围

头围是自眉弓上方最突出处经枕后突隆绕头一周的长度，主要表示颅及脑的大小与发育情况，是判断大脑发育障碍的主要依据。作为孩子出生后不断发展的一种围度，头围是学前儿童生长发育（特别是2周岁以前）的重要指标。

测量头围时一般采用软尺作为测量工具。与测量体重一样，受测者按其年龄阶段与实际情况的不同分别采取仰卧位、坐位或立位的姿势测量。如果受测者是扎起头发的小女孩，还应先将其头发解开放松以便测得精良的数据。测量时，测量者位于受测者的右侧，面对受测者，测量者用左手的拇指将软尺的零点固定在眉间最突出的点上，然后环绕头围，经过枕骨粗隆，再向眉间围拢，最后回至软尺零点处读出测量数据。值得注意的是，软尺在头的两侧的水平要一致，左右对称，软尺还应紧贴受测者的皮肤。头围读数以厘米为单位，记录至小数点后一位。

新生儿出生时头围平均为34厘米，1~6月平均增长8厘米~10厘米，6个月时约为44厘米；7厘米~12月平均增长2厘米~4厘米，1岁时头围平均达到46厘米，2岁时头围平均达到48厘米，5岁时头围平均达到50厘米，而5~15岁头围大致长4厘米~5厘米达到成人头围长度。值得注意的是，不能单纯以“快”为标准衡量头围是否正常，头围长得过慢或过快都是不正常的现象，如果头围过大，有可能是脑积水或佝偻病，如果头围过小，则可能是脑发育不全或小头畸形等问题。

### 4. 胸　围

胸围是沿儿童乳头绕胸一周的长度，主要表示胸廓的容积及胸部骨骼、胸肌、背肌和脂肪层的发育情况，最能反映体育锻炼的效果。胸围在一定程度上能够反映学前儿童的身体形态及呼吸器官的发育状况。

胸围的测量也主要分为两个阶段，0~3岁以下儿童采取卧位方式测量，3~7岁儿童采取立位方式测量，不管哪个年龄阶段的学前儿童，都不采取坐位的方式测量。同头围一样，胸围的测量也主要以软尺为测量工作，测量时受测者应裸上身，其呼吸处于平静状态。对于3~7岁的受测者，采取立位时，受测者应自然站立，两眼平视前方，两足分开到与肩大致同宽的程度，双肩要放松，两上肢自然下垂。测量者应站在受测者的右侧，面对受测者，用左手拇指将软尺零点固定在受测者右侧胸前乳头的下缘，右手拉软尺经右侧背后，以两肩胛骨的下角缘为准，由左侧回至零点。胸围测量时应使软尺贴紧受测者的皮肤，其读数以厘米为单位，记录至小数点后一位。

新生儿出生时一般胸围比头围小，胸围平均为32厘米，比头围大约小1厘米~2厘米；1岁左右胸围与头围大致相等，1岁后胸围增长超过头围，其差数（单位厘米）约等于儿童岁数减1。如果2岁以上儿童的胸围未超过头围，则属于胸廓发育差的儿童，需引起重视。婴幼儿头围与胸围大小的交叉时间的早晚与营养情况及是否有疾病有关，如果长期的营养不良，或患有佝偻病、肺气肿、心脏病、哮喘等疾病的儿童其胸围的增长就要明显小于正常的儿童。

### 5. 坐　高

坐高表示学前儿童躯干与下肢的比例关系，主要指儿童坐位时颅顶点至座位平面的垂直高度，坐高主要反映儿童躯干的生长情况。

学前儿童的坐高测量也分为两个阶段，0～3岁儿童采取卧式测量，3～7岁儿童采取坐立式测量。对于0～3岁儿童，坐高的测量工具主要为卧式身长板，主要是测量顶臀长。测量者所站的位置及测量手法与测身长的要求是一样的。受测者首先平卧在量板上，身体伸直，双腿并拢，头贴紧固定在正中的位置。测量者左手提起受测者的双小腿，使小腿与大腿成直角，右手移动足板使其压紧受测者的臀部，测得的数值即为顶臀长。测量者应注意身长板两侧的刻度读数应一致。对于3～6、7岁的儿童，坐高的测量工具为立式身高坐高计。主要由受测者坐在坐高计的坐板上，先让其身躯向前倾，以使骶部紧紧靠在量柱上，再要求受测者坐直，两大腿伸直与身体成直角，即与地面平行，要求两腿靠拢，足尖向前，两脚平踏在地面，头与肩部位置与测身长的要求一样。此时，测量者推动滑板与受测者头顶相接触，读数即为坐高数值。不管是采取卧式还是坐立式，读数时都以厘米为单位，记录至小数点后一位。

坐高占身高的百分数是随着年龄的增长而降低的，其坐高与身高比例的变化如表3.2所示：

**表3.2　学前儿童坐高及其占身高百分比表**

| 年龄 | 出生 | 1岁 | 2岁 | 6岁 |
|---|---|---|---|---|
| 坐高（厘米） | 33.3 | 46.7 | 51.7 | 63.2 |
| 占身高百分比（%） | 66.7 | 62.9 | 60.9 | 56.4 |

此外，更细地反映学前儿童生长发育水平的形态指标还包括手长、足长、上肢长、下肢长、肩宽、骨盆宽、上臂围、大腿围、小腿围、皮褶厚度等。

## （二）生理功能指标及其测量

学前儿童的生理功能指标主要是指身体各系统、各器官在生理功能上可以测量出来的各种量度。学前儿童的生理功能发展是十分迅速的，受体育锻炼、外界环境等的影响较大，因此测量其生理功能指标也能够对身体的生长发育情况作出较为准确的判断。反映生长发育的生理功能指标很多，如握力和背肌力、静力性肌耐力是反映骨骼肌肉系统的基本指标；呼吸频率、呼吸差和各种肺容量是反映呼吸系统机能的基本指标；脉搏、血压是反映心脏血管功能的基本指标；最大耗氧量则能够全面地观察骨骼肌肉、心脏血管和呼吸机能相互配合的能力，是反映综合运动能力的综合指标。以下主要介绍肺活量、脉搏、血压、握力几项指标及其测量方法。

### 1. 肺活量

肺活量是指受测者在深吸气后能够呼出的最大空气量，代表肺扩张和收缩的程度，是反映呼吸系统机能的重要指标。肺活量的测量工具常用湿式肺活量计。测量时，受测者一般是站立位姿势，两脚先站开约半步的距离，先让其做一两次扩胸动作或深呼吸后尽力深吸气，吸满后憋住气，再向肺活量计的吹嘴尽力深呼气，直到受测者不能再呼气的时候为止。此时，应立即关闭进气管的开关，待浮筒平稳后读数。肺活量的测量一般每人测三次，三次之间应有短暂的休息时间，取最大数作为记录，记录单位为毫升。值得注意的是，肺活量测量方式、动作要领是保证测出正确数值的关键，学前儿童可能对测量的动作要领掌握不充分，不能自如地使呼气、吸气达到最大化。因此要求在测量前先向受测者说明测试的方法及要领，并在适当的情况下由测量者先作示范，以教会儿童掌握参与测量肺活量的正确方法。测量时还应观察受测者的吸气、呼气是否充分，如若发现有不充分者，可以向其说明，使其掌握正确的受测方法，以测得较为准确的肺活量数值。

肺活量的正常值成人男性一般为 3 500 毫升，成人女性一般为 2 500 毫升，对于学前儿童而言，7 岁时肺活量平均参考值男生为 1 300 毫升左右，女生为 1 200 毫升左右。如果肺活量明显偏小，说明摄氧能力和排出废气的能力较差，严重者可能是肺组织损害（如肺结核等疾病），这些都可能导致学前儿童精神不振、头痛、胸闷、注意力不集中、记忆力下降等问题，影响生长发育。

## 2. 脉 搏

脉搏是心脏收缩时，泵出血液所引起的动脉跳动，是反映心脏血管功能的基本指标。反映脉搏的指标很多，如脉搏脉率、节律、紧张度和动脉壁弹性、强弱和波形变化等，我们主要测量脉搏数即脉率情况。脉搏受情绪变化和体力活动的影响较大，因此测量脉搏时应让受测者处于安静状态时进行。学前儿童天性活泼好动，可以用连续测 3 个 10 秒脉搏数进行比较的方式测量出其是否处于安静状态。其具体做法是连续测量 3 个 10 秒钟的脉搏数，如果其中的两次相同并且与另一次的脉搏数相差不超过一次，则可以认为是安静状态的脉搏，可以作一分钟的脉搏数测量。测量脉搏数的位置很多，凡是身体浅表靠近骨骼的动脉，都可以用来测量脉搏，如桡动脉、肱动脉、足背动脉，股动脉等，但最常用的还是桡动脉，即我们平常所说的手腕处。脉搏的测量主要由测量者以食、中、无名指（三指并拢），指端轻按受测者桡动脉处（见图 3.4），压力的大小以清楚触到搏动为宜，并配合使用秒表、记录本等工具，测得脉搏的数据。此外，医学上还常用脉搏描记仪等医用专业仪器来精确测量脉搏跳动次数（见表 3.3）。

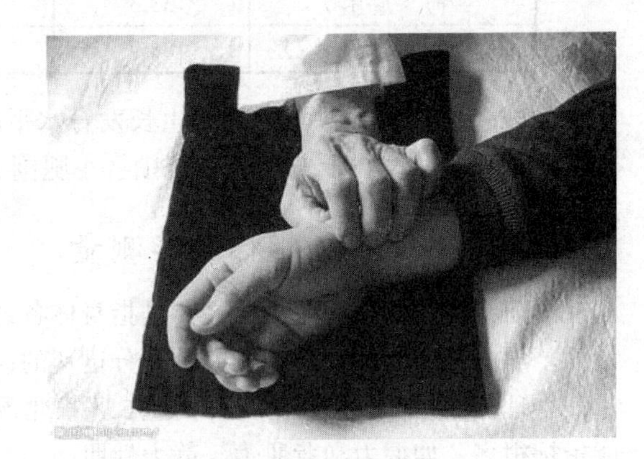

图 3.4 脉搏测量

表 3.3 学前儿童脉搏次数表（安静状态下）

| 年龄 | 脉搏次数（每分钟） |
|---|---|
| 0～1 岁 | 120～140 次 |
| 1～2 岁 | 110～120 次 |
| 3～4 岁 | 100～110 次 |
| 5～7 岁 | 91～100 次 |

我们可以根据脉搏次数评判学前儿童的生长发育情况，根据不同年龄的脉搏次数参考值，过快或过慢都表明心脏血管系统出现了问题。如果儿童长时间脉搏跳动过快，表明心力衰竭；如果长时间脉搏跳动太慢，表明心脏跳动无力。无论何种情况，都应该及时治疗。

## 3. 血 压

血压是血液在血管内流动时，作用于血管壁的压力，它是推动血液在血管内流动的动力，这种动力能够帮助各组织器官获得足够的血量。与脉搏一样，血压也容易受体力、情绪变化、体位变动等的影响，因此也要处于安静状态时测量。在测量前，一般使受测者静坐休息 10 分钟左右以达到安静的状态。测血压时通常测右臂的血压，对于学前儿童而言，测量时所用的袖带宽度比成人要窄，一般宽为 8 厘米左右。测量血压的工具通常采用水银柱血压计、电子式血压计等，要求受测者采取仰卧位或坐位的姿势，上肢要裸露，上臂要伸直，轻轻向外伸展，肘部和心脏应在同一水平，测血压时将袖带紧贴皮肤缠于右上臂的位置，袖带下缘距肘关节应保持 2 厘米～3 厘米，测量者将听诊器胸件放在儿童肘部肱动脉上，边打气边听，当打气至脉跳声消失，再缓慢放气，听到第一声脉搏声血压上所出现的数字即为收缩压。此时继续放气，直至声音消失时的数字即为舒张压，两者之间的差额即为脉压。值得注意的是，测血压时，听诊器胸件必须与皮肤紧密接触，但不能重压，不能与袖带接触，更不能放在袖带下面。

血压过高、过低都是不正常的表现，学前儿童的正常血压计算公式为：

收缩压＝年龄×2＋80（毫米汞柱）

舒张压＝收缩压的 1/3～1/2

其不同年龄段具体表现如表 3.4 所示：

**表 3.4 学前儿童血压参考值**

| 年龄 | 收缩压/毫米汞柱（千帕） | 舒张压/毫米汞柱（千帕） |
|---|---|---|
| 新生儿 | 70～82（9.3～10.9） | 30～38（3.9～5.1） |
| 1～6 月 | 70～100（9.3～13.3） | 30～45（3.9～5.9） |
| 6～12 月 | 90～105（11.9～13.9） | 35～45（4.7～5.9） |
| 1～2 岁 | 85～105（11.3～13.9） | 40～50（5.3～6.7） |
| 2～7 岁 | 85～105（11.3～14） | 55～65（7.3～8.7） |

### 4. 握 力

握力主要反映学前儿童前臂和手部肌肉的力量，是全身肌力的一个方面，对全身的活动起着重要的作用，握力是反映学前儿童骨骼肌肉系统生长发育情况的基本指标之一。现在握力的测量使用最多的是各种电子握力计，其较之传统的握力计相比具有测量精度高、读数方便等特点。测量时，要求受测者面对仪器站立，双脚自然分开成直立姿势，两臂自然下垂，一手紧握施力手柄，快速全力发力至最大点，仪器显示测量值。测量一般测两次，取其最大值作为测量结果。握力的测量以公斤为单位，读数记录至小数点后 1 位。握力一般以握力体重指数的形式体现，把握力的大小与测量者的体重联系进行，计算公式为：

握力体重指数＝握力（公斤）/体重（公斤）×100

握力体重指数的正常值为大于或等于 35

值得注意的是，无论是对学前儿童的身体形态还是生理功能进行测量，我们都必须提前检查和校准测量所用的仪器和工具，把器械误差尽量减小到最小的范围内，减少对测量结果的负面影响。所有测量的时间与记录方法、读数方法等要求应一致，才能使测量得出的数据具有可比性。此外，测量人员都必须提前经过统一正规的培训，严格按照操作规范进行操作，尽量减少人为偏差，干扰测量数据的正确性。

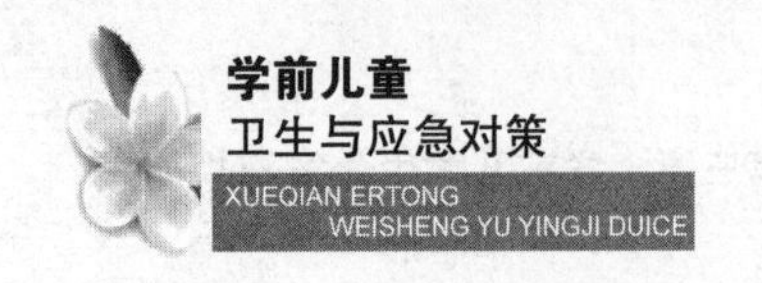


## 二、学前儿童生长发育的评价

生长发育评价以了解学前儿童生长发育状况为主要目的，其内容主要包括评价学前儿童生长发育的真实状况，发育有无异常现象，筛查及诊断生长发育中的障碍（营养不良，超重肥胖等现象），在相应的群体中处于什么发育等级；并根据对学前儿童的生长发育水平进行长期动态的追踪观察，了解其发展趋势，以适时调整营养、体育锻炼方式等影响因素。要做好学前儿童生长发育的科学评价，必须首先确立生长发育的相应评价标准，并选择适宜的评价方法。

### （一）学前儿童生长发育的评价标准

生长发育标准是评价学前儿童生长发育状况的统一尺度。所谓标准，就是用横断面调查方法，搜集大量的儿童集体发育正常值，用统计学方法，按性别、年龄计算出各种指标的均值、标准差、标准误、百分位数、回归系数、回归标准差（即各观察值距回归线的标准差），并根据这些统计数值作出发育图、表。[①]科学合理的生长发育标准不仅是评价学前儿童生长发育情况的重要工具，也是评估人群总体健康状况、制定相关政策和干预计划的重要依据。目前，我国评价学前儿童生长发育常用的标准有五种：一是2006年4月世界卫生组织（WHO）公布的新版《儿童生长标准》；二是美国国家卫生统计中心（NCHS）建议的参考值；三是我国九市城、郊区儿童体格发育调查资料的参考值（简称全国九市标准）；四是我国卫生部2009年发布的《中国7岁以下儿童生长发育参照标准》；五是一些地方参照标准。由于学前儿童的生长发育过程受到遗传、环境等因素的影响，因此评价标准具有暂时性、相对性，只能在一定地区及一定的时间内使用，不同区域、不同年代的生长发育标准不尽相同，应根据不同地区的特殊性制定当地的生长发育标准，并隔 5～10 年重新制定。如全国九市标准就是我国卫生部分别于1975、1985、1995、2005年每隔十年制定的生长发育标准，以客观反映最新的生长发育现状。此标准为反映不同区域的情况，选择的 9 个城市分别分布在全国东西南北中 5 个地区。

### （二）学前儿童生长发育的评价方法

#### 1. 指数法

指数法是指借助于数学公式表示学前儿童各项发育指标间的比例关系，以此判断学前儿童的体格生长、营养状况、体质、体型等情况。指数法中指数的选择是关键，要注意根据调查的目的选择具有针对性的指数，同时考虑学前儿童年龄阶段的特殊性，其公式的操作应尽量简便。目前常用的主要包括身高坐高指数、身高胸围指数、考普氏指数等。

（1）身高坐高指数：公式为（坐高/身高）×100，单位均为厘米，表示学前儿童身体上下长度的比例关系，主要分析下肢发育与躯干发育情况。随着年龄增长，身高坐高指数逐渐变小；根据该指数可以将儿童体型划分为长躯型、中躯型、短躯型。

（2）身高胸围指数：公式为（胸围/身高）×100，单位均为厘米，主要评估学前儿童的体

① 李林静：《学校卫生学》，西南师范大学出版社 1997 年版，第 51 页。

质状况，表示胸廓发育程度，提示胸围占身高的比例。其主要参考值新生儿约为 64，3 岁时约为 53。粗壮型的儿童指数较高，瘦长型儿童指数较低。

（3）考普氏指数：判断孩子营养状况如何有许多方面，考普氏指数是用孩子身长和体重来判断的一种方法。考普氏指数 = [体重（克）/身长（厘米）× 身长（厘米）] × 10。判断标准：指数达 22 以上则表示孩子太胖；20 ~ 22 时为稍胖；18 ~ 20 为优良；15 ~ 18 为正常；13 ~ 15 为瘦；10 ~ 13 为营养失调；10 以下则表示营养重度失调。

作为评价学前儿童生长发育状况的一项综合方法，指数法在实际的应用中使用较广。虽然这是一种十分古老的方法，但由于操作简便，结果直观而大受欢迎。但由于指数法是以“人体各部分是比较固定的比例关系”作为理论基础，因此操作时机较为机械，有时其结果也不够标准，使用者应加以注意。此外，评价者为了正确使用这种方法，应首先了解各项指数的含义以及指数之间的关系。

### 2. 离差法

（1）理论依据。

离差法认为，正常学前儿童的生长发育状况大多数是呈正态分布的。离差法即用均值和标准差作为评价学前儿童生长发育的标准，他认为正常学前儿童生长发育的正态分布范围与均值和标准差呈一定的关系，其生长发育比较集中地分布在均值的上、下，离开均值越远，包括的学前儿童数量越少。用数据说明即为，68.3%的学前儿童生长发育水平在均值加减 1 个标准差的范围内，95.4%的学前儿童生长发育水平在均值加减 2 个标准差的范围内，99.7%的学前儿童生长发育水平在均值加减 3 个标准差的范围内。

（2）操作说明。

离差法是按年龄的体重、按年龄的身高标准差法进行的评估，主要根据不同年龄、性别，固定分组，通过大量人群的横断面调查计算出均值（$\overline{X}$）作为基准值，以其标准差（S）为离散值，制定出等级进行评价。现在常用的是五等级评价标准表（见表 3.5）。[①]

**表 3.5　五等级评价标准表**

| 标准 | 等级 | 营养评估 |
|---|---|---|
| $\overline{X}+2S$ 以上 | 上 | 正常 |
| $\overline{X}+S$ 到 $\overline{X}+2S$ | 中上 | 正常 |
| $\overline{X}+S$ 到 $\overline{X}-S$ | 中 | 正常 |
| $\overline{X}-S$ 到 $\overline{X}-2S$ | 中下 | 正常或轻度营养不良 |
| $\overline{X}-2S$ 以下 | 下 | 可能营养不良 |

评价时，将实际测得的学前儿童各项发育指标值与标准中的均值进行比较，将其差数除以标准差，以获得超过或低于平均值的标准差数，以此评定其生长发育的等级情况。在生长发育的评价中，离差法常用的指标为身长（高）、体重、坐高、胸围、头围等，其中最常见的指标是身长（高）和体重。其身长（高）、体重数值在标准均值± 2 个标准差的范围内一般都视为正常。但不在此范围内的儿童也不可绝对下结论为不正常，还需结合体检结果、深入调查、长期观察等多种方式综合考察。

① 刘湘云：《儿童保健学》，江苏科学技术出版社 1999 年版，第 18 页。

离差法是目前评价学前儿童生长发育情况较为常用的方法，简单易行。但其缺点在于对指标资料的要求比较严格，需呈正态分布才可用此种评价方法。此外，离差法虽然可用的指标较多，但只能用于单项的指标评估，不能对学前儿童进行体型或者生长动态方面的评价。而纯粹横向的与同龄儿童进行体重等单项指标的比较，容易得出不全面的结论。

### 3. 相关回归评价法

（1）理论依据。

采用相关回归评价法的理论依据在于，人体是一个有机的整体，这个有机整体是由不同的器官、组织、系统构成的，这些不同器官、组织、系统的功能虽有不同，但是也是相互联系的。而这些器官、组织、系统的生长发育情况可以由不同的指标进行分析评价，因此，反映这些不同生长发育功能的指标之间也必然存在内在的联系。

（2）操作说明。

相关回归评价法是以离差法为基础开展的一种学前儿童生长发育的评价方法。这种方法主要利用相关系数和相关回归表来评价学前儿童的生长发育水平。与离差法主要是对单项指标发育情况进行评价不同，相关回归评价法是一种综合评估生长发育情况的评价方法，主要将反映学前儿童生长发育的重要指标，如体重、身长（高）、胸围、坐高等多项指标结合起来考虑，以此得出评价结果。相关回归评价法不仅可以评价学前儿童个体的生长发育情况，而且可以通过研究各个变量之间的关系，结合不同的指标进行比较，以此分析学前儿童体格的匀称程度。

相关回归评价法是目前较理想的综合评价学前儿童生长发育情况的方法，可以解决在对多项体格生长发育的指标进行测定后其各数值不在一个水平而无法作出分析说明的问题。但其不足之处在于变量处理复杂，结果分析等过于繁杂，操作起来费时费力。

### 4. 百分位数评价法

采用离差法对学前儿童的生长发育情况进行评价需要满足其指标呈正态分布的要求，但某些指标有可能呈偏态分布，不符合正态分布的规律，用离差法进行评价则会得出不正确的结论。为了弥补离差法的缺陷，往往采取百分位数评价法。

百分位数评价法是以某项身体发育指标的第 50 百分位数为基准值，以其余百分位数离散距制成的生长发育指标。按照美国 Stuart 氏的分类，一般把发育的资料分为五个百分位等级，即 3、25、50、75、97 五个等级，计算出各个等级的百分位数值，再列成表格或绘制成图的形式作为某项指标发育评价的“参照标准”。在用此种方法进行评价时，先测出儿童的某项发育指标数值，再将其与已制定的“参照标准”进行比较，依据此对应地找出所在的百分位是多少，以此判断此项发育指标的发育水平。如果要动态观察学前儿童某项发育指标的情况，还可画出百分位数曲线图，可直观地评定儿童此项发育指标的发育水平。如果儿童的某项发育指标的测量值低于第 3 百分位或高于第 97 百分位，则应该进行精密的定期追踪观察，并结合体格检查等手段综合考察其是否发育异常，以便及早诊治，引导其健康成长。

百分位数评价法也是近年来世界上比较常用的一种学前儿童生长发育情况的评价方法，这种方法不受身体发育指标资料分布类型的限制，其“标准”制作较为简便，可以作发育水平的评价，也可以作儿童生长发育的动态评价。其不足之处在于不能对各项发育指标进行综合的评价。

### 5. 曲线图法

曲线图法是学前儿童生长发育评价方法中最直观简便的，这种方法是根据儿童的身长（高）、体重、头围等指标的测量值在曲线中的位置来判断其生长发育状况。其操作过程是，首先选取某项指标作为评价的内容，然后将某地区不同性别各年龄组的该项指标均值连成曲线作为评价的“标准”。在进行评价时，将儿童的该项发育指标实测值用坐标定位的方式在“标准”曲线图上标出，以直观地评价其该项指标的发育水平。如果连续观察，在曲线图上连成曲线，可以评价其发育的动态情况。此外，曲线图法还具有年龄连续、评价结果易于解释和理解、计算简单等特点，能够快速地反映评价者生长发育水平及其动态情况，评价方法简单实用，临床医生、幼教工作者、家长都能学会使用，因而是学前儿童生长发育评价中十分有用的一种方法。

2006 年，世界卫生组织制订并公布的一系列儿童生长曲线图，其中 0～5 岁女童的身高（身长）生长曲线图如图 3.5 所示。

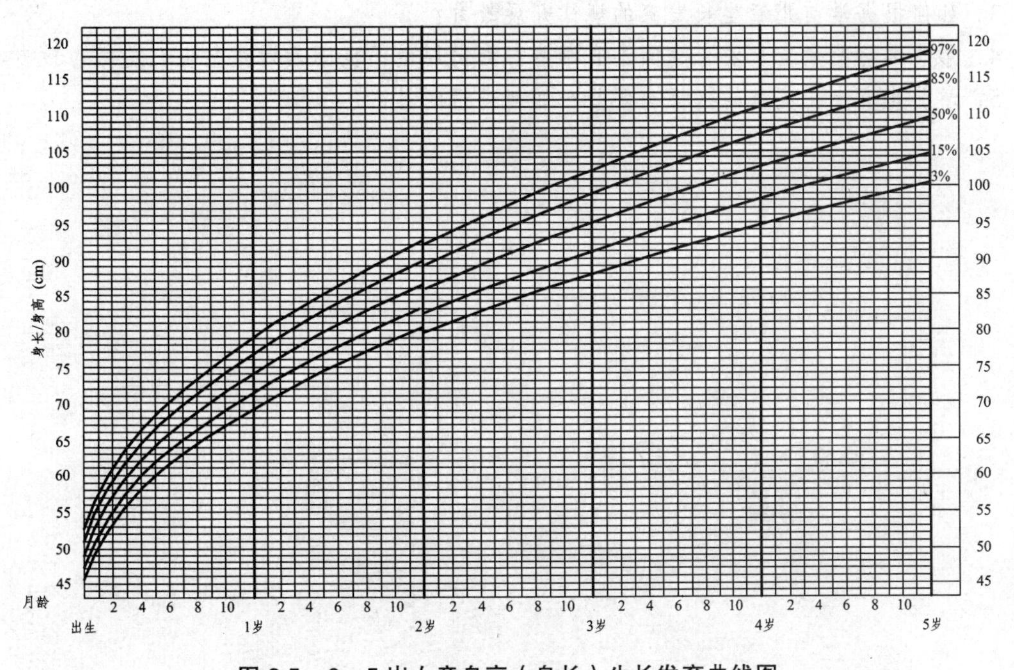


**图 3.5　0～5 岁女童身高（身长）生长发育曲线图**

此曲线图由五条连续曲线构成，从上往下每条曲线依次代表：最上面的一条曲线代表 97%，表示可能将有 3%的儿童高于这一水平，这些儿童可能存在生长过速的现象；第二条曲线代表 85%；第三条即中间一条曲线代表 50%，表示身高（身长）这一指标的平均值；第四条曲线代表 15%；第五条即最下面的一条曲线代表 3%，表示可能将有 3%的儿童低于这一水平，可能存在生长发育迟缓的现象。对于 3 %至 97%所涉及的范围即为我们平常所谓的正常值。其使用方法为，首先在曲线图的横坐标上找到对应孩子月龄的位置，再在曲线图纵坐标上找出身高（身长）的位置，将月龄与身高（身长）两者在曲线图上汇集的位置做出标记，并将每次测量的标记点连接成一条线，再与上述几条标准曲线进行比较，以评价其身高（身长）发育情况。如果孩子一直在正常值范围内（即 3 %～97%）匀速增长则其身高（身长）发育情况是正常的。而如果出现超过 97%或低于 3 %两条曲线的情况则应引起关注，并连续观察，进一步查找原因。

对于上述介绍的学前儿童生长发育的评价方法，每一种方法都有优势与不足，在进行评价时，没有一种方法都满足于全面评价生长发育状况的要求。因此，在使用生长发育的评价方法时，要明确评价的目的，针对评价的内容与对象，有针对性地选择评价的适宜方法。同时，无论采用哪一种评价方法，都不能把评价的结果绝对化，不能把评价的结果作为单一衡量学前儿童发育是否异常、是否发育迟缓的唯一标准。不论是何种结果，都应该结合临床观察，结合学前儿童的生活环境条件、健康和疾病情况、遗传情况等进行综合分析，才可能作出较为全面合理的评价。

**思考与运用：**

1．生长与发育的区别与联系是什么？
2．学前儿童各阶段的年龄划分及其特点是什么？
3．如何根据学前儿童生长发育的规律开展教育？
4．影响学前儿童生长发育的因素有哪些？如何规避不良因素对儿童生长发育的影响。
5．学前儿童生长发育的指标有哪些？如何进行测量？

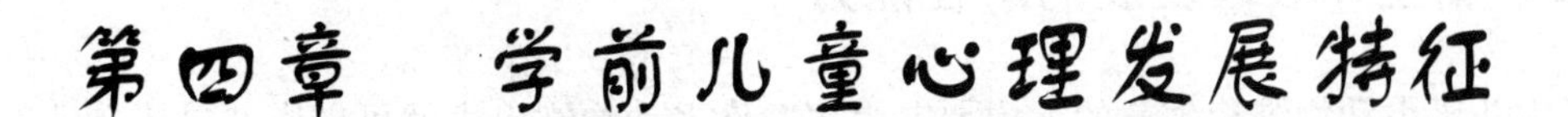

# 第四章　学前儿童心理发展特征

**学习要点：**

1．了解新生儿和乳儿的心理发展特点。

2．理解学前儿童动作发展的规律。

3．运用所学知识观察、总结学前儿童感知、注意及记忆等方面的主要特征。

学前儿童的心理发展经历两个重要的时期，即婴儿期和幼儿期，其中婴儿期是一个特殊的时期。在这一时期，无论是生理发育还是心理发展都是最迅速的，但这个时期究竟是指哪个年龄范围，各国学者意见不一。主要有三种观点："0～1岁"说，"0～2岁"说，"0～3"岁说。近年来，许多发展心理学家倾向于把婴儿期界定为0～3岁。我国的朱智贤、林崇德、张厚粲、陈舒永等心理学家也都持这一观点，但同时也特别强调在婴儿期中包含两个比较重要的子阶段：一个是新生儿阶段，一个是乳儿阶段。本书采用这一观点来界定婴儿期。

## 第一节　新生儿的心理发展

一般认为，从出生到28天的婴儿称为新生儿，这是个体从胎内生活转变为胎外生活的过渡阶段。在这一阶段，新生儿的一切活动都是围绕生理上能否适应新生活而展开的。既不同于完全依赖母体的胎儿期，又不同于具有一定独立能力的其他发展时期。

### 一、个体心理开始发生

新生儿独立的生理生活为个体心理的发生发展创造了条件，奠定了一定的物质基础，储存了发展潜力。

心理是人脑对客观事物的反映，是个体在与客观事物的交互作用过程中发生发展的。新生儿在与母体脱离的同时，就开始了与客观现实的直接接触，这就为个体心理活动的出现提供了可能。可以说，新生儿期是个体发展的起点，也是个体心理开始发生的时期。

新生儿不仅被动接受外界刺激，而且也在积极主动地对外在环境作出反应。在这种被动和主动地接受刺激的适应过程中，新生儿的认知心理机能开始初步发展起来，主要表现为感觉能力的迅速发展和知觉能力的初步发展。尽管新生儿的注意范围及反应技能和行为变化都是有限的，但难能可贵的是新生儿的社会性也不失时机地开始发展起来，表现为社会性微笑的出现和对社会性刺激的偏爱。凡此种种，都为个体产生各种心理活动的进一步发展打下了基础。

## 二、新生儿心理发展的潜在能力

新生儿比小动物维持生命的能力要差得多，许多动物刚出生就可以离开母体自己生存，而新生儿离开成人的照料就无法生存下去。不过，尽管新生儿显得软弱无力，适应环境的能力还很低，但新生儿存在着发展的巨大可塑性，其发展的速度非常快。人类新生儿与动物幼仔的本质不同就在于其具有巨大的发展潜能，这些潜能表现在以下几个方面：

第一，新生儿身上存在着一种在人类种族进化中获得并遗留的先天反射能力，这对新生儿来说具有一定的适应生存和生长的价值。

第二，新生儿通过新陈代谢、能量消耗与补偿、消化与呼吸、输送与排泄、睡眠与觉醒等生物节律的自动循环和维持，为自己的运转生存提供所需的能量资源，这是新生儿具有调节自身生理功能能力的表现。

第三，新生儿还通过诸如“眼对眼”的接触、身体拥抱依附、对成人面孔和声音的倾注等形式，主动地发生、保持和终止与环境、成人在身体或器官方面相互作用的机会，这说明新生儿具有对环境刺激的协调能力。

第四，新生儿能通过自身状态监测自己与外界成人之间不断重复的情绪信息交流，为生存和适应提供诱因，如以啼哭、烦躁或欢快、微笑来反映他们的状态和需要，这也表明新生儿还具有使用感情信号进行感情监测的能力。

新生儿的上述潜在能力（孟昭兰，1989）是他们适应生存和生长的内在积极力量之所在，他们已具备了一定的探索各种刺激的感官条件。新生儿一开始就受到人类生活环境的影响，因此在接受刺激和主动反应的过程中，新生的各种心理能力，包括社会能力都得到迅速发展。这种早期的心理能力的发展既是新生儿适应环境的条件，又是个体心理进一步成熟的基础。

## 三、新生儿的无条件反射行为

新生儿的生存能力是以人类脑的巨大进化和心理、智慧功能的高度发展为依据的，但脑的活动本质和适应功能是在有机体与环境的相互作用中得到发展和体现的。他们已开始具备了一定的适应生活环境的能力，这主要是依靠由皮下中枢实现的无条件反射来适应内外环境，以保证其内部器官和外界条件最初的适应。

新生儿先天就带来了应付外界刺激的本能——各种各样的无条件反射的能力。这种反射是遗传得来的，不学而能的，其中枢是中枢神经系统的低级部位。

新生儿的无条件反射很多，概括起来主要有以下几类：

### 1. 无条件食物反射

这种反射包括觅食、吸吮、吞咽反射。当乳头或类似乳头的东西碰到新生儿的面颊或嘴唇时，就会转头张嘴，做吸奶动作，食物进入口里就会咽下去。

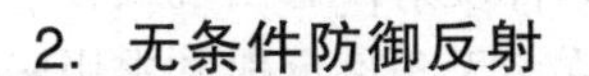



### 2. 无条件防御反射

眨眼反射就属此类反射，当强光刺激眼睛时，新生儿会自动闭上眼睛或将头转向背光处，当刺激物触及眼睑或睫毛时，头向后仰并眨眼。打喷嚏、呕吐都是无条件防御反射。

### 3. 无条件朝向反射

当新异刺激（如大的声音和鲜艳的物体）出现时，新生儿会自动把头朝向它，或停止正在进行的活动，好像在探究“这是什么？”这便是无条件朝向反射。

无条件食物反射和防御反射是新生儿维持生命活动所必需的，而朝向反射对认识世界有着重要意义。

此外，新生儿的无条件反射还包括以下几类：

### 1. 抓握反射

以手指或小棍触及新生儿的手心，他就会立即紧握不放，力量之大，甚至可以将身体吊起来。这种反射一般在出生后 3 ~ 4 个月消失。

### 2. 巴宾斯基反射

触摸新生儿的脚底，脚会向里弯曲，脚趾会成扇形张开，满 6 个月时消失。以后再这样刺激儿童，脚趾就会向里屈曲。

### 3. 惊跳反射

又称搂抱反射。这是一种全身动作。当新生儿感到身体突然失去支持（如往小床上放下他），或突然受到强声刺激时，他会仰头、挺身、双臂伸直、手指张开，然后弯身收臂紧贴胸前，作搂抱状。这种现象也在 3 ~ 5 个月时消失。

### 4. 强直性颈反射

新生儿仰卧时，头常常偏向一侧，同时伸出该侧的手臂和腿，屈起对侧的手臂和腿，做出击剑状。经常伸出的那只手可能预示儿童将来的习惯用手。这种反射 4 个月后消失。

### 5. 行走反射

正常新生儿处于清醒状态时，若用两手托住其腋下使之直立并使上半身稍微前倾，脚触及床面，他就会交替地伸腿，做出似乎要向前走的动作，看上去很像动作协调的行走。此反射在新生儿出生后不久即出现，6 ~ 10 周消失。

### 6. 游泳反射

让新生儿俯伏在小床上，托住他的肚子，他会抬头、伸腿，做出游泳姿势。如果让新生儿俯伏在水里，他就会本能地抬起头，同时用四肢做出协调得很好的类似游泳的动作。6 个月后，此反射逐渐消失。

以上多种本能的反射，为新生儿的生存提供了前提条件，但在后来的人类生活中已失去其生物学意义，所以在个体的生长过程中相继消失。如果有些无条件反射没有出现或在一定时期内还未消失，就可能表明新生儿的神经发展不正常。因此，许多无条件反射常常用来作为新生儿神经发育检查的指标。

无条件反射保证了新生儿最基本的生命活力。但是，无条件反射具有刻板性，它是有机体与环境中某些刺激之间的固定联系，因而局限性很大，适应性很低，不足以使新生儿应付面临的复杂多变的环境。为了生存，为了适应环境，新生儿必须在无条件反射的基础上使反射逐渐信号化，形成条件反射。

## 四、条件反射的建立与心理现象的出现

### 1. 条件反射对新生儿最初生活的意义

新生儿出生大约在两周时，就开始出现条件反射。条件反射是在无条件反射的基础上建立起来的。最初的条件反射，可以说是新生儿为了维持生命，适应新生活的需要而产生的新机制。对新生儿的生活有着极其重大的意义。

人学会的一切本领，都是条件反射。无条件反射是一种本能活动，实际上是一种生物性活动，不是心理活动。条件反射形成的机制是暂时神经联系的接通，而暂时神经联系既是生理现象又是心理现象，因为它既是神经系统内所发生的生物物理和生物化学的变化，又揭示了刺激物的信号意义，使有机体根据条件刺激物的信号意义做出反应活动。

条件反射在心理学上可以称为联想，例如新生儿看见奶瓶，就想到吃奶。没有建立条件反射以前，许多事物对新生儿来说是没有意义的，而一旦建立了条件反射以后，这些本来是无意义的事物，就变得有意义了。此后，新生儿便可以根据刺激物的意义对它做出应答性行动。这样，孩子应付外界环境刺激的能力便大大增强。从这一意义上说，条件反射的出现标志着个体心理活动的发生和出现，只有出现了条件反射，个体心理现象的出现才真正成为可能。

### 2. 新生儿形成条件反射的基本条件

第一，大脑皮质必须处于成熟健全而正常的状态。当个体的大脑皮质还没有足够成熟，是不能建立条件反射的。大脑皮质各部位生理成熟的早晚，是不同条件反射出现早晚的原因之一。健全的大脑是形成条件反射的一个基本前提条件。智力障碍儿童之所以对事物的反应能力差，往往和他的大脑皮质的病态有关。如果儿童的大脑皮质处于过度的兴奋或疲劳状态，也不容易建立条件反射。

第二，要具备基础反射。某种条件反射的建立，必须以另一种反射为基础。这种反射称为基础反射。这种基础反射可以是无条件反射，也可以是已经巩固了的条件反射。基础反射的生理强度应该比条件刺激物相对大一些。如果基础反射不巩固，新的条件反射就不容易建立。新生儿最早出现的条件反射，都是在无条件食物性反射基础上建立起来的。这是因为，这种反射在所有无条件反射中占优势，其神经联系最巩固，在此基础上容易建立条件反射，所建立的条件反射也就比较巩固。

第三，条件刺激物适当的强度和出现的时间。一般说来，条件刺激物的出现，应略先于无条件刺激物。否则，在大脑皮质上不容易引起兴奋中心，或引起的兴奋中心极为微弱，以

致无法建立暂时联系。

第四、条件刺激物和无条件刺激物的多次结合。新生儿最初的条件反射，需要结合的次数较多。不过，形成条件反射的个别差异较大，一些儿童可能在4~5次结合之后即可形成，另一些儿童则可能需要几十次。

#### 3. 新生儿条件反射出现的时间

新生儿第一个条件反射出现的时间，取决于对孩子开始训练建立条件反射的时间。一般开始训练建立条件反射的时间越早，新生儿条件反射出现的时间也越早。研究表明，对早产5周的新生儿，在其出生后3周开始训练，第4周就出现了听觉条件反射，第5周条件反射就已经比较巩固。

#### 4. 新生儿心理发生的具体表现

（1）如前所述，条件反射的出现，就是心理的发生。出生后大约两周即一个月之内，新生儿就已经能够建立条件反射了。

（2）感知觉是低级的心理现象。新生儿出生后，就有感知活动了。

（3）视觉和听觉的集中是注意发生的标志。新生儿满月前就已经出现注意现象。

（4）条件反射的建立，是联想的表现，也可以说是记忆的发生。

可见，新生儿虽然非常嫩弱，但是在适应新生活、维护生命的成长中发展非常迅速。这种发展不仅表现在身体发育上，更重要的是表现在心理的发生和发展上。

## 第二节　乳儿期的心理发展

乳儿期是指个体从1个月到1岁这一时期。乳儿期既是个体生长发育最迅速的时期，也是个体心理发展最迅速的时期。在心理的发展上，乳儿期的孩子能与直接养育他的人进行一种伴随着情感关系的交往，开始分辨熟悉和陌生的人；到了1岁时，能进行眼手的协调动作。具体表现在以下几个方面。

### 一、从吃奶过渡到断奶，逐步学会吃普通食物

随着乳儿不断地成长，牛奶或母乳的营养已经满足不了孩子的需要，必须添加其他的食物，从而促使孩子开始断奶，去学会吃普通食物，适应新的生活方式。

### 二、从躺卧态、完全没有随意动作过渡到可以用手操作物体和直立行走等随意动作

由于心理的发展离不开人的活动，而活动又是在神经系统的作用下通过动作来实现的，因而，乳儿随意动作的出现也表明其心理的发展，是乳儿心理发展水平的一项重要指标。

## 三、从完全不能说话过渡到能够掌握一些简单的词，并能与他人进行简单的言语交流

乳儿从出生 7 ~ 8 个月起，开始能对个别语言形成条件反射；从 9 ~ 10 个月起，开始能模仿成人发出的简单音节；到 1 周岁时，就开始能与成人进行最简单的言语交流。乳儿期是掌握本民族语言的准备期，也是言语发展的准备期。言语活动是人区别于其他动物的一个标志，是人类的一个本质特点。

## 四、视觉和听觉的迅速发展

在乳儿期，认识周围事物，主要依靠视觉和听觉。他不仅能用越来越灵活的小眼睛盯着进入他眼帘的东西，视线追随着物体而移动，而且会主动寻找视听目标。3 个月的乳儿就已经会积极地用眼睛寻找成人，以后又会寻找成人手里摇动着的玩具，再以后还会去寻找周围的其他玩具。

2 ~ 3 个月后，乳儿对声音的反应也比以前积极，他听见说话或摇铃的声音时，会把身子和头都转过去，用眼睛寻找声源。乳儿在哭叫时，只要妈妈大声和他说话，他就会安静下来。4 个月的乳儿逐渐能分辨不同人的声音，听见了妈妈的声音，就有快乐的表现。乳儿有时自己发出一些声音，好像是对成人的应答。

## 五、定向反射的作用增加

乳儿最初建立的条件反射，往往是以无条件反射为基础的。随着乳儿的成长，无条件食物反射和防御反射对建立条件反射的作用已逐渐减少，而定向反射的作用逐渐增加。乳儿越来越多地依靠定向反射来认识世界，在定向反射的基础上建立条件反射。乳儿常常用眼睛去寻找和认识物体及人的活动，把头转向声源。

## 六、手眼协调动作开始发生

乳儿手眼协调动作的发生，一般需经历以下几个阶段。

### 1. 动作混乱阶段

出生后头几天，儿童的动作往往是混乱的，两只眼睛的动作不协调，手的动作也只是胡乱摆动。一般眼球运动的发展和协调，比手的动作发展要早一些。出生后头半个月，儿童已经能够做到视觉集中。而 3 个月大的乳儿，手的动作仍然无目的、不协调。

### 2. 无意抚摸阶段

2 ~ 3 个月的乳儿，当手偶然碰到被子或别的东西时，他会去抚摸物体。有时乳儿用自己的一只手去抚摸另一只手。这时乳儿手的动作特点是：只会沿着物体的边缘移动，或者用手指拍被子或其他物体，但不会抓握物体。这时他的抚摸动作是没有任何目标和方向性的，是

纯粹的无意动作。

### 3. 无意抓握阶段

3 + 4 个月左右的乳儿，如果有人把东西放到他手掌上，他会去抓握。他有时甚至会把手里的玩具摇得发出响声，但这实际上并不是他有意把玩具弄响，而是他的手无意地挥动，使手里的玩具随着手的动作而发出声音。乳儿这时的抓握和新生儿本能的抓握反射已经不同，不像以前那样紧紧抓住。

### 4. 手眼不协调的抓握

在手眼协调动作接近发生之前，乳儿看见挂在他眼前的东西就会伸手去抓，但是他的手总是在物体周围打转，不能准确达到目标。手的动作还不能同视线协调起来，大脑还不能支配手去抓住眼睛所看见的东西。

### 5. 手眼协调的抓握

乳儿在 4 ~ 5 个月后，手眼协调动作发生了，其特点是：

（1）能够按照视线去抓住所看见的东西。

（2）动作有了简单的目的方向，并且能够做出一些虽然简单，但是有效果的动作。例如把东西拉过来，推开它，把奶瓶的奶嘴送到自己的嘴里，等等。

（3）动作虽然有目标，但还伴随着无关动作。

（4）乳儿期的婴儿左右手之间还不能完全兼顾，当他手里拿着一样东西时，如果见到另一样东西，就会把手里的东西丢掉，去拿别的东西。

（5）到了半岁左右，乳儿可以坐起来了。坐起来的姿势，有助于手眼协调动作的发展。这种姿势使视线容易落在自己的手上，使手的活动范围和视线的范围重合。

总之，手眼协调动作的发生对个体心理发展有着重要的意义，通过手眼的协调动作使之能更好地有目的地去认识自我和世界。

## 七、认生现象出现，依恋关系开始发展

乳儿到了 5 ~ 6 个月后就开始认生了，他对亲近的人和陌生的人已经有了明显的不同反应。

认生是个体认识能力发展过程中的重要变化。一方面，明显地表现了感知辨别和记忆能力的发展，即能够区分熟人和陌生人，能够清楚地记得不同的人脸；另一方面，表现了儿童情绪和人际关系发展上的重大变化，出现了对亲人的依恋和对不同亲近度人的不同态度。

半岁后的乳儿，开始用没有真正形成的语言和亲人交往。这种前语言交往方式的出现，表明了儿童在社会化过程中发生了重要的变化。这种交往，使孩子和母亲之间有了相互了解的萌芽。一方面，孩子能够理解亲人所说的一些词，做出亲人所期待的反应。另一方面，孩子的“前语言”发声和他的动作、手势使亲人开始理解他的意思。再加上孩子和亲人经过将近一年时间的相处，亲子之间的依恋关系日益发展起来。生活中常常可以看到，6 个月前的乳儿进托儿所，问题不大。而将近 1 岁时离开亲人去入托，乳儿的分离焦虑非常明显，许多乳儿长时间哭闹，情绪不安，表现出依恋关系的存在和影响。

# 第三节　婴儿期的心理发展

## 一、婴儿动作的发展

婴儿动作的发展是在大脑、神经系统和肌肉的控制下进行的。动作本身并不是心理，但是动作和心理发展有密切的关系。心理的发展离不开人的活动，人的活动又是在神经系统特别是大脑的支配下，通过动作来完成的，因此动作的发展在一定程度上反映了大脑皮层神经活动的发展。在婴儿期，动作的发展在某种程度上标志着心理发展的水平。动作的发展同时也促进婴儿心理的发展，人们常把动作作为测定婴儿心理发展水平的一项重要指标。

### （一）婴儿动作发展的一般进程

婴儿动作的发展主要集中在两个方面，即行走动作的发展（属大动作范畴）和手的运用技能的发展（归为细动作范畴）。长期以来，国内外心理学界都对婴儿动作的发展进行了卓有成效的研究。国外的如贝利婴儿发展量表（N.Bayle，1933）、丹佛发展筛选量表（DDST，Ftankrnberg&Dodds，1967）、格塞尔发展量表（A.Gesell，1940）；国内的如“小儿智能体格测定表”（重庆第三军医大学西南医院儿科，1980）、“0～3 岁小儿精神发育检查表”（中科院心理所和首都儿科研究所，1984）、“中国儿童发展量表（0～3）”（中国儿童发展中心和 CCDC，1990），等等。这些量表都从不同角度在不同程度上反映了婴儿动作发展的整个进程。

从 1980 年开始，我国心理学工作者对婴儿动作发展进行了大规模调查研究（李惠桐、王珊、王之珍，1980；范存仁、周志芳，1983），分别得出了我国北方婴儿大动作和细动作等的发展常模资料（见表 4.1～4.4）[①]。同时，研究还发现，我国男、女婴儿动作发展略有不同。在测查的 30 个大动作中，女婴比男婴提前发展的有 10 个动作，而男婴比女婴提前发展的有 6 个动作。在 29 个细动作中，女婴比男婴提前发展的有 6 个动作，而男婴比女婴提前发展的有 5 个动作。这一结果表明，我国女婴的动作发展要早于男婴。[②]

（1）行走动作（大动作）的发展。

**表 4.1　婴儿行走动作发展顺序**

| 顺序 | 动作项目名称 | 常模年龄(月) | 顺序 | 动作项目名称 | 常模年龄（月） |
|---|---|---|---|---|---|
| 1 | 稍微抬头 | 2.1 | 25 | 自蹲自如 | 16.5 |
| 2 | 转动自如 | 2.6 | 26 | 独走自如 | 16.9 |
| 3 | 抬头及肩 | 3.7 | 27 | 扶物过障碍棒 | 19.4 |
| 4 | 翻身一半 | 4.3 | 28 | 能跑不稳 | 20.5 |
| 5 | 扶坐竖直 | 4.7 | 29 | 双手扶栏上楼 | 23.0 |
| 6 | 手肘支床胸离床面 | 4.8 | 30 | 双手扶栏下楼 | 23.2 |

①② 张向葵，刘秀丽：《发展心理学》，东北师范大学出版社 2002 年版，第 89-94 页。

续表 4.1

| 顺序 | 动作项目名称 | 常模年龄(月) | 顺序 | 动作项目名称 | 常模年龄（月） |
|---|---|---|---|---|---|
| 7 | 仰卧翻身 | 5.5 | 31 | 扶双手双脚跳稍微跳起 | 23.7 |
| 8 | 独坐前倾 | 5.8 | 32 | 扶一手双脚跳稍微跳起 | 24.2 |
| 9 | 扶腋下站 | 6.1 | 33 | 独自双脚跳稍微跳起 | 25.4 |
| 10 | 独坐片刻 | 6.6 | 34 | 能跑 | 25.7 |
| 11 | 蠕动打转 | 7.2 | 35 | 扶双手单足站不稳 | 25.8 |
| 12 | 扶双手站 | 7.2 | 36 | 一手扶栏下楼 | 25.8 |
| 13 | 俯卧翻身 | 7.3 | 37 | 独自过障碍棒 | 26.0 |
| 14 | 独坐自如 | 7.3 | 38 | 一手扶栏上楼 | 26.2 |
| 15 | 给助力爬 | 8.1 | 39 | 扶双手双脚跳好 | 26.7 |
| 16 | 从卧位坐起 | 9.3 | 40 | 扶一手单足站不稳 | 26.9 |
| 17 | 独自能爬 | 9.4 | 41 | 扶一手双脚跳好 | 29.2 |
| 18 | 扶一手站 | 10.0 | 42 | 扶双手单足站好 | 29.3 |
| 19 | 扶两手走 | 10.1 | 43 | 独自双脚跳好 | 30.5 |
| 20 | 扶物能蹲 | 11.2 | 44 | 扶双手单脚跳稍微跳起 | 30.6 |
| 21 | 扶一手走 | 11.3 | 45 | 手臂举起，有抛掷姿势的抛掷 | 30.9 |
| 22 | 独站片刻 | 12.4 | 46 | 扶一手单足站好 | 32.3 |
| 23 | 独站自如 | 15.4 | 47 | 独自单足站不稳 | 34.1 |
| 24 | 独走几步 | 15.6 | 48 | 扶一手单脚跳稍微跳起 | 34.3 |

表 4.2 婴儿大动作发展顺序

| 顺序 | 动作项目名称 | 常模年龄(月) | 顺序 | 动作项目名称 | 常模年龄（月） |
|---|---|---|---|---|---|
| 1 | 俯卧举头 | 1.5 | 16 | 弯腰再站起来 | 12.0 |
| 2 | 俯卧抬头 45° | 2.1 | 17 | 走得好 | 13.7 |
| 3 | 坐，头稳定 | 2.8 | 18 | 走，能向后退 | 15.7 |
| 4 | 俯卧抬头 90° | 2.9 | 19 | 会上台阶 | 17.5 |
| 5 | 俯卧抬胸手臂能支持 | 2.9 | 20 | 举手过肩扔球 | 18.2 |
| 6 | 拉坐，头不滞后 | 3.6 | 21 | 踢球 | 18.6 |
| 7 | 腿能支持一点重量 | 3.7 | 22 | 双足并跳 | 23.9 |
| 8 | 翻身 | 4.5 | 23 | 独脚站 1 秒钟 | 2.0 |
| 9 | 无支持地坐 | 6.4 | 24 | 跳远 | 27.8 |
| 10 | 扶东西站 | 7.0 | 25 | 独脚站 5 秒钟 | 33.3 |
| 11 | 拉物站起 | 8.6 | 26 | 独脚站 10 秒钟 | 38.1 |
| 12 | 能自己坐下 | 8.7 | 27 | 独脚跳 | 40.2 |
| 13 | 扶家具可走 | 9.4 | 28 | 抓住蹦跳的球 | 46.3 |
| 14 | 能站瞬息 | 9.9 | 29 | 脚跟对脚尖地向前走 | 47.0 |
| 15 | 独站 | 11.5 | 30 | 脚跟对脚尖地退着走 | 51.9 |

（2）手的运用技能（细动作）的发展。

表 4.3　婴儿手的动作发展顺序

| 顺序 | 动作项目名称 | 年龄（月） | | 顺序 | 动作项目名称 | 年龄（月） | |
|---|---|---|---|---|---|---|---|
| | | 男 | 女 | | | 男 | 女 |
| 1 | 俯卧举头 | 1.6 | 1.6 | 14 | 能站瞬息 | 11.6 | 10.6 |
| 2 | 俯卧抬头 45° | 2.8 | 2.1 | 15 | 独站 | 12.7 | 13.2 |
| 3 | 俯卧抬头 90° | 2.8 | 4.4 | 16 | 弯腰再站起来 | 12.6 | 12.6 |
| 4 | 俯卧抬头，胸手支撑 | 3.7 | 3.7 | 17 | 独走 | 14.3 | 12.8 |
| 5 | 坐，头稳定 | 2.9 | 3.3 | 18 | 能向后退走 | 17.7 | 17.7 |
| 6 | 翻身 | 4.7 | 4.7 | 19 | 踢球 | 20.6 | 19.9 |
| 7 | 腿能支持一点重量 | 4.3 | 4.7 | 20 | 举手过肩扔球 | 19.4 | 20.3 |
| 8 | 拉坐，头不滞后 | 4.2 | 5.6 | 21 | 会上台阶 | 17.7 | 18.3 |
| 9 | 独坐 | 6.6 | 6.4 | 22 | 双脚跳 | 26.5 | 27.9 |
| 10 | 扶东西站 | 4.6 | 7.7 | 23 | 独脚站 1 秒钟 | 29.1 | 26.8 |
| 11 | 拉物站起来 | 9.0 | 8.9 | 24 | 跳远 | 28.9 | 29.9 |
| 12 | 能自己坐下 | 9.6 | 8.9 | 25 | 独脚站 5 秒钟 | 36.0 | 34.7 |
| 13 | 扶家具可走 | 9.6 | 10.2 | 26 | | | |

表 4.4　婴儿精细动作发展顺序

| 顺序 | 动作项目名称 | 常模年龄(月) | 顺序 | 动作项目名称 | 常模年龄(月) |
|---|---|---|---|---|---|
| 1 | 握住拨浪鼓一会即掉 | 1.0 | 14 | 拿柄摇拨浪鼓 | 13.2 |
| 2 | 玩弄手 | 2.5 | 15 | 从瓶中倒出小球 | 13.4 |
| 3 | 抓住胸前的玩具 | 4.7 | 16 | 双手端碗 | 17.1 |
| 4 | 自己抱住奶瓶 | 5.5 | 17 | 搭积木 5～7 块 | 20.9 |
| 5 | 可将奶瓶奶头放入口中 | 5.8 | 18 | 一手端碗 | 27.0 |
| 6 | 能拿起面前的玩具 | 6.2 | 19 | 自己动手 | 27.6 |
| 7 | 积木在手中传递（倒传） | 6.4 | 20 | 搭火车 | 28.1 |
| 8 | 拇指和他指抓握 | 6.9 | 21 | 穿串珠 | 28.3 |
| 9 | 拇指和食指捏米花 | 8.9 | 22 | 翻书一次一页 | 28.3 |
| 10 | 撕纸 | 9.1 | 23 | 折纸长方形 | 31.1 |
| 11 | 拾取东西 | 10.1 | 24 | 折纸正方形 | 34.1 |
| 12 | 把小球放入瓶中 | 12.3 | 25 | 搭积木 8～10 块 | 36 以后 |
| 13 | 搭积木 2～7 块 | 12.9 | 26 | | |

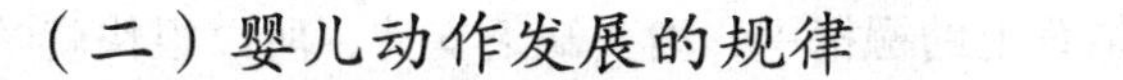

### （二）婴儿动作发展的规律

婴儿的动作发展受身体的发育，特别是骨骼肌肉的发展顺序及神经系统的支配作用所制约。美心理学家格塞尔（A.Gesell），从 1916 年开始，就对婴儿动作发展的规律进行了详细而全面的论述。格赛尔认为婴儿动作的发展不是随意的，而是按照一定的方向，有系统、有秩序进行的，且由成熟因素所控制。从而提出了婴儿动作发展应遵循的五项基本原则：① 发展方向原则。婴儿运动能力发展的总趋势是按照一定的方向，系统而有序地进行的；② 成熟原则。婴儿运动能力发展过程主要由生理成熟因素所控制；③ 相互交织原则。同时进行的有机体各部位运动发展是相互交织的，不同部位发展出现对抗或相反作用时，通过相互交织而进行再组织，可达到各部位运动动作的协调；④ 机能不对称原则。婴儿的运动机能并不是绝对对称的，对称或不对称的协调也是通过相互交织的再组织实现的，而且要经过从不稳定到稳定的过程才能达到协调；⑤ 自我调节波动原则。有机体各部位运动动作的再组织是一种自我调节过程，是经过从不稳定到稳定之间有规律的波动过程达到的。

在此基础上，我国儿童心理学家朱智贤和陈帼眉分别于 1980 年、1989 年概括出了婴儿动作发展所遵循的一般规律。

第一，从整体动作到分化动作。

婴儿最初的动作是全身性的、笼统的、非专门化的，“牵一发而动全身”，这是运动神经纤维一开始没有髓鞘化的结果。以后，这种泛化性的全身动作才逐渐分化为局部的、准确的、专门化的动作。

第二，从上部动作到下部动作。

婴儿最先发展起来的是头部动作，然后自上而下，学会俯撑、翻身、坐、爬、站，最后才学走路。这体现了身体发展的首尾方向。

第三，从大肌肉动作到小肌肉动作。

大肌肉动作比小肌肉动作发展早。表现为儿童躯体的动作比四肢动作发展早，手指动作发展最迟。这一发展顺序与身体发展的近远方向（中心到边缘）相一致。

第四，从无意动作到有意动作。

婴儿的动作起初是无意的，当他做出各种动作时，既无目的也不知道自己在干什么，以后逐渐出现有目的的动作。6 个月以后，才开始意识到自己所做的动作。

第五，从中央部分的动作到边缘部分的动作。

婴儿的动作是沿着头部—躯干—四肢的方向发展成熟的，其中双臂的发展要早于双腿的发展，臂、腿的发展要先于手指和脚趾的发展。

### （三）婴儿动作的发展和训练

心理学家一致认为，影响婴儿动作发展的主要因素是生理成熟。例如，所有接触成人的孩子都在 1 岁左右开始行走，坐总是先于站，站总是先于走，而只有能独立行走之后，才能跑，这便是成熟所起的作用。

同时，环境和教育对动作能力的发展也起着一定的作用。例如，不同的教养方式可以影响动作发展的速度，照料孩子的不同方式会造成动作发展的差异。新几内亚的阿拉佩希人的婴儿在独坐之前就能靠手扶住东西站立，这与母亲经常竖着抱有关，这样婴儿就能用脚去踢抱他的人的手臂和腿。又如非洲婴儿在母亲背上的襁褓中，因头缺乏支持，所以很快就学会了使头直立。研究表明，长期的动作训练可以加速动作发展，但训练对某些活动的影响可能比对其他一些活动更大。例如行走训练，泽勒佐（Zelazo）和科尔布（Kolb）进行了这项研究，这是在婴儿会自然作出行走反射时开始的，训练从出生后第二周开始到第八周结束。24 名婴儿被分成 4 组，积极练习组的婴儿每天进行 4 次练习，每次 3 分钟，在这些时间里他们被人扶在腋下，脚底接触平面；消极被动组的婴儿则躺在小床上，坐在婴儿座位上，或者坐在父母膝上，轻轻伸屈他们的双腿和手臂；无练习组的婴儿没有训练，每周测试一次；控制组的婴儿只是在这项训练计划结束时才测试一次，目的是为了弄清楚，无练习组婴儿没有从每周的测试中学到什么东西。研究人员发现分在积极练习组的婴儿平均在 10 ~ 12 个月时就会行走，比常模年龄（14 个月）提早了 2 ~ 4 个月。研究者认为，这可能是行走反射在帮助婴儿产生更大的活动性方面起着一定的作用。行走动作的训练有个关键时刻，因此应该利用行走反射，不要让其自然消失。

格赛尔从他著名的双生子爬梯试验中，强调成熟是学习或训练的基础，学习只是对成熟起一种促进作用，只有在成熟的基础上进行学习或训练，才能有效而成功，否则就是无效的。

那么，究竟在什么时候训练才是有效而成功的呢？

（1）在成熟早期或关键期训练。研究表明，对某一动作进行训练都会成功，但效果不同。成熟早期是开始学习训练的最佳期，此时训练效果最好，中期次之，晚期较差。

（2）在认识活动中训练。婴儿的动作发展与对事物的感知和认识是分不开的。尽早让婴儿触摸，摆弄各种玩具，使孩子通过对事物的实际操作来感知事物的各种特性，以促进婴儿动作的灵活性、精确性和协调性。

（3）循序渐进。动作发展遵循一定的顺序，因此动作训练必须按照动作发展的常模年龄有计划地进行，不可盲目激进。同时，活动要适宜，不可过量，要充分考虑个别差异，针对婴儿的具体情况作出合理的安排。

### （四）婴儿动作发展水平的心理学意义

动作的发展对个体心理发展有着重大意义。这主要表现在：

第一，在儿童早期，动作的发展在某种程度上标志着心理发展的水平。按照皮亚杰的观点，个体的认识来源于个体自身的运动活动，心理活动是个体运动活动的内化。当儿童学会把木珠穿在粗粗的线绳上，在他的头脑中就内化了这种动作技能的图式，形成了关于“绳子穿进小孔”的观念。当一个 10 个月的婴儿拿着一个小空杯给娃娃喝水，一个几个月的婴儿用一块积木当作饼干送到娃娃嘴边时，儿童运用心理表象进行思维就显示得很清楚了。

第二，动作的发展促进儿童能力的发展。

（1）婴儿期儿童的动作能力的发展有助于其认知的发展。当儿童掌握了一些基本动作和一定数量的动作技能后，儿童开始学会独自自由地活动。活动范围的日益扩大，活动内容的日益丰富，使儿童获得更多开阔眼界的机会，从而增长知识，提高认识水平。

（2）婴儿期儿童动作的发展有利于其积极情绪的发展。与动作发展迟缓的婴儿相比，动作发展水平高的婴儿在家庭中能更多地获得父母的关注和赞赏，在同伴交往中也容易得到同伴的欢迎和好评。因而体验到愉快、欢乐等积极情绪的机会更多。

（3）婴儿的动作发展与其个性发展密切相关。动作水平的提高能使婴儿日益摆脱对成人的依赖，进行自主活动，这对于其独立性、好奇心和探究欲的发展有好处。同时，动作水平的提高还使婴儿从冒险活动中得到意志力方面的锻炼。而且动作发展上的性别差异也在某种程度上奠定了男女儿童在性格、能力上的不同。

（4）动作发展水平还制约着婴儿的同伴交往。动作技能是婴儿同伴交往的工具，动作发展水平高的婴儿往往容易和同伴打成一片，也有利于儿童行为的社会化和社交技能的获得，从而体验到平等和尊重，发展其自信心，进而形成良好的自我认识。

总之，正是动作及动作本身的发展，才使婴儿与客体在不断相互作用的过程中建构起自我和客体的概念，并产生自我意识和最初的主客体之间的分化。

## 二、婴儿认知的发展

婴儿的认知发展是指婴儿认识、理解事物或现象，保存认识结果，利用有关知识经验解决实际问题的认识过程。这一过程即指婴儿在感知、注意、记忆、思维等方面的心理发展。

### （一）婴儿感知觉的发生和发展

感知觉是婴儿最先发展且发展速度最快的方面，在婴儿的认知活动中一直占主导地位。过去，人们常认为，新生儿没有视觉，认为“婴儿无能”。实际上，许多感知觉在婴儿期已达到成人水平。

#### 1. 婴儿感觉的发生

（1）婴儿视觉的发生与发展。

① 婴儿视觉的集中。约从三周开始，婴儿便出现视觉集中现象，视觉集中时间和距离随年龄的增长而延长。一般 3 ~ 5 周的婴儿视觉仅能集中 5 秒，注视距离仅为 1 米 ~ 1.5 米左右；第 3 个月时视觉集中已达 7 分钟 ~ 10 分钟，注视距离达 4 米 ~ 7 米；到 6 个月时，婴儿已能注视远距离的物体了。

② 婴儿的视敏度。视敏度是眼睛区分对象形状和大小微小细节的能力。按照斯尼伦标记，20/20 代表正常的视敏度，意思是指一个人在距客体 20 米远的地方的视力同在 20 米处的标准察觉能力是相同的。20/30 的视力表示一个人在 20 米处的视力相当于在 30 米处的标准视力，即近视。按照这种计算法，婴儿的视力改善极其迅速。大约 6 个月到 1 岁便能达到正常成人的视力范围之内（L.B.Cohen，etal，1978）。

目前，研究婴儿视敏度的方法一般有以下三种：

第一种：视觉偏爱法。婴儿普遍喜爱有图案的模式，不喜欢没有图案的模式。根据这一特点，心理学家设计了一幅幅黑白相间的线条图，每幅图的线条宽细不同，每幅线条图都配以一张同样大小的灰色正方形，每次给婴儿看一对图。由此可推断，婴儿一直喜爱的最后那幅最细的线条图便是婴儿可以觉察到的线条宽度。利用这种方法发现新生儿能看到 10 英寸远的 1/8 英寸宽的线条；6 个月的婴儿能够在同样的距离上看到 1/64 英寸宽的线条。

第二种：视动眼球震颤法。这种方法是根据婴儿扫视物体时不自觉的眼球运动来鉴别其视敏度。

第三种：视觉诱发电位测量法。通过测量记录大脑枕叶区（视觉中枢区）脑电波变化的特点来确定婴儿的视敏度。

婴儿生命的头半年是视敏度迅速发展的关键期。6 个月~1 岁左右婴儿视力已达到成人正常水平。

③ 婴儿的颜色视觉。一般认为，绝大部分婴儿都能辨别颜色，只有 3%～4%的人是色盲。男孩的色盲多于女孩。有的是全色盲，一切颜色都被看成是灰色的，有的是局部色盲，看不出红和绿，或看不出黄和蓝。色盲是视网膜内锥状细胞丧失机能所致。

婴儿从三四个月起就能分辨彩色与非彩色。到 4～8 个月时表现出对某种颜色的偏好。有人经观察研究发现，婴儿多喜欢暖色（红、橙、黄等），而不喜欢冷色（如黑、紫色等），且已具有正确的颜色范畴性知觉（Bornstein，et al，1976）。此外，婴儿还表现出视觉偏爱，喜欢盯视人的图像和清晰的图像，尤其喜欢注视眼睛，还喜欢看运动的物体和比较复杂的图案。

测定婴儿能否辨别颜色的方法主要有以下四种：

第一种：视觉偏爱法。给婴儿呈现两个亮度相同相等的圆盘，测定婴儿注视两个圆盘的时间，发现 3 个月的婴儿对彩色圆盘注视的时间要比对灰色圆盘的时间多一倍（F. R. Staples，1937）。

第二种：记录脑电活动。让婴儿坐在母亲膝盖上，在其头上束一条斜纹布带，每条布带上装有 8 只电极，定位于头部不同位置。间断地将不同颜色的条纹投向银幕。电极将记录脑的信号，并把它传送到计算机，结果获得了一些与“较高的脑力活动”有关的高峰—低谷图。这表明 2、3 个月的婴儿已能辨别几种颜色和几种几何图形。

第三种：去习惯化。先让 3、4 个月的婴儿对一种颜色形成习惯化，然后再让他看同一种类但色调不同的颜色（如先看深红，后看浅红），或者看另一种颜色（如先看红色，后看黄色）。结果发现，尽管两种实验条件下前后呈现的两种颜色的波长差距完全相同，但后一种条件更易被婴儿辨别，出现了去习惯化。冯晓梅等也用去习惯化方法测定婴儿颜色视觉分辨能力，发现 80%的出生 8 分钟～13 天的新生婴儿能分辨红圆和灰圆。①

第四种：配色法。半个世纪前，萧孝嵘（1939）用配色法测定婴儿颜色辨别力，结果是 1.5～2 岁婴儿中有 10.8%通过；2～2.5 岁婴儿中有 33.76%通过；2.5～3 岁婴儿中有 77.63%通过。二十年前，张增慧（1984）也用这种方法作了测试，发现 2 岁婴儿中有 30%能识别和匹配红色、白色和黄色；2.5～3 岁时 95.8%能识别和匹配红、白、黄、绿、紫、蓝和橙色。看来，婴儿的颜色辨别力也是与时俱进的。

（2）婴儿听觉的发生与发展。

与视觉一样，听觉对人类有着重大的适应价值。生理心理学研究表明，个体婴儿听觉的发展在胚胎时期已经存在，胎儿听觉感受器在 6～7 个月时已基本成熟。有人用高效超声显像设备观察到震颤传音刺激可引起胎儿眨眼反应，被称为“听觉眨眼反射（APR）”。目前在产前诊断中应用超声波检测胎儿眨眼反应来测试胎儿听力，作为产前鉴别胎儿正常发育的指标之一。

许多心理学家对婴儿的听敏度进行研究发现：1 个月的婴儿已能鉴别 200 赫兹（HZ）与 500 赫兹纯音的差异；5～8 个月婴儿在 1 000～3 000 赫兹范围内能觉察出音频的 2%的变化，而成人则能觉察出音频的 1%的变化；婴儿在 200～2 000 赫兹范围内的听觉差别阈限与成人相同。

婴儿对人说话的声音反应敏感，进一步证明婴儿具有遗传的听觉机制。（D.C. Freedman，

① 冯晓梅等：《新生儿视觉分辨能力的研究》，《心理学报》，1988（2）。

1971）发现新生儿对一个妇女的说话要比对铃声作出更多、更有力的反应。2 个月的婴儿可以辨别不同人的说话声以及同一个人带有不同情感的语调。并且新生婴儿对母亲的声音特别敏感，学会辨认母亲的声音比辨认其他女人的声音更快。

研究还发现，刚出生的婴儿就有视听协调能力（Wertheimer&Bower，1961，1966；Muir&Field，1978）。婴儿能像成人一样根据听觉方向来进行视觉定向，即使来自同一物体的声音和视觉刺激同时出现在不同的方位，婴儿仍倾向于注视声音刺激所在的方向。而 3 ~ 6 个月婴儿的视听协调能力已发展到能使他判别视、听信息是否一致的水平（Bahrick，Walker，Neisser，1981）。

（3）婴儿其他感觉的发生与发展。

婴儿在视、听觉飞速发展的同时，味觉、嗅觉和肤觉等方面也有了相应的发展。与视、听相比，这些感觉虽然处于次要地位，但各种感觉的功能基本上是不能互相取代的。

此外，肤觉包括触觉、压觉、温觉和痛觉，对维持个体的生命也有直接的生物学意义。婴儿早期触觉发展迅速，刺激身体的不同部位会有不同的反应，嘴唇、手掌、脚掌、前额和眼帘对触觉刺激最敏感。已有相当多的证据表明，新生儿能感觉到温度的变化，在婴儿出生后，体温比成人高，对冷、热已相当敏感。

总的来说，婴儿的感觉器官在很早就有了充分的发展，他们已具有一定的感受能力，对外部环境的刺激和变化相当敏感，这表明婴儿做好了从社会和自然环境的相互作用中得到发展的准备。

### 2. 婴儿知觉的发生

相对来说，婴儿的知觉还处于初步发展阶段，但已有萌芽。

（1）婴儿的图形知觉。

婴儿的图形知觉发展得比较早，刚出生 2 天的新生儿就能分辨人脸和其他图形，注视人脸的时间比注视其他图形的时间要长；6 个月的婴儿注视人脸的时间是注视其他图形时间的 2 倍。其原因是婴儿更愿意看复杂的图案，更喜爱有曲度感的东西，更愿意看生动的物体，更喜欢轮廓多的复杂图形。

（2）婴儿的空间知觉。

婴儿的空间知觉是在实践中发生和发展起来的，其空间知觉能力主要表现在：

① 深度知觉方面。深度知觉即立体知觉，是对立体物体或两个物体前后相对距离的知觉。婴儿期最先发展的就是空间知觉和物体知觉。2 ~ 3 个月婴儿对刺激物会作出闭眼反应，3 个月时具有分辨简单形状的能力，4 个月婴儿具有了大小知觉的恒常性，6 个月时已能辨别大小。

对婴儿深度知觉的研究，美国的沃尔克和吉布森（R.Walk，1961&E.J.Gibson，1960）精心设计了一个别出心裁的“视觉悬崖”实验。把 6 个月或 6 个月以上的婴儿放在一块厚玻璃板上，板上的方格图案设计使板的一侧看起来像“浅沟”，另一侧看上去似“悬崖”。结果发现，婴儿向浅沟一边很快爬了过去，但不肯爬向“悬崖”的那一边。不管母亲站在那里如何招呼，也不肯往前爬。婴儿似乎已本能地预感到了“悬崖”的危险。这说明婴儿已具有深度知觉（见图 4.1）。

② 方位知觉方面。方位知觉也称方向定位，是对物体所处的方向的知觉，如前后、左右、

上下及东、西、南、北的知觉。研究证实，婴儿期个体主要是靠听觉、视觉来定向的。在婴儿早期，听觉空间定向是婴儿的主导定位形式。新生儿已具有基本的听觉定位能力，能对来自左边或右边的声音作出向左看或向右看的不同反应。婴儿对外界事物的方位知觉总是以自身为中心定位的。

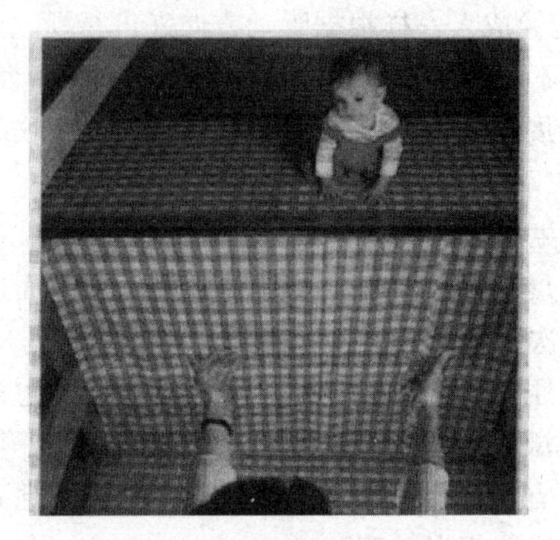

图 4.1 “视觉悬崖”实验

## （二）婴儿注意、记忆和思维的发展

### 1. 婴儿注意发展的特点

新生儿已具备了注意的能力，它们基本上是先天的、无条件定向反射，同时也表现了某种程度上的主动反应的性质。心理学家运用视觉偏爱法，对婴儿视觉扫描的录像记录进行分析，发现婴儿已具有选择性注意的能力。婴儿注意选择性的发展体现在以下四个阶段：

第一阶段（1 ~ 3 个月）：3 个月前的婴儿，其注意已明显表现出选择性。其特点为：① 偏好复杂的刺激物；② 偏好曲线多于直线；③ 偏好不规则的图形多于规则图形；④ 偏好轮廓密度大的图形；⑤ 偏好集中的刺激物多于非集中的刺激物；⑥ 偏好对称的刺激物多于不对称的刺激物；⑦ 从注意局部轮廓向有组织地注意较全面的轮廓发展；⑧ 从只注意形体外周向注意形体内部因素发展。

第二阶段（3 ~ 6 个月）：这个阶段婴儿注意的特点：① 对更复杂、更细致的物像注意更长的时间，探索外部世界的能力进一步增强；② 对看得见的和可操作的物体表现出持久的注意兴趣；③ 选择性注意已开始更多地受到知识和经验的支配。

第三阶段（6 ~ 12 个月）：半岁以后，婴儿觉醒时间的增长是其大脑成熟的标志，注意的特点也表现为：① 注意对象和注意选择性在范围和内容上进一步扩展；② 注意越来越受知识和经验的支配；③ 出现了由社会性经验所控制的、复杂的注意选择性行为，在社会交往中出现了对熟人和陌生人在整体上的辨别能力。

第四阶段（1 岁以后）：1 岁以后，言语的产生和发展使婴儿注意活动进入了更高的层面，表现为：① 他人的言语提示或指导对婴儿的注意有一定的制约和调节作用；② 注意时间逐渐延长，1 岁以后婴儿注意最多能集中 20 ~ 30 分钟；③ 注意的事物逐渐增多，范围也越来越广；④ 到 3 岁时，婴儿有意注意开始出现。

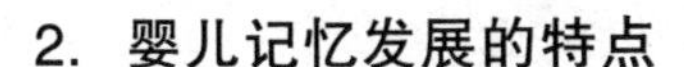

### 2. 婴儿记忆发展的特点

为什么大多数人成年后不能记得婴儿时期的经历？那么，婴儿时期有没有记忆呢？最早对婴儿记忆能力的研究开始于 20 世纪 50 年代，帕波塞克（Papousek，1959）采用经典条件反射，研究证实了新生儿末期已具备特定的长时记忆能力；3 个月的婴儿对操作条件反射的记忆能保持 4 周之久。萨利文等人（Sullivan，et al，1979）进行了两项对比研究后发现，3 个月的婴儿已具备了 8 天之久的长时记忆。马斯特等人（Mast，et al，1980）的研究也指出了 3 个月的婴儿已有了初步的长时记忆能力。从众多研究中，我们总结出婴儿记忆发展的特点表现为：

（1）3 个月婴儿已具有在一定线索提示下产生记忆的能力，而这种能力是与婴儿头脑中形成的表象与表征相联系的。

（2）6 个月以后，婴儿出现再认，能区分熟人和陌生人，当他们看到熟人与陌生人时会出现不同的表情、姿势和行为，他们能辨认母亲，出现了怯生。同时，婴儿的长时记忆所能保持的时间继续延长。

（3）1 岁时，由于婴儿语言的发展，使得婴儿的符号表征能力和延迟模仿能力出现。符号表征的出现使婴儿的词语记忆能力成为可能，而延迟模仿的出现则标志着婴儿表象能力和再现能力的初步形成。在 1 ~ 3 岁期间，婴儿的再现能力得到了很大发展，开始用行动表现出初步的回忆能力。

当然，婴儿期的记忆都是不随意记忆，记忆保持的时间短，并富有情绪色彩，特别容易记住使他们愉快或不愉快的事情。

### 3. 婴儿思维的发生发展

婴儿一般在 1 岁末的时候，才开始出现思维的萌芽。在皮亚杰（J.Piaget，1896—1980 年）看来，婴儿的思维是一种不自觉的“我向思维”，他把世界同化于自我，而不能把自己和外在环境、把自己的愿望和现实区分开来。但婴儿在周岁时期，如果看见妈妈穿外衣了，便可能哭闹，因为由此知道妈妈要出门了。这虽然不是由概念组成的理智思维的表现，但这是婴儿从以往的经验中概括出来的，是早期思维的萌芽。

皮亚杰的发生认识论是 20 世纪影响最为广泛和深刻的儿童思维发展理论。他认为儿童思维的发展既是连续的，又是分阶段的，每个阶段都是前一阶段的自然延伸，也是后一阶段的必然前提。他把儿童思维发展分为四个阶段，婴儿的认知基本上属于第一阶段，即感知运动阶段（0 ~ 2 岁）。这一阶段的基本特征是：所有的信息和技能都来源于感觉和运动体验，婴儿由此形成了三种主要能力：①把简单图式结合成复杂图式的能力；②懂得了事物的客观存在性；③有意地、努力地尝试把图式和目标对象结合起来。感知运动阶段又包括 6 个分阶段，如表 4.5 所示。

**表 4.5　皮亚杰感知运动发展的六阶段**

| 阶　段 | 年龄 | 行为特征 |
|---|---|---|
| 第一阶段：作出现成的行为 | 0 ~ 1 个月 | 新生儿以反射等生来就会的行为对刺激作出反应，并逐渐对这些反应加以改进 |
| 第二阶段：初级循环行为 | 2 ~ 4 个月 | 最初的习得行为集中于身体，并且高兴地一再重复这些行为 |
| 第三阶段：第二级循环行为 | 5 ~ 8 个月 | 学习行为集中于环境。简单的行为结合成更复杂的行为，并且一再重复这些行为 |

续表 4.5

| | | |
|---|---|---|
| 第四阶段：习得行为的协调 | 9～12 个月 | 把简单的技能结合成复杂的技能以获得某些目标。有意图的行为似乎出于练习和嬉戏的不断重复。对他人的模仿已可观察到 |
| 第五阶段：第三级循环反应 | 13～18 个月 | 根据物体的特性进行专注的探寻、检查和实验。模仿行为更准确、更富创造性、更具游戏性，行为变得更富智慧 |
| 第六阶段：学习新手段的创造 | 19～24 个月 | 显示出动作前“思考”的能力。稳定的心理图像和语言使心理学习和思维与记忆的发展一起成为智力行为的“开始” |

按照皮亚杰的理论，感知运动阶段的婴儿在认知上表现出两大特点：主体和客体的分化和因果关系联系形成。婴儿最初是分不清自我与客体的，客体对婴儿只是忽隐忽现的不稳定的知觉图像，他这时还不了解客体可以独立于自我而客观地存在。婴儿只认为自己看得见的东西才是存在的，而看不见时也就不存在了（见图 4.2）。如果当客体在眼前消失，婴儿依然认为它是存在的，这就是皮亚杰所提出的建立了“客体永久性”。客体永久性的建立标志着婴儿已把主客体分化开来（周岁左右），完成了“哥白尼式的革命”，即从以自我为中心变成把自己看成是无数客体中的一个。

皮亚杰进一步认为，婴儿对客体永久性概念的获得包含下列阶段：

（1）反射和初级反应阶段（0～4 个月）。

“眼不见，心不想”。物体从婴儿视野消失，他就不再去寻找，好像物体已不存在。

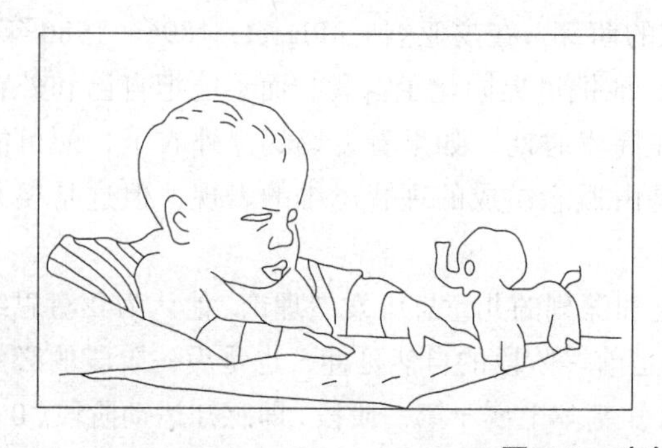
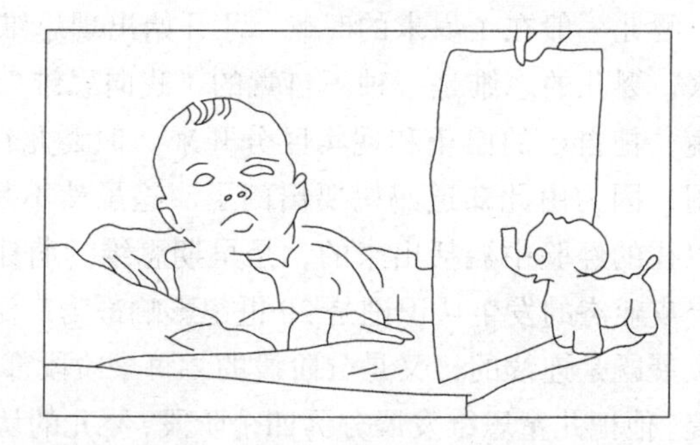

图 4.2 客体永久性实验

（2）二级循环反应阶段（4～7 个月）。

婴儿以向外推延的动作，顺着物体消失的地方目送着消失了的物体而不去寻找。如果物体只有部分被隐藏，婴儿会去找到它；即使如此，4 个月前的婴儿也不能做到。

（3）二级协调反应阶段（8～10 个月）。

婴儿坚持从物体消失的地方寻找物体，他的视线追随着在视线内消失的物体，但仍到物体原来所在地方去寻找。这称作“AB 错误”。

（4）三级循环反应阶段（12～18 个月）。

物体无论换几个地方隐藏，只要在婴儿看着的情况下，他都能在最后藏着的地方找到；如果物体最终藏到他没看见放进去的地方，他就不会继续寻找，这是无视觉下的 AB 错误。

（5）心理表象操作阶段（18～24 个月）。

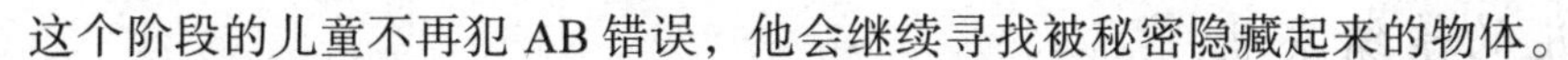

这个阶段的儿童不再犯 AB 错误，他会继续寻找被秘密隐藏起来的物体。

目前，关于婴儿思维的研究涌现出许多新的成果，这些成果与皮亚杰的许多经典理论有些出入。

## 三、婴儿气质、情绪及社会性的发展

在生物因素和环境因素交织的过程中，在原始情绪或气质的基础上，婴儿时期的社会化和社会交往模式开始形成。在这一过程中，气质是婴儿社会化的个体内在依据之一。而一出生就被包围在各种社会物体和社会刺激之中的婴儿，也逐渐形成和发展着人的情绪情感及社会性行为。

### （一）婴儿的气质类型及其特点

个体一出生就具有个人的最初气质特点。婴儿的睡眠规律、活动水平以及哭叫等行为特征，都是其最初的气质表现，也是婴儿未来个性发展的基础。

在婴儿各种个体心理特征中，气质是最早出现但变化最缓慢的心理特征之一。关于气质类型的划分有许多不同的流派，除传统的四重类型说和高级神经活动类型说外，还有在婴儿心理学界影响最为普遍的，也最具代表性的托马斯、切斯的气质理论。

托马斯（A.Thomas，1977）、切斯（Chese，1984）先后对 141 名儿童追踪研究达 10 年之久。在大量研究的基础上，将婴儿的气质类型划分为以下三种类型：

#### 1. 容易护理型

大多数婴儿属此种类型，其特点是：饮食、睡眠习惯和大小便都有一定的规律，对环境的变化很容易接受和适应。这类婴儿情绪多积极愉悦，爱玩，积极反馈成人的抚养行为。因而，易受到成人最大的关怀和喜爱。

#### 2. 护理困难型

这类婴儿的突出特点是：在饮食、睡眠等生理机能活动方面缺乏规律性，对新事物新环境很难适应，遇陌生人或物易产生紧张退缩行为，容易表现异常的消极反应，时常大声哭闹、烦躁易怒。成人在养育这类婴儿时需给予更大的耐心和照料。

#### 3. 活跃迟缓型

这类婴儿常常很安静、退缩，活动水平低，行为反应强度弱。对环境和事物的变化适应较慢，对新刺激和新环境能逐渐发生兴趣并活跃起来。这类婴儿随着年龄的增长，因成人的教育态度的不同而发生分化。

现实中，往往还有约 35% 的婴儿具有上述多种气质的混合特点，属中间型。

“正常婴儿并不都是相同的”。这是美国当代著名儿科专家布拉泽尔顿的名言。成人应明白，婴儿也是一个有独立个性的人。做父母的应认识到婴儿的气质差异，尊重孩子的个性发展，引导孩子沿着自己独特的风格健康成长。

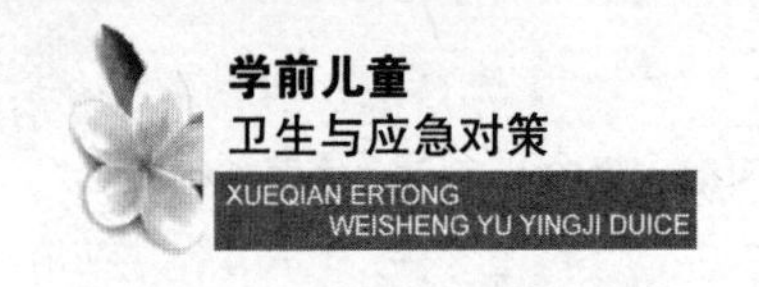


## （二）婴儿的情绪发展

心理学家对婴儿情绪的研究历来很感兴趣。弗洛伊德认为，婴儿出生后就有情绪表现。情绪专家伊扎德认为，婴儿在出生时就有了五种分化了的情绪：惊奇、伤心、厌恶、最初步的笑和兴趣，这是与婴儿生理需要是否满足相关的先天性情绪反应。以后，在成熟和后天环境的作用下，婴儿的情绪也不断变化、发展，具体表现在以下几个方面。

### 1. 笑的发展

婴儿的笑是典型的社会性行为，其发展经历了三个阶段：

一是反射性的笑（0 ~ 5 周）：这时的笑并不是完全的微笑，眼睛周围的肌肉没有收缩，是反射性的“嘴在笑”。

二是社会性微笑（5 ~ 14 周）：这阶段婴儿的微笑开始活跃起来，对人的声音和脸特别感兴趣，开始是对移动的脸微笑，到第 8 周，对不移动的脸也微笑。对人的微笑是无差别的。

三是选择性社会微笑（第 4 个月开始）：当婴儿能够分辨熟悉的脸和陌生的面孔时，对不同的人会作出不同的反应。对熟悉的人，他会无拘无束地微笑，对陌生人则带有一种警觉性辨别。渐渐地，陌生面孔的出现不仅不能激起他的微笑，反而会引起婴儿哭闹、恐惧和不安全感反应。

### 2. 哭叫行为及恐惧反应

婴儿的哭叫发展有两层意义：一是行为信号的哭叫。往往是由饥饿、寒冷、炎热、尿湿、噪音、身体不适、不舒服而引起，向成人传递信号；二是作为社会行为的哭叫。这是一种依恋行为的表现，当陌生人抱他时，就哭叫拒绝，母亲一抱则马上不哭。7 ~ 9 个月时的婴儿会对陌生人产生消极不安的恐惧反应。其反应的敏感度与父母是否在场，环境的熟悉性以及陌生人的特点和态度有关。

## （三）婴儿的社会性发展

### 1. 婴儿的依恋

依恋是动物的一种习性，是动物幼雏适应生存的一种特定反应。奥地利生物学家（K.Lorenz，1958）曾发现，小鸭子在出生后不久所遇到的某一种刺激或对象（母鸡、人或电动玩具），会印入到它的感觉之中，使它对这种最先印入的刺激产生偏好和追随反应。当它们以后再遇到这个刺激或和这个刺激类似的对象或刺激时，就会引起它的偏好和追随。这种“依恋”行为被称为“印刻”。在鸟类，幼雏的印刻出现在孵化出的 12 ~ 24 小时内，这一阶段被称作“关键期”（Critical Period），超过 24 小时，印刻即不会出现。

那么，对于人类婴儿来说，什么是依恋呢？依恋（attachment）与依赖（dependence）不同。依赖指儿童缺乏独立性，而过多依靠成人的心理和行为；依恋则是婴儿与其依恋对象双方在感情的相互感染和共鸣中形成的感情联结。人类婴儿的依恋是先天性与社会性结合的结果。可以说依恋是婴儿情感社会化的重要标志，直接影响着婴儿以后社会行为的发展，对婴儿整个心理发展具有重要意义。

心理学家鲍比（J.Bowlby）和艾斯沃斯（M.Ainsworth）等将婴儿的依恋发展分为三个阶段：

一是无差别的社会反应阶段（0～3 个月）：这一阶段的婴儿对所有人的反应几乎都一样，所有的人对婴儿的影响也是一样的。这时的婴儿还没有对任何人产生明显偏爱，包括母亲。

二是有差别的社会反应阶段（3～6 个月）：这时婴儿对母亲、熟悉的人和陌生的人的反应开始有了区别，其依恋、亲近程度有所不同。

三是特殊情感联结阶段（6 个月～3 岁）：这阶段的婴儿明显表现出对母亲或照顾者的依恋，形成了对母亲特有的情感联结。与此同时，产生了“认生”现象，对陌生人的态度变化很大，表现出紧张、退缩，甚至喊叫、哭泣。

研究表明，依恋是在婴儿与母亲的相互交往和感情交流中逐渐形成的，在这一社会交往过程中，母亲对婴儿所发出的信号的敏感性和对婴儿是否关心起着非常重要的作用。

#### 2. 婴儿的早期社会化与社会交往

所谓社会化是个体在社会熏陶和教育下，经过社会学习将社会文化逐渐内化，从自然人发展成为社会人的过程。如前所述，社会化这一过程从婴儿期就开始了，以后不断发展并持续一生。

婴儿最初的社会化是在家庭中进行的，家庭是婴儿个性实现社会化的主要场所。社会的信仰、价值观等社会化目标都是首先通过父母的过滤，以高度个体化了的、有选择的形式传递给婴儿的。父母本身的个性特征、社会地位、教育水平、宗教信仰、成就动机、性别的价值标准等都会强烈而自然地影响着婴儿社会化的发展。婴儿逐渐显得“听话”“懂规矩”“有礼貌”，逐渐理解和掌握了与其所生存的社会相适应的行为准则，实现了最初的社会化。

在最初的社会化过程中，婴儿也产生了最早的社会交往的需要。婴儿最初是用眼睛和母亲对话，1 岁以后，随着心理的成熟和发展，逐步由“以客体为中心”的交往发展到简单交往，通过作出一些指向他人的行为，如微笑、说话、接触、推、拉等引起他人的注意，从而与他人发生联系。到婴儿后期，出现了许多复杂的社交行为，婴儿间合作的游戏、互助或互惠的行为开始出现，如一起搭积木、办家家、你追我赶、医生护士的扮演等，相互模仿和影响。接着就发展为最初的友谊和偏爱，这是婴儿社交能力发展的顶点。

## 第四节　幼儿期的心理发展

幼儿期是指儿童 3 岁到 6、7 岁这一时期，是孩子进入幼儿园生活的时期，所以叫作幼儿期。又由于这个年龄段是儿童正式进入小学之前，一般又称为学前期。

从毕生发展心理学的观点来考察，越来越多的研究者开始意识到幼儿期是儿童心理发展的关键期，他们的感觉、知觉、记忆、思维、语言、动作以及人格发展在这一阶段都出现了质的飞跃，出现了许多别的年龄阶段所没有的特点。

### 一、幼儿认知的发展

认知是个体的全部认识过程及其品质的总称。认知的发展一直是儿童发展的核心课题。

幼儿期是儿童认知发展的重要时期。幼儿认知就是指幼儿认识事物、理解事物或现象，保存认识结果，利用知识经验解决实际问题的过程。它具体包括感觉、知觉、记忆、想象、思维、注意等一组相关的心理过程。

## （一）幼儿感知觉发展的主要特征

### 1. 视　觉

幼儿视觉的发展主要表现在两个方面：视敏度和颜色视觉。

（1）视敏度。

视敏度即视觉的敏锐度，是指幼儿分辨细小物体或远距离物体细微部分的能力，俗称“视力”。

通常人们都认为：年龄越小，视力越好，幼儿“眼尖”。其实，幼儿视力的发展是随着年龄的增长不断提高的。据英多维茨卡娅的报告（1955），幼儿看清圆形图上裂缝所需要的平均距离，4～5岁为2.1米，5～6岁2.7米，6～7岁则为3米。我国的研究材料也说明，1～2岁儿童视力为0.5～0.6，3岁时视力可达1.0，4～5岁后视力趋于稳定。一般5～6岁与6～7岁的幼儿视力敏度水平比较接近，而4～5岁与5～6岁幼儿的视敏度水平相差较大。因此，给幼儿看的读物，应该是年龄越小，图和字越大。

（2）颜色视觉。

颜色视觉俗称辨色力，即区分颜色细微差别的能力。研究表明，幼儿的颜色视觉发展有如下特点：

幼儿初期（3～4岁），已能初步辨认红、橙、黄、绿、蓝与基本色，但在辨认紫色等混合色和蓝与天蓝等近似色时，较困难，也难以说出颜色的正确名称。

幼儿中期（4～5岁），大多数能认识基本色和近似色，并能说出基本色的名称。

幼儿后期（5～6岁），不仅能认识颜色，而且在画图时，能运用各种颜色调出需要用的颜色，并能正确地说出黑、白、红、蓝、绿、黄、棕、灰、粉红、紫等颜色名称。

丁祖荫、哈咏梅（1983）的研究已证实了幼儿正确辨认颜色的百分率随年龄增长而增长。在掌握颜色的过程中幼儿先会配对，再会指认，再到会笼统命名，进而发展到会准确命名（见表4.6）。

**表4.6　各年龄班幼儿正确辨认颜色的百分率**

| 年龄组 | 配对 | 指认 | 笼统命名 | 精确命名 |
|---|---|---|---|---|
| 小班 | 87.5 | 51.0 | 59.4 | 26.3 |
| 中班 | 95.5 | 65.8 | 72.5 | 40.1 |
| 大班 | 97.9 | 78.9 | 78.2 | 50.9 |

注：“笼统命名”：如称“深黄”为“黄”，“粉红”为“红”等；

“准确命名”：明确称为“深黄”“粉红”等。

### 2. 听　觉

听觉是幼儿生活中使用最广泛的感觉之一，幼儿依靠听觉辨别周围事物发出的各种声音，从而识别周围环境，确定行为方向，而且也辨认周围人们所发出的语音，进而了解意义，促

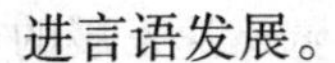



进言语发展。

（1）听觉感受性。

幼儿的听觉感受性有很大的个别差异，在生活各件和教育影响下，随年龄增长而不断完善。阿尔金的研究发现，5～6 岁幼儿在 55 厘米～65 厘米距离处能听到表的走动声，6～8 岁在 100 厘米～110 厘米处就能听到，听觉感受性提高了一倍。

（2）言语听觉。

幼儿辨别语音的能力是在言语交际过程中发展和完善起来的。言语比较复杂，幼儿有时仅仅感知到词的声音，还不一定能辨别语音。但随着年龄的增长，幼儿中期可以辨别语音的微小差别，到幼儿后期，几乎可以毫无困难地辨明本族语言包含的各种语音。

### 3. 幼儿的空间知觉

空间知觉是由视、听、触和动觉联合活动整合而成的复杂知觉，主要包括方位知觉、距离知觉和形状知觉。

（1）方位知觉。

方位知觉是指对物体的空间关系和自己的身体在空间所处位置的知觉，包括辨别上、下、前、后、左、右、东、西、南、北、中的知觉。幼儿方位知觉的发展趋势是：3 岁辨别上下，4 岁开始辨别前后方位，5 岁开始能以自身为中心辨别左右方位，6 岁幼儿虽然完全能正确地辨别上下前后四个方位，但以左右方位的相对性来辨别左右仍感困难。

（2）距离知觉。

距离知觉是辨别物体远近的知觉。幼儿可以分清他们所熟悉的物体或场所的远近，对于比较广阔的空间距离，他们还不能正确认识。幼儿常常不懂得近物大、远物小、近物清楚、远物模糊等感知距离的视觉信号。因此，他们画出的物体也是远近大小不分。在图画中，不善于把现实物体的距离、位置、大小等空间特征正确表现出来，不能正确判断图画中人物的远近位置。如把图画中的远处的树理解为小树，把近处的树理解为大树。

（3）形状知觉。

形状知觉是对物体形状的知觉，它依靠运动觉和视觉的协同活动。幼儿的形状知觉发展得很快，通常 3 岁的幼儿就能区别一些几何图形了，如圆形、正方形、三角形等。研究还发现，4 岁～4 岁半是辨认几何图形正确率增长最快的时期。5 岁幼儿已能辨别各种基本的几何图形。一般来说，幼儿叫出图形名称比辨认图形要晚。幼儿掌握 8 种形状自易到难的顺序是：圆形、正方形、三角形、长方形、半圆形、梯形、菱形和平行四边形。

### 4. 幼儿的时间知觉

时间知觉是个体对客观现象的延续性、顺序性和速度的反映。人总是通过某种衡量时间的媒介来反映时间的，任何变化速度均匀的现象都可以作为时间的标尺。其中包括外界的变化，也包括人体内部的一些生理状态。

对于时间知觉，国内著名心理学家黄希庭教授的研究非常丰富，他曾研究 5～8 岁儿童对时间间隔（时距）的估计（1979）发现，5 岁幼儿估计时间极不准确稳定，还不会利用时间标尺；6 岁幼儿只是短时距知觉的准确性和稳定性有所提高；7 岁时开始利用时间标尺但尚不主动。

进一步的研究（黄希庭，1980）还表明：5 岁幼儿还分不清时空关系；6 岁幼儿虽然能分开，但很不完全；7 岁基本上能把时空关系区别开来了。7～8 岁可能是时间知觉迅速发展的时期。

#### 5. 幼儿的观察力

幼儿期是观察力初步形成时期。幼儿已能按照任务进行观察，观察力随年龄增长而提高（姚子平等，1985）。幼儿观察力的发展特点表现为：观察从无意性向有意性发展，持续时间由短变长，知觉由笼统模糊到比较准确，由缺乏系统性、顺序性到有系统、有顺序。幼儿的观察力是在实践中经过培养和锻炼逐步发展提高的，成人在引导幼儿观察时，必须注意将观察与语言讲解正确结合，发挥语言的作用，增强观察效果。

### （二）幼儿记忆的发展

记忆是人脑对过去经验的反映，包括识记、保持，再认或回忆（再现）三个基本环节。从信息加工的角度看，记忆就是信息的输入、编码、储存、检索和提取的过程。

对于幼儿来说，记忆是幼儿积累经验和知识的基本手段，也是儿童高级认知过程形成和发展的基础。与婴儿期相比，幼儿的记忆已有了很大的发展，主要表现为记忆容量的增大，记忆类型的改变，记忆策略的初步形成和元记忆的萌芽。

#### 1. 记忆容量的变化发展

幼儿记忆的容量是随年龄的增长而增加的，主要表现为幼儿记忆范围的不断扩展，记忆广度的不断扩大和记忆保持时间的不断增长。

（1）记忆范围。

记忆范围是指幼儿记忆中内容种类的多少。幼儿初期，记忆的范围十分狭窄，只局限于日常生活中的最经常接触的事物和家庭成员。随着年龄的增长和身心发展水平的提高，幼儿接触的范围扩大，记忆的材料也从形象、动作、情绪而扩展到以语言形式存在的各种间接经验，从日常生活扩展到文化、科学等多方面领域。

（2）记忆广度。

记忆广度指幼儿在单位时间内所记住的记忆材料的最大数量。研究表明，成人短时记忆容量一般为 7±2 个信息单位（组块）（J.A.Miller，1956），而幼儿还达不到这一水平（见表 4.7）。

**表 4.7　幼儿的短时记忆广度**

| 年龄（岁） | 3 | 4 | 5 | 6 | 7 |
|---|---|---|---|---|---|
| 均数 | 3.91 | 5.14 | 5.69 | 6.10 | 6.09 |

我国心理学工作者曾采用再认测量法和再现测量法，对 3～6 岁的幼儿视、听觉记忆道的记忆保持量做了研究①，结果发现：从幼儿的视觉记忆保持量来说，不同年龄组的幼儿对图片再认的保持量有显著的差异（见表 4.8），即幼儿再认的保持量随年龄发展而有显著提高。从幼儿听觉记忆保持量来说，不论是再认或再现，其听觉保持量都随幼儿年龄的增长而增加（见表 4.9）。

① 沈德立等：《关于幼儿视、听觉感觉道记忆的研究》，《心理科学通讯》，1985（2）。

表 4.8 不同年龄幼儿图片再认保持量比较

| 统计量 / 年龄组 | 保持量的平均数 | 标准差 |
|---|---|---|
| 大 班 | 7.47 | 5.54 |
| 中 班 | 11.38 | 4.79 |
| 小 班 | 13.57 | 4.59 |

（3）记忆保持时间。

记忆保持时间指从记忆材料到能对材料再认或再现之间的间隔时间，也可称为记忆的潜伏期。幼儿记忆保持时间随年龄的增长而增长。一般来说，在再认方面，2 岁幼儿能再认几个星期以前感知过的事物；3 岁幼儿能再认几个月以前感知过的事物；4 岁幼儿能再认 1 年以前感知过的事物；7 岁幼儿可以再认 3 年前感知过的事物。

表 4.9 不同年龄幼儿图片听觉保持量比较

| 统计量 / 年龄值 | 再现 | | 再认 | |
|---|---|---|---|---|
| | 平均数 | 标准差 | 平均数 | 标准差 |
| 小 班 | 3.45 | 2.08 | 8.92 | 6.74 |
| 中 班 | 4.06 | 2.24 | 11.80 | 5.63 |
| 大 班 | 5.29 | 2.09 | 13.38 | 5.06 |

而在记忆的再现方面，2 岁幼儿可以再现几天以前的事；3 岁幼儿能再现几个星期以前的事；4 岁幼儿可以再现几个月以前的事；到 5 ~ 7 岁时，幼儿再现保持的时间可达 1 年以上。儿童期有条理的记忆，一般就是从 4 ~ 5 岁开始的。

## 2. 幼儿记忆类型（质的方面）的发展

（1）记忆态度的发展。

记忆态度是指记忆的目的和意图。有明确记忆目的和意图，必要时需要意志努力的记忆活动就是有意记忆，反之为无意记忆。

幼儿期整个心理水平的有意性都较低，因此记忆的有意性也较低。幼儿初期，其所获得的知识、经验大都是无意识的记忆结果。幼儿的有意识记要到 4 ~ 5 岁才可观察到。这时，幼儿的有意识记基本上是被动的，往往是由成人提出识记的任务，幼儿根据成人的要求去识记。到了五六岁时，幼儿识记的有意性有了明显的发展，这是儿童记忆过程的一个质变。

有关研究发现：随着年龄的增长，幼儿的有意识记成绩提高速度比无意识记快（见表 4.10）[①]

有意识记的产生和发展，使幼儿成为信息的主动自觉的收集者、组织者和贮存者。

（2）记忆内容的扩大。

记忆内容的发展，主要指形象记忆和语词逻辑记忆的发展。在整个幼儿期，儿童的形象记忆和语词逻辑记忆都随着年龄增长而不断发展。3 ~ 4 岁幼儿无论是形象记忆还是语词逻辑

① 天津幼儿师范学校：《有关学龄前儿童认识特点的实验研究》，见《幼儿教育经验·研究》第一辑，教育科学出版社 1980 年版。

记忆，其水平都较低。其后，两种记忆的效果都随年龄增长而提高。

**表 4.10　不同年龄幼儿有意识记与无意识记的效果比较**

| 识记方式 / 正确再现量（个） / 年龄（岁） | 有意识记 | 无意识记 |
|---|---|---|
| 4 | 5.4 | 4.5 |
| 5 | 6.2 | 5.3 |
| 6 | 6.9 | 5.7 |
| 7 | 7.7 | 6.2 |

卡尔恩卡的关于幼儿记忆的实验（1995）中，以 3 ~ 7 岁的幼儿为实验对象，采用三种实验材料。第一种材料是 10 个为幼儿所熟悉的具体物体；第二种是 10 个标志幼儿所熟悉的物体名称的词；第三种是 10 个标志幼儿不熟悉的物体名称的词。实验结果发现：幼儿对熟悉物体的记忆效果优于熟悉的词，而对生疏的词的记忆效果显著低于熟悉的物体和熟悉的词（见表 4.11）。

随着幼儿年龄的增长，词语记忆发展速度逐渐高于形象记忆，两者的差距日益缩小。这是因为，一方面，儿童的言语水平不断得到提高，另一方面，形象和词都不再单独在儿童的脑中起作用，而是越来越密切地联系在一起。

**表 4.11　幼儿形象记忆与语词记忆效果的比较**

| 识记内容 / 年龄（岁） | 平均再现量（10 个物或词中回忆的数量） | | |
|---|---|---|---|
| | 熟悉的物体 | 熟悉的词 | 生疏的词 |
| 3~4 | 3.9 | 1.8 | 0 |
| 4~5 | 4.4 | 3.6 | 0.3 |
| 5~6 | 5.1 | 4.3 | 0.4 |
| 6~7 | 5.6 | 4.8 | 1.2 |

### 3. 记忆策略与元记忆的形成发展

（1）记忆策略的形成。

记忆策略是人们为有效地完成记忆任务而采用的方法和手段。心理学家研究认为，幼儿记忆的发展可以分为三个阶段：① 没有策略，通过训练也不能产生；② 不能主动使用策略，但经过诱导，可以使用；③ 能自发地产生和使用策略。一般说来，5 岁以前的幼儿多处于第一阶段，5 ~ 7 岁的幼儿多处于第二阶段，10 岁以后儿童的记忆策略稳步发展起来。

幼儿常用的记忆策略的形成包括：

① 复述：复述为幼儿提供了提取信息的练习机会，是幼儿最有效的记忆策略之一。幼儿复述策略的形成有一个过程，最初是被动的，到了幼儿后期，复述策略才主动出现。

② 中介：这是指幼儿利用语言作为中介来识记学习材料的能力。哈根（J.W.Hagen）和金斯莱（P.P.Kingsley）的研究表明，利用语言中介能力与年龄相关：4 ~ 5 岁的儿童属于“中介

缺失”，不能利用语言中介；6～9 岁的儿童属于“说出缺失”，能利用所提供的语言中介；而 10 岁儿童已掌握了利用语言作为中介的记忆策略。

③ 组织（系统化）：指个体找出要识记的材料所包含项目间的意义联系，并依据这些联系进行记忆的过程，包括对信息存储和提取两方面的系统化。研究发现，从幼儿中期起，系统化记忆策略就开始出现在幼儿的记忆过程中。比如，向幼儿呈现一堆杂乱无序的图画，不少幼儿回忆时却带有类别特征，如水果类、家具类、动物类等，把图画进行归类回忆。值得一提的是，年幼儿童能自发运用记忆策略的能力还是很有限的，经过训练可逐步提高。

（2）元记忆的形成。

元记忆是对记忆本身的认知活动，包括元记忆知识、元记忆监控和元记忆体验。在元记忆知识方面又包括记忆主体方面的知识、记忆任务方面的知识和记忆策略方面的知识。

费拉韦尔等人（Flavell&Kreutzer，Leonard，1975）的研究发现，5 岁幼儿已知道记忆一个短的词要比记住一个长的词容易，记住昨天发生的事比记住上个月发生的事容易，记住熟悉的事比记住生疏的事容易，这反映出幼儿已经具备了一定的元记忆知识。

## （三）幼儿思维的发展

幼儿期是个体思维发展的转折期和关键期。思维的发生和发展使幼儿的整个心理水平不断得以提高。

### 1．幼儿思维发展的特点

幼儿的思维以具体形象为主，抽象逻辑性开始萌芽。

具体形象思维是运用已有的直观现象（表象）解决问题的思维，表现出以下几个特点：

第一，具体性和形象性。

幼儿思维的内容是具体形象的，总是借助于具体事物或表象来思考问题。幼儿容易掌握那些代表实际东西的概念，不容易掌握比较抽象的概念，如幼儿掌握“小汽车”这个概念就比“交通工具”要容易。

典型的幼儿思维过程是，具体事物可以在眼前，也可以不在眼前，但头脑中必须有事物的表象。这一特点是跟幼儿知识经验的贫乏和第一信号系统活动占优势分不开的。

第二，思维的抽象逻辑性开始萌芽。

幼儿初期，由于思维水平和生活经验的局限，只能认识事物的外部特征。但到了幼儿后期，不少幼儿开始能够对事物的一些本质特征进行初步的认识了。

幼儿期，特别是 5 岁以后，明显地出现了抽象逻辑思维的萌芽。这具体表现在分析、综合、比较、概括等思维基本过程的发展。他们遇到什么事情都喜欢追根究底，问个“为什么”，反映了幼儿正努力探索事物内在的奥秘和事物间的因果关系，这正是幼儿抽象逻辑思维活动的表现。

我国发展心理学家林崇德的研究结果[①]也表明：在幼儿阶段，思维是从直觉行动性向具体形象性再向抽象逻辑性发展的，以具体形象性为主导；4～6 岁是幼儿思维活动水平发展的关键年龄；从 5～6 岁起，幼儿的抽象逻辑思维就开始迅速地发展起来。

① 林崇德：《学龄前儿童数概念与运算能力的发展》，《北京师范大学学报》，1980（2）。

### 2. 幼儿初步概念的掌握

幼儿对概念的掌握，直接受其概括能力发展水平的制约。幼儿的概括能力主要处于形象概括的水平，并开始向本质抽象的概括水平发展，这就决定了幼儿掌握概念的基本特点：概括的内容比较贫乏，每一个词只能代表特定的某一事物或特征，而不能代表一类事物或一类事物的共同特征；概念的内涵往往不精确，外延也不恰当；概念的概括特征主要是外部的，非本质的。

（1）幼儿最初实物概念的掌握。幼儿是以掌握具体实物概念为主，然后向掌握抽象概念发展的，其发展过程包括：3~4 岁的幼儿能掌握熟悉的实物概念；4~5 岁幼儿已能在概括水平上指出实物特征；5~6、7 岁的幼儿开始能指出某一实物若干特征的总和。

（2）幼儿最初数概念的掌握。有关研究表明（刘范，1979；林崇德，1980 等）：2~3 岁、5~6 岁是儿童数概念形成和发展的关键年龄，而儿童数概念的转折点在 5 岁左右。儿童数概念产生和发展阶段包括：对数量的动作感知阶段（3 岁左右），数词和物体数量间建立联系的阶段（4~5 岁）和数的运算的初期阶段（5~7 岁）。

（3）幼儿类概念的掌握。从国内外的研究结果来看，4 岁以下的幼儿基本不能进行分类，而 6~7 岁的幼儿已能按事物的功用和本质特点进行初步的分类了。表明其抽象概括能力已开始初步发展。

### 3. 幼儿判断和推理的发展

判断和推理都是思维的基本形式。幼儿的判断、推理呈现出以下的发展趋势：① 判断的形式从直接判断为主，开始向间接判断发展；② 判断推理的内容从反映事物的表面联系，开始向反映事物的本质联系发展；③ 判断推理的根据，从自我中心逻辑开始向客观逻辑发展；④ 判断推理的论据从不明确到逐渐明确；⑤ 推理的能力随年龄增长而发展，方式由展开式向简约式转化。所谓“展开式”，指幼儿的推理是一步一步缓慢进行的，主要通过外部如语言和动作表现出来。所谓“简约式”，指幼儿的推理是独立而迅速地在头脑中进行的。5~6 岁是两种方式迅速转化的时期，5 岁以前以展开式推理为主，5 岁以后简约式推理开始占优势。

## （四）幼儿注意的发展

注意是心理活动对一定对象的指向和集中。大量研究表明，幼儿的心理活动，特别是幼儿的认知活动的效果与其注意的发展水平密切相关。因此，研究了解和掌握幼儿注意发展的特点对正确地组织幼儿活动，提高幼儿的认知效果是极为重要的。

### 1. 幼儿有意注意和无意注意的发展

无意注意和有意注意是注意的两种基本形态。其主要区别在于是否有目的和是否需要克服困难。幼儿注意发展的特征是无意注意占优势地位，有意注意逐渐发展。

3 岁前儿童的注意基本上都是属于无意注意。最初新颖性是引起幼儿无意注意的重要因素，随着年龄的增长，与幼儿兴趣和需要密切相关的事物，逐渐成为引起幼儿无意注意的原因。而幼儿的有意注意却有一个发展过程。三四岁时，还很不稳定，有赖于成人有计划地提出他们能够完成的任务和要求，帮助他们组织注意。五六岁时，开始能够独立地组织和控制自己的注意，这可以说是幼儿有意注意开始形成的表现。总的来说，整个幼儿期，有意注意仅仅是开始发展，仍具有明显的不稳定性。

#### 2. 幼儿注意品质的发展

在教育影响下，幼儿注意的品质也随年龄增长而有所发展，主要表现为：① 注意稳定性随年龄增长而加强。实验证明，在良好的教育环境下，3 岁幼儿能集中注意 3 ~ 5 分钟，4 岁幼儿能集中注意 10 分钟，五六岁幼儿注意集中时间则为 15 分钟左右。[①] ② 注意广度较小，随着年龄的增长，注意广度逐渐增大。③ 注意的分配能力差，要能进行较为复杂的注意分配，几乎不可能。幼儿注意的分配是在各种活动中不断形成，并逐步发展起来的。④ 幼儿注意的转移能力差，年龄越小，注意转移越慢，是随着言语与自制力的发展和活动目的性的提高而发展的。

## 二、幼儿语言的发展

幼儿期是儿童语言迅速发展的时期，是幼儿完整的口头语言发展的关键时期，其语言发展体现了连续性、顺序性和阶段性。

### （一）词汇的发展

词是言语的基本构成单位。词汇是否丰富，使用是否恰当，直接影响语言表达能力。因此，词汇的发展是语言发展的重要标志之一。其表现主要包括：

#### 1. 词汇量的增加

3 ~ 7 岁是人一生中词汇量增加最快的时期。据资料统计表明，3 岁幼儿词汇约为 800~1 100 个，4 岁为 1 600~2 000 个，5 岁则增至 2 200~3 000 个，6 岁时词汇数量可达 3 000~4 000 个，7 岁幼儿所掌握的词汇量大约是 3 岁幼儿的 4 倍。

#### 2. 词汇类别不断扩大

在幼儿词汇中，主要是意义比较具体的实词。其中又以名词为最多，其次是动词，再次是形容词，最后才是副词。幼儿也逐渐掌握了一些比较抽象、不能单独用来回答问题的虚词，如介词、连词等。幼儿实词的年增长率是 4 岁组高于 5 岁组，而虚词的年增长率则是 5 岁组高于 4 岁组，可见 5 岁是幼儿言语能力朝着连贯、简练发展的转折点，也是言语质量提高的关键期。

#### 3. 词汇内容变化大、词义不断丰富和深化

幼儿期儿童在掌握词汇类别由少至多不断扩大的同时，掌握各类词汇的内容也不断扩大。随着年龄的增长，幼儿在掌握词的内容上体现出这样的趋势：从掌握与日常生活直接相关的

---

① 高月梅，张泓：《幼儿心理学》，浙江教育出版社 1993 年版，第 105 页。

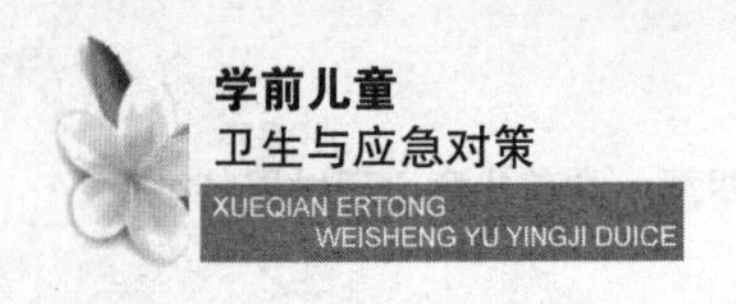


词到与日常生活距离稍远的词；从具体的词到抽象性、概括性比较高的词。

由于受幼儿思维发展水平的限制，在幼儿所掌握的词汇量中，并不是所有的词汇都是幼儿能正确运用的或正确理解的。其中有些词汇是幼儿既能理解又能正确使用的，叫作积极词汇；有些是幼儿能理解但不能正确使用的叫作消极词汇；还有些是既不能正确理解又不能正确使用的。幼儿对词汇的理解常有失之过宽或失之过窄的现象，如把“粗”说成“胖”、“长”说成“大”，把“水果”说成“苹果”等。

### （二）幼儿语法及口头表达能力的发展

所谓语法发展主要是指儿童口语中语句结构的发展。幼儿在与环境的不断交往中，自然掌握了一些基本语法结构和句型。幼儿对语法结构的掌握一般表现在语句的发展方面。

#### 1. 句子基本类型的发展特点

（1）从简单句到复杂句。简单句是指句法结构完整的句子，复合句是指由两个或两个以上意思关联比较密切的单句组成的句子。研究表明，幼儿主要使用简单句，但随着年龄的增长，简单句所占的比例逐渐减少，复合句逐渐发展。3～4 岁幼儿能使用因果复合句，但没有连词。5～6 岁幼儿才开始使用“因为”“为了”“结果”等连词。较大幼儿还会使用“但是”“可是”等转折连词。

（2）从陈述句到多种形式的句子出现。儿童最初掌握的是陈述句，到幼儿期陈述句仍占全部语句的 1/3 左右，但其他的句子如疑问句、祈使句、感叹句等形式的句子数量也在逐渐增加。其中，疑问句产生得较早。但对双重否定句和被动句等较复杂的句子尚不能完全理解。

（3）从无修饰句到修饰句。儿童最初的句子是没有修饰语的，2～3 岁开始使用一些简单的修饰，主要是数量词和简单的形容词，如“两条鱼儿在动”。3 岁开始出现复杂修饰语，到 4 岁，有修饰语的句子开始占优势，到 6 岁时，使用修饰语已达到 90%以上。

#### 2. 幼儿口头表达能力发展的特点

（1）对话语言的发展和独白言语的出现。

从交际的方式而言，口语可分为对话式和独白式两种。对话是在两个人之间互相交谈，独白则是一个人独自向听者讲述。3 岁前儿童的言语主要是对话言语，进入幼儿期，对话言语进一步发展。一般 3～4 岁幼儿能主动讲述自己生活中的事情；4～5 岁幼儿能独立地讲故事或各种事情；5～6 岁幼儿不但能系统地叙述，而且能大胆而自然地、生动而有感情地进行描述。

（2）情境性言语的发展和连贯性言语的产生。

幼儿初期的言语具有很明显的情境性，并要以表情、手势为辅助。随着年龄的增长，情境性言语的比重逐渐下降，连贯性言语逐渐发展起来。一般而言，3 岁前主要是情境性言语；3～4 岁时，仍带有情境性，但表达时能运用许多不连贯的短句，并辅以手势和面部表情；4～5 岁时，说话常常还是断断续续的，不能完整地说明事物现象、行为之间的联系；到 6～7 岁时，幼儿才能比较连贯地说话。

独白言语和连贯性言语的发展既是儿童口语表达能力的重要标志，也是儿童的言语从外部言语转变为内部言语的前提条件，在儿童整个言语的发展过程中具有十分重要的意义。

## 三、幼儿游戏的发展

著名的美国教育家杜威（John Dewey）认为，游戏是幼儿生活的一部分，在幼儿阶段，“生活即游戏，游戏即生活”。

游戏是幼儿认识世界的途径，是幼儿通过实际行动探索周围世界的一种特殊的积极活动形式。幼儿期的主导活动就是游戏，与其他活动相比，游戏对幼儿心理发展的作用更为显著。幼儿心理过渡到新的、更高的发展阶段的过程，主要是在游戏活动中完成的。

### （一）幼儿游戏的主要心理结构与本质特征

幼儿参加游戏活动时，其主要心理成分有想象、直接的兴趣和愉快的情绪、动作和语言。这些心理成分的参与，使游戏呈现出虚构性、兴趣性和具体性的特征。

幼儿游戏的主要心理结构成分包括以下几种：

#### 1. 想象

想象是游戏中最重要的成分，具体表现在：

（1）游戏材料——以物代物，一物多用。幼儿想象的心理因素表现在对玩具和游戏材料的使用上，“过家家”要有娃娃，“打仗”要有枪有马……这些材料（工具）可用其他物品代替，如几片树叶，“过家家”时可代替菜，这就是想象的作用。

（2）游戏角色——以人代人。典型的游戏即角色游戏。幼儿在游戏中总是改变自己的身份而以一种想象的身份——角色出现的，通过想象，把自己装扮成“教师”“家长”“医生”等角色。

#### 2. 直接兴趣和愉快的情绪

直接兴趣是幼儿进行游戏的动力，幼儿在由直接兴趣引起的游戏中伴随着愉快的情绪体验，这也是幼儿游戏时的一种心理成分。幼儿对游戏的兴趣是直接兴趣，即为了游戏而游戏，往往被游戏的过程所吸引，而不追求游戏以外的其他目的。比如幼儿玩“做饭”游戏，兴趣仅在于做饭的过程，而不在于做出真正可以吃的饭菜。

由于直接兴趣这一心理成分的参加，使得游戏显著区别于其他活动，从而使兴趣性成为游戏的固有特点，没有心理压力和负担，又不费什么精力，这让幼儿在游戏中总带有愉快的情绪体验，具有明显的愉悦性。

#### 3. 动作和言语

没有静止不动的游戏。幼儿总是通过各种动作和活动来进行游戏的。在角色游戏中，幼儿一般都要争当活动机会多的角色，如在“开汽车”的游戏中，孩子大都想当“司机”。

在角色游戏中，幼儿往往要共同商定游戏规则，这就需要语言。为了使游戏更有趣，幼儿要讲较多的话，完全无声息的游戏很少见。即使在“独自玩”的情况下，也常发现幼儿一边玩，一边自言自语。

总之，动作和言语是实现游戏构思的基本手段。

幼儿游戏的本质特征包括以下几个方面：

首先，游戏是一种社会性活动，是对儿童周围社会生活的初级模拟形式。他们按照自己的愿望，根据自己对现实生活的理解，将生活内容有目的、有意识、创造性地反映在游戏中。例如，幼儿的角色游戏“娃娃家”，结构游戏“造房子”等，都是以幼儿社会生活中的事物为素材，直观地反映现实社会生活。

其次，游戏是想象与现实生活的独特结合，它不是现实生活的简单翻版。幼儿在游戏中既可以充分展开想象的翅膀，又能真实再现和体验成人生活中的感受和人际关系。

最后，游戏是儿童主动参与的，不像学习那样具有强制性和义务性，也不像劳动那样要创造财富，而是与儿童自己的兴趣相联系。

## （二）幼儿游戏的种类及发展

从心理发展的角度看，不同年龄的幼儿在游戏中的表现和所用的方式是不同的，这决定了幼儿的游戏也各不相同。

（1）从幼儿社会性行为的发展来看，可将幼儿游戏分成以下四种：

① 独自游戏。指幼儿可以精力较为集中地、独自地玩某种玩具，不大觉察和理会旁人的存在。常常是一边玩，一边自言自语，没表现出想要参加到周围儿童的游戏中的愿望，这种游戏的社会性程度较低。

② 平行游戏。指幼儿看似在一块儿玩，但仍是单独做游戏，各自玩着自己的玩具，彼此没有交流。他们会察觉到其他幼儿的存在，偶尔会望一下别的幼儿，但接着又会把注意力集中到自己的游戏中。这种游戏在幼儿初期常见，是幼儿初步学习社交的机会。

③ 联合游戏。这是一种没有组织的共同游戏，指幼儿共同参加一项游戏，谈论共同的活动，但是没有分工，也没有围绕具体目标的共同活动，各人根据自己的兴趣进行游戏，多见于 3 ~ 4 岁幼儿。

④ 合作游戏。这是一种有组织、有规则的共同活动。它有明确的目的、分工和合作。5 岁以上的幼儿已能较长时间合作，服从安排和指挥。游戏的内容较多样化，游戏的主题也较明确稳定。

（2）从幼儿认知能力的发展来看，又可将幼儿游戏分为以下四种：

① 练习性游戏。又称为机能游戏、感觉运动游戏，是指孩子为获得某种愉快体验而单纯重复某种活动或动作，其形式以抓、摸、拿、走等动作为主，以 1 ~ 1.5 岁时最为典型，随年龄增长出现频率随之降低。

② 象征性游戏。这类游戏在幼儿期达到明显的高峰，表现为用“替代物”，以假想的情景和行动方式将愿望反映出来。幼儿初期使用与实物相似的替代物；中班时，改用相似性较低的替代物；到大班时，开始出现脱离实物，完全凭借想象以语言或动作替代物品。

美国心理学家的一些研究表明，幼儿独自的象征性游戏的发展趋势呈正“U”型曲线，即 5 岁时独自象征性游戏处于低谷，4 岁和 6 岁时明显高于 5 岁（鲁宾等，Rubin et al.，1983）；而幼儿的集体象征性游戏的发展则呈倒“U”形曲线，即 5 岁时集体象征游戏达到高峰，在幼儿的全部游戏中约占 71%，6 岁为次高峰，约占 65%，而 4 岁和 7 岁时较低（海德林顿等，Hetherington et al.，1979）。

③ 规则游戏。这种游戏是指具有明确规则且必须完全遵守的带有竞赛性质的活动。幼儿期有一些通常由成人发起的简单的规则游戏，幼儿由于常常不理解规则而破坏规则。如幼儿园经常开展的一些体育游戏、数字游戏、智力竞赛游戏等规则游戏的发展，也标志着游戏已

逐渐失去了具体的象征性内容而进一步抽象比，有利于培养儿童遵守规则的意识。

## 四、幼儿个性和社会性的发展

在幼儿期，随着言语、思维等能力的发展，尤其是幼儿园集体生活的开始，社会交往的不断扩大，幼儿的个性开始逐渐形成，社会性也得到显著性发展。

### （一）幼儿自我意识的发展

自我意识是指主体对其自身的意识。个性的形成有赖于自我意识的产生和发展，自我意识的发生、发展是个性形成的重要组成部分。

自我意识的真正出现是和个体言语的发展相联系的。儿童在 2～3 岁时，掌握代名词“我”，这是一个质的变化，标志着儿童把自己作为一个主体的人来认识，是儿童自我意识萌芽的最重要标志。

幼儿期自我意识的发展主要表现在自我评价、自我情绪体验及自我控制的发展等三个方面。

#### 1. 幼儿自我评价发展的主要特点

自我评价是自我意识的核心。自我评价能力的发展是自我意识的重要标志。有关研究（韩进之等，1986）表明，自我评价能力一般出现在 3.5～4 岁，绝大多数 5 岁幼儿已能进行一定程度的自我评价，6.5 岁的儿童已基本能进行一定程度的自我评价了。其特点表现为：

（1）主要依赖成人的评价。这是幼儿初期的“前自我评价”，如“妈妈说我是好孩子”“老师说我听话”等。

（2）自我评价常常带有主观情绪性。幼儿往往不从事实出发，而从情绪出发进行自我评价，即使自己不如别人，也往往说自己好，到了幼儿后期，会逐渐客观些。

（3）主要是对自己的外界行为进行评价。幼儿认为“我不骂人”或“我上课举手”，所以我是个好孩子。

（4）自我评价具有笼统性、片面性和表面性。幼儿较多只从某个方面或局部对自己进行评价。认为“我吃饭吃得好”“上课坐得好”，就认为自己是好孩子。

可见在幼儿期，儿童自我评价能力还很差，这与幼儿认识水平低有关。

#### 2. 幼儿自我情绪体验的发展

自我情绪体验出现在 4 岁左右，是从低级向高级发展的。最初是与幼儿自身的生理需要和状态相联系，如愉快、愤怒等，后来逐渐发展起一些亲社会性的情绪体验，如自尊、委屈等。幼儿自我情绪体验具有很强的受暗示性，年龄越小越明显。

#### 3. 幼儿自我控制的发展

幼儿自我控制能力主要表现在独立性、坚持性和自制力的发展方面。自我控制能力出现在 4～5 岁，大多数 5～6 岁的幼儿已具有一定的自控力。幼儿自控力的发展与其品质的发展水平相关，一般 3～4 岁幼儿坚持性和自制性都很差，到了 5～6 岁，幼儿才有一定的坚持性和自制性。

总之，在幼儿期，自我意识开始产生并得到初步发展，使幼儿能够意识到自己的外部行为和内心活动，这对个体心理的形成和发展具有重要作用。

### （二）幼儿社会性的发展

社会性是作为社会成员的个体为适应社会生活所表现出来的心理和行为特征。社会性发展（也称儿童的社会化）是指儿童从一个自然人，逐步掌握社会的道德行为规范与社会行为技能，成长为一个社会人，逐渐步入社会的过程。如果说社会性是一种静态形式，那么社会性发展则是动态的过程，一种逐渐建构的过程。

幼儿期是儿童社会性发展的重要时期，幼儿社会性发展是儿童未来发展的重要基础，在人的一生的社会性发展中，占有极其重要的地位。此阶段幼儿的社会认知、社会情感及社会行为技能等都得到了迅速发展，并开始逐渐显示出较为明显的个人特点，某些行为方式已经成为比较稳定的个性特征。可以说，幼儿期是人一生中社会性发展的关键时期，幼儿期社会性发展的好坏将直接影响到个体毕生的发展。

幼儿社会性发展的内容主要包括四个方面：人际关系的发展、性别认知与行为的发展、亲社会行为的发展、攻击性行为的发展。

#### 1. 幼儿人际关系的发展

社会性的核心内容就是人际关系。幼儿的人际关系主要包括两方面，一是幼儿与成人的关系，主要是幼儿与父母的关系（亲子关系）；二是幼儿与同伴的关系。

（1）幼儿与父母关系（亲子关系）的发展。

亲子关系有狭义与广义之分。狭义的亲子关系是指儿童早期与父母的情感联系，即依恋（如前所述，婴儿期的依恋）；广义的亲子关系是指父母与子女的相互作用方式，即父母的教养态度与方式。这里主要指的是后者对幼儿发展的影响。

亲子关系通常分成三种：民主型、专制型及放任型。不同的亲子关系类型对幼儿的影响是不同的。

民主型。父母与子女关系融洽，孩子的独立性、主动性、自我控制、自信心、探索性等方面都发展较好。

专制型。这类家庭中培养的孩子或是变得顺从、缺乏生气和创造性，或是变得自我中心和胆大妄为，常言行不一，走向两个极端。

放任型。这类家庭的孩子往往形成生活不能自理，胆小怯懦，意志薄弱，缺乏独立性等不良品质；但也可能促使孩子自主发展，形成少依赖，独立性、创造性强等性格特点。

（2）幼儿同伴关系的发展。

随着个体的发展，同伴日益对儿童的个性形成发挥愈来愈大的影响和作用。社会交往是社会化发展的基础。①因此，幼儿社会性的发展离不开同伴交往。

幼儿同伴交往的第一步就是选择同伴。研究发现，幼儿选择同伴依据一定的态度和标准。首先，表现出年龄标准。幼儿通常比较喜欢与同龄伙伴交往，而喜欢与年长儿童交往胜与于年幼儿童交往②；其次，幼儿主要依靠直接接触来选择同伴和朋友。这与儿童的认知发展水平相适应，直接接触是同伴关系发生的最初形式；再次，幼儿开始以自己对对方行为特点和心

---

① ② 王振宇等：《儿童社会化与教育》，人民教育出版社 1992 年版，第 323 页。

理品质的赞赏来择友。这反映了幼儿择友的倾向性，即倾向于挑选品行得到社会赞赏的人为伴。总之，幼儿会自发地模仿同伴的行为，同伴成为幼儿行为的强化物。常言道“近朱者赤，近墨者黑”，就是指人与人之间这种潜移默化的相互影响。也就是说，同伴会作为一种榜样影响幼儿的行为发展。

### 2. 幼儿性别认知与行为的发展

（1）幼儿性别认知的发展。

幼儿期是完成性别认知的重要阶段。包括对自身性别的认识和对性别角色的认识。

① 性别的认同。

性别认同是指对自身性别的认识，即对自己在生物学特性上是男性还是女性的一个分类。完整的性别概念主要有以下两个基本成分。

一是性别同一性。这是指对自身性别的辨认和理解，无论在什么情况下，都知道自己的性别。一般 3 岁左右的幼儿就能达到性别的同一性。随着年龄的增长，性别同一性在人的一生中继续发展。幼儿早期性别同一性的形成主要是由于父母日常生活中的话语（如“儿子”“丫头”等）和自己所发现的解剖学上的性别差异。

二是性别恒常性。这是指对于个人性别不变性的了解和认识，包括的内容：a.性别的时间恒常性，也称性别的稳定性，指一个人的性别不会随时间或年龄而发生变化；b.性别的情境恒常性，也称性别的一致性，指一个人的性别不会随其服饰、发型及所从事的活动而发生变化；c.性别的非动机性，指一个人的性别不会随其愿望而改变。相关研究表明，幼儿达到性别稳定性的平均年龄是 4 岁左右，达到性别一致性的年龄是 5 岁左右。当幼儿获得其他异性儿童的性别恒常性时，标志着幼儿性别恒常性正式出现。

② 性别角色的认同。

性别角色的发展是指儿童除了了解自己在生物学上的性别归属外，还应了解不同性别代表的不同的社会文化方面的意义。

首先是对性别角色标准的了解。即关于男女的动机、价值、行为方式和性格特征等方面的期望模式。如对于女性，大多数社会都认为应承担养育后代的角色，期望女性富于情感、温柔、友好、谦和、细心、敏感；而对于男性，则普遍期望应该有独立、果断、自信等品质，具有强烈的成就动机、竞争性和支配性等特征。当幼儿了解这些标准后，就会学着用这个标准来指导自己和评价他人的性别化行为。

其次是对性别角色的认同。性别角色的认同，是指一个人具有男性特点或女性特点的认识和信念。在幼儿期，绝大部分的儿童开始与父母认同，内化父母的标准、价值、态度、信念、世界观等，其中包括性别角色的认同。

最后是对性别角色的偏爱。性别角色的偏爱，是对于某一性别角色相联系的活动和态度的个人偏爱。一般与三个因素有关：a. 自己的能力越接近某一性别标准，就越希望自己成为这个性别；b. 对同性别的父母越喜欢，就越想成为这个性别的成员；c. 社会环境中存在着的关于某一性别的价值线索对儿童性别角色的偏爱起决定性作用。

（2）幼儿性别行为的发展。

幼儿性别行为的发展要基于幼儿性别认同的发展和幼儿性别角色标准的获得这两方面。

所谓性别行为是人按照特定社会对男性和女性的期望而逐渐形成的行为，也就是男人就应该像个男人，女人就应该像个女人，无论是在服装，还是在行为举止方面都应有所体现。

幼儿性别化行为首先表现在性别偏爱行为上，大约 14 ~ 22 个月的男孩就表现出愿意玩小汽车这类玩具，而女孩则表现出喜欢玩娃娃和毛茸茸的玩具；在幼儿园里，幼儿一般都喜欢从事与自己性别相符合的活动或中性活动，而不从事相反性别的游戏和活动，如男孩愿意参与运动性、竞赛性活动，女孩则更喜欢“过家家”的角色游戏。

幼儿期已经开始有了个性方面比较明显的性别差异，这种差异处于不断发展中。研究显示，4 岁女孩在独立能力、自控能力、关心人与物等三个方面优于同龄男孩；6 岁男孩的好奇心和情绪稳定性优于女孩，而 6 岁女孩对人与物的关心仍然优于男孩；6 岁幼儿观察力方面男孩也优于女孩。

### 3. 幼儿亲社会行为的发展

亲社会行为是指对他人或社会有利的行为或行为倾向，也被称为“向社会行为”或“利他行为”。具体包括分享、合作、谦让、援助等。亲社会行为的发展是幼儿道德发展的核心问题。

亲社会行为在幼儿期得到了显著发展，其中分享行为是幼儿期亲社会行为发展的主要方面。其发展特点表现为：

（1）幼儿的均分观念占主导地位。其中，4~5 岁时分享观念增强，表现为不会均分到会均分；5 ~ 6 岁的幼儿分享水平提高，慷慨行为增多。

（2）幼儿的分享水平受分享物品数量的影响。当分享物品与分享人数相等时，几乎所有儿童都作出均分反应。

（3）当物品在人手一份之外有多余时，幼儿倾向于将多余的那份分给需要的幼儿，非需要的幼儿则不被重视。

（4）当分享对象不同时，幼儿的分享反应也不同。当分享对象是家长，且物品少的时候，幼儿慷慨反应较对同伴的多，但当物品有多余时，则慷慨反应下降。

（5）幼儿更注重于食物，对食物的均分反应多，慷慨反应少。而对玩具，幼儿慷慨反应稍多。

此外，谦让也是一种典型的亲社会行为。幼儿的谦让水平不高，但短期的谦让行为训练和教育有利于提高幼儿谦让行为，3 ~ 5 岁幼儿提高较快。研究还认为，亲社会行为存在着个别差别，这也说明亲社会行为的发展需要适当的引导和教育。

### 4. 幼儿攻击性行为的发展

攻击性行为是对他人的敌视、伤害或破坏性行为，又称侵犯行为，表现为身体的攻击、言语的攻击或对他人权利的侵犯等。

儿童在 1 岁左右开始出现某些攻击性行为；到 2 岁左右，开始出现因争抢玩具等而打、推、踢、咬、扔东西等攻击性行为。到幼儿期，攻击性行为在频率上，表现形式和性质上都发生了很大的变化。从频率上看，幼儿 3 岁时攻击性行为继续发展，到 4 岁时达到高峰，5 岁以后开始下降；从具体表现形式来看，多数年幼儿童的攻击行为常常采用身体动作的方式来进行。随着言语的逐步发展，幼儿开始逐渐增加了言语的攻击，如“你真讨厌”“走开点”等；从性质上看，幼儿期虽仍以工具性攻击行为为主，但也逐渐表现了敌意性的攻击行为，如故意对自己不喜欢的人说难听的话，有意骂人或打人。

幼儿的攻击性行为存在明显的性别差异，男孩比女孩更多地怂恿和更多地卷入攻击事件。男孩比女孩更容易在受到攻击以后发动报复行为，碰到对方是男孩比对方是女孩时更容易发生攻击性行为。

由于攻击性行为属于反社会性行为，它妨碍人们形成良好的人际关系，阻碍人际交往，影响人们日常的生活、学习和工作，所以必须严格加以控制。常用的控制方法有：消除对攻击行为的关注和奖励；制定榜样和认知训练策略；移情训练，创造友爱互助的环境和氛围。

**思考与运用：**

1．新生儿无条件反射的类型有哪些？

2．为什么无条件反射的建立是新生儿心理产生的标志？

3．简述学前儿童动作发展的规律。

4．简述乳儿动作的发展。

5．简述婴儿动作的发展。

6．简述学前儿童游戏发展的特点及游戏对儿童身心发展的作用。

7．选择一所幼儿园，分别观察小班、中班及大班幼儿感知觉的表现，并记录下来，与同学相互交流讨论幼儿感知觉发展的规律。

8．见习幼儿园活动，记录幼儿在注意方面的表现。

9．观察并记录幼儿记忆的表现，总结幼儿阶段记忆的主要特征。

# 第五章 学前儿童心理健康与行为调适

**学习要点：**

1. 理解学前儿童心理健康的概念及意义。
2. 了解学前儿童常见的心理障碍，掌握并运用基本的预防措施。
3. 了解学前儿童常见的问题行为，掌握并运用基本的矫治措施。

中国教育部于2012年颁布的《3～6岁儿童学习与发展指南》将健康定义为：人在身体、心理和社会适应方面的良好状态。世界卫生组织（WHO）将其定义为：躯体、心理、社会适应的完好状态。上述定义皆明确指出，心理健康是健康不可或缺的一部分，与躯体和行为健康密切相关。那么，何为“心理健康”？世界卫生组织（WHO）将其定义为：所谓心理健康，是指一种完好的状态，即个体能够认识到自身的能力，能够应对日常生活中正常的压力，能够卓有成效地工作，对所处社会有所贡献。学前儿童的心理健康对学前儿童的身心发展起着十分重要的作用，关乎儿童的健康成长。对学前儿童开展心理健康教育，有助于培养儿童良好的心理素质和健全的人格。

## 第一节 学前儿童心理健康概述

### 一、概念界定

心理健康是个人和社会的完好状态以及有效工作的基础，而不仅仅是没有心理疾病而已。心理、躯体和社会的功能是互相依存的，心理健康与躯体健康都不能单独存在。具体来看，心理健康包括以下三个方面的内容：第一，自我认识，能够充分挖掘自我潜能；第二，对环境的驾驭意识；第三，自主意识，个体有能力识别、面对和解决问题（Jahoda，1958）。

根据上述心理健康的概念，结合学前儿童心理发展的特点，我们认为，学前儿童心理健康，是指学前儿童心理发展的完好状态，其心理活动与心理特征相互协调、适度发展、相对稳定，并与客观环境积极适应。学前儿童的心理发展对其今后的成长发挥着奠基性的重要作用。

### 二、学前儿童心理发展的特点

学前期是儿童身心发展最为迅速的时期，儿童无论在身高、体重、身体各组织器官的发育方面，还是在神经系统的完善方面，成长都很显著。并且，其心理活动也朝着更为高级和复杂的方向发展，产生了许多新的需要。概括起来，学前儿童心理发展的特点有以下几个方面。[①]

### （一）认知能力迅速发展

学前儿童在认知的各个方面都呈现出迅速发展的特点。在言语的发展上，学前期是人生中词汇量增长最快的时期。与两岁儿童相比，六岁儿童的词汇量大约增长三到四倍。儿童已能掌握各种类型的词汇，并且词义逐渐明确，具有一定的概括性。他们基本掌握了各种语法结构，可以自由地与人交谈。在思维与想象力方面，学前儿童已经开始摆脱婴儿期那种思维受到动作束缚的特点，思维活动具有了一定的目的性和预见性。在注意与记忆的发展方面，学前儿童仍以随意性为主，但有意注意和有意记忆已经开始发展。

### （二）情感体验日益丰富

随着年龄的增长，学前儿童情绪情感的体验逐渐丰富，一般成年人体验到的情绪情感，大部分已为儿童所体验，只是在情绪情感的动因和表现方式上还显稚嫩。学前儿童情绪情感的动因较为简单，其外在表现完全是外显的，缺少自控，常常极度强烈和高涨。他们有时会出现极度的恐惧，有时会莫名其妙地发脾气，对声音、陌生人、疼痛或身体失去平衡的害怕逐渐减弱，而对想象中的事物，诸如黑暗、危险的动物或所谓鬼怪的害怕有所加剧。对讥笑、斥责、伤害等威胁的焦虑也逐渐增加。在刚进入幼儿园时，儿童也会因不适应而产生抑郁情绪。但是，在集体生活中，儿童的道德感进一步发展，并产生了理智感，这表现在儿童已经能把自己和他人的行为同行为规范相比较，以及表现在对未知的好奇与好问方面。

### （三）社会适应能力逐渐增强

学前儿童的社会适应能力逐渐增强，与同伴活动在生活中所占的比例也在不断增长，且游伴的数量也随着年龄而增长。游戏已从平行性转向联合性和合作性，游伴关系也由比较疏松的撮合到比较协调的、有规则约束的结合，社会化程度大大提高。当然，儿童的游伴还很不稳定，且经常变化。游戏中争吵是常有的现象，一般是为了争夺玩具、争演某个角色，也有的是为了指使别的儿童服从自己，不过游戏争吵的时间不长，也不会因此而耿耿于怀。

### （四）自我意识与个性特征初步形成

学前儿童在与成人和同伴的交往中自我意识有所发展，他们已对自我形成某种看法。儿童的自我认识基本上就是家长、同伴、教师平时对儿童评价的翻版。一直受到周围人肯定的、积极评价的儿童往往会对自己产生一种满意感和自信感；而经常受到周围人否定的、消极评价的儿童则容易对自己产生自卑感和孤独感。学前期末的儿童已经养成了一套行为习惯，其个性特征已初步形成。学前期形成的个性心理特征和行为活动倾向，常常是一个人个性的核心成分或中坚结构。虽然以后也能对其中一些不良个性特征加以改造，但往往是量的变化，除非客观环境、儿童的亲身经历出现一次次极为严重的转折，否则已经形成的行为个性特征是很难从根本上改变的。

---

① 郑雪，刘学兰，王玲：《幼儿心理健康教育》，暨南大学出版社2006年版，第85-87页。

综上所述，可以看出，学前期既是儿童身心发展最为迅速的时期，亦是儿童心理健康成长的黄金时期，该阶段的生活经历和环境教育都对儿童的发展产生重要的影响。奥地利精神分析学家西格蒙德·弗洛伊德（Sigmund Freud）认为，儿童早期经验对其人格发展至关重要，在早期经验的作用下会形成个体长期的人格基本框架与基本特征。因此，学前儿童的心理健康对其人格的发展和身心的健康成长具有十分重要的意义，应当引起家长和幼教工作者的正确认识和充分重视，密切关注学前儿童的心理发展，及时准确地采用科学标准来衡量和评价儿童的心理健康状态，积极创造条件，努力促使每位学前儿童都能朝着健康的目标发展。

## 三、学前儿童心理健康的标准

根据学前儿童心理发展的特点，其心理健康的标准主要体现在以下几个方面。

### （一）智力发育正常

智力是指在不同活动中表现出来的能力，是顺利实现某种活动的心理条件，包括观察力、记忆力、抽象概括力、想象力和创造力等，其中，抽象概括力是其核心。智力发育正常是学前儿童正常生活、健康成长的最基本的心理条件。学前儿童的智力发育与年龄的增长几乎等速，学前期是某些智力要素发展最重要的时期。智力发育正常的儿童在认知方面一般表现出想象力丰富、好奇心强、求知欲旺盛、动手能力和动作协调能力较强等特点。根据斯坦福—比奈量表测量结果来看，智商 70 ~ 119 为智力的临界至中上范围；120 分以上为优异；而 70 分以下则为智能不足，即智力发育明显低于一般人水平，影响其心理的健康发展。

### （二）行为协调一致

随着年龄的增长，学前儿童思维的条理性逐渐增强，随意注意时间逐渐延长，亦能较好地控制自己的行为，情绪情感的表达方式日趋合理，对客观事物的态度渐趋稳定。心理健康的儿童，心理活动与行为方式是协调一致的。其行为通常表现为既不过敏，又不迟钝，面对新的刺激情境能做出合理的反应，具有与大多数同龄儿童基本相符的行为特征。相反，心理不健康的儿童，注意力不能集中，兴趣时常转移，思维混乱无序，语言支离破碎，经常出现行为前后矛盾的现象，自我控制和自我调节能力差。

### （三）情绪情感稳定积极

情绪情感是以个体的愿望和需要为中介的心理活动，当客观事物或情境符合主体的需要和愿望时，就能产生积极、肯定的情绪情感，反之则会产生消极、否定的情绪情感。稳定而积极的情绪情感，反映了中枢神经系统功能活动的协调性，表示个体的身心处于积极的平衡状态。心理健康的儿童表现为情绪情感稳定，积极向上，能较长时间保持良好的心境，具有对他人和事物的爱心和同情心，没有不必要的紧张感和不安感。对待环境中的各种刺激能表现出与其年龄相符的适度反应，逐渐学会调节和控制情绪。当感到委屈、痛苦、挫折时，能做到合理宣泄。反之，如果情绪情感易于变化，反复无常，其外在表现与内心体验不一致或与外部环境不协调，都是不健康的心理状态。

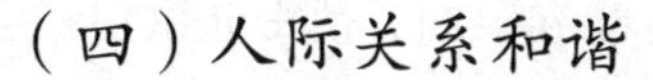

### （四）人际关系和谐

个体的心理健康状态是在与他人的交往中表现出来的。和谐人际关系的建立既是心理健康不可缺少的条件，也是获得心理健康的重要途径。学前儿童在成长的过程中，需要不断学习如何与人交往，如果人际关系失调，则易导致儿童产生各类心理问题。心理健康的儿童，在与环境相互作用的过程中，逐渐学会与环境建立起和谐的关系。虽然儿童人际交往的技能较差，但他们乐于交往、合群，能理解和接受别人，也容易被别人理解和接受，能与他人友好相处。他们希望通过交往获得别人的了解、信任和尊重。

### （五）性格乐观开朗

性格是一种与社会相关最密切的人格特征，反映在对客观现实的稳定态度和习惯化了的行为方式之中，表现了人们对现实和周围世界的态度，主要体现在对自己、对别人、对事物的态度和所采取的言行上。学前儿童的性格是儿童在与周围环境的相互作用中逐渐形成的，儿童的性格一经形成，就会具有相对稳定性。心理健康的儿童，一般具有活泼开朗、乐观自信、积极主动、独立性较强、谦虚、诚实、勇敢、热情、慷慨等性格特征。对自己、对别人、对现实环境的态度和行为方式比较符合社会规范。相反，心理不健康的儿童与别人和现实环境经常处于不协调的状态，表现出冷漠、自卑、孤僻、胆怯、执拗、依赖、吝啬和敌意等不良的性格特征。

### （六）自我意识良好

自我意识是主体对自己以及自己与客观世界关系的意识。自我意识在性格形成中起着关键的作用。当学前儿童在语言中出现“我”时，就表明其自我意识已经开始出现。具有良好自我意识的儿童，能了解自己，悦纳自己，体验到自己存在的价值。在他们身上积极的肯定的自我观念占优势，对自己表现出自爱、自尊、自豪感；对他人则表现出友善、同情、尊敬和信任。

上述几种心理健康的标准，只是“理想”的标志，可以将其视作培养儿童应努力达到的目标。事实上，每个儿童都可能有这方面或那方面的不足，人的健康状况是一种动态的过程，而非静止的状态。学前儿童正处在身心不断发育和完善的过程，如果要求学前儿童同时具备以上诸方面的特征，这样既不现实又不可能。所以，在评价和衡量学前儿童心理发展是否健康的时候，不能硬性地依照上述标准来进行判断，而是要积极创造条件，努力促使每位学前儿童都能朝着健康的目标发展。

## 四、学前儿童心理发展的影响因素

在学前儿童的成长过程中，遗传、发展关键期、早期生活经验等诸多因素对儿童的心理健康产生着重要的影响。

### （一）遗　传

遗传因素是指那些先天继承的、与生俱来的机体构造、形态、感官和神经系统等通过基因传递的生理解剖特点，是儿童心理发展的生物前提和自然条件。遗传素质的成熟制约着人身心发展的阶段与过程，为一定年龄阶段的身心特征提供了可能和限制，使得儿童在社会生活条件下可能发展成为一个具有高度心理发展的人。遗传素质的差异性对学前儿童心理发展的个性特点有一定影响，为儿童个性心理特征的发展提供了最初的可能性。同时，不同的心理行为受遗传的制约程度不同，如遗传因素对言语、空间、数等能力发展的影响一般要大于记忆、推理方面的影响。[①]

最高等的动物，即使长期与人类接触且接受人类的专门训练，也不可能具有人类的心理发展水平；先天大脑缺陷的婴儿，不能发展成为一个正常的人；严重智力落后的儿童，常常有遗传上的缺陷。任何一种基因的缺陷，对精神、神经、病理性行为障碍的发生都可能是危险因子。由此可见，没有正常人的遗传素质，就没有正常人的心理。遗传因素是学前儿童心理发展的必要物质前提，说明了儿童发展的高低限度。

### （二）心理发展关键期

心理发展关键期是指个体的某些行为与能力的发展有一定的时间，如在恰当的时间给以适当的良性刺激，会促使其行为与能力得到更好的发展；反之则会阻碍发展甚至导致行为与能力的缺失。其只发生在生命中一个固定的短暂时期，缺失了关键期内的有效刺激，往往会导致认知能力、语言能力、社会交往能力的低下，并且难以通过教育与训练得到改进。1920年，在印度加尔各答发现的狼孩就是关键期缺失的典型事例。狼孩卡玛那由于从小离开人类社会，在狼群中生活了 8 年，深深打上了狼群的烙印。后来虽然回到人类社会并接受了教育与训练，在智力发展的水平上，她根本不能与同年龄的正常孩子相比。卡玛那的智力在刚被发现（八岁）的时候，只相当于六个月的婴儿；快到十五岁时，相当于两岁婴儿；她在十七岁那年死去了，当时其智力发展水平才相当于四岁小孩。[②]

学前儿童的各个发展领域都有相应的心理发展关键期，下表对学前儿童年龄与心理发展关键期的相互对应进行了归纳（见表 5.1）。

**表 5.1　学前儿童年龄与发展关键期的对应**

| 年　龄 | 各领域的发展关键期 |
| --- | --- |
| 0～2 岁 | 亲子依恋形成关键期 |
| 1.5 岁左右 | 有意注意发展关键期 |
| 2 岁左右 | 分解性观察能力发展关键期 |
| 3 岁左右 | 幼儿独立性培养、规则意识建立关键期 |
| 5 岁以前 | 语言、数的概念和音乐学习关键期 |
| 5.5 岁左右 | 幼儿悟性萌芽、学习心态及习惯、学习成功感形成关键期 |
| 6 岁左右 | 社会组织能力、创造性发展关键期 |

### （三）早期生活经验

奥地利精神分析学家西格蒙德·弗洛伊德（Sigmund Freud）认为，儿童早期生活经验对于

① 白云静：行为遗传学：从宏观到微观的生命研究》，《心理科学进展》，2005（3）。
② 胡德辉：《心理学教学参考资料》，人民教育出版社 1981 年版，第 81-83 页。

其人格的发展至关重要，在早期生活经验的作用下会形成一个人长期的人格基本框架与基本特征。婴儿出生伊始的受关注程度直接影响着学前儿童的大脑神经传递和被激活的程度。对脑成像的比较研究发现，出生后遭遇忽视和冷漠的儿童，其大脑神经细胞大多处于低活动水平；而温馨呵护环境下成长的儿童，其大脑神经细胞大多处于高激活状态。由此可见早期生活经验对大脑发育的不同影响。[①]

20世纪30年代，美国心理学家斯基尔斯和大卫对孤儿院的儿童进行了智力追踪调查。在接受调查的孤儿院的旁边，正好有一个收容智力低下的妇女福利院。那些智力低下的妇女提出要照看孤儿院的孩子。考虑到其实际情况，孤儿院准许她们照看一部分孤儿。被随意挑选出来送到福利院的那一部分儿童，虽然得到的仅仅是妇女们的爱心和照顾，但他们以后的智力发展很正常。到18岁，这些受到照顾的儿童没有一个由于智力低下而被留在孤儿院。但是，另一部分仍留在孤儿院的儿童，因为没有他人的悉心照顾，很多儿童的智力发展明显迟缓，严重的甚至一直无法离开孤儿院。这个石破天惊的研究，打破了智力是由遗传决定而一成不变的神话，以事实说明了早期生活经验对儿童心理发展的重要性。[②]

### （四）家庭及托幼机构的影响

家庭及托幼机构是学前儿童日常生活的主要场所和环境，学前儿童在其中经历着各种活动，接受人生初期的教育影响，体验和形成与人际关系有关的各种早期经验，对儿童的心理发展产生着重要的影响。

家庭是儿童从出生到青少年阶段接触最密切的环境，家长是孩子的第一任教师，也是孩子学习模仿的榜样。家长的个性、价值观念、修养和行为模式、教养方式以及育儿态度等对学前儿童的心理发展影响最大。和谐的家庭关系、家长良好的道德品德，充满着爱的安定环境和丰富充实的生活使儿童获得健康的心理。家庭中亲子关系的相互性，对儿童心理发展的各个侧面都有极大的影响。家长对孩子的教育态度，对儿童早期情绪和性格的形成有深刻的影响。如果家长与孩子之间有良好的相互性，那么就会有幸福的良性循环反应，反之就会有不幸的非良性循环。

作为学前儿童最早进入的教育集体，托幼机构在生活抚育和教育教学等方面能够结合学前儿童年龄特征和心理发育特点开展教学，在孩子成长历程中能发挥积极有效的作用。在托幼机构中，儿童的独立生活能力、社会适应能力、学习能力以及人际交往能力得到培养和锻炼，对儿童的心理发展起着极为重要的作用。

### （五）社会环境因素

在宏观层面上，时代背景、文化传统及经济发展等社会环境因素也会对学前儿童的心理发展产生影响。各国经济体制不同，社会经济的阶层区分也不尽相同。美国的心理学家爱尔达对二十世纪三四十年代美国大恐慌时代的儿童心理发展过程作了追踪调查，结果发现在该时期度过幼儿期的个体有着更高的成就动机。

社会环境因素以潜在渗透的方式对学前儿童的心理发展产生着影响。社会环境因素在一

---

① R．S．Feldman．How Children Develop．Worth Publishers．2003.105。

② 周念丽：《学前儿童发展心理学》，华东师范大学出版社2006年版，第31-32页。

定意义上决定了儿童心理发展的水平、方向和个别差异。

### （六）儿童自身的调节与实践活动

在儿童心理从低级到高级、简单到复杂的发展过程中，其自身的调节与实践是一个关键的因素。儿童通过自身的调节来平衡来自机体内外的各种影响，并且通过自己的实践活动主动作用于环境，使环境适合于自己的发展。在发展过程中，当遇到机体内外干扰时，心理发展偏离了正常的轨道，儿童可以通过自我调节的平衡化过程使发展回到正常的轨道上来，保持自身的稳定与统一。如果一个儿童在生活中遭受重大的创伤，超出了他的心理所能承受与顺应的范围，平衡化的机制失效，则有可能出现心理障碍，影响心理的正常发展。

随着儿童自我意识的发展，形成个人愿望与自我理想，儿童自身的调节作用会从无意识的自动化到有意识的主动性方向转化，并对儿童个性的形成发展起着积极的作用，增强对儿童生存环境的适应与革新的能力。

总之，影响学前儿童心理发展的因素是多方面的，各种因素相互作用，共同影响着学前儿童心理的发展。因此，不仅要了解每一种因素对学前儿童心理发展的影响作用及其发挥作用的方式，也要了解不同因素之间的相互作用及其对学前儿童心理发展的影响。只有这样，才能全面把握影响学前儿童心理发展的前提条件与现实条件，找到促进学前儿童心理健康发展的有效途径与措施。

# 第二节　学前儿童常见的心理障碍及预防

学前儿童心理障碍是指学前儿童正常心理活动中暂时性的局部异常状态，是在特定情境和时间条件下由不良刺激引起的心理异常现象，既包括轻微的心理问题，如当儿童遭遇重大挫折或面临重大抉择时表现出的情绪焦虑、恐惧，以及人际关系紧张引起的烦恼、退缩等，也包括比较严重的心理活动紊乱，如由躯体疾病、成瘾物质或某些药物引起的继发性精神障碍，以及尚未清楚的原发性精神障碍等。如果学前儿童出现了长期持续的心理障碍而得不到适当的调适或诊治，容易导致日后精神疾病的产生。

学前儿童常见的心理障碍主要表现为发展障碍、情绪障碍以及行为障碍。

## 一、学前儿童常见的心理发展障碍

### （一）精神发育迟滞

**玲玲是笨小孩吗？**

从玲玲咿呀学语时起，父母就逐渐发现其在言语和运动发育方面明显落后于其他同龄正常儿童。玲玲虽然能够掌握简单的生活用语，但词汇量少，言语简单，记忆力、理解力、抽象概括能力等较差。同时，进入幼儿园以后，教师发现玲玲的社会适应能力差，卫生习惯的养成和穿衣、进食等个人生活技能表现出困难，其日常的衣着、游戏和词汇量都与 3 岁幼儿相近，社会技能非常有限，表现得像一个年纪较小的孩子。在玲玲刚满 5 岁时，通过韦氏儿

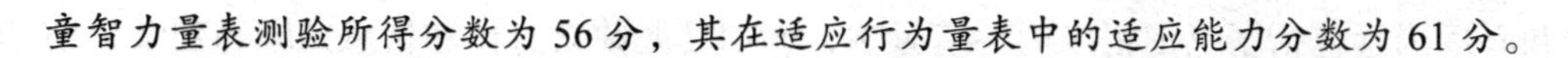

童智力量表测验所得分数为56分，其在适应行为量表中的适应能力分数为61分。

### 1. 描　述

精神发育迟滞指18岁之前发生的在智力和适应行为方面存在的不足。具体而言，第一，其智力功能水平显著低于平均值：在个人的IQ测验中，IQ分数约为70或以下（对婴儿而言，需要有显著低于平均智力功能水平的临床诊断）；第二，至少在以下两个领域内，同时伴有当前适应功能的不足或损害（例如，符合所在的文化背景和年龄要求的标准）：沟通、自理、家庭生活、社会/人际关系技能、社会资源的利用、自我指引、学业技能、工作、休闲、健康和安全。

精神发育迟滞儿童的能力损害程度有很大的不同，《心理障碍诊断与统计手册》基于IQ分数，把精神发育迟滞划分为轻度（IQ水平在50～55到70）、中度（IQ水平在35～40到50～55）、重度（IQ水平在20～25到35～40）、极重度（IQ水平低于20或25）。轻度精神发育迟滞组成了最大的一群，估计占整个精神发育迟滞的85%。轻度精神发育迟滞学前儿童的社会和沟通能力得到了发展，只是在语言表达的发展方面有轻微的发育迟缓，通常只是在小学低年级因出现了学业或行为问题才被鉴定出来。他们的感觉运动功能的损害通常很小或没有，容易和同龄人相处。中度精神发育迟滞学前儿童与轻度的相比有较多的智力和适应能力方面的损害，通常在学前即被鉴定有发育迟缓。重度精神发育迟缓学前儿童很早就可以识别出来，因为在发育方面有确凿的延迟和明显的身体特征或异常。他们在一些重要的发育里程碑如站立、走路和如厕的训练方面都有明显的延迟，只学会很少或几乎学不会沟通性语言，只能接受有限的学前教育，如熟悉字母表和简单计算，掌握一些技能如学会用眼睛识别一些“生存性”单词，如热、危险和停。除智力损害之外，他们可能会有身体活动方面的困难或其他与健康有关的问题，例如呼吸、心脏或身体的并发症。极重度精神发育迟滞的人在婴儿时就能鉴定出来，因为有明显的发育迟缓和生物学异常，如不对称的脸部特征；在学前期就表现出相当严重的感觉和运动机能方面的损害，例如到4岁时，其反应只与1岁孩子的相仿；仅能够学习初步的沟通技能，在吃饭、洗漱、梳理、大小便和穿衣等方面都需要专门的训练。

### 2. 原　因

（1）遗传和结构因素。

染色体异常、单基因状态等对精神发育迟滞有明显的影响。染色体畸变是重度精神发育迟滞最常见的单一原因，而脆性X染色体综合征是遗传性精神发育迟滞最常见的原因。其他影响智力和认知功能的综合征是由以遗传为基础的代谢方面的缺陷导致的，这种异常导致某个特定发育阶段所必需的某些化学物质的过剩或短缺。

（2）神经生物学影响。

胎儿和婴儿的发育也会受到不利的生物学条件的影响，例如营养不良、接触有毒物质和各种出生前和围产期的应激性刺激。这些因素在某种情况下直接或间接地导致较低的智力和精神发育迟滞，具体影响情况常取决于胎儿受影响的时间和受损的程度。任何不能被母亲的免疫系统或调整系统所处理或调整的生物化学物质或感染，都会增加胎儿发育和接下来的智力能力发展的危险。

（3）社会和心理因素。

社会和心理因素包括了范围很广的环境影响，例如婴儿缺乏身体和情感照顾和刺激，还有其他经常伴随性的精神障碍如孤独症等。所有这些因素可以解释精神发育迟滞的 15%至 20%。因此，对婴儿和年幼儿童身体和情感照顾的质量显得尤为重要。

### 3. 预防措施

（1）产前教育和筛查。

绝大部分儿童受益于出生前教育和卫生保健预防，这些措施不仅应包括对特殊危险的预防，还应包括提升正确的儿童照顾，特别是在儿童出生的头两年。产前筛查由特殊的遗传筛查组成，用来决定胎儿是否有遗传异常，如导致严重的发育迟滞的唐氏综合征。通过超声波扫描可以发现很多与身体缺陷有关的情况，在胎儿发育期对羊水的测试，就为出生前诊断染色体异常和在 DNA 水平上确定遗传疾病提供了帮助。

（2）心理社会治疗。

首先，针对年幼儿童家庭的强化的范围广的早期干预服务，能够有效减少危险因素和促进儿童健康发展，包括为高风险儿童在学前提供系统的额外教育，以及其他家庭和儿童经常性的帮助。其次，行为治疗强调用积极的方法在学校和社区机构中教授基本学业和社会技能，帮助患精神发育迟滞的儿童和青少年以最正常的方式进行适应。

（3）认知—行为治疗。

该类方法对稍有语言接受和表达能力的儿童最为有效。只要儿童能够跟着成年人的言语指示，并用语言描述他们自己的行为，他们就可以从言语的自我调节训练计划中获益。例如，自我指导训练教儿童运用语言提示去加工信息，这是治疗师和教师最初为让他们继续从事任务活动和提醒他们如何处理新任务时所教的；特殊学习技术也被用来提高记忆和学习能力。

（4）家庭导向策略。

短期来说，以问题为焦点的行为治疗是帮助精神发育迟滞儿童的家长应付实际困难的最有效方法之一。每个家庭的治疗目标的确定都是个别化的，向家长提供的解决方法应该符合他们的需要。特别是在学前期，此时家庭的主要焦点是孩子成长的问题，学前期是需要家长付出大量时间的时期，此时对家长进行强化计划最为有效，以使家长教给孩子们基本的学习和社会技能。

## （二）孤独症

**海洋天堂**

汪洋大海之上飘荡着一只孤舟，一位踌躇的父亲带着有天生缺陷的儿子，孤独地坐在船上，无望地看着辽阔的大海，这位 47 岁的父亲，名叫王心诚，他 21 岁的儿子大福从小患有孤独症，完全活在自己封闭的世界里，无法独立生活。大福的妈妈在大福年幼的时候，因为承受不了儿子患病的压力，在一次意外中丧生，王心诚独自一人把大福抚养长大，与儿子相依为命。为了大福能够快乐地生活下去，留在他最心爱的海洋馆，王心诚为自己制订了最不可能完成的计划，教会大福在海洋馆“上班”。他费尽心力地教大福自己坐公交车去海洋馆，在海洋馆擦地。为了不让大福感到孤独，他甚至不惜拖着病重的身体，背着自制的龟壳扮成海龟，陪着大福游泳。他告诉大福自己将会变成海龟，一直陪伴在他身边。王心诚最终离开了人世，却已心中无憾，而大福也学会了在海洋馆“上班”。结尾处，大福像从前趴在父亲背上一样，伏在海龟的身上，和它一起游泳，安心而幸福。

### 1. 描　述

孤独症是一种严重的广泛性发展障碍，在三岁以前发病，以明显的社会功能、语言和沟通技能缺陷和极不寻常的兴趣和行为为特征。它影响着儿童与他们的世界相互作用的每一个方面，涉及脑的很多部分，破坏我们作为人类的最显著特征——社会回应、沟通能力和对他人的感觉。孤独症儿童在与他人的关系方面有非常严重的困难，包括在社会定向刺激、模仿别人、与别人分享关注焦点以及留意和了解他人的感受等方面存在缺陷。他们在沟通和语言方面表现出严重的异常，包括在使用非言语发声和手势、奇怪的语言如代词颠倒和模仿言语以及在社会环境中恰当使用语言方面都存在缺陷。他们表现出刻板和重复的行为、兴趣和活动，包括强迫性的常规和仪式、异常的关注和一致性坚持或刻板的身体运动。

大约 80%的孤独症儿童智力落后；其中大约一半的 IQ 低于 50，30%的 IQ 在 50～70 之间，剩下的 20%智商达到或高于平均水平。感知觉异常和缺陷在孤独症儿童中是常见的，包括对某些刺激过分敏感或不敏感，指向感觉输入注意的高选择性和无选择性移动，以及混合性感觉损害。孤独症儿童理解别人和自己心理状态的能力存在缺陷，在较高层次的计划和调节行为方面亦存在缺陷。

尽管孤独症的流行趋势在上升，但依然是一种少见的障碍，每万名儿童中有四至五个。一般男孩的患病率比女孩高三至四倍，虽然女孩比男孩较少患孤独症，但只要她们患上孤独症，那就比较严重。孤独症多数在儿童两岁左右或稍大一些时被确诊。虽然孤独症患者会持续表现出社会功能缺陷以致一生与别人不同，但大部分孤独症儿童随年龄增长症状会逐步改善。

### 2. 原　因

（1）早期发育问题。

孤独症儿童在母亲怀孕、出生或新生儿等各个阶段，都比其他儿童有较多的健康问题。早产、孕期出血、毒血症、滤过性病毒感染或暴露以及出生后活力缺乏，已经在大约 25%的孤独症儿童中得到确认。虽然这些孕期和分娩期的问题不是孤独症的主要原因，但这些提示胎儿或新生儿的发育确实受到某种一般性的威胁。

（2）遗传影响。

孤独症是一种遗传疾病，其几乎与所有染色体异常有关，患者有染色体异常的递升风险大约为 5%。大约 2%～3%的孤独症儿童有脆性 X 染色体异常，大约 25%或更多患有结节性脑硬化单基因异常的儿童患有孤独症，大约 1%～4%的孤独症儿童有结节性脑硬化。同时，孤独症潜在易感性的遗传度高于 90%，其可能易感性基因在第 7 对染色体上，第 15 对染色体异常也进入了研究之列。

（3）脑部异常。

生物学发现支持孤独症的大脑发育存在着广泛的异常，如大脑额叶皮层异常，小脑结构异常，中颞叶异常以及有关的边缘结构系统结构异常等，这些异常导致了复杂的信息处理能力的一般性损害。若干到脑神经元组织进程与此有关，其中包括树突和轴突的发育、突触连接的建立和神经元进程中的程序性细胞死亡和选择性消退。

### 3. 预防措施

（1）创造良好的成长环境。

母亲在妊娠期间要注意避免接触特定药物和有毒物质，保持积极乐观的良好心态；在养育孩子的过程中，应尽量避免把孩子放在一个单调、沉闷、缺乏沟通的环境中；留意孩子早期语言、认知的发展情况，多和孩子进行非语言的沟通；定期带孩子接受身体检查，发现问题及早就医[①]。

（2）早期干预。

因为发育早期的神经系统具有很大的可塑性，因此，对于那些三至四岁甚至更小一些就已被诊断出孤独症的儿童，宜对其进行早期干预，为其提供强化的和结构性的经验，以期在某些方面改变其大脑的发育出现原本不可能的结果。早期干预提供的是直接的一对一的方法，与儿童共同进行，每周 15 ~ 40 小时，让其积极投入家庭和同伴群体中去，努力使儿童与正常同龄人相互影响。成功接受早期干预的儿童，很大一部分能够接受正规教育，在发展方面都有进步，表现在 IQ 分数、发展测验分数的提高和课堂观察方面的改善。[②]

## 二、情绪障碍

## （一）分离性焦虑障碍

**“我不上幼儿园！”**

3 岁的东东从上幼儿园的第一天起，便哭闹不停，抱着妈妈的双腿不放，怎么劝说都不肯走进幼儿园的大门。好不容易被抱进了教室，东东仍然不肯吃饭、不肯午休，也不和其他小朋友一起玩耍。下午离园时，东东表现得尤其着急，一看见妈妈的身影，便飞扑过去。回到家里，老是缠着妈妈爸爸，担心他们会悄悄离开自己，甚至在入睡后还会在梦中惊叫“妈妈！”“我不去！”

### 1. 描　述

学前儿童分离性焦虑障碍是指儿童与其依恋对象（家长等主要养育者）分离或与其家庭分离时，儿童因过度担忧依恋对象和自己的安全，过度害怕分离以及与依恋对象再也不能相聚而表现出的过度焦虑和发展性不适。分离性焦虑障碍是儿童期最常见的焦虑障碍，患病率约为 10%；亦是发病年龄最小、开始治疗年龄最小的一种儿童焦虑障碍，多发于学前期，其中三至五岁儿童的分离焦虑程度最高。

分离性焦虑障碍儿童在与依恋对象或其家庭分离时，表现出与年龄不适合的、过度的和影响能力的焦虑，他们惧怕新的环境，并伴随出现躯体不适。年龄较小的儿童表现出对家长的关注过分需求，寸步不离地跟着他们，晚上要求和家长一起睡觉，并且在睡眠过程中会重复做被绑架、被杀或家长死亡等白天过度担忧过的相关事件的噩梦。年龄稍长的学前儿童在很多方面表现分离性焦虑障碍引起的困难，比如害怕白天独自在家或晚上独自睡

① 徐晓翠：《中国儿童孤独症病程发展、治疗现状和教育需求的家庭调查研究》，苏州大学，2009。
② 沃尔夫：《儿童异常心理学》，孟宪章等译，暨南大学出版社 2004 年版，第 420 页。

觉，难以完成分配的任务，不敢上学、外出等，同时也可能伴随出现有关生病、事故、被绑架、身体受到伤害等幻想。为了避免分离，分离性焦虑障碍儿童会越来越关注其依恋对象日常的活动和行踪，并显得烦躁、哭闹及叫喊，伴随疼痛、心率加快、眩晕、头痛、胃痛、恶心等躯体不适。

事实上，适宜程度的分离性焦虑在学前期对年幼儿童的生存是重要且正常的。从 7 个月到学龄前，几乎所有儿童都曾因与家长或其他亲近的人分离而焦躁不安。反之，如果在这个年龄段缺乏适宜程度的分离性焦虑则表明存在非安全性依恋或其他问题。但是，分离性焦虑障碍通常会从轻度发展为重度，当儿童的焦虑时间超过 4 周，并影响其正常的日常生活或娱乐活动时，儿童就有可能患上了分离性焦虑障碍，如不及时矫治或诊治，则有可能发展为重度焦虑障碍。

#### 2. 原　因

（1）行为抑制气质。

追踪研究发现，行为抑制气质的儿童有发生包括分离性焦虑障碍在内的多种焦虑或抑郁障碍的风险。行为抑制气质是指儿童对新奇或不熟悉的情境的异于寻常的害羞、害怕和退缩倾向，这种气质特征是有遗传基础的。行为抑制气质的儿童有神经生理学的改变，如心率加快，唾液中可的松的分泌量增加，尿液中儿茶酚胺含量增加以及喉头发紧、瞳孔放大等。高水平的行为抑制与焦虑、担心、抑郁相关。[①]

（2）遗传因素。

遗传对儿童分离性焦虑障碍有影响，在大多数的案例中，大约 30%的变异可用遗传因素解释。遗传对分离性焦虑障碍的影响，女孩比男孩更明显，且随着年龄的增长而增大。相同的环境影响或生活经验，如母亲患有精神障碍、教养不良或贫穷等，对学前期儿童的分离性焦虑障碍有重要影响。

（3）依恋模式。

儿童早期的依恋模式与分离性焦虑障碍的形成密切相关。婴幼儿与养育者形成的依恋类型是儿童产生分离焦虑障碍的主要原因。有研究对一组人群从妊娠 3 个月开始追踪，发现婴儿期非安全型依恋，增加了学前期儿童分离性焦虑障碍的风险。早期非安全型依恋一旦被儿童内化，将决定儿童如何看待世界和他人。对环境不信任、认为从环境中得不到帮助、敌视环境或认为环境中充满威胁的儿童，以后更容易出现分离性焦虑和回避行为。

#### 3. 预防措施

（1）创造适宜环境。

预防学前儿童分离性焦虑障碍发生的首要措施，是要深入和细致地了解并消除引起儿童分离性焦虑障碍的原因，从而有针对性地改善家庭与学校环境，创造有利于儿童的适应过程与环境，减轻儿童压力，增强自信。在这一点上，游戏和音乐疗法可以取得一定的疗效。对于有分离性焦虑倾向的家长，要帮助其认识到自身的心理弱点对儿童会产生的不利影响，使其同时接受治疗。

（2）建立安全型亲子依恋。

---

① 苏林雁：《儿童焦虑障碍》，全国发育行为儿科学术研讨会，2009。

安全型依恋儿童能够明显而平稳地依恋其家长等主要养育者，表现为当主要养育者在场时，儿童感到足够安全，能在陌生的环境中进行探索和操作。家长等主要养育者对儿童需要的反应性和敏感性对亲子间形成安全型依恋起重要作用。因此，家长等主要抚育者应注意从婴幼儿时期起，逐渐培养起与儿童之间的安全型亲子依恋，使儿童具有足够的安全感，鼓励儿童在陌生的环境中对不熟悉的情境中的玩具和其他物体表现出好奇并探索和操作。应注意训练儿童当其独自被留在一个不熟悉的情境中时，能够有较强的维持联系的行为发生，在熟悉的环境中，也极少因为普通的暂时分离而不安。

## （二）特异性恐惧症

**“我怕气球！”**

近一年以来，5岁的妞妞对小朋友经常玩耍的气球怀有强烈的恐惧。“我最害怕气球了！快拿开！”“如果有气球在我身边，我会被炸死的。”妞妞的母亲描述说，只要妞妞一看到小朋友手里有气球，哪怕是远远地看见，也会脸色苍白，身体颤抖，躲避不及，并尽量回避她认为可能会有气球的地方。妞妞的恐惧已经影响到了她的生活。例如，不愿意在户外活动，不愿意参加幼儿园组织的体育活动，甚至害怕入睡，担心会有气球飘到自己的旁边把自己炸死。

### 1. 描　述

学前儿童特异性恐惧症是指儿童对一些危险较小甚至没有危险的物体表现出与年龄不符的持续的、非理性或夸大的、影响行为能力的恐惧。患有特异性恐惧症的儿童在面对自己恐惧的事物时，通常会感觉到极度的恐惧和心理警戒，并产生预期恐惧和回避行为，想方设法回避这些物体或情境，心跳加速或惊恐发作，并以哭泣、发脾气、身体僵硬、缠着大人等形式表现出来。特异性恐惧症儿童总是认为，如果他们面对恐惧对象的话，必定会发生一些例如人身安全受到威胁等可怕的事情，这些担忧会引起儿童严重的痛苦，从而影响其日常生活。

根据恐惧对象和回避反应，《心理障碍诊断与统计手册》将特异性恐惧症划分为如下五种类型：① 动物恐惧症：恐惧动物或昆虫；② 自然环境恐惧症：恐惧自然环境中的物体，如高空、黑暗、暴风雨、水等；③ 血液—注射—受伤恐惧症：恐惧看见血、受伤、打针或其他倾入性的医疗过程；④ 情境恐惧症：对特定情境的恐惧，如飞行、乘坐电梯、穿越隧道、过桥、驾驶或在密闭空间里；⑤ 其他恐惧症：对噪音或其他类似对象的恐惧，对其他可能引起窒息、呕吐或传染病的情境的恐惧。

特异性恐惧症儿童对恐惧对象感觉危险的信念是持续存在的，尽管已有证据表明没有恐惧的必要，但其通常不会意识到自己的恐惧是过度和不合理的。如果恐惧对象在日常生活中并不常见，那么特异性恐惧症不一定会产生严重的影响。但如果儿童在日常生活中经常或有规律地碰到恐惧对象，或者这种恐惧严重影响了重要的生活事件，那么特异性恐惧症就成为一个严重的问题。

### 2. 原　因

（1）生物进化因素。

进化论认为，人类婴儿具有学习某种恐惧的生物预定性，以提醒他们环境中存在的潜在危险。这也是狗、蛇、昆虫等动物成为特异性恐惧症儿童最常见的恐惧对象的主要原因。根据进化论，人类的婴儿天生具有的某些恐惧是自然选择的结果。儿童主要的恐惧对象来源于人类进化过程中受到的自然界的危险，包括蛇、黑暗、肉食动物、高空、血、噪音和陌生的地方。从进化的角度看，这些恐惧是适应性行为，因为它们提醒个体提防潜在的危险，从而提高生存的可能性。

（2）早期生活经历。

在学前儿童早期的生活经历中，如果某种特异性恐惧对象对其产生强烈程度的惊吓或恐吓，那么就会在儿童的记忆中留下极其深刻的印象，导致日后儿童再次接触到此类对象仍然会产生当时的恐惧反应。再者，如果在日常生活中，家长或教师经常采用某种事物来威吓儿童，那么该种事物就会在儿童的想象中不断被恐怖化，并通过外在的威吓不断强化，从而逐步形成了儿童对该种事物的特异性恐惧。

### 3. 预防措施

（1）模仿和强化训练。

在模仿和强化训练中，训练者首先塑造出期望的行为，如接近儿童恐惧的物体，然后再鼓励和引导儿童练习这些行为。如果儿童出现了期望的行为，则及时予以正强化。该种训练类似于脱敏训练，训练者通过多种形式呈现令儿童恐惧的特定情境或物体，引导儿童接近现实的恐惧对象的直接刺激，进而逐渐克服现实生活中特定的情境或物体，儿童就会逐渐树立起信心，不再对那些特定的情境或物体感到恐惧。

（2）调整教养方式。

在学前儿童的日常生活中，家长和教师应该尽量为其创造一个安全和谐的生活环境，减少外在影响对儿童的威吓和惊吓。同时，在教养方式上，家长和教师应该尽量采用温和的说教方式，避免采用特定情境或物体故意威吓儿童，以免对其心理造成负面影响。

## 三、行为障碍

### （一）注意缺陷/多动性障碍

**多动的大胖**

5岁的大胖注意集中时间很短，注意力很容易分散。幼儿园老师反映，大胖在幼儿园里听老师讲课或做其他事情时，注意力常常难以保持持久，容易发愣走神；经常因周围环境中的动静而分心，并东张西望或接话茬；做事往往难以持久，常常一件事未做完，又去做另一件事；难以始终地遵守指令而完成要求完成的任务；经常有意回避或不愿意从事需要较长时间集中精力的任务，如做游戏，也不能按时完成这些任务。妈妈也发现大胖总是丢三落四，遗失自己的物品或好忘事；与他说话时，也常常心不在焉。

#### 1. 描　述

注意缺陷/多动性障碍是指儿童表现出的持续的与年龄不符的注意分散和注意广度小，以及不分场合的过度活动和情绪冲动，并伴有智力正常或接近正常状态下的认知障碍和学习困难。大约 3%至 6%的学龄前儿童患有注意缺陷/多动性障碍。这些儿童的行为奇特又充满矛盾，其莽撞而无秩序的行为成为儿童及其家人、教师以及同学持续不断的紧张和烦躁的根源，而儿童自己也常会笼罩在一种烦躁和无望的情绪之中。注意缺陷/多动性障碍儿童在玩乐或学习时很难保持持续的注意集中，持久注意或警戒是其注意缺陷的核心；他们也极其好动，但不像其他精力旺盛的孩子，他们不能很好地完成任务；他们也是冲动的，这显示他们似乎不能克制即刻的反应或不能在行动前思考一下。上述注意缺陷/多动性障碍的症状在学前期出现，症状的发生比其他同龄、同性别儿童更频繁、更严重，症状具有连续性并在不同的环境中都会发生，会造成功能损害。此外，注意缺陷/多动性障碍儿童还经常表现出其他问题，例如认知缺陷、语言能力的损害、人际交往困难以及执行功能缺陷等。注意缺陷/多动性障碍儿童的智力是正常的，他们面临的是如何在日常生活情境中运用智力的问题。

随着儿童三四岁时多动/冲动症状的出现，注意缺陷/多动性障碍变得越来越明显。他们做事情突兀且不经思考，从一项活动直接跳跃到另一项，抢夺眼前利益；他们很容易觉得沉闷，而且对常规性事情反应强烈且反感；并带有攻击性和挑衅性，以至于令家长觉得难以应对和处理；他们经常在幼儿园的教室里游荡、说话过多及打扰其他小朋友的活动。幼儿园小朋友持续表现出多动、冲动和反叛行为至少一年的很可能就是患有注意缺陷/多动性障碍。多数情况下，他们的问题将延续至小学。许多注意缺陷/多动性障碍儿童达到了对抗挑衅异常和行为异常的标准，大约有 25%的注意缺陷/多动性障碍儿童经历了极度焦虑，焦虑的出现会克制其他患有注意缺陷/多动性障碍的儿童所具有的冲动行为。许多注意缺陷/多动性障碍儿童也经历了忧郁症，这可能是因为在患有注意缺陷/多动性障碍的儿童的家庭中容易引发情绪障碍所导致的。

### 2. 原　因

（1）遗传因素。

遗传的影响是注意缺陷/多动性障碍的重要成因。注意缺陷/多动性障碍的遗传性为 0.80 或更高，且症状越严重，遗传的影响越大。如果孩子患有注意缺陷/多动性障碍，那么其直系或旁系家庭成员的 1/3 也可能患有这种异常，尤其是如果父亲在童年时患有注意缺陷/多动性障碍，那么其后代有 1/3 患有这种障碍。

（2）怀孕期、出生和早期发展因素。

许多危及出生前后神经系统发展的因素与注意缺陷/多动性障碍的产生有关，如怀孕与生育并发症、出生体重低、营养不良、早期神经性刺激或损伤以及婴儿期的病症等。母亲吸烟、饮酒或在怀孕时服用其他药物会对未出生的孩子产生破坏性作用。怀孕时饮酒会增加胎儿酒精综合征的风险，导致孩子注意分散、多动、冲动或相关学习能力与行为能力减弱；而怀孕时吸入尼古丁或可卡因等有毒物质，会对胎儿脑部发育产生不利影响，并导致高于正常比率的注意缺陷/多动性障碍。

（3）神经生理因素。

神经成像研究表明，患有注意缺陷/多动性障碍的儿童的脑部某些区域的结构较未患有注意缺陷/多动性障碍的儿童有所不同或活动较少，该类儿童在与前额叶功能有关的神经心理学测试中的表现较差。其大脑右边前额皮质比未患有注意缺陷/多动性障碍的儿童小，且基底神经节的几个部分的结构异常，这表明前额区域的解剖学指标与患有注意缺陷/多动性障碍的儿童的反应克制和注意力表现有关。

（4）家庭影响。

家庭中的心理社会因素不是形成注意缺陷/多动性障碍的主要因素，但是其对理解注意缺陷/多动性障碍非常重要，例如养育介入缺乏、躯体和情感虐待、家长的过度负性干预及情感忽略等反应性依恋障碍，皆是引发该障碍发生的原因。家庭问题会使注意缺陷/多动性障碍症状变得严重，而且与形成相关品行障碍有关。

### 3. 预防措施

（1）注意产前环境。

母亲在孕产期间，应该注意全面营养的摄入，避免吸烟、饮酒和服用特定药物，避免接触有毒物质。同时，应保持积极健康的心态，避免情绪上的过度波动和极端爆发，从多方面为胎儿提供一个健康安全的生长环境。

（2）感觉统合训练。

感觉统合训练在于控制输入，改善大脑信息加工过程，使机体在适应环境中形成并巩固良好的行为。训练者应根据每个儿童的不同特点，制定出感觉统合训练计划，对儿童的学习能力进行调整，寓训练治疗于游戏之中，方可易被儿童接受。在训练过程中，训练者应耐心指导儿童，多给予鼓励、肯定，同时需要家长的耐心配合。研究显示，注意缺陷/多动性障碍儿童经过感觉统合训练 6 个月治疗后，在注意力、学习能力、数字记忆方面有非常显著的改善，提高了儿童的学习成绩、运动协调和语言功能，认知功能得到了明显改善。可见感觉统合训练对 ADHD 儿童的康复是非常有效的。[①]

## （二）品行障碍

**惹是生非的牛牛**

6 岁的牛牛已经是幼儿园学前班的小朋友了，表面上看，他是一个正常的男孩，爱运动，特别是爱模仿动画片里的打斗动作。事实上，牛牛经常性表现出烦躁不安，随自己的想法去做任何事情，如果不随其意，就会大发脾气，大搞破坏。在其 3 岁时，他曾把一盒爆竹扔进煤炉，结果引起了爆炸，险些炸伤自己；4 岁时，他在公园玩耍，向一个小女孩扔石头，打中其头部引起流血。其母亲反映说有发现强强从父母钱包里偷偷拿钱的行为。强强的行为在幼儿园也造成了很大麻烦，目中无人，随意欺负小朋友，干扰了整个班级的正常活动。

### 1. 描　述

学前儿童品行障碍与儿童在日常生活中表现出来的“调皮”不同，他们通常都有严重的与年龄不符的不恰当的行为问题，并伴有注意缺陷或多动障碍或不良的学校适应等其他问题，这些行为和态度违背家庭愿望和社会规范，侵犯他人的人身权和财产权，例如，对人和动物的攻击，破坏财产，欺骗或行窃以及严重违反规定。品行障碍儿童通常情绪不安，行为冷酷无情，容易引起人们的愤怒、对无辜受害者的同情和想要严厉惩罚和管束他们的愿望。等到这些儿童再长大些，他们要么通过心理健康和青少年司法系统的鉴定得到理解和康复，要么依据公众的和刑事法庭的要求接受惩罚以保护受害者。

---

① 崔向莉，许汝钗，哈建华：《感觉统合训练对注意缺陷多动性障碍（ADHD）儿童康复作用的研究》，《中国妇幼保健》，2005（20）：762-763。

品行障碍儿童对敌意性情景会做出更加否定性的、易怒的和充满怨恨的反应，与权威或同伴频频发生冲突，有严重的家庭功能不良，长期预后最差，其破坏维度包括从虐待动物和身体攻击，到无破坏性的吵架和发脾气。约有一半的学前儿童家长反映，学前儿童会出现不同程度的不听话、撒谎、破坏物品或偷窃等行为。大概 40%的品行障碍儿童长大后会发展为反社会人格障碍。学前期男孩的反社会行为比女孩更普遍，但到了青春期，这种差异则逐渐减少或消失。品行障碍儿童如果未能得到及时矫治，那么到了成年期依然存在各种问题，包括犯罪行为、精神病问题、不适应社会、健康和就业问题以及对自己孩子的养育不良。

值得注意的是，研究发现，在儿童群体中，存在着一个儿童品行障碍的亚群，他们表现出一种冷漠无情的人际风格，其特点是缺乏负罪感、没有同情心，不表露感情，同时还表现出与自恋和冲动有关的特质。这些特质使他们特别容易出现反社会和攻击行为等品行障碍。这样一种亚群的存在，必须得到家庭、学校和社会的充分重视和关注。

### 2. 原　因

（1）遗传因素。

尽管品行障碍不是遗传的，但是以生物学为基础的特质如困难气质和冲动，易使儿童形成这种行为模式。婴儿六个月时的困难气质，已经能预示儿童中期的外化问题。三岁时表现为不安宁、冲动、爱冒险和情绪易变等特征，能够将青春期的反社会障碍和其他障碍或没有障碍区分开来。遗传因素对品行障碍的影响贯穿一生，遗传影响困难气质、冲动型和神经心理缺陷，产生一种品行问题的心理倾向，这种心理倾向使那些有这种行为倾向的人比那些没有这种行为倾向的人更容易产生品行障碍。

（2）神经生理因素。

品行障碍儿童存在高比例的神经发展危险因素，例如出现并发症和闭合性头部损伤等。该类儿童还表现出神经心理缺陷，如较低的言语智商以及言语逻辑执行功能的缺陷。儿童期的铅接触史会干扰抑制冲动行为能力发展的神经毒素，与较高比例的青春期早期的品行问题有关。总之，低水平的皮层唤醒和自主反应在早期发病的品行障碍中起着中心作用。

（3）家庭因素。

许多家庭因素成为儿童品行障碍的可能原因，包括婚姻冲突、家庭孤立、家庭暴力、不良的纪律约束、家长监督管理的缺乏和非安全的依恋关系等。例如，身体虐待致使儿童对社会信息的处理产生缺陷，成为日后攻击行为的一个高风险因素；再如，婚姻矛盾中家长对儿童的消极态度和无暇照顾，儿童对家长之间矛盾的理解方式以及个人背景因素等，都会促成品行障碍的形成。家庭不稳定性和压力、家长的犯罪和心理病理问题以及反社会家庭的价值观，都是儿童品行障碍的危险因素。

（4）社会因素。

社区的结构特征为品行障碍的形成提供了背景。社区结构特征通过改变社区条件，从而干扰社会标准的采纳和建设性社会关系的发展。学校、社区、邻里和媒体的负面影响都潜藏着反社会行为的危险因素。

### 3. 预防措施

（1）优生优育，改善家庭环境。

家长要做好优生咨询，避免围产期高危因素，建立良好的亲子关系，树立良好的榜样，养育态度一致，行事有原则，避免家庭冲突、避免家庭暴力或溺爱教养。对儿童过失行为处理要及时恰当，以沟通方式了解和解决问题，不宜频繁体罚和打骂。家长宜与幼儿园和学校建立紧密联系，及时了解或反馈儿童的问题，求得学校和教师的协同非常重要。接纳理解孩子和与其沟通，有助于他们建立克服问题行为的自信心。要加强对儿童品德和行为修养的教育。

对于家庭矛盾冲突多、家庭功能紊乱、家长离异，家长有违法犯罪行为、精神疾病或人格异常等高危家庭，要进行家庭干预。采用心理咨询和心理治疗的方法帮助处理家庭危机，最大限度地减少其对儿童的负面影响，必要时把儿童与家庭分离开来，寄养到正常家庭中去。家长在管教孩子时，应采用亲社会行为方式，用外显的积极行为示范为品行障碍儿童提供学习榜样。家长应采取恰当的方式与儿童沟通，采用阳性强化措施对儿童的亲社会性行为予以奖励，必要时采用一些轻微的惩罚措施消退不良行为。研究显示，家庭教养环境的改善对品行障碍儿童的行为改善效果明显，特别是对家庭应激较高者更为有效。

（2）儿童道德行为训练。

家长和教师应重视培养儿童优良的道德品质。儿童道德行为训练包括三个部分，一是道德行为方式的掌握，二是道德行为习惯的养成，三是道德意志的锻炼。通过训练，要让儿童学会正确的道德行为方式，形成相应的行为动机，使行为和道德认识相一致；还要注意训练的反复与巩固，使之形成良好的道德行为习惯，并随时消除不良的品行习惯。在训练中，道德意志的训练最为重要，要通过示范和英雄人物的介绍使儿童获得道德意志的概念和榜样，产生意志锻炼的愿望，并通过布置一些必须完成的任务，适当设置一些外部障碍，鼓励孩子实践，提高意志力。在训练过程中，要及时奖励和反馈，并让儿童自己对行为的道德性质和意志品质的优缺点进行反思。

（3）干预高危儿童。

要特别关注和注意养护那些高危生育史儿童、早期气质难养型儿童、ADHD 儿童和学习困难儿童等。培养和保护这类儿童的自尊心与自信心十分重要，因此要避免超负荷训练、避免过高期望、避免排斥和歧视，要经常让他们体验和感受成功的喜悦。学校可以设置特别班级来训练教育这类儿童。要积极咨询有关专家，配合及时适当的医疗介入。

（4）行为矫正。

行为矫正主要包括阳性强化疗法和惩罚疗法，即利用操作性条件反射的原理，改变品行障碍儿童的行为方式，逐渐减少不良行为。由于品行障碍儿童存在认知偏移，所以可通过交流技巧、解决问题的技巧、冲动和情绪控制等方面的训练来帮助他们。该方法包括四个步骤：① 帮助儿童理解问题，将问题在头脑中以恰当的形式再现出来；② 订出获得结果的计划；③ 实施计划；④ 检验结果。这在降低反社会性行为和增强亲社会行为方面有较好的作用。

（5）社区治疗。

实际上，因种种原因许多品行障碍儿童的家庭不愿采用家庭治疗形式，一些家庭功能严重紊乱的儿童也不适合使用家庭治疗形式。因此，可制订社区干预计划，借助社区内的力量来帮助这些儿童青少年。借助力量包括社区内的干预援助中心、大学生、同伴、家庭、学校乃至街道办事处和行政单位等。能够启动这样的社会系统力量，其效果会非常显著。也可雇佣一些大学生或成人志愿者作为品行障碍儿童的伙伴，与他们建立朋友关系，作为行为榜样引导他们改正不良行为。另外，可以实施一些学校干预计划，如社会技能训练计划和学习技能训练计划，以改善伙伴关系，提高学习成绩，增加品行障碍儿童的自尊心，进一步改善他们的不良行为。

# 第三节　学前儿童常见的问题行为及矫治

学前儿童的问题行为是指在严重程度和持续时间上逾越学前年龄段所允许的正常范围的异常行为，这些行为妨碍儿童身心的健康发展，有些还可能成为成年期某些精神疾病的根基。学前儿童常见的问题行为主要包括攻击行为、说谎行为、反抗行为、遗尿症以及社会退缩行为等。

## 一、攻击性行为

**推人的西西**

晚饭后，小朋友们和爸爸妈妈来到公园里玩耍。5 岁的西西在荡秋千。突然，西西看到旁边滚来了一个小皮球，便从秋千上跳下来去捡皮球，这时，欢欢小朋友坐上了西西的秋千，西西看见后立即丢下皮球跑过来，一把将欢欢从秋千上推了下去，自己坐上了秋千。摔疼了的欢欢大哭起来。

### （一）描　述

攻击行为是一种不为社会规范所许可的有意伤害他人的身体或语言行为。按照攻击的实施方式，可以将学前儿童的攻击行为分为三种类型：①身体攻击，包括打、抓、拧、扭、戳、砸或抢夺他人物品、抢占空间座位等行为；②言语攻击，包括辱骂、嘲讽及取绰号等行为；③心理攻击，即通过第三方实施的攻击，包括造谣、唆使打人、活动排斥等行为。按照攻击的目的，又可以将学前儿童的攻击行为分为工具性攻击和敌意性攻击，前者是以获取某种物品、维护某种利益而发起的攻击，后者是以破坏物品、伤害他人为目的而发起的攻击。

学前儿童较其他年龄段儿童表现出更多的攻击行为，且以工具性攻击为主，随着年龄的增长，逐渐转向敌意性攻击为主。儿童的攻击行为具有明显的性别差异，男孩比女孩表现出更强的攻击性；在攻击方式上，男孩较多采用身体攻击，女孩较多采用言语攻击，且年龄较大的女孩较多采用心理攻击。具有攻击行为的儿童难以与他人发展良好的关系，缺乏正常交往的活动与经验，进而影响其性格、能力等心理品质的正常发展。如不及早干预，攻击行为可能会进一步转化为品德不良，增大日后犯罪的可能性。

### （二）原　因

#### 1. 生物学因素

生物学因素为学前儿童攻击行为的产生提供了重要的生物学前提。有学者认为，攻击行为是人类思维的一种特殊形式，是在大脑两半球处于非均衡和变异状态下所产生的行为。研究表明，具有攻击行为的儿童大脑两半球的均衡性发展较正常儿童低，且左半球抗干扰能力较差，右半球完形认知能力较差。同时，男女之间攻击行为的显著差异在很大程度上受到了性激素水平差异的影响。高水平的男性荷尔蒙和睾丸激素同攻击行为存在高度相关，这部分地解释了为什么通常情况下男孩比女孩更具有攻击性和为什么一般来说激素水平高的男孩比

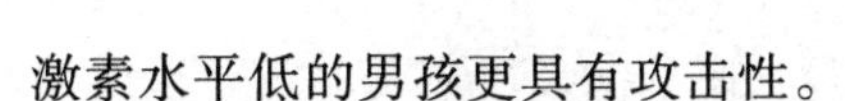



激素水平低的男孩更具有攻击性。

气质在儿童的攻击性倾向中也有重要作用。例如，如果婴儿易怒且适应力差，那么在其学前早期会比那些放松且灵活的儿童更具有攻击性。如果儿童的气质是吵闹、活跃、发狂的，而且很难适应周围的变化，那么他就比那些气质水平相对成熟的儿童更具有攻击性。这样的儿童试图通过打、摸、抓东西这样的动作和同伴有身体的接触，而其同伴却通常和其保持一定的距离，避免与其接触，这样就会导致攻击性的结果。

#### 2. 社会环境因素

家庭、学前教育机构、同伴群体及大众传媒等社会环境因素对学前儿童攻击行为的发生也存在着不容忽视的影响。家庭在学前儿童行为社会化的过程中起着关键作用。研究表明，缺乏温暖的家庭、不良的家庭管教方式及对儿童缺乏明确的行为指导和活动监督都可能造成儿童以后的高攻击性。[1]学前教育机构在学前儿童行为社会化的过程中起着主导作用。不同学前教育机构的准则和氛围会不同程度地影响儿童的攻击行为，教师对儿童攻击行为的态度和处理方式，会直接对儿童的攻击行为产生重要影响。同伴群体也是影响学前儿童攻击行为的重要因素。同伴群体的感染作用、去个性化作用等，会导致儿童相互模仿、降低攻击他人产生的负罪感，从而直接增加儿童的攻击性。[2]除此之外，大众媒体中的暴力传播会负面地增加儿童的攻击性。当今部分影视作品中含有大量暴力情节，且对相关情节的描述越来越细致，而儿童模仿影视情节犯罪的报道更是时有耳闻。可见，传媒中的暴力渲染也是导致儿童攻击性增强的一个重要因素。[3]

#### 3. 人格特点因素

学前儿童的攻击行为与儿童个体的某种人格结构的稳定性有关。首先，攻击行为儿童有一定程度的认同感和自信、急躁易怒的情绪特点和攻击行为模式；其次，儿童的社交技能水平也对其攻击行为产生着影响。研究发现，与受欢迎的儿童相比，攻击性男孩对冲突性社会情境的解决办法较少，并且，其解决争端的办法往往比攻击性较弱男孩所提出的办法效果更差[4]；再次，儿童个体固有的经验因素也影响着其攻击行为的产生。社会学习理论认为，儿童遭受身体虐待和以后的攻击行为发展之间存在着一个逻辑的理论关系，即身体遭虐待的经历教会了儿童攻击行为，并且使儿童把攻击行为作为亲密关系的一种规范。

### （三）矫治措施

#### 1. 及时干预

心理学家班杜拉的社会学习理论认为，攻击行为是习得的，但也可以通过学习过程予以消除。学前儿童的攻击行为如果没有得到及时干预，儿童在偶尔几次攻击他人并成功后，会逐渐变得专横起来，其攻击行为日趋严重。因此，在儿童攻击行为发生后，教师和家长应该及时干预，对其进行说服教育，使其意识到攻击行为的不恰当，对行为规则的认识进一步清晰和准确。对于那些产生了严重攻击行为的儿童，应给予适当惩罚，不能姑息迁就。

---

① ② 张文新：《儿童欺辱问题研究综述》，《心理学动态》，1999（3）：37-42。

③ 章志光：《社会心理学》，人民教育出版社 1996 年版，第 343-344 页。

④ 周宗奎：《现代儿童发展心理学》，安徽人民出版社 1999 年版，第 363-366 页。

### 2. 鼓励亲社会行为

儿童的亲社会行为是在家长、教师和同伴的教育影响下，通过模仿、认同、内化等心理机制，在个体社会化的过程中逐渐形成的。鼓励儿童的亲社会行为是从积极的角度防范和矫治儿童攻击行为的有效办法。在一项研究中，心理学家让学前教育机构的教师对儿童的一般性攻击行为有意予以忽略和不加惩罚，只奖励那些分享玩具、合作游戏等亲社会行为。两周之后，这种方法有效地减少了儿童的攻击行为，几周后的继续实施又进一步降低了攻击行为发生的频率。由此可见，鼓励亲社会行为是对儿童适当行为的正强化，从另一面防范和矫治了其不适当的攻击行为。

### 3. 发展情绪智力

情绪智力是指个体识别和理解自己和他人的情绪状态，并利用这些信息来解决问题和调节行为的能力。研究发现，情绪智力与攻击行为之间存在负相关，即情绪智力越高，攻击性越低。情绪智力高的儿童能够更加深刻地意识到自己和他人的情绪和情感，对自我内部体验的积极方面和消极方面更加开放。这种意识促使他们能对自己和他人的情绪做出积极的调控，从而维持自己良好的身心状态，与他人保持和谐的人际关系。在学前期就开始注重对儿童情绪智力的培养，可以帮助儿童学会准确识别、评价和表达自己和他人的情绪，适应性地调节和控制自己的情绪，并恰当利用情绪信息，创造性地激励行为，减少攻击行为的发生。

### 4. 创设和谐环境，远离不良诱因

首先，过分拥挤的环境容易增加儿童的攻击行为，因此，为了消除不良环境因素对儿童行为的影响，应尽量使儿童在比较宽敞的空间活动。其次，家长和教师还应该注意尽量避免儿童接触那些容易诱发暴力的仿真手枪、刀具等类玩具。社会心理学家伯克维茨通过著名的“武器效应”实验证明，攻击行为的发生受情境侵犯线索的影响，与攻击有关的刺激能使攻击行为增强。美国频频发生的儿童枪击暴力事件，与美国社会的武器泛滥是分不开的。统计指出，美国一个15岁的少年在成长过程中，已经从电视上看到15 000例的凶杀镜头。观察学习、潜移默化、相互模仿，是儿童行为形成的重要途径。因此，要特别关注传媒对儿童心理的各种积极和消极影响。家长应该对儿童所看的电视节目加以甄别和控制，避免儿童遭受暴力、凶杀和色情画面的毒害，从而净化儿童成长的环境。①

## 二、说谎行为

**狼来了②**

从前，有个放羊娃，每天都去山上放羊。一天，他觉得十分无聊，就想了个捉弄大家寻开心的主意。他向着山下正在种田的农夫们大声喊：“狼来了！狼来了！救命啊！”农夫们听到喊声急忙拿着锄头和镰刀往山上跑，他们边跑边喊：“不要怕，孩子，我们来帮你打恶狼！”农夫们气喘吁吁地赶到山上一看，连狼的影子也没有！放羊娃哈哈大笑：“真有意思，你们上当了！”农夫们生气地走了。

---

① 马剑侠：《学前儿童攻击行为的发展特点及矫正》，《教育评论》，2002。

② 邢涛：《狼来了》，浙江教育出版社2008年版。

第二天，放羊娃故伎重演，善良的农夫们又冲上来帮他打狼，可还是没有见到狼的影子。放羊娃笑得直不起腰："哈哈！你们又上当了！哈哈！"大伙儿对放羊娃一而再再而三地说谎感到十分生气，从此再也不相信他的话了。

过了几天，狼真的来了，一下子闯进了羊群。放羊娃害怕极了，拼命地向农夫们喊："狼来了！狼来了！快救命呀！狼真的来了！"农夫们听到他的喊声，以为他又在说谎，大家都不理睬他，没有人去帮他，结果放羊娃的许多羊都被狼咬死了。

### （一）描　述

儿童自两三岁起便已出现说谎行为，并在学前期迅速发展，成为学前儿童一种比较普遍的问题行为。根据心理发展的特点，可以把学前儿童的说谎行为分为无意说谎和有意说谎两类。无意说谎是由于儿童有时会把自己的幻想和愿望与现实混为一谈，为了满足某种愿望而描述未曾发生的事实；或是由于儿童对客观世界的认识不足或理解偏差，在理解的过程中加入了自己的想象成分；说谎行为本身与品德水平无关，不受主体自身控制，而是一种无意识的行为。有意说谎则是儿童为了达到某种目的，有意编造事实，取悦家长或教师，虚夸自己；或是由于为了满足虚荣心，虚构优越感；抑或由于儿童意识到自己的错误行为可能会带来的严重后果，通过说谎开脱责任，逃避惩罚；有意说谎反映出儿童品德行为发展过程中的一些问题，应当引起家长和教师的警觉。

研究发现，大部分的三岁儿童基本能够理解说谎的概念，五岁儿童完全理解说谎的概念，但是，儿童对说谎的理解程度与其实际行为无显著相关性，大部分儿童仍然表现出实际的说谎行为，这反映出儿童道德认知与其道德行为的不一致性。学前儿童能够对说谎做出消极的道德评价，评价的消极程度随年龄发生变化，年龄越大，对说谎的评价越消极，但说谎率越高。学前儿童的说谎行为如果不能得到及时发现和矫治，则会使儿童养成说谎的习惯，与诚实守信的公民道德相违背。

### （二）原　因

#### 1. 认知水平因素

学前儿童在身心发展的过程中，心智发育尚不成熟，认知水平较低，在对客观世界的认识、理解和记忆上存在不足或偏差。因此，儿童在表述事实的过程中，常常会把现实与想象混淆，把自己的相关幻想与现实混为一谈，从而产生表述与客观事实不一致的情况，这属于无意说谎，并非儿童有意编造。这种情况是二至四岁儿童自我中心化的外在表现，属于学前儿童心理发展的正常现象。这类说谎随着年龄的增加和认知水平的提升会逐渐减少，大约五岁以后就基本消失了。

#### 2. 环境因素

教育实践和心理研究表明，一个人在思想品德上受到的潜移默化的影响，对其思想品德的成长影响极大。学前儿童生活和成长的环境也是影响其说谎行为的重要因素。儿童具有模仿的天赋，如果在日常环境中经常看到成人或同伴说谎，或者成人对儿童的承诺不予实现，那么受其影响，儿童也会对其进行模仿，发生说谎行为。抑或当儿童说谎并被大人发现，非但没有给予惩罚，反而表扬其聪明伶俐，那么，儿童说谎的外部动机就会增强，日后发生说谎行为的几率就会提升。

#### 3. 自身心理因素

当学前儿童希望取悦成人、获得奖励，或者意识到自己的某种错误行为可能会带来严重后果时，就会产生说谎行为以达到开脱责任、逃避惩罚的目的。儿童在明确事实的前提下编造谎言，意图明显，属于有意说谎。这类说谎反映了儿童品德发展中存在的问题，需要及时纠正和矫治。

### （三）矫治措施

#### 1. 刻意淡化无意说谎

学前儿童的无意说谎并非出自有意编造，只是将想象或幻想中的情景同现实混淆起来，把事物夸张到不真实的程度，从而说出一些与事实不符的话。在其按照自己的欲望和想象歪曲事实时，实际是展现出了说谎的假象。也就是说，其实际上并不是想欺骗任何人，甚至并没有确切意识到自己在干些什么。对其而言，陈述命题的价值不如希望命题的价值。在这样的情况下，家长和教师应该淡化儿童的这种行为。把儿童所讲述的“谎话”看作是其真实情感的表达，从中发现儿童“谎话”背后真正隐藏的内涵。

#### 2. 理智处理有意说谎

正确引导儿童，防止儿童撒谎固然重要，如何面对已经学会说谎的儿童，也不容忽视。当觉察到儿童说谎时，家长或教师要正确对待，不能一味打骂、呵斥，要采取正面教育的态度，搞清楚事情发生的经过，将儿童的有意说谎和无意说谎区分开来，帮助儿童分析导致说谎的原因及其可能产生的后果，让儿童在拥有足够安全感的情况下，坦然承认自己的错误，并学会对自己的说谎行为进行正确归因，从而对症下药，逐步减少日后说谎的可能性。

#### 3. 正向引导

在引导儿童说真话时，正向引导减少儿童的说谎率，表现出积极作用；负向引导增加儿童的说谎率，表现出消极作用。家长和教师可以从以下几方面引导儿童朝着诚实的方向发展：第一，讨论法。皮亚杰研究发现，儿童在判断什么是谎话以及对说谎行为进行道德评价时都会存在一些偏差。家长和教师可以从儿童喜欢的童话故事或动画片中选择一些有针对性的人物或事件，让儿童发表自己对这些人物的看法，家长和教师也可以发表自己的看法，引导儿童从小就学会比较正确、公正、看待事物，从开始的客观责任不断地过渡到用主观责任，即考虑说话者的动机，来对谎言进行评价。第二，榜样法。围绕身边一件有关诚实方面的事例与儿童直接或间接交流，让儿童发表对这件事的看法和观点。儿童普遍对故事感兴趣，教师和家长应有针对性地为儿童讲一些关于诚实的故事，并在结束时附带性地说明一下诚实的好处以及说谎的坏处。给儿童找一些诚实的榜样，可以是身边的，也可以是历史人物或者童话故事、动画片中的人物，鼓励儿童学习他们的诚实品质。另外，家长等成年人也应做到诚实守信，并身体力行，为儿童做出表率。第三，正强化。在日常生活中，家长或教师要时常对儿童的言行进行细致观察和深入且全面的分析。一旦发现儿童诚实的行为时，应立即给予其表扬和鼓励，对其诚实的品质进行及时的正强化，使儿童逐渐意识到诚实的重要性和积极意义。

## 三、反抗行为

“terrible twos”

最近两三个月以来，2岁的军军进入了“terrible twos”时期，特征如下：

首先，父母逐渐发现以前那个懂事乖巧的军军已不知不觉地变成了一个执拗反抗的孩子，整天将“我不”挂在嘴边，每天说得最多的一个字就是“不”字；其次，排队上操时，老师让小朋友们都站在队列里好好做操，军军却故意跑来跑去，不肯入列；吃饭时，军军被告诫说不能玩玩具和下座位，军军却总是拿着一个玩具把玩，吃上几口便会绕着教室跑上几圈，不让做的事偏做，让做的事儿装没听见；再次，刚学会说话时，见人就叫，见人就笑；现在却相反，早晨上幼儿园时，父母让其对老师打招呼，军军总是立即低下头一声不吭。在家里，军军对父母的话也总是抵抗，令父母十分头疼。

### （一）描　述

学前儿童的反抗行为是指儿童对权威人物特别是对家长和教师表现出挑衅、执拗与不服从的抗拒性行为，或在要求与多数意见保持一致的情况下采取针锋相对的态度和行为。儿童的反抗行为常常因家长或外在环境未能满足其某些要求而爆发。儿童虽然表现出违拗与不服从，但内心伴有焦虑与害怕，担心受到成人惩罚。具体而言，学前儿童进入两至三岁的阶段，不再像以前那么听话，而会表现出一种明显的自主性和独立性，什么事都想自己干，喜欢模仿成人或同龄伙伴，一有机会便要采取独立的行动，如果这种行动受到成人的限制或强行制止，儿童就会出现情绪烦躁，会以哭闹或其他形式进行反抗。这种情况一般从两岁以后开始，到四岁时达到顶峰。

事实上，学前儿童的反抗行为是个体人生发展中“第一反抗期”的外在表现，是儿童自我意识、独立意识不断增强的结果，具有十分重要的意义。然而，如果听任儿童反抗行为的屡次发生而不做及时地教育和矫治，那么就会强化儿童的反抗行为，发展成为日后难以解决的心理和行为问题，影响儿童的健康成长。

### （二）原　因

#### 1. 家庭教养环境

研究发现，具有反抗行为的儿童的家长对儿童要求比较高。质疑与批评较多。经常用羞辱、生气、惩罚等方式对待儿童。以命令和管教方式为中心的家庭教养环境，会给儿童的成长带来一种外在的约束和压力，当家长的命令和管教与儿童内心的想法不一致时，儿童就会以反抗行为来表达自己的异议或对家长命令的违背。长此以往，儿童的这种行为表达方式就会逐步演变为一种习惯，成为影响儿童身心发展的问题行为。

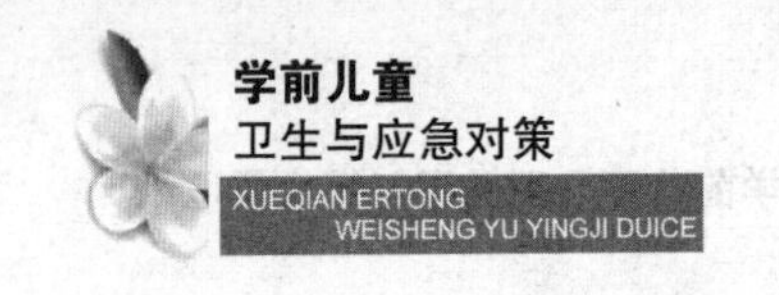


### 2. 第一反抗期

第一反抗期是指在个体身心发展过程中，儿童随着自主性的日益发展，能够初步认识作为个体的我的力量，表现在两岁时开始产生与成人不合作的行为，四岁时达到高峰。第一反抗期是儿童心理迅速成长的表现，亦是儿童获得自主性的关键期。此阶段儿童的自我意识和活动能力均发展迅速，喜爱模仿，但其情绪控制能力还很弱，一旦感到不满，他们就会以吵嚷、哭闹等直截了当的形式表现出来。儿童的思维发展水平也还不高，缺乏灵活性，不懂得变通。第一反抗期是儿童获得自主性的关键时期，儿童表现出的反抗行为属于儿童心理发展过程中出现的正常现象，反抗是儿童心理迅速成长的表现，需要家长和教师的正确认识和引导。

## （三）矫治措施

### 1. 尊重儿童的愿望，尽量满足其合理要求[①]

家长和教师要以科学的眼光认识“第一反抗期”的儿童，充分重视儿童独立性的萌芽，爱护这种最初的积极性。在这个过程中，正确处理不时出现的麻烦和矛盾，是十分重要的。如果儿童坚持做自己力所能及的事情，大人不应该因为儿童行为的不熟练而事事包办，而应尽可能地为儿童活动的多项要求创造条件，使儿童能够真正地自己动手，探索学习。此外，学前儿童随着年龄的增长，已不满足于家庭的狭小空间，要使室内外活动兼有，动静结合，动手动脚兼有，使儿童生活不再单调，自然地，反抗行为就会较少发生。

### 2. 运用游戏发展儿童的独立性和自主性

“游戏是儿童的基本活动形式，游戏的虚拟环境、象征性动作及其形象性，可以满足儿童情绪情感的需要”。儿童在游戏中可以不受压抑地实现自己的愿望，使自己的情绪情感和态度自然地表现出来，从而产生新的兴趣和积极情绪，并逐渐学会自觉地控制自己的消极情绪。随着儿童生活范围的扩大和环境的不断接触，“第一反抗期”儿童希望自己能和大人一样参加社会生活，但事实上是不可能的。但在游戏中儿童可以利用玩具开展“过家家”等游戏，模仿成人的日常活动，体会成人的活动方式和特点。例如，为儿童提供模拟厨具、医用器械等玩具，让儿童的独立性在游戏的情境中得到逐步发展。

### 3. 转移儿童的注意力和情绪，消退儿童的不良愿望和行为

对于儿童的不妥当要求（如倒开水），一味拒绝可能会引起哭闹，可将儿童的注意力引到另一些使他感兴趣的活动或事物上，既拒绝了儿童无理要求，又避免了哭闹。学前儿童心理活动受情绪支配的作用很大，还不能用理智支配行动，其情绪表达有易变性、易冲动性、易感染的特点。家长和教师要适应儿童行为多受情绪支配这一特点，如果违背这个特点对儿童一味讲道理或批评，都是无法充分让学前儿童理解和接受的。

---

① 马英：《试论儿童第一反抗期的特点及对策》，[EB/OL].http：//page.preschool.net.cn/3zhengwen/View.asp?id=298.2011-09-01。

### 4. 启发诱导，榜样示范

在面对儿童不合理的独立行动的要求时，家长和教师应注意分析原因，耐心地启发和诱导，力争调动儿童自觉接受教育的内部动机。并应善于利用榜样的示范作用，联系日常实际用生动浅显的儿歌、故事等来教育儿童，这样，儿童在轻松愉快的气氛中得到教育。但作为家长和教师，应当注意生活中的随机教育，要具体问题具体分析，区别对待。

### 5. 采取适当的惩罚措施

有些儿童注意力难以转移，“不达目的誓不罢休”，哭闹不止。对此，家长可采取不理睬，直到其停止哭闹或是采取其他适度的惩罚措施来纠正和教育儿童的不良行为。否则，一旦无原则地迁就儿童，会使成人对儿童的严肃性降低，致使教育显得软弱无力。

## 四、遗尿症

**小猫尿床**[①]

早上，小猫睡醒了。小猪来了：“有股什么气味？”

小兔来了：“有股什么气味？”

小狗来了：“有股什么气味？”小狗闻来闻去，哈，气味是从床上来的。哎呀，原来是小猫尿床了。小猫多难为情，哭了起来。

大家说：“别哭，别哭，请你往窗外看。”窗外，晾着好多床单。

大家帮小猫晾床单。小狗说：“我们都尿过床的，长大了就不会尿床啦。”

### （一）描　述

遗尿症是指儿童白天或夜间发生的不自主排尿行为，是学前儿童相对普遍发生的问题。鉴于几乎所有的儿童在五岁之前都会尿床，为了反映尿床症的成熟特性，《心理障碍诊断与统计手册》规定：遗尿问题必须是频繁的，连续三个月内每周至少两次，或伴随在社交、学习或其他重要功能领域的严重痛苦或受损。遗尿症分为三类：单纯夜间遗尿最为常见，即只在夜里睡眠期间遗尿，一般发生在睡眠期间的前 1/3 段时间里。有时儿童梦到遗尿，这显示遗尿发生在快速眼动睡眠阶段（REM）；单纯日间遗尿指在清醒的时候遗尿，多数在上学期间或下午早些时候，日间遗尿在女孩中更常见，九岁后较少发生；第三种是夜间遗尿和日间遗尿合并存在。

接近 80%的患有遗尿症的儿童是始发于五岁的原发性遗尿，即从来没有实现至少连续六个月的夜间自控排尿；继发性遗尿则是早先建立了自控排尿，但后来遗尿复发，通常在五至六岁之间。继发性遗尿比原发性遗尿少见。患继发性遗尿的儿童常常要花更长的时间去建立最初的夜间自控排尿，或者面临更严重的生活应激事件。

嘲笑、起绰号和侮辱是同伴们对遗尿症儿童的普遍反应。因此，尽管遗尿症是一种身体问题，但它通常也伴随着一定程度的心理烦恼。遗尿症令儿童的社交活动受限，影响其自尊心的建立，包括同伴采取的社交排斥，而儿童的家长通常因为对遗尿症的性质了解不多而做

---

① 冰波，周建明：《小猫尿床》，教育科学出版社 2009 年版。

出惩罚或感到丢脸的反应。值得欣慰的是，上述后果不是不能避免或长久存在的。绝大多数儿童最终会停止遗尿，许多遗尿症儿童能够建立起自尊心和与同伴的良好关系，但对那些不能自行好转的儿童，治疗是必不可少的。

## （二）原　因

### 1. 抗利尿激素的缺乏

抗利尿激素可以帮助儿童在睡眠时间里浓缩尿液，使得尿液里含较少的水分，尿量减少。而那些不断需要在夜间排尿的儿童，在睡眠中缺乏这种激素。患有遗尿症的儿童在睡眠中没有表现出正常的抗利尿激素增加，他们在睡眠时不停地制造更多的尿液，超过了膀胱所能承受的水平，如果没有及时醒来，就会发生尿床。

### 2. 大脑信号机制发育不正常

年长的儿童和青少年有能力在夜间感觉到膀胱胀满，从而激发一种从膀胱到大脑的神经冲动，该信号可以产生关于水或厕所的梦而让他们醒来。这种信号机制在童年早期成熟。一些患有原发性遗尿症的儿童，大脑的这种信号机制的发育是不正常的。

### 3. 遗传因素

原发性遗尿具有遗传性。如果双亲都患有遗尿症，其小孩 77%也会如此；如果只有一方有，44%的后代会有；如果家长双方都没有这个问题，则只有 15%的后代如此。单卵双生子（68%）和双卵双生子（36%）的遗尿同病率也验证了遗传的重要影响。

## （三）矫治措施

对遗尿症的治疗是少数心理干预明确优于其他药物疗法的治疗之一，应该积极采用，而不要坐等儿童自行克服尿床问题。

### 1. 行为训练方法

根据经典性条件反射和操作性条件反射的原理，行为训练方法采用闹钟和强化偶然事件的方法训练膀胱控制的能力。建立在经典性条件反射原理基础上的标准行为干预，是使用一个一检测到尿液就会闹响的闹钟。闹钟把一个简便的水分感应器装在儿童的睡衣里，肩上装有一个小喇叭以叫醒儿童。一滴尿液连通了电路后，就会发出刺耳的响声，引起儿童紧张而反射性的停止排尿。而一些儿童在闹钟响时还在睡觉，那么大人就必须把小孩摇醒，帮他走到卫生间完成排尿，然后重新设置闹钟。如果仔细遵守这个程序，在一至一个半月内闹钟开始直接闹响儿童，到三个月后儿童就可能掌握夜间膀胱控制，不再需要闹钟了。

建立在操作性条件反射原理基础上的行为干预是指各种干床训练。遗尿症儿童的家长接受膀胱保留控制训练的指导，即让其儿童白天多饮水，然后强化膀胱控制，尽量延迟排尿时间，夜间则频繁叫醒上厕所，以及在不尿床的晚上给予正性强化。因为儿童和大人一样，对明天有所期待或感到兴奋时更容易醒转，而奖励制度，例如小红花或其他奖品，使这种期待变成现实。这种程式每晚实践，持续一至两周，其中断率和复发率都很低。目前，结合闹钟

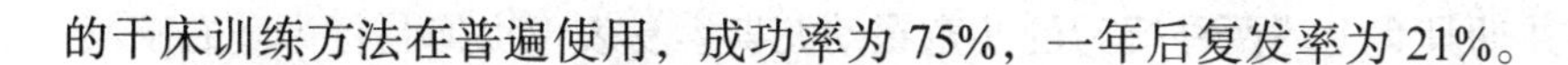

的干床训练方法在普遍使用，成功率为 75%，一年后复发率为 21%。

### 2. 醋酸去氨加压素药物治疗

去氨加压素是一种合成的抗利尿激素，是一种在就寝前使用的简单鼻喷剂。在使用几天内，大约 70%的儿童可以避免尿床，另外，10%的儿童不尿床夜晚的数量显著增加，但停药后就难以维持。

总体而言，遗尿症的行为训练方法，特别是闹钟疗法比药物治疗更有效。在通常持续三个月治疗结束后，使用排尿闹钟或醋酸去氨加压素的儿童，停止尿床的人数几乎相等；跟踪三个月后，使用排尿闹钟而停止尿床的儿童，是使用其他治疗的两倍。平均而言，几乎一半的接受闹钟疗法的儿童不再尿床，而使用其他行为疗法的成功率约为 30%。

## 五、社会退缩行为

**不合群的苗苗**

在家里，3 岁半的苗苗是一个爱唱爱跳的小女孩，十分活泼，总是喜欢和家长做游戏，一起玩耍。然而，到了户外，苗苗就像变了一个人一样，表现得十分怯懦和腼腆，总是要求父母紧跟在自己身边；看见有小朋友靠近，便立即躲藏到父母的身后，不敢说话，也不再玩耍；如果有小朋友主动和苗苗打招呼，要求一起游戏，苗苗便会紧张地抬眼看着父母，显得十分胆怯。在幼儿园里，苗苗也显得非常胆小，害怕和小朋友接触、一起玩耍，难以融入小朋友的团体之中，对老师的目光也会刻意回避，显得沉默寡言，不太合群。

### （一）描　述

学前儿童社会退缩行为是指儿童在社会情境下不能主动与同伴交往，不愿到陌生的环境中去，表现出害怕、胆小、退缩、沉默寡言等孤僻的行为特点。具有社会退缩行为的儿童，在其熟悉的环境中能够愉悦地谈笑与玩耍，而一旦处于社交情境或集体生活中，在同伴或他人在场的情境下，就会出现异常反应，不愿参与同伴交往或游戏活动，表现出诸如行为抑制、害羞、抗拒、孤独等特点。儿童的社会退缩行为不是暂时的，具有跨时间和跨情境的一致性，无论在陌生环境还是熟悉的环境均表现出一贯的孤僻行为。

社会退缩使得儿童难于应付各种人际交往而变得自卑和胆怯，在一定程度上影响儿童的健康成长，对儿童个性的形成、身心的发展均有不利的影响，如果不及时干预，特别是随着年龄的增长，社会的竞争会使人的压力越来越大，若没有良好的人际关系和交往技能，将难以建立起良好的社会适应性。

### （二）原　因

#### 1. 生理因素

社会退缩行为儿童与非退缩儿童相比，行为唤起的感觉阈限低。婴儿时期身体活动的频率和消极的情绪可以预测后期的退缩行为，二者均能提高边缘系统的兴奋性，而这种兴奋可能是与害怕相关的，婴儿期具有上述两种行为的儿童在幼儿期容易表现出抑制行为。右脑额叶脑电图不规则的婴儿在与家长分离时更容易哭泣，在新环境下更容易产生害怕和消极情绪，婴儿期稳定的脑电不规则模式能预测童年期的行为抑制和气质性害怕。那些从婴儿期到学前期一直表现出行为抑制的孩子，早在其九个月时就表现出右脑额叶脑电图不规则。而那些在婴儿期表现为抑制而后来没有表现出抑制行为的孩子早期则没有表现出右脑额叶脑电图不规则特征。除脑电活动外，行为抑制的孩子与非抑制的孩子相比，交感神经系统反映性强，肌肉紧张，心跳频率高，瞳孔扩大。[①]

### 2. 亲子依恋因素

研究发现，亲子依恋关系影响着儿童对自己与周围人关系的认识和处理。不安全型亲子依恋关系的学前儿童往往认为其所处环境是不安全且无法预测的，由此导致儿童在与他人交往过程中产生退缩行为，缺乏对周围环境的积极探索。在陌生的环境，行为退缩儿童会主动接近依恋对象，与依恋对象的暂时分离使这些儿童非常不安、焦虑。上述类型儿童在陌生的环境中其行为的显著特征是害怕和被拒绝，在同伴群体下表现出行为退缩，远离同伴，紧靠依恋对象，从而避免被同伴拒绝。

### 3. 教养因素

家庭教养中家长的教养方式对学前儿童早期社会退缩行为的产生着重要的影响。首先，家长在培养孩子的社会行为时使用的要求、威胁、恐吓、过度控制等高压力策略，限制了儿童的探索和独立行为，剥夺了儿童与同伴交往的机会，不利于儿童自己解决人际交往的问题，同时也不利于儿童的社会自我效能感的发展。儿童在家庭内外的不安全感会继续维持下去，在社交中不会使用强硬的策略实现自己的社交目标，更倾向于从他人那里获得帮助，特别是从成人那里获得帮助。其次，家长对儿童的过度保护也会催生儿童的社会退缩行为。例如，在集体游戏的环境下，过度保护的家长总是暗示孩子在空间距离上接近自己，对于孩子的主动探索行为予以协助或禁止。认为社会技能并不重要的家长，其孩子在实现社会目标时更容易哭泣，解决社会问题的成功率较低。在同伴交往中，如果家长认为儿童社会技能是内在气质因素决定的，那么儿童则表现为缺少自信、成功概率低，教师对这些儿童的评价是焦虑、害怕、退缩。

### 4. 同伴因素

具有社会退缩行为的儿童社会互动经验少、社会技能差、社会认知水平低，在新环境中往往沉默寡言，在家庭之外也不易建立正常的社会关系。因此，通过与同伴交往提高社会技能受到限制，在同伴背景下更容易产生焦虑、远离同伴。同时，社会交往中的失败经验导致儿童消极的自我感受和认识，这种感受和认识在儿童与同伴交往失败时会得到进一步的强化。退缩儿童一旦成为一个显著的偏常群体，则会遭到同伴的拒绝、孤立，从而进一步增强其社会退缩行为产生的可能性。[②]

---

① 郑淑杰：《学前儿童社会退缩行为研究综述》，《学前教育研究》，2003。
② 张文新：《儿童欺辱问题研究综述》,《心理学动态》，1999（3）：37-42。

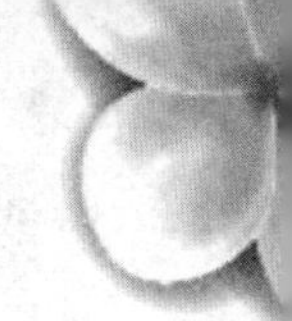



## （三）矫治措施

### 1. 改善亲子关系和师生关系

儿童的自我意识发展尚不完善，家长和教师的态度对儿童有重要影响。家长和教师的关爱和支持能使儿童产生归属感和安全感，也是儿童自信心的源泉。良好的亲子关系和师生关系是对社会退缩儿童进行行为矫正的基础。家长和教师对儿童的失败行为表现出关爱和接纳，可以缓解儿童的焦虑情绪；如果采用批评讽刺态度，则对儿童的行为产生负强化，使儿童更加紧张，退缩行为也更严重。家长和教师对退缩儿童学习和生活的参与，可以为儿童自由活动和同伴交往提供更多的时间和机遇，必要时给予交往技巧指导，鼓励社会退缩儿童主动与人交往，以改善同伴关系。另外，家长还要注意培养儿童独立的品质，避免过度保护；教师可以通过采取一些灵活有效的措施，如举办文体活动，实行班干部轮流制等，使每个学生都能得到能力的锻炼和潜能的开发，提高儿童的自我效能感和自信水平。①

### 2. 培养儿童准确理解社会情境的能力

学前儿童社会退缩行为的产生与其对社会情境的理解偏差有关。因此，培养儿童准确理解社会情境的能力，可以有效提高儿童的情境理解力，培养和提高儿童社会交往技能。例如，教师在引导儿童开展游戏时，可以让儿童在同一个游戏中，尝试扮演不同的角色，帮助其在同一游戏情境中体会不同角色对同一情境的理解差异，进而联系生活实际，体会自己与他人交往时双方对交往情境的理解和感触，从而逐渐学会站在他人的角度思考问题。同时，家长和教师还应注意为儿童多创造一些与同伴交往的机会，鼓励社会退缩行为儿童在自己对社会情境理解的基础上，积极主动地与他人交往，丰富儿童的交往经验，逐渐培养和提高儿童准确理解社会情境的能力。

### 3. 集体游戏同伴配对

游戏同伴对学前儿童成长的各个方面都具有不可忽视的重要影响。集体游戏中的同伴配对是培养和提高社会退缩行为儿童交往技能的有效方法之一。在设计配对时，应注意将社会退缩行为儿童与社会交往技能较强的儿童组成一对，鼓励社会交往技能较强的儿童主动与社会退缩行为儿童接触和交往，进而在两人之间逐渐建立起较为固定的同伴关系。在与同伴的交往中，社会退缩儿童会逐渐以自己的同伴为榜样，并在其帮助下获得主动与他人交往的勇气和信心，逐步提高其社会交往技能。

## 拓展知识链接

### 3～6岁儿童学习与发展指南

说　明

一、为深入贯彻《国家中长期教育改革和发展规划纲要（2010—2020年）》和《国务院关于当前发展学前教育的若干意见》（国发〔2010〕41号），指导幼儿园和家庭实施科学的

① 胡书兰：《儿童社会退缩影响因素及干预方法浅析》，《才智》，2011。

保育和教育，促进幼儿身心全面和谐发展，制定《3～6岁儿童学习与发展指南》(以下简称《指南》)。

二、《指南》以为幼儿后继学习和终身发展奠定良好素质基础为目标，以促进幼儿体、智、德、美各方面的协调发展为核心，通过提出3～6岁各年龄段儿童学习与发展目标和相应的教育建议，帮助幼儿园教师和家长了解3～6岁幼儿学习与发展的基本规律和特点，建立对幼儿发展的合理期望，实施科学的保育和教育，让幼儿度过快乐而有意义的童年。

三、《指南》从健康、语言、社会、科学、艺术五个领域描述幼儿的学习与发展。每个领域按照幼儿学习与发展最基本、最重要的内容划分为若干方面。每个方面由学习与发展目标和教育建议两部分组成。

目标部分分别对3～4岁、4～5岁、5～6岁三个年龄段末期幼儿应该知道什么、能做什么，大致可以达到什么发展水平提出了合理期望，指明了幼儿学习与发展的具体方向；教育建议部分列举了一些能够有效帮助和促进幼儿学习与发展的教育途径与方法。

四、实施《指南》应把握以下几个方面：

1．关注幼儿学习与发展的整体性。儿童的发展是一个整体，要注重领域之间、目标之间的相互渗透和整合，促进幼儿身心全面协调发展，而不应片面追求某一方面或几方面的发展。

2．尊重幼儿发展的个体差异。幼儿的发展是一个持续、渐进的过程，同时也表现出一定的阶段性特征。每个幼儿在沿着相似进程发展的过程中，各自的发展速度和到达某一水平的时间不完全相同。要充分理解和尊重幼儿发展进程中的个别差异，支持和引导他们从原有水平向更高水平发展，按照自身的速度和方式到达《指南》所呈现的发展“阶梯”，切忌用一把“尺子”衡量所有幼儿。

3．理解幼儿的学习方式和特点。幼儿的学习是以直接经验为基础，在游戏和日常生活中进行的。要珍视游戏和生活的独特价值，创设丰富的教育环境，合理安排一日生活，最大限度地支持和满足幼儿通过直接感知、实际操作和亲身体验获取经验的需要，严禁“拔苗助长”式的超前教育和强化训练。

4．重视幼儿的学习品质。幼儿在活动过程中表现出的积极态度和良好行为倾向是终身学习与发展所必需的宝贵品质。要充分尊重和保护幼儿的好奇心和学习兴趣，帮助幼儿逐步养成积极主动、认真专注、不怕困难、敢于探究和尝试、乐于想象和创造等良好学习品质。忽视幼儿学习品质培养，单纯追求知识技能学习的做法是短视而有害的。

一、健　康

健康是指人在身体、心理和社会适应方面的良好状态。幼儿阶段是儿童身体发育和机能发展极为迅速的时期，也是形成安全感和乐观态度的重要阶段。发育良好的身体、愉快的情绪、强健的体质、协调的动作、良好的生活习惯和基本生活能力是幼儿身心健康的重要标志，也是其他领域学习与发展的基础。

为有效促进幼儿身心健康发展，成人应为幼儿提供合理均衡的营养，保证充足的睡眠和适宜的锻炼，满足幼儿生长发育的需要；创设温馨的人际环境，让幼儿充分感受到亲情和关爱，形成积极稳定的情绪情感；帮助幼儿养成良好的生活与卫生习惯，提高自我保护能力，形成使其终身受益的生活能力和文明生活方式。

幼儿身心发育尚未成熟，需要成人的精心呵护和照顾，但不宜过度保护和包办代替，以免剥夺幼儿自主学习的机会，养成过于依赖的不良习惯，影响其主动性、独立性的发展。

（一）身心状况

**目标 1　具有健康的体态**

| 3~4 岁 | 4~5 岁 | 5~6 岁 |
| --- | --- | --- |
| 1. 身高和体重适宜。参考标准：<br>男孩：<br>身高：94.9 厘米～111.7 厘米<br>体重：12.7 公斤～21.2 公斤<br>女孩：<br>身高：94.1 厘米～111.3 厘米<br>体重：12.3 公斤～21.5 公斤<br>2. 在提醒下能自然坐直、站直 | 1. 身高和体重适宜。参考标准：<br>男孩：<br>身高：100.7 厘米～119.2 厘米<br>体重：14.1 公斤～24.2 公斤<br>女孩：<br>身高：99.9 厘米～118.9 厘米<br>体重：13.7 公斤～24.9 公斤<br>2. 在提醒下能保持正确的站、坐和行走姿势 | 1. 身高和体重适宜。参考标准：<br>男孩：<br>身高：106.1 厘米～125.8 厘米体重：15.9 公斤～27.1 公斤<br>女孩：<br>身高：104.9 厘米～125.4 厘米体重：15.3 公斤～27.8 公斤<br>2. 经常保持正确的站、坐和行走姿势 |

注：身高和体重数据来源：《2006 年世界卫生组织儿童生长标准》4、5、6 周岁儿童身高和体重的参考数据。

教育建议：

1. 为幼儿提供营养丰富、健康的饮食。如：

·参照《中国孕期、哺乳期妇女和 0～6 岁儿童膳食指南》，为幼儿提供谷物、蔬菜、水果、肉、奶、蛋、豆制品等多样化的食物，均衡搭配。

·烹调方式要科学，尽量少煎炸、烧烤、腌制。

2. 保证幼儿每天睡 11～12 小时，其中午睡一般应达到 2 小时左右。午睡时间可根据幼儿的年龄、季节的变化和个体差异适当减少。

3. 注意幼儿的体态，帮助他们形成正确的姿势。如：

·提醒幼儿要保持正确的站、坐、走姿势；发现有八字脚、罗圈腿、驼背等骨骼发育异常的情况，应及时就医矫治。

·桌、椅和床要合适。椅子的高度以幼儿写画时双脚能自然着地、大腿基本保持水平状为宜；桌子的高度以写画时身体能坐直，不驼背、不耸肩为宜；床不宜过软。

4. 每年为幼儿进行健康检查。

**目标 2　情绪安定愉快**

| 3~4 岁 | 4~5 岁 | 5~6 岁 |
| --- | --- | --- |
| 1. 情绪比较稳定，很少因一点小事哭闹不止<br>2. 有比较强烈的情绪反应时，能在成人的安抚下逐渐平静下来 | 1. 经常保持愉快的情绪，不高兴时能较快缓解<br>2. 有比较强烈情绪反应时，能在成人提醒下逐渐平静下来<br>3. 愿意把自己的情绪告诉亲近的人，一起分享快乐或求得安慰 | 1. 经常保持愉快的情绪。知道引起自己某种情绪的原因，并努力缓解<br>2. 表达情绪的方式比较适度，不乱发脾气<br>3. 能随着活动的需要转换情绪和注意 |

教育建议：

1. 营造温暖、轻松的心理环境，让幼儿形成安全感和信赖感。如：

·保持良好的情绪状态，以积极、愉快的情绪影响幼儿。

·以欣赏的态度对待幼儿。注意发现幼儿的优点，接纳他们的个体差异，不简单与同伴做横向比较。

·幼儿做错事时要冷静处理，不厉声斥责，更不能打骂。

2. 帮助幼儿学会恰当表达和调控情绪。如：

·成人用恰当的方式表达情绪，为幼儿做出榜样。如生气时不乱发脾气，不迁怒于人。

·成人和幼儿一起谈论自己高兴或生气的事，鼓励幼儿与人分享自己的情绪。

·允许幼儿表达自己的情绪，并给予适当的引导。如幼儿发脾气时不硬性压制，等其平静后告诉他什么行为是可以接受的。

·发现幼儿不高兴时，主动询问情况，帮助他们化解消极情绪。

**目标 3　具有一定的适应能力**

| 3~4 岁 | 4~5 岁 | 5~6 岁 |
|---|---|---|
| 1. 能在较热或较冷的户外环境中活动。<br>2. 换新环境时情绪能较快稳定，睡眠、饮食基本正常。<br>3. 在帮助下能较快适应集体生活 | 1. 能在较热或较冷的户外环境中连续活动半小时左右。<br>2. 换新环境时较少出现身体不适。<br>3. 能较快适应人际环境中发生的变化。如换了新老师能较快适应 | 1. 能在较热或较冷的户外环境中连续活动半小时以上。<br>2. 天气变化时较少感冒，能适应车、船等交通工具造成的轻微颠簸。<br>3. 能较快融入新的人际关系环境。如换了新的幼儿园或班级能较快适应 |

教育建议：

1. 保证幼儿的户外活动时间，提高幼儿适应季节变化的能力。如：

·幼儿每天的户外活动时间一般不少于两小时，其中体育活动时间不少于 1 小时，季节交替时要坚持。

·气温过热或过冷的季节或地区应因地制宜，选择温度适当的时间段开展户外活动，也可根据气温的变化和幼儿的个体差异，适当减少活动的时间。

2. 经常与幼儿玩拉手转圈、秋千、转椅等游戏活动，让幼儿适应轻微的摆动、颠簸、旋转，促进其平衡机能的发展。

3. 锻炼幼儿适应生活环境变化的能力。如：

·注意观察幼儿在新环境中的饮食、睡眠、游戏等方面的情况，采取相应的措施帮助他们尽快适应新环境。

·经常带幼儿接触不同的人际环境，如参加亲戚朋友聚会，多和不熟悉的小朋友玩，使幼儿较快适应新的人际关系。

（二）动作发展

**目标 1　具有一定的平衡能力，动作协调、灵敏**

| 3~4 岁 | 4~5 岁 | 5~6 岁 |
|---|---|---|
| 1. 能沿地面直线或在较窄的低矮物体上走一段距离。<br>2. 能双脚灵活交替上下楼梯。<br>3. 能身体平稳地双脚连续向前跳。<br>4. 分散跑时能躲避他人的碰撞。<br>5. 能双手向上抛球 | 1. 能在较窄的低矮物体上平稳地走一段距离。<br>2. 能以匍匐、膝盖悬空等多种方式钻爬。<br>3. 能助跑跨跳过一定距离，或助跑跨跳过一定高度的物体。<br>4. 能与他人玩追逐、躲闪跑的游戏。<br>5. 能连续自抛自接球 | 1. 能在斜坡、荡桥和有一定间隔的物体上较平稳地行走。<br>2. 能以手脚并用的方式安全地爬攀登架、网等。<br>3. 能连续跳绳。<br>4. 能躲避他人滚过来的球或扔过来的沙包。<br>5. 能连续拍球 |

教育建议：

1. 利用多种活动发展身体平衡和协调能力。如：

·走平衡木，或沿着地面直线、田埂行走。

·玩跳房子、踢毽子、蒙眼走路、踩小高跷等游戏活动。

2. 发展幼儿动作的协调性和灵活性。如：

·鼓励幼儿进行跑跳、钻爬、攀登、投掷、拍球等活动。

·玩跳竹竿、滚铁环等传统体育游戏。

3. 对于拍球、跳绳等技能性活动，不要过于要求数量，更不能机械训练。

4. 结合活动内容对幼儿进行安全教育，注重在活动中培养幼儿的自我保护能力。

**目标2 具有一定的力量和耐力**

| 3~4岁 | 4~5岁 | 5~6岁 |
| --- | --- | --- |
| 1. 能双手抓杠悬空吊起10秒左右。<br>2. 能单手将沙包向前投掷2米左右。<br>3. 能单脚连续向前跳2米左右。<br>4. 能快跑15米左右。<br>5. 能行走1公里左右（途中可适当停歇） | 1. 能双手抓杠悬空吊起15秒左右。<br>2. 能单手将沙包向前投掷4米左右。<br>3. 能单脚连续向前跳5米左右。<br>4. 能快跑20米左右。<br>5. 能连续行走1.5公里左右（途中可适当停歇） | 1. 能双手抓杠悬空 吊起20秒左右。<br>2. 能单手将沙包向前投掷5米左右。<br>3. 能单脚连续向前跳8米左右。<br>4. 能快跑25米左右。<br>5. 能连续行走1.5公里以上（途中可适当停歇） |

教育建议：

1. 开展丰富多样、适合幼儿年龄特点的各种身体活动，如走、跑、跳、攀、爬等，鼓励幼儿坚持下来，不怕累。

2. 日常生活中鼓励幼儿多走路、少坐车；自己上下楼梯、自己背包。

**目标3 手的动作灵活协调**

| 3~4岁 | 4~5岁 | 5~6岁 |
| --- | --- | --- |
| 1. 能用笔涂涂画画。<br>2. 能熟练地用勺子吃饭。<br>3. 能用剪刀沿直线剪，边线基本吻合 | 1. 能沿边线较直地画出简单图形，或能边线基本对齐地折纸。<br>2. 会用筷子吃饭。<br>3. 能沿轮廓线剪出由直线构成的简单图形，边线吻合 | 1. 能根据需要画出图形，线条基本平滑。<br>2. 能熟练使用筷子。<br>3. 能沿轮廓线剪出由曲线构成的简单图形，边线吻合且平滑。<br>4. 能使用简单的劳动工具或用具 |

教育建议：

1. 创造条件和机会，促进幼儿手的动作灵活协调。如：

·提供画笔、剪刀、纸张、泥团等工具和材料，或充分利用各种自然、废旧材料和常见物品，让幼儿进行画、剪、折、黏等美工活动。

·引导幼儿生活自理或参与家务劳动，发展其手的动作。如练习自己用筷子吃饭、扣扣子，帮助家人择菜叶、做面食等。

·幼儿园在布置娃娃家、商店等活动区时，多提供原材料和半成品，让幼儿有更多机会参与制作活动。

2. 引导幼儿注意活动安全。如：

·为幼儿提供的塑料粒、珠子等活动材料要足够大，材质要安全，以免造成异物进入气管、铅中毒等伤害。提供幼儿用安全剪刀。

·为幼儿示范拿筷子、握笔的正确姿势以及使用剪刀、锤子等工具的方法。

·提醒幼儿不要拿剪刀等锋利工具玩耍，用完后要放回原处。

（三）生活习惯与生活能力

**目标 1　具有良好的生活与卫生习惯**

| 3~4 岁 | 4~5 岁 | 5~6 岁 |
|---|---|---|
| 1．在提醒下，按时睡觉和起床，并能坚持午睡。<br>2．喜欢参加体育活动。<br>3．在引导下，不偏食、挑食。喜欢吃瓜果、蔬菜等新鲜食品。<br>4．愿意饮用白开水，不贪喝饮料。<br>5．不用脏手揉眼睛，连续看电视等不超过 15 分钟。<br>6．在提醒下，每天早晚刷牙、饭前便后洗手 | 1．每天按时睡觉和起床，并能坚持午睡。<br>2．喜欢参加体育活动。<br>3．不偏食、挑食，不暴饮暴食。喜欢吃瓜果、蔬菜等新鲜食品。<br>4．常喝白开水，不贪喝饮料。<br>5．知道保护眼睛，不在光线过强或过暗的地方看书，连续看电视等不超过 20 分钟。<br>6．每天早晚刷牙、饭前便后洗手，方法基本正确 | 1．养成每天按时睡觉和起床的习惯。<br>2．能主动参加体育活动。<br>3．吃东西时细嚼慢咽。<br>4．主动饮用白开水，不贪喝饮料。<br>5．主动保护眼睛。不在光线过强或过暗的地方看书，连续看电视等不超过 30 分钟。<br>6．每天早晚主动刷牙，饭前便后主动洗手，方法正确 |

教育建议：

1. 让幼儿保持有规律的生活，养成良好的作息习惯。如：早睡早起、每天午睡、按时进餐、吃好早餐等。

2. 帮助幼儿养成良好的饮食习惯。如：

·合理安排餐点，帮助幼儿养成定点、定时、定量进餐的习惯。

·帮助幼儿了解食物的营养价值，引导他们不偏食不挑食、少吃或不吃不利于健康的食品；多喝白开水，少喝饮料。

·吃饭时不过分催促，提醒幼儿细嚼慢咽，不要边吃边玩。

3. 帮助幼儿养成良好的个人卫生习惯。如：

·早晚刷牙、饭后漱口。

·勤为幼儿洗澡、换衣服、剪指甲。

·提醒幼儿保护五官，如不乱挖耳朵、鼻孔，看电视时保持 3 米左右的距离等。

4. 激发幼儿参加体育活动的兴趣，养成锻炼的习惯。如：

·为幼儿准备多种体育活动材料，鼓励他选择自己喜欢的材料开展活动。

·经常和幼儿一起在户外运动和游戏，鼓励幼儿和同伴一起开展体育活动。

·和幼儿一起观看体育比赛或有关体育赛事的电视节目，培养他对体育活动的兴趣。

**目标 2　具有基本的生活自理能力**

| 3~4 岁 | 4~5 岁 | 5~6 岁 |
|---|---|---|
| 1．在帮助下能穿脱衣服或鞋袜。<br>2．能将玩具和图书放回原处 | 1．能自己穿脱衣服、鞋袜、扣纽扣。<br>2．能整理自己的物品 | 1．能知道根据冷热增减衣服。<br>2．会自己系鞋带。<br>3．能按类别整理好自己的物品 |

教育建议：

1. 鼓励幼儿做力所能及的事情，对幼儿的尝试与努力给予肯定，不因做不好或做得慢而包办代替。

2. 指导幼儿学习和掌握生活自理的基本方法，如穿脱衣服和鞋袜、洗手洗脸、擦鼻涕、擦屁股的正确方法。

3. 提供有利于幼儿生活自理的条件。如：

·提供一些纸箱、盒子，供幼儿收拾和存放自己的玩具、图书或生活用品等。

·幼儿的衣服、鞋子等要简单实用，便于自己穿脱。

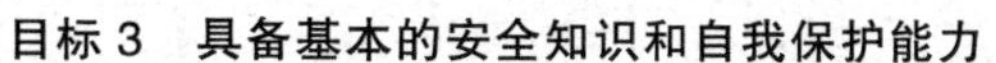

**目标3 具备基本的安全知识和自我保护能力**

| 3~4 岁 | 4~5 岁 | 5~6 岁 |
|---|---|---|
| 1．不吃陌生人给的东西，不跟陌生人走。<br>2．在提醒下能注意安全，不做危险的事。<br>3．在公共场所走失时，能向警察或有关人员说出自己和家长的名字、电话号码等简单信息 | 1．知道在公共场合不远离成人的视线单独活动。<br>2．认识常见的安全标志，能遵守安全规则。<br>3．运动时能主动躲避危险。<br>4．知道简单的求助方式 | 1．未经大人允许不给陌生人开门。<br>2．能自觉遵守基本的安全规则和交通规则。<br>3．运动时能注意安全，不给他人造成危险。<br>4．知道一些基本的防灾知识 |

教育建议：

1. 创设安全的生活环境，提供必要的保护措施。如：

·要把热水瓶、药品、火柴、刀具等物品放到幼儿够不到的地方；阳台或窗台要有安全保护措施；要使用安全的电源插座等。

·在公共场所要注意照看好幼儿；幼儿乘车、乘电梯时要有成人陪伴；不把幼儿单独留在家里或汽车里等。

2. 结合生活实际对幼儿进行安全教育。如：

·外出时，提醒幼儿要紧跟成人，不远离成人的视线，不跟陌生人走，不吃陌生人给的东西；不在河边和马路边玩耍；要遵守交通规则等。

·帮助幼儿了解周围环境中不安全的事物，不做危险的事。如不动热水壶，不玩火柴或打火机，不摸电源插座，不攀爬窗户或阳台等。

·帮助幼儿认识常见的安全标识，如：小心触电、小心有毒、禁止下河游泳、紧急出口等。

·告诉幼儿不允许别人触摸自己的隐私部位。

3. 教给幼儿简单的自救和求救的方法。如：

·记住自己家庭的住址、电话号码、父母的姓名和单位，一旦走失时知道向成人求助，并能提供必要信息。

·遇到火灾或其他紧急情况时，知道要拨打110、120、119等求救电话。

·可利用图书、音像等材料对幼儿进行逃生和求救方面的教育，并运用游戏方式模拟练习。

·幼儿园应定期进行火灾、地震等自然灾害的逃生演习。

二、语　言

语言是交流和思维的工具。幼儿期是语言发展，特别是口语发展的重要时期。幼儿语言的发展贯穿于各个领域，也对其他领域的学习与发展有着重要的影响：幼儿在运用语言进行交流的同时，也在发展着人际交往能力、理解他人和判断交往情境的能力、组织自己思想的能力。通过语言获取信息，幼儿的学习逐步超越个体的直接感知。

幼儿的语言能力是在交流和运用的过程中发展起来的。应为幼儿创设自由、宽松的语言交往环境，鼓励和支持幼儿与成人、同伴交流，让幼儿想说、敢说、喜欢说并能得到积极回应。为幼儿提供丰富、适宜的低幼读物，经常和幼儿一起看图书、讲故事，丰富其语言表达能力，培养阅读兴趣和良好的阅读习惯，进一步拓展学习经验。

幼儿的语言学习需要相应的社会经验支持，应通过多种活动扩展幼儿的生活经验，丰富语言的内容，增强理解和表达能力。应在生活情境和阅读活动中引导幼儿自然而然地产生对文字的兴趣，用机械记忆和强化训练的方式让幼儿过早识字不符合其学习特点和接受能力。

（一）倾听与表达

**目标1　认真听并能听懂常用语言**

| 3~4岁 | 4~5岁 | 5~6岁 |
| --- | --- | --- |
| 1．别人对自己说话时能注意听并做出回应。<br>2．能听懂日常会话 | 1．在群体中能有意识地听与自己有关的信息。<br>2．能结合情境感受到不同语气、语调所表达的不同意思。<br>3．方言地区和少数民族幼儿能基本听懂普通话 | 1．在集体中能注意听老师或其他人讲话。<br>2．听不懂或有疑问时能主动提问。<br>3．能结合情境理解一些表示因果、假设等相对复杂的句子 |

教育建议：

1. 多给幼儿提供倾听和交谈的机会。如：经常和幼儿一起谈论他感兴趣的话题，或一起看图书、讲故事。

2. 引导幼儿学会认真倾听。如：

·成人要耐心倾听别人（包括幼儿）的讲话，等别人讲完再表达自己的观点。

·与幼儿交谈时，要用幼儿能听得懂的语言。

·对幼儿提要求和布置任务时要求他注意听，鼓励他主动提问。

3. 对幼儿讲话时，注意结合情境使用丰富的语言，以便于幼儿理解。如：

·说话时注意语气、语调，让幼儿感受语气、语调的作用。如对幼儿的不合理要求以比较坚定的语气表示不同意；讲故事时，尽量把故事人物高兴、悲伤的心情用不同的语气、语调表现出来。

·根据幼儿的理解水平有意识地使用一些反映因果、假设、条件等关系的句子。

**目标2　愿意讲话并能清楚地表达**

| 3~4岁 | 4~5岁 | 5~6岁 |
| --- | --- | --- |
| 1．愿意在熟悉的人面前说话，能大方地与人打招呼。<br>2．基本会说本民族或本地区的语言。<br>3．愿意表达自己的需要和想法，必要时能配以手势动作。<br>4．能口齿清楚地说儿歌、童谣或复述简短的故事 | 1．愿意与他人交谈，喜欢谈论自己感兴趣的话题。<br>2．会说本民族或本地区的语言，基本会说普通话。少数民族聚居地区幼儿会用普通话进行日常会话。<br>3．能基本完整地讲述自己的所见所闻和经历的事情。<br>4．讲述比较连贯 | 1．愿意与他人讨论问题，敢在众人面前说话。<br>2．会说本民族或本地区的语言和普通话，发音正确清晰。少数民族聚居地区幼儿基本会说普通话。<br>3．能有序、连贯、清楚地讲述一件事情。<br>4．讲述时能使用常见的形容词、同义词等，语言比较生动 |

教育建议：

1. 为幼儿创造说话的机会并体验语言交往的乐趣。如：

·每天有足够的时间与幼儿交谈。如谈论他感兴趣的话题，询问和听取他对自己事情的意见等。

·尊重和接纳幼儿的说话方式，无论幼儿的表达水平如何，都应认真地倾听并给予积极的回应。

·鼓励和支持幼儿与同伴一起玩耍、交谈，相互讲述见闻、趣事或看过的图书、动画片等。

方言和少数民族地区应积极为幼儿创设用普通话交流的语言环境。

2. 引导幼儿清楚地表达。如：

·和幼儿讲话时，成人自身的语言要清楚、简洁。

·当幼儿因为急于表达而说不清楚的时候，提醒他不要着急，慢慢说；同时要耐心倾听，给予必要的补充，帮助他理清思路并清晰地说出来。

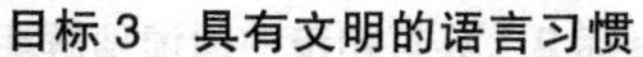

**目标 3　具有文明的语言习惯**

| 3~4 岁 | 4~5 岁 | 5~6 岁 |
|---|---|---|
| 1. 与别人讲话时知道眼睛要看着对方。<br>2. 说话自然，声音大小适中。<br>3. 能在成人的提醒下使用恰当的礼貌用语 | 1.别人对自己讲话时能回应。<br>2. 能根据场合调节自己说话声音的大小。<br>3. 能主动使用礼貌用语，不说脏话、粗话 | 1. 别人讲话时能积极主动地回应。<br>2. 能根据谈话对象和需要，调整说话的语气。<br>3. 懂得按次序轮流讲话，不随意打断别人。<br>4. 能依据所处情境使用恰当的语言。如在别人难过时会用恰当的语言表示安慰 |

教育建议：

1. 成人注意语言文明，为幼儿做出表率。如：

·与他人交谈时，认真倾听，使用礼貌用语。

·在公共场合不大声说话，不说脏话、粗话。

·幼儿表达意见时，成人可蹲下来，眼睛平视幼儿，耐心听他把话说完。

2. 帮助幼儿养成良好的语言行为习惯。如：

·结合情境提醒幼儿一些必要的交流礼节。如对长辈说话要有礼貌，客人来访时要打招呼，得到帮助时要说谢谢等。

·提醒幼儿遵守集体生活的语言规则，如轮流发言，不随意打断别人讲话等。

·提醒幼儿注意公共场所的语言文明，如不大声喧哗。

（二）阅读与书写准备

**目标 1　喜欢听故事，看图书**

|  | 4~5 岁 | 5~6 岁 |
|---|---|---|
| 1. 主动要求成人讲故事、读图书。<br>2. 喜欢跟读韵律感强的儿歌、童谣。<br>3. 爱护图书，不乱撕、乱扔 | 1. 反复看自己喜欢的图书。<br>2. 喜欢把听过的故事或看过的图书讲给别人听。<br>3. 对生活中常见的标识、符号感兴趣，知道它们表示一定的意义 | 1. 专注地阅读图书。<br>2. 喜欢与他人一起谈论图书和故事的有关内容。<br>3. 对图书和生活情境中的文字符号感兴趣，知道文字表示一定的意义 |

教育建议：

1. 为幼儿提供良好的阅读环境和条件。如：

·提供一定数量、符合幼儿年龄特点、富有童趣的图画书。

·提供相对安静的地方，尽量减少干扰，保证幼儿自主阅读。

2. 激发幼儿的阅读兴趣，培养阅读习惯。如：

·经常抽时间与幼儿一起看图书、讲故事。

·提供童谣、故事和诗歌等不同体裁的儿童文学作品，让幼儿自主选择和阅读。

·当幼儿遇到感兴趣的事物或问题时，和他一起查阅图书资料，让他感受图书的作用，体会通过阅读获取信息的乐趣。

3. 引导幼儿体会标识、文字符号的用途。如：

·向幼儿介绍医院、公用电话等生活中的常见标识，让他知道标识可以代表具体事物。

·结合生活实际，帮助幼儿体会文字的用途。如买来新玩具时，把说明书上的文字念给幼儿听，了解玩具的玩法。

**目标2　具有初步的阅读理解能力**

| 3~4 岁 | 4~5 岁 | 5~6 岁 |
|---|---|---|
| 1. 能听懂短小的儿歌或故事。<br>2. 会看画面，能根据画面说出图中有什么，发生了什么事等。<br>3. 能理解图书上的文字是和画面对应的，是用来表达画面意义的 | 1. 能大体讲出所听故事的主要内容。<br>2. 能根据连续画面提供的信息，大致说出故事的情节。<br>3. 能随着作品的展开产生喜悦、担忧等相应的情绪反应，体会作品所表达的情绪情感 | 1. 能说出所阅读的幼儿文学作品的主要内容。<br>2. 能根据故事的部分情节或图书画面的线索猜想故事情节的发展，或续编、创编故事。<br>3. 对看过的图书、听过的故事能说出自己的看法。<br>4. 能初步感受文学语言的美 |

教育建议：

1. 经常和幼儿一起阅读，引导他以自己的经验为基础理解图书的内容。如：

·引导幼儿仔细观察画面，结合画面讨论故事内容，学习建立画面与故事内容的联系。

·和幼儿一起讨论或回忆书中的故事情节，引导他有条理地说出故事的大致内容。

·在给幼儿读书或讲故事时，可先不告诉名字，让幼儿听完后自己命名，并说出这样命名的理由。

·鼓励幼儿自主阅读，并与他人讨论自己在阅读中的发现、体会和想法。

2. 在阅读中发展幼儿的想象和创造能力。如：

·鼓励幼儿依据画面线索讲述故事，大胆推测、想象故事情节的发展，改编故事部分情节或续编故事结尾。

·鼓励幼儿用故事表演、绘画等不同的方式表达自己对图书和故事的理解。

·鼓励和支持幼儿自编故事，并为自编的故事配上图画，制成图画书。

3. 引导幼儿感受文学作品的美。如：

·有意识地引导幼儿欣赏或模仿文学作品的语言节奏和韵律。

·给幼儿读书时，通过表情、动作和抑扬顿挫的声音传达书中的情绪情感，让幼儿体会作品的感染力和表现力。

**目标3　具有书面表达的愿望和初步技能**

| 3~4 岁 | 4~5 岁 | 5~6 岁 |
|---|---|---|
| 喜欢用涂涂画画表达一定的意思 | 1. 愿意用图画和符号表达自己的愿望和想法。<br>2. 在成人提醒下，写写画画时姿势正确 | 1. 愿意用图画和符号表现事物或故事。<br>2. 会正确书写自己的名字。<br>3. 写画时姿势正确 |

教育建议：

1. 让幼儿在写写画画的过程中体验文字符号的功能，培养书写兴趣。如：

·准备供幼儿随时取放的纸、笔等材料，也可利用沙地、树枝等自然材料，满足幼儿自由涂画的需要。

·鼓励幼儿将自己感兴趣的事情或故事画下来并讲给别人听，让幼儿体会写写画画的方式可以表达自己的想法和情感。

·把幼儿讲过的事情用文字记录下来，并念给他听，使幼儿知道说的话可以用文字记录下来，从中体会文字的用途。

2. 在绘画和游戏中做必要的书写准备，如：

·通过把虚线画出的图形轮廓连成实线等游戏，促进手眼协调，同时帮助幼儿学习由上至下、由左至右的运笔技能。

· 鼓励幼儿学习书写自己的名字。

· 提醒幼儿写画时保持正确姿势。

三、社　会

幼儿社会领域的学习与发展过程是其社会性不断完善并奠定健全人格基础的过程。人际交往和社会适应是幼儿社会学习的主要内容，也是其社会性发展的基本途径。幼儿在与成人和同伴交往的过程中，不仅学习如何与人友好相处，也在学习如何看待自己、对待他人，不断发展适应社会生活的能力。良好的社会性发展对幼儿身心健康和其他各方面的发展都具有重要影响。

家庭、幼儿园和社会应共同努力，为幼儿创设温暖、关爱、平等的家庭和集体生活氛围，建立良好的亲子关系、师生关系和同伴关系，让幼儿在积极健康的人际关系中获得安全感和信任感，发展自信和自尊，在良好的社会环境及文化的熏陶中学会遵守规则，形成基本的认同感和归属感。

幼儿的社会性主要是在日常生活和游戏中通过观察和模仿潜移默化地发展起来的。成人应注重自己言行的榜样作用，避免简单生硬的说教。

（一）人际交往

**目标 1　愿意与人交往**

| 3~4 岁 | 4~5 岁 | 5~6 岁 |
|---|---|---|
| 1. 愿意和小朋友一起游戏。<br>2. 愿意与熟悉的长辈一起活动 | 1. 喜欢和小朋友一起游戏，有经常一起玩的小伙伴。<br>2. 喜欢和长辈交谈，有事愿意告诉长辈 | 1. 有自己的好朋友，也喜欢结交新朋友。<br>2. 有问题愿意向别人请教。<br>3. 有高兴的或有趣的事愿意与大家分享 |

教育建议：

1. 主动亲近和关心幼儿，经常和他一起游戏或活动，让幼儿感受到与成人交往的快乐，建立亲密的亲子关系和师生关系。

2. 创造交往的机会，让幼儿体会交往的乐趣。如：

· 利用走亲戚、到朋友家做客或有客人来访的时机，鼓励幼儿与他人接触和交谈。

· 鼓励幼儿参加小朋友的游戏，邀请小朋友到家里玩，感受有朋友一起玩的快乐。

· 幼儿园应多为幼儿提供自由交往和游戏的机会，鼓励他们自主选择、自由结伴开展活动。

**目标 2　能与同伴友好相处**

| 3~4 岁 | 4~5 岁 | 5~6 岁 |
|---|---|---|
| 1. 想加入同伴的游戏时，能友好地提出请求。<br>2. 在成人指导下，不争抢、不独霸玩具。<br>3. 与同伴发生冲突时，能听从成人的劝解 | 1. 会运用介绍自己、交换玩具等简单技巧加入同伴游戏。<br>2. 对大家都喜欢的东西能轮流、分享。<br>3. 与同伴发生冲突时，能在他人帮助下和平解决。<br>4. 活动时愿意接受同伴的意见和建议。<br>5. 不欺负弱小 | 1. 能想办法吸引同伴和自己一起游戏。<br>2. 活动时能与同伴分工合作，遇到困难能一起克服。<br>3. 与同伴发生冲突时能自己协商解决。<br>4. 知道别人的想法有时和自己不一样，能倾听和接受别人的意见，不能接受时会说明理由。<br>5. 不欺负别人，也不允许别人欺负自己 |

教育建议：

1. 结合具体情境，指导幼儿学习交往的基本规则和技能。如：

· 当幼儿不知怎样加入同伴游戏，或提出请求不被接受时，建议他拿出玩具邀请大家一起玩；或者扮成某个角色加入同伴的游戏。

·对幼儿与别人分享玩具、图书等行为给予肯定，让他对自己的表现感到高兴和满足。

·当幼儿与同伴发生矛盾或冲突时，指导他尝试用协商、交换、轮流玩、合作等方式解决冲突。

·利用相关的图书、故事，结合幼儿的交往经验，和他讨论什么样的行为受大家欢迎，想要得到别人的接纳应该怎样做。

·幼儿园应多为幼儿提供需要大家齐心协力才能完成的活动，让幼儿在具体活动中体会合作的重要性，学习分工合作。

2. 结合具体情境，引导幼儿换位思考，学习理解别人。如：

·幼儿有争抢玩具等不友好行为时，引导他们想想“假如你是那个小朋友，你有什么感受？”让幼儿学习理解别人的想法和感受。

3. 和幼儿一起谈谈他的好朋友，说说喜欢这个朋友的原因，引导他多发现同伴的优点、长处。

**目标3 具有自尊、自信、自主的表现**

| 3~4岁 | 4~5岁 | 5~6岁 |
| --- | --- | --- |
| 1. 能根据自己的兴趣选择游戏或其他活动。<br>2. 为自己的好行为或活动成果感到高兴。<br>3. 自己能做的事情愿意自己做。<br>4. 喜欢承担一些小任务 | 1. 能按自己的想法进行游戏或其他活动。<br>2. 知道自己的一些优点和长处，并对此感到满意。<br>3. 自己的事情尽量自己做，不愿意依赖别人。<br>4. 敢于尝试有一定难度的活动和任务 | 1. 能主动发起活动或在活动中出主意、想办法。<br>2. 做了好事或取得了成功后还想做得更好。<br>3. 自己的事情自己做，不会的愿意学。<br>4. 主动承担任务，遇到困难能够坚持而不轻易求助。<br>5. 与别人的看法不同时，敢于坚持自己的意见并说出理由 |

教育建议：

1. 关注幼儿的感受，保护其自尊心和自信心。如：

·能以平等的态度对待幼儿，使幼儿切实感受到自己被尊重。

·对幼儿好的行为表现多给予具体、有针对性的肯定和表扬，让他对自己优点和长处有所认识并感到满足和自豪。

·不要拿幼儿的不足与其他幼儿的优点作比较。

2. 鼓励幼儿自主决定，独立做事，增强其自尊心和自信心。如：

·与幼儿有关的事情要征求他的意见，即使他的意见与成人不同，也要认真倾听，接受他的合理要求。

·在保证安全的情况下，支持幼儿按自己的想法做事；或提供必要的条件，帮助他实现自己的想法。

·幼儿自己的事情尽量放手让他自己做，即使做得不够好，也应鼓励并给予一定的指导，让他在做事中树立自尊和自信。

·鼓励幼儿尝试有一定难度的任务，并注意调整难度，让他感受经过努力获得的成就感。

**目标4 关心尊重他人**

| 3~4岁 | 4~5岁 | 5~6岁 |
| --- | --- | --- |
| 1. 长辈讲话时能认真听，并能听从长辈的要求。<br>2. 身边的人生病或不开心时表示同情。<br>3. 在提醒下能做到不打扰别人 | 1. 会用礼貌的方式向长辈表达自己的要求和想法。<br>2. 能注意到别人的情绪，并有关心、体贴的表现。<br>3. 知道父母的职业，能体会到父母为养育自己所付出的辛劳 | 1. 能有礼貌地与人交往。<br>2. 能关注别人的情绪和需要，并能给予力所能及的帮助。<br>3. 尊重为大家提供服务的人，珍惜他们的劳动成果。<br>4. 接纳、尊重与自己的生活方式或习惯不同的人 |

教育建议：

1. 成人以身作则，以尊重、关心的态度对待自己的父母、长辈和其他人。如：

· 经常问候父母，主动做家务。

· 礼貌地对待老年人，如坐车时主动为老人让座。

· 看到别人有困难能主动关心并给予一定的帮助。

2. 引导幼儿尊重、关心长辈和身边的人，尊重他人劳动及成果。如：

· 提醒幼儿关心身边的人，如妈妈累了，知道让她安静休息一会儿。

· 借助故事、图书等给幼儿讲讲父母抚育孩子成长的经历，让幼儿理解和体会父爱与母爱。

· 结合实际情境，提醒幼儿注意别人的情绪，了解他们的需要，给予适当的关心和帮助。

· 利用生活机会和角色游戏，帮助幼儿了解与自己关系密切的社会服务机构及其工作，如商场、邮局、医院等，体会这些机构给大家提供的便利和服务，懂得尊重工作人员的劳动，珍惜劳动成果。

3. 引导幼儿学习用平等、接纳和尊重的态度对待差异。如：

· 了解每个人都有自己的兴趣、爱好和特长，可以相互学习。

· 利用民间游戏、传统节日等，适当向幼儿介绍我国主要民族和世界其他国家和民族的文化，帮助幼儿感知文化的多样性和差异性，理解人们之间是平等的，应该互相尊重，友好相处。

（二）社会适应

**目标 1　喜欢并适应群体生活**

| 3~4 岁 | 4~5 岁 | 5~6 岁 |
|---|---|---|
| 1．对群体活动有兴趣。<br>2．对幼儿园的生活好奇，喜欢上幼儿园 | 1．愿意并主动参加群体活动。<br>2．愿意与家长一起参加社区的一些群体活动 | 1．在群体活动中积极、快乐。<br>2．对小学生活有好奇和向往 |

教育建议：

1. 经常和幼儿一起参加一些群体性的活动，让幼儿体会群体活动的乐趣。如：参加亲戚、朋友和同事间的聚会以及适合幼儿参加的社区活动等，支持幼儿和不同群体的同伴一起游戏，丰富其群体活动的经验。

2. 幼儿园组织活动时，可以经常打破班级的界限，让幼儿有更多机会参加不同群体的活动。

3. 带领大班幼儿参观小学，讲讲小学有趣的活动，唤起他们对小学生活的好奇和向往，为入学做好心理准备。

**目标 2　遵守基本的行为规范**

| 3~4 岁 | 4~5 岁 | 5~6 岁 |
|---|---|---|
| 1．在提醒下，能遵守游戏和公共场所的规则。<br>2．知道不经允许不能拿别人的东西，借别人的东西要归还。<br>3．在成人提醒下，爱护玩具和其他物品 | 1．感受规则的意义，并能基本遵守规则。<br>2．不私自拿不属于自己的东西。<br>3．知道说谎是不对的。<br>4．知道接受了的任务要努力完成。<br>5．在提醒下，能节约粮食、水电等 | 1．理解规则的意义，能与同伴协商制定游戏和活动规则。<br>2．爱惜物品，用别人的东西时也知道爱护。<br>3．做了错事敢于承认，不说谎。<br>4．能认真负责地完成自己所接受的任务。<br>5．爱护身边的环境，注意节约资源 |

教育建议：

1. 成人要遵守社会行为规则，为幼儿树立良好的榜样。如：答应幼儿的事一定要做到、尊老爱幼、爱护公共环境，节约水电等。

2. 结合社会生活实际，帮助幼儿了解基本行为规则或其他游戏规则，体会规则的重要性，学习自觉遵守规则。如：

·经常和幼儿玩带有规则的游戏，遵守共同约定的游戏规则。

·利用实际生活情境和图书故事，向幼儿介绍一些必要的社会行为规则，以及为什么要遵守这些规则。

·在幼儿园的区域活动中，创设情境，让幼儿体会没有规则的不方便，鼓励他们讨论制定规则并自觉遵守。

·对幼儿表现出的遵守规则的行为要及时肯定，对违规行为给予纠正。如：幼儿主动为老人让座时要表扬；幼儿损害别人的物品或公共物品时要及时制止并主动赔偿。

3. 教育幼儿要诚实守信。如：

·对幼儿诚实守信的行为要及时肯定。

·允许幼儿犯错误，告诉他改了就好。不要打骂幼儿，以免他因害怕惩罚而说谎。

·小年龄幼儿经常分不清想象和现实，成人不要误认为他是在说谎。

·发现幼儿说谎时，要反思是否是因自己对幼儿的要求过高过严造成的。如果是，要及时调整自己的行为，同时要严肃地告诉幼儿说谎是不对的。

·经常给幼儿分配一些力所能及的任务，要求他完成并及时给予表扬，培养他的责任感和认真负责的态度。

**目标3　具有初步的归属感**

| 3~4 岁 | 4~5 岁 | 5~6 岁 |
|---|---|---|
| 1. 知道和自己一起生活的家庭成员及与自己的关系，体会到自己是家庭的一员。<br>2. 能感受到家庭生活的温暖，爱父母，亲近与信赖长辈。<br>3. 能说出自己家所在街道、小区（乡镇、村）的名称。<br>4. 认识国旗，知道国歌 | 1. 喜欢自己所在的幼儿园和班级，积极参加集体活动。<br>2. 能说出自己家所在地的省、市、县（区）名称，知道当地有代表性的物产或景观。<br>3. 知道自己是中国人。<br>4. 奏国歌、升国旗时能自动站好 | 1. 愿意为集体做事，为集体的成绩感到高兴。<br>2. 能感受到家乡的发展变化并为此感到高兴。<br>3. 知道自己的民族，知道中国是一个多民族的大家庭，各民族之间要互相尊重，团结友爱。<br>4. 知道国家一些重大成就，爱祖国，为自己是中国人感到自豪 |

教育建议：

1. 亲切地对待幼儿，关心幼儿，让他感到长辈是可亲、可近、可信赖的，家庭和幼儿园是温暖的。如：

·多和孩子一起游戏、谈笑，尽量在家庭和班级中营造温馨的氛围。

·通过和幼儿一起翻阅照片、讲幼儿成长的故事等，让幼儿感受到家庭和幼儿园的温暖，老师的和蔼可亲，对养育自己的人产生感激之情。

2. 吸引和鼓励幼儿参加集体活动，萌发集体意识。如：

·幼儿园和班级里的重大事情和计划，请幼儿集体讨论决定。

·幼儿园应经常组织多种形式的集体活动，萌发幼儿的集体荣誉感。

3. 运用幼儿喜闻乐见和能够理解的方式激发幼儿爱家乡、爱祖国的情感。如：

·和幼儿说一说或在地图上找一找自己家所在的省、市、县（区）名称。

·和幼儿一起外出游玩，一起看有关的电视节目或画报等；和他们一起收集有关家乡、祖国各地的风景名胜、著名的建筑、独特物产的图片等，在观看和欣赏的过程中激发幼儿的自豪感和热爱之情。

·利用电视节目或参加升旗等活动，向幼儿介绍国旗、国歌以及观看升旗、奏国歌的礼仪。

·向幼儿介绍反映中国人聪明才智的发明和创造，激发幼儿的民族自豪感。

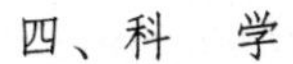

四、科　学

幼儿的科学学习是在探究具体事物和解决实际问题中，尝试发现事物间的异同和联系的过程。幼儿在对自然事物的探究和运用数学解决实际生活问题的过程中，不仅获得丰富的感性经验，充分发展形象思维，而且初步尝试归类、排序、判断、推理，逐步发展逻辑思维能力，为其他领域的深入学习奠定基础。

幼儿科学学习的核心是激发探究兴趣，体验探究过程，发展初步的探究能力。成人要善于发现和保护幼儿的好奇心，充分利用自然和实际生活机会，引导幼儿通过观察、比较、操作、实验等方法，学习发现问题、分析问题和解决问题；帮助幼儿不断积累经验，并运用于新的学习活动，形成受益终身的学习态度和能力。

幼儿的思维特点是以具体形象思维为主，应注重引导幼儿通过直接感知、亲身体验和实际操作进行科学学习，不应为追求知识和技能的掌握，对幼儿进行灌输和强化训练。

（一）科学探究

**目标 1　亲近自然，喜欢探究**

| 3~4 岁 | 4~5 岁 | 5~6 岁 |
|---|---|---|
| 1. 喜欢接触大自然，对周围的很多事物和现象感兴趣。<br>2. 经常问各种问题，或好奇地摆弄物品 | 1. 喜欢接触新事物，经常问一些与新事物有关的问题。<br>2. 常常动手动脑探索物体和材料，并乐在其中 | 1. 对自己感兴趣的问题总是刨根问底。<br>2. 能经常动手动脑寻找问题的答案。<br>3. 探索中有所发现时感到兴奋和满足 |

教育建议：

1. 经常带幼儿接触大自然，激发其好奇心与探究欲望。如：

· 为幼儿提供一些有趣的探究工具，用自己的好奇心和探究积极性感染和带动幼儿。

· 和幼儿一起发现并分享周围新奇、有趣的事物或现象，一起寻找问题的答案。

· 通过拍照和画图等方式保留和积累有趣的探索与发现。

2. 真诚地接纳、多方面支持和鼓励幼儿的探索行为。如：

· 认真对待幼儿的问题，引导他们猜一猜、想一想，有条件时和幼儿一起做一些简易的调查或有趣的小实验。

· 容忍幼儿因探究而弄脏、弄乱、甚至破坏物品的行为，引导他们活动后做好收拾整理。

· 多为幼儿选择一些能操作、多变化、多功能的玩具材料或废旧材料，在保证安全的前提下，鼓励幼儿拆装或动手自制玩具。

**目标 2　具有初步的探究能力**

| 3~4 岁 | 4~5 岁 | 5~6 岁 |
|---|---|---|
| 1. 对感兴趣的事物能仔细观察，发现其明显特征。<br>2. 能用多种感官或动作去探索物体，关注动作所产生的结果 | 1. 能对事物或现象进行观察比较，发现其相同与不同。<br>2. 能根据观察结果提出问题，并大胆猜测答案。<br>3. 能通过简单的调查收集信息。<br>4. 能用图画或其他符号进行记录 | 1. 能通过观察、比较与分析，发现并描述不同种类物体的特征或某个事物前后的变化。<br>2. 能用一定的方法验证自己的猜测。<br>3. 在成人的帮助下能制定简单的调查计划并执行。<br>4. 能用数字、图画、图表或其他符号记录。<br>5. 探究中能与他人合作与交流 |

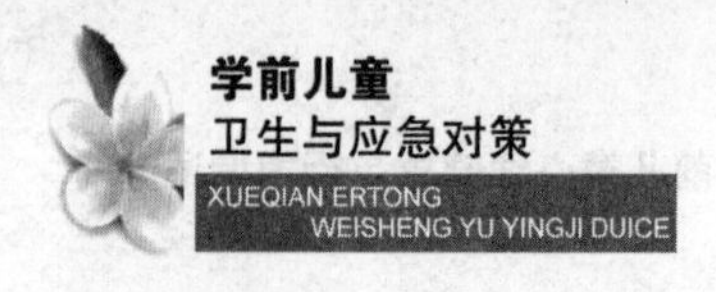


教育建议：

1. 有意识地引导幼儿观察周围事物，学习观察的基本方法，培养观察与分类能力。如：

·支持幼儿自发的观察活动，对其发现表示赞赏。

·通过提问等方式引导幼儿思考并对事物进行比较观察和连续观察。

·引导幼儿在观察和探索的基础上，尝试进行简单的分类、概括。如：根据运动方式给动物分类，根据生长环境给植物分类，根据外部特征给物体分类，等等。

2. 支持和鼓励幼儿在探究的过程中积极动手动脑寻找答案或解决问题。如：

·鼓励幼儿根据观察或发现提出值得继续探究的问题，或成人提出有探究意义且能激发幼儿兴趣的问题。如：皮球、轮胎、竹筒等物体滚动时都走直线吗？怎样让橡皮泥球浮在水面上？

·支持和鼓励幼儿大胆联想、猜测问题的答案，并设法验证。如：玩风车时，鼓励幼儿猜测风车转动方向及速度快慢的原因和条件，并实际去验证。

·支持、引导幼儿学习用适宜的方法探究和解决问题，或为自己的想法搜集证据。如：想知道院子里有多少种植物，可以进行实地调查；想知道球在平地上还是在斜坡上滚得快，可以动手试一试；想证明影子的方向与太阳的位置有关，可以做个小实验进行验证等。

3. 鼓励和引导幼儿学习做简单的计划和记录，并与他人交流分享。如：

·和幼儿共同制订调查计划，讨论调查对象、步骤和方法等，也可以和幼儿一起设法用图画、箭头等标识呈现计划。

·鼓励幼儿用绘画、照相、做标本等办法记录观察和探究的过程与结果，注意要让记录有意义，通过记录帮助幼儿丰富观察经验、建立事物之间的联系和分享发现。

·支持幼儿与同伴合作探究与分享交流，引导他们在交流中尝试整理、概括自己探究的成果，体验合作探究和发现的乐趣。如一起讨论和分享自己的问题与发现，一起想办法收集资料和验证猜测。

4. 帮助幼儿回顾自己探究过程，讨论自己做了什么，怎么做的，结果与计划目标是否一致，分析一下原因以及下一步要怎样做等。

**目标3　在探究中认识周围事物和现象**

| 3~4岁 | 4~5岁 | 5~6岁 |
|---|---|---|
| 1. 认识常见的动植物，能注意并发现周围的动植物是多种多样的。<br>2. 能感知和发现物体和材料的软硬、光滑和粗糙等特性。<br>3. 能感知和体验天气对自己生活和活动的影响。<br>4. 初步了解和体会动植物和人们生活的关系 | 1. 能感知和发现动植物的生长变化及其基本条件。<br>2. 能感知和发现常见材料的溶解、传热等性质或用途。<br>3. 能感知和发现简单物理现象，如物体形态或位置变化等。<br>4. 能感知和发现不同季节的特点，体验季节对动植物和人的影响。<br>5. 初步感知常用科技产品与自己生活的关系，知道科技产品有利也有弊 | 1. 能察觉到动植物的外形特征、习性与生存环境的适应关系。<br>2. 能发现常见物体的结构与功能之间的关系。<br>3. 能探索并发现常见的物理现象产生的条件或影响因素，如影子、沉浮等。<br>4. 感知并了解季节变化的周期性，知道变化的顺序。<br>5. 初步了解人们的生活与自然环境的密切关系，知道尊重和珍惜生命，保护环境 |

教育建议：

1. 支持幼儿在接触自然、生活事物和现象中积累有益的直接经验和感性认识。如：

·和幼儿一起通过户外活动、参观考察、种植和饲养活动，感知生物的多样性和独特性，以及生长发育、繁殖和死亡的过程。

·给幼儿提供丰富的材料和适宜的工具，支持幼儿在游戏过程中探索并感知常见物质、材料的特性和物体的结构特点。

2. 引导幼儿在探究中思考，尝试进行简单的推理和分析，发现事物之间明显的关联。如：

·引导5岁以上幼儿关注和思考动植物的外部特征、习性与生活环境对动植物生存的意义。如兔子的长耳朵具有自我保护的作用；植物种子的形状有助于其传播等。

·引导幼儿根据常见物质、材料的特性和物体的结构特点，推测和证实它们的用途。如：带轮子的物体方便移动；不同用途的车辆有不同的结构，等等。

3. 引导幼儿关注和了解自然、科技产品与人们生活的密切关系，逐渐懂得热爱、尊重、保护自然。如：

·结合幼儿的生活需要，引导他们体会人与自然、动植物的依赖关系。如：动植物、季节变化与人们生活的关系、常见灾害性天气给人们生产和生活带来的影响等。

·和幼儿一起讨论常见科技产品的用途和弊端，如：汽车等交通工具给生活带来的方便和对环境的污染等。

（二）数学认知

**目标1　初步感知生活中数学的有用和有趣**

| 3~4岁 | 4~5岁 | 5~6岁 |
| --- | --- | --- |
| 1. 感知和发现周围物体的形状是多种多样的，对不同的形状感兴趣。<br>2. 体验和发现生活中很多地方都用到数 | 1. 在指导下，感知和体会有些事物可以用形状来描述。<br>2. 在指导下，感知和体会有些事物可以用数来描述，对环境中各种数字的含义有进一步探究的兴趣 | 1. 能发现事物简单的排列规律，并尝试创造新的排列规律。<br>2. 能发现生活中许多问题都可以用数学的方法来解决，体验解决问题的乐趣 |

教育建议：

1. 引导幼儿注意事物的形状特征，尝试用表示形状的词来描述事物，体会描述的生动形象性和趣味性。如：

·参观游览后，和幼儿一起谈论所看到的事物的形状，鼓励幼儿产生联想，并用自己的语言进行描述。如：熊猫的身体圆圆的，全身好像是一个个的圆形组成的。

·和幼儿交谈或读书讲故事时，适当地运用一些有关形状的词汇来描述事物，如看图片时，和幼儿讨论奥运会场馆的形状，体会为什么有的场馆叫“水立方”，有的叫“鸟巢”。

2. 引导幼儿感知和体会生活中很多地方都用到数，关注周围与自己生活密切相关的数的信息，体会数可以代表不同的意义。如：

·和幼儿一起寻找发现生活中用数字作标识的事物，如电话号码、时钟、日历和商品的价签等。

·引导幼儿了解和感受数用在不同的地方，表示的意义是不一样的。如天气预报中表示气温的数代表冷热状况；钟表上的数表明时间的早晚等。

·鼓励幼儿尝试使用数的信息进行一些简单的推理。如知道今天是星期五，能推断明天是星期六，爸爸妈妈休息。

3. 引导幼儿观察发现按照一定规律排列的事物，体会其中的排列特点与规律，并尝试自己创造出新的排列规律。如：

·和幼儿一起发现和体会按一定顺序排列的队形整齐有序。

·提供具有重复性旋律和词语的音乐、儿歌和故事，或利用环境中有序排列的图案（如按颜色间隔排列的瓷砖、按形状间隔排列的珠帘等），鼓励幼儿发现和感受其中的规律。

·鼓励幼儿尝试自己设计有规律的花边图案、创编有一定规律的动作，或者按某种规律进行搭建活动。

·引导幼儿体会生活中很多事情都是有一定顺序和规律的，如一周七天的顺序是从周一到周日，一年四季按照春夏秋冬轮回等。

4. 鼓励和支持幼儿发现、尝试解决日常生活中需要用到数学的问题，体会数学的用处。如：

·拍球、跳绳、跳远或投沙包时，可通过数数、测量的方法确定名次。

·讨论春游去哪里玩时，让幼儿商量想去哪里玩？每个想去的地方有多少人？根据统计结果做出决定。

·滑滑梯时，按照“先来先玩”的规则有序地排队玩。

**目标2 感知和理解数、量及数量关系**

| 3~4岁 | 4~5岁 | 5~6岁 |
|---|---|---|
| 1. 能感知和区分物体的大小、多少、高矮长短等量方面的特点，并能用相应的词表示。<br>2. 能通过一一对应的方法比较两组物体的多少。<br>3. 能手口一致地点数5个以内的物体，并能说出总数。能按数取物。<br>4. 能用数词描述事物或动作。如我有4本图书 | 1. 能感知和区分物体的粗细、厚薄、轻重等量方面的特点，并能用相应的词语描述。<br>2. 能通过数数比较两组物体的多少。<br>3. 能通过实际操作理解数与数之间的关系，如5比4多1；2和3合在一起是5。<br>4. 会用数词描述事物的排列顺序和位置 | 1. 初步理解量的相对性。<br>2. 借助实际情境和操作（如合并或拿取）理解“加”和“减”的实际意义。<br>3. 能通过实物操作或其他方法进行10以内的加减运算。<br>4. 能用简单的记录表、统计图等表示简单的数量关系 |

教育建议：

1. 引导幼儿感知和理解事物“量”的特征。如：

·感知常见事物的大小、多少、高矮、粗细等量的特征，学习使用相应的词汇描述这些特征。

·结合具体事物让幼儿通过多次比较逐渐理解“量”是相对的。如小亮比小明高，但比小强矮。

·收拾物品时，根据情况，鼓励幼儿按照物体量的特征分类整理。如整理图书时按照大小摆放。

2. 结合日常生活，指导幼儿学习通过对应或数数的方式比较物体的多少。如：

·鼓励幼儿在一对一配对的过程中发现两组物体的多少。如，在给桌子上的每个碗配上勺子时，发现碗和勺多少的不同。

·鼓励幼儿通过数数比较两样东西的多少。如数一数有多少个苹果，多少个梨，判断苹果和梨哪个多，哪个少。

3. 利用生活和游戏中的实际情境，引导幼儿理解数概念。如：

·结合生活需要，和幼儿一起手口一致点数物体，得出物体的总数。

·通过点数的方式让幼儿体会物体的数量不会因排列形式、空间位置的不同而发生变化。如鼓励幼儿将一定数量的扣子以不同的形式摆放，体会扣子的数量是不变的。

·结合日常生活，为幼儿提供“按数取物”的机会，如游戏时，请幼儿按要求拿出几个球。

4. 通过实物操作引导幼儿理解数与数之间的关系，并用“加”或“减”的办法来解决问题。如：

·游戏中遇到让4个小动物住进两间房子的问题，或生活中遇到将5块饼干分给两个小朋友问题时，让幼儿尝试不同的分法。

·鼓励幼儿尝试自己解决生活中的数学问题。如家里来了5位客人，桌子上只有3个杯子，还需要几个杯子等。

·购少量物品时，有意识地鼓励幼儿参与计算和付款的过程等。

**目标3 感知形状与空间关系**

| 3~4岁 | 4~5岁 | 5~6岁 |
|---|---|---|
| 1. 能注意物体较明显的形状特征，并能用自己的语言描述。<br>2. 能感知物体基本的空间位置与方位，理解上下、前后、里外等方位词 | 1. 能感知物体的形体结构特征，画出或拼搭出该物体的造型。<br>2. 能感知和发现常见几何图形的基本特征，并能进行分类。<br>3. 能使用上下、前后、里外、中间、旁边等方位词描述物体的位置和运动方向 | 1. 能用常见的几何形体有创意地拼搭和画出物体的造型。<br>2. 能按语言指示或根据简单示意图正确取放物品。<br>3. 能辨别自己的左右 |

教育建议：

1. 用多种方法帮助幼儿在物体与几何形体之间建立联系。如：

·引导幼儿感受生活中各种物品的形状特征，并尝试识别和描述。如感受和识别盘子、桌子、车轮、地砖等物品的形状特征。

·鼓励和支持幼儿用积木、纸盒、拼板等各种形状材料进行建构游戏或制作活动。如用长方形的纸盒加两个圆形瓶盖制作“汽车”。

·收拾整理积木时，引导幼儿体验图形之间的转换。如两个三角形可组合成一个正方形，两个正方形可组合成一个长方形。

·引导幼儿注意观察生活物品的图形特征，鼓励他们按形状分类整理物品。

2. 丰富幼儿空间方位识别的经验，引导幼儿运用空间方位经验解决问题。如：

·请幼儿取放物体时，使用他们能够理解的方位词，如把桌子下面的东西放到窗台上，把花盆放在大树旁边等。

·和幼儿一起识别熟悉场所的位置。如超市在家的旁边，邮局在幼儿园的前面。

·在体育、音乐和舞蹈活动中，引导幼儿感受空间方位和运动方向。

·和幼儿玩按指令找宝的游戏。对年龄小的幼儿要求他们按语言指令寻找，对年龄大些的幼儿可要求按照简单的示意图寻找。

五、艺 术

艺术是人类感受美、表现美和创造美的重要形式，也是表达自己对周围世界的认识和情绪态度的独特方式。

每个幼儿心里都有一颗美的种子。幼儿艺术领域学习的关键在于充分创造条件和机会，在大自然和社会文化生活中萌发幼儿对美的感受和体验，丰富其想象力和创造力，引导幼儿学会用心灵去感受和发现美，用自己的方式去表现和创造美。

幼儿对事物的感受和理解不同于成人，他们表达自己认识和情感的方式也有别于成人。幼儿独特的笔触、动作和语言往往蕴含着丰富的想象和情感，成人应对幼儿的艺术表现给予充分的理解和尊重，不能用自己的审美标准去评判幼儿，更不能为追求结果的“完美”而对幼儿进行千篇一律的训练，以免扼杀其想象与创造的萌芽。

（一）感受与欣赏

**目标1 喜欢自然界与生活中美的事物**

| 3~4 岁 | 4~5 岁 | 5~6 岁 |
|---|---|---|
| 1. 喜欢观看花草树木、日月星空等大自然中美的事物。<br>2. 容易被自然界中的鸟鸣、风声、雨声等好听的声音所吸引 | 1. 在欣赏自然界和生活环境中美的事物时，关注其色彩、形态等特征。<br>2. 喜欢倾听各种好听的声音，感知声音的高低、长短、强弱等变化 | 1. 乐于收集美的物品或向别人介绍所发现的美的事物。<br>2. 乐于模仿自然界和生活环境中有特点的声音，并产生相应的联想 |

教育建议：

1. 和幼儿一起感受、发现和欣赏自然环境和人文景观中美的事物。如：

·让幼儿多接触大自然，感受和欣赏美丽的景色和好听的声音。

·经常带幼儿参观园林、名胜古迹等人文景观，讲讲有关的历史故事、传说，与幼儿一起讨论和交流对美的感受。

2. 和幼儿一起发现美的事物的特征，感受和欣赏美。如：

·让幼儿观察常见动植物以及其他物体，引导幼儿用自己的语言、动作等描述它们美的方面，如颜色、形状、形态等。

·让幼儿倾听和分辨各种声响，引导幼儿用自己的方式来表达他对音色、强弱、快慢的感受。

·支持幼儿收集喜欢的物品并和他一起欣赏。

**目标2　喜欢欣赏多种多样的艺术形式和作品**

| 3~4岁 | 4~5岁 | 5~6岁 |
| --- | --- | --- |
| 1. 喜欢听音乐或观看舞蹈、戏剧等表演。<br>2. 乐于观看绘画、泥塑或其他艺术形式的作品 | 1. 能够专心地观看自己喜欢的文艺演出或艺术品，有模仿和参与的愿望。<br>2. 欣赏艺术作品时会产生相应的联想和情绪反应 | 1. 艺术欣赏时常常用表情、动作、语言等方式表达自己的理解。<br>2. 愿意和别人分享、交流自己喜爱的艺术作品和美感体验 |

教育建议：

1. 创造条件让幼儿接触多种艺术形式和作品。如：

·经常让幼儿接触适宜的、各种形式的音乐作品，丰富幼儿对音乐的感受和体验。

·和幼儿一起用图画、手工制品等装饰和美化环境。

·带幼儿观看或共同参与传统民间艺术和地方民俗文化活动，如皮影戏、剪纸和捏面人等。

·有条件的情况下，带幼儿去剧院、美术馆、博物馆等欣赏文艺表演和艺术作品。

2. 尊重幼儿的兴趣和独特感受，理解他们欣赏时的行为。如：

·理解和尊重幼儿在欣赏艺术作品时的手舞足蹈、即兴模仿等行为。

·当幼儿主动介绍自己喜爱的舞蹈、戏曲、绘画或工艺品时，要耐心倾听并给予积极回应和鼓励。

（二）表现与创造

**目标1　喜欢进行艺术活动并大胆表现**

| 3~4岁 | 4~5岁 | 5~6岁 |
| --- | --- | --- |
| 1. 经常自哼自唱或模仿有趣的动作、表情和声调。<br>2. 经常涂涂画画、黏黏贴贴并乐在其中 | 1. 经常唱唱跳跳，愿意参加歌唱、律动、舞蹈、表演等活动。<br>2. 经常用绘画、捏泥、手工制作等多种方式表现自己的所见所想 | 1. 积极参与艺术活动，有自己比较喜欢的活动形式。<br>2. 能用多种工具、材料或不同的表现手法表达自己的感受和想象。<br>3. 艺术活动中能与他人相互配合，也能独立表现 |

教育建议：

1. 创造机会和条件，支持幼儿自发的艺术表现和创造。如：

·提供丰富的便于幼儿取放的材料、工具或物品，支持幼儿进行自主绘画、手工、歌唱、表演等艺术活动。

·经常和幼儿一起唱歌、表演、绘画、制作，共同分享艺术活动的乐趣。

2. 营造安全的心理氛围，让幼儿敢于并乐于表达表现。如：

·欣赏和回应幼儿的哼哼唱唱、模仿表演等自发的艺术活动，赞赏他独特的表现方式。

·在幼儿自主表达创作过程中，不做过多干预或把自己的意愿强加给幼儿，在幼儿需要时再给予具体的帮助。

·了解并倾听幼儿艺术表现的想法或感受，领会并尊重幼儿的创作意图，不简单用“像不像”“好不好”等成人标准来评价。

·展示幼儿的作品，鼓励幼儿用自己的作品或艺术品布置环境。

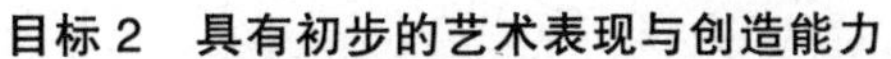

目标 2 具有初步的艺术表现与创造能力

| 3~4 岁 | 4~5 岁 | 5~6 岁 |
| --- | --- | --- |
| 1. 能模仿学唱短小歌曲。<br>2. 能跟随熟悉的音乐做身体动作。<br>3. 能用声音、动作、姿态模拟自然界的事物和生活情景。<br>4. 能用简单的线条和色彩大体画出自己想画的人或事物 | 1. 能用自然的、音量适中的声音基本准确地唱歌。<br>2. 能通过即兴哼唱、即兴表演或给熟悉的歌曲编词来表达自己的心情。<br>3. 能用拍手、踏脚等身体动作或可敲击的物品敲打节拍和基本节奏。<br>4. 能运用绘画、手工制作等表现自己观察到或想象的事物 | 1. 能用基本准确的节奏和音调唱歌。<br>2. 能用律动或简单的舞蹈动作表现自己的情绪或自然界的情景。<br>3. 能自编自演故事，并为表演选择和搭配简单的服饰、道具或布景。<br>4. 能用自己制作的美术作品布置环境、美化生活 |

教育建议：

·尊重幼儿自发的表现和创造，并给予适当的指导。如：

·鼓励幼儿在生活中细心观察、体验，为艺术活动积累经验与素材。例如，观察不同树种的形态、色彩等。

·提供丰富的材料，如图书、照片、绘画或音乐作品等，让幼儿自主选择，用自己喜欢的方式去模仿或创作，成人不做过多要求。

·根据幼儿的生活经验，与幼儿共同确定艺术表达表现的主题，引导幼儿围绕主题展开想象，进行艺术表现。

·幼儿绘画时，不宜提供范画，特别不应要求幼儿完全按照范画来画。

·肯定幼儿作品的优点，用表达自己感受的方式引导其提高。如，“你的画用了这么多红颜色，感觉就像过年一样喜庆”“你扮演的大灰狼声音真像，要是表情再凶一点就更好了”等。

教育部

2012 年 9 月

**思考与运用：**

1. 试述学前儿童心理健康的概念及意义。
2. 影响学前儿童心理发展的因素有哪些？
3. 学前儿童常见的心理障碍有哪些？如何预防？
4. 学前儿童常见的问题行为有哪些？如何矫治？
5. 为什么开展心理健康教育要从学前儿童抓起，学前儿童心理健康的标准是什么？
6. 哪些因素影响学前儿童的心理健康？
7. 一位幼儿园园长向你请教如何开展学前儿童的心理健康教育，请你侧重途径和方法为她献计献策。
8. 当前学前儿童心理健康教育的研究存在哪些问题，请你就学前儿童的某个心理健康问题设计一个研究方案。
9. 假设家长或幼儿园园长就学前儿童常见的心理和行为问题向你咨询，请你就有关诊断、预防和干预三个方面阐述你的看法。

# 第六章　学前儿童营养与保健策略

**学习要点：**

1. 了解有关营养的基础知识。
2. 理解各类食品营养价值参考及膳食选择。
3. 学会综合运用本章知识为不同年龄儿童搭配食谱。

营养是维持学前儿童身心健康和生长发育的关键，充足的营养能促进学前儿童体格和智力发育，反之不仅影响其体格和智力发育，更容易发生营养障碍和各种相关疾病。为了保证学前儿童的健康成长，我们有必要为他们提供充足均衡的营养。

通常而言，儿童营养状况与社会经济发展程度息息相关，总体上发达国家学前儿童营养状况优于发展中国家，富裕地区优于贫困地区。

我国学前儿童的营养状况总体上仍处于发展中国家的水平，常见的营养素缺乏症尤其是微量元素缺乏症仍然是我们将长期面对的问题。微量营养素是指矿物质和维生素，尽管学前儿童每日需要量较小，但其对学前儿童的生长发育有着重要的作用。

## 第一节　有关营养的基础知识

营养是机体摄取和利用食物过程总和，典型的包括摄食、消化、吸收和同化。在对学前儿童生长发育的各种影响因素中，营养因素是国内外学者一致公认的第一位因素。学前儿童处于身体生长发育的高峰期，年龄越小，生长发育越快，此时营养成为保证他们生长发育的关键因素，营养的不均衡及缺乏不仅会影响学前儿童的生长发育，更会导致学前儿童抵抗力降低引起疾病，影响其智力发育及儿童综合素质的发展。

### 一、热　量

人体时时刻刻都在消耗能量，热量（energy）指的是维持体温恒定，维持各种生理、体力活动正常进行的能量。这些能量是由食物中碳水化合物、脂肪和蛋白质三大产热营养素经过体内氧化释放而来，主要供给学前儿童维持生命、生长发育和运动需要。

#### （一）能量的食物来源

能量来源于产热营养素，尽管三大产热营养素都能为学前儿童身体正常运转提供能量，但其发热系数不一，蛋白质发热系数为 4kcal/g，即每克蛋白质可以产生 4 千卡热量；脂肪发热系数为 9kcal/g，即每克脂肪可以产生 9 千卡热量；碳水化合物发热系数为 4kcal/g，即每克碳水化合物可以产生 4 千卡热量。

热能供给按营养素来源需要有适当的比例：碳水化合物占 60% ~ 70%；脂肪占 20% ~ 25%；蛋白质占 10% ~ 12%。碳水化合物是最理想的能量来源。

### （二）能量的消耗

学前儿童的能量消耗主要包括以下几个方面：

#### 1. 基础代谢（Basal Metabolism，BM）

人体在清醒而又极端安静的状态下，不受肌肉活动、环境温度、食物及精神紧张等影响时的能量代谢率。即人体在禁食 12 小时，恒温在（18 ~ 25℃），安静、静卧、放松、清醒等状态下，仅维持最基本生命活动（体温、呼吸血液循环，其他器官生理需要）所需要的能量。一般来说，婴儿和青少年基础代谢率较高；孕妇、乳母基础代谢率高；男性比女性高。

#### 2. 体力活动

日常体力活动是影响人体能量消耗的主要因素。

肌肉越发达，活动时消耗能量越多；体重越重，做同样运动消耗能量越多；劳动强度越大、持续时间越长，工作越不熟练消耗能量越多。儿童活动强度越大，所需消耗的能量就越多。

#### 3. 食物热效应

食物热效应指人体摄食过程中引起的额外能量消耗。摄食后消化、吸收、合成活动、营养素和营养素代谢产物之间相互转化所消耗的能量。

此外，排泄废物也会损失部分能量。

#### 4. 生长发育

婴幼儿、儿童、青少年的生长发育需要能量主要包括机体生长发育中形成新的组织以及新生成的组织进行新陈代谢时所需要的能量。

这是学前儿童和成人在能量消耗上的最大差别，成人生长发育已经完成，此项能量消耗就自然省去。

学前儿童每日能量消耗就由以上四种能量消耗方式组成。

## 二、宏量营养素

人体所需的营养素分为蛋白质、脂肪、碳水化合物、矿物质、维生素五大类。其中碳水化合物、脂类和蛋白质因为需要量多，在膳食中所占的比重大，称之为宏量营养素。矿物质和维生素因需要相对较少，在膳食中所占比重也较少，称为微量营养素。矿物质中有 7 种在人体内含量较多，叫作常量元素，有 8 种在人体内含量较少，称为微量元素。

## （一）蛋白质

蛋白质（protein）是生命的基础，是构成细胞核组织的重要部分，机体中每一个细胞核所有重要组成部分都有蛋白质的参与，可以说，没有蛋白质就没有生命。

### 1. 蛋白质的生理功能

（1）构成并修补人体细胞、组织。

蛋白质是一切生命的基础，不仅是人体细胞的重要组成部分，更是人体组织更新和修补的主要原材料。

人体的任何一个细胞、组织、器官里都含有蛋白质，人体中三分之二由水组成，除去水分而外，差不多一半是由蛋白质构成的。骨骼内含有的大量蛋白质以保持骨骼韧性和活力；此外，人体血液、淋巴液、筋腱、皮肤、毛发、指甲的主要成分也是蛋白质。换句话说，蛋白质是构成人体细胞、组织的根本材料。

学前儿童生长发育的速度快，充足的蛋白质是保证其脑组织生长发育、骨骼生长等新组织形成的必需材料。以公斤为单位计算，学前儿童对蛋白质的需求量是成年人的两倍。膳食中如果缺乏蛋白质，就会影响他们身体的发育和智力的发展。

此外，在新陈代谢过程中，旧的细胞组织需要不断进行更新修补，而蛋白质正是修补旧细胞的主要材料。

（2）调节生理功能。

蛋白质是构成酶、激素、抗体等的基本材料，其参与的生理活动包括血红蛋白携氧、肌纤蛋白收缩、抗体免疫、载体运输、酶的催化、激素的调节等。

（3）供给能量。

蛋白质的燃烧可以为身体提供能量，但是鉴于蛋白质有以上两个主要的生理功能，将其作为供给能量的材料是不经济的，因此，这一功能是蛋白质的次要生理功能。

总的来说，蛋白质的生理功能就其在人体正常运转中所充当的作用可以将其总结为结构物质、功能物质和能源物质。

### 2. 氨基酸——蛋白质的组件

蛋白质种类众多，无论哪种蛋白质，分解后的最终产物都是氨基酸。氨基酸是蛋白质的基本组件，按其能否由人体自行合成，可以分为必需氨基酸、非必需氨基酸和条件必需氨基酸。

必需氨基酸是指不能由人体自行合成，必须由食物中的蛋白质来提供的氨基酸。学前儿童在生长发育过程中所需要的氨基酸大多为必需氨基酸。非必需氨基酸是指能由人体内合成或由其他氨基酸转化而来，并非人体不需要它们。在为学前儿童提供适量必需氨基酸的同时，还必须供给足够的非必需氨基酸以合成蛋白质。

### 3. 蛋白质的分类和学前儿童需要量

营养学上根据食物蛋白质所含氨基酸的种类和数量将食物蛋白质分为了三类，它们分别是完全蛋白质、半完全蛋白质和不完全蛋白质。其中，完全蛋白质是指所含必需氨基酸种类齐全、数量充足、比例适当，不仅能维持学前儿童新陈代谢所需要的营养，还能促进学前儿童的生长发育。奶、豆类、蛋、鱼肉中所含的蛋白质都属于完全蛋白质；半完全蛋白质中所含氨基酸虽然种类齐全，但是其中某些氨基酸的数量不能满足人体的需要，也就是说可以维持生命，但是不能促进生长发育。植物性食物大多属于此类，如米、面、土豆等所含的蛋白质；不完全蛋白质这类蛋白质不能提供人体所需的全部必需蛋白质，也就是说，它们既不能维持生命，也不能促进生长发育。例如，玉米、豌豆中的蛋白质、肉皮中的胶原蛋白等便是不完全蛋白质。

学前儿童身体处于成长的高峰期，维持生长发育需要大量优质的蛋白质，对各种氨基酸的需要量按单位体重计算是成人的数倍。4 ~ 12 岁儿童每日每公斤体重所需蛋白质为 0.84g ~ 1.01g，但需要注意的是，蛋白质的需要量和热能摄入量有紧密联系。要发挥蛋白质的特殊生理功能，必须以充足的热量供应为前提，通常而言，蛋白质供应量和热能供应量有一定比例，我国 3 ~ 12 岁儿童的蛋白质供给量占热能的 12% ~ 14%，即 5 ~ 6 岁时为 50g ~ 55g，7 ~ 10 岁时为 60g ~ 70g，10 ~ 12 岁为 70g ~ 75g，普遍高于世界卫生组织的建议。

此外，利用下面的公式可以直接计算出不同年龄的人每日所需蛋白质，如表 6.1 所示：

**表 6.1　不同年龄的人每日所需蛋白质**

| 年龄 | 1 ~ 3 岁 | 4 ~ 6 岁 | 7 ~ 10 岁 | 11 ~ 14 岁 | 15 ~ 18 岁 | 19 岁以上 |
|---|---|---|---|---|---|---|
| 指数 | 1.80 | 1.49 | 1.21 | 0.99 | 0.88 | 0.79 |

具体计算方法为：先找出年龄段指数，再用此指数乘体重（公斤），所得到的答案就是每日所需的蛋白质克数。

例如，体重 15 公斤，年龄 3 岁，其指数就是 1.80；套以公式，即此体重为 15 公斤的 3 岁儿童每日所需蛋白质为 15×1.80=27 克。

### 4. 蛋白质的主要食物来源

蛋白质广泛存在于食物中，动物性食物（如肉、鱼、蛋、奶）的蛋白质含量高（10% ~ 20%），质量优，利用率高，属于优质蛋白质。植物性食物中豆类的蛋白质含量较高（20% ~ 40%），同属于优质蛋白质，是唯一能够替代动物性蛋白质的植物蛋白。

### 5. 补充蛋白质注意事项

（1）蛋白质的消化率。

一种食物蛋白质可被消化酶分解的程度，称为消化率，蛋白质的消化率越高，则更容易被人体所吸收，其营养价值也越高。植物性蛋白质被纤维素包围，与体内消化酶不容易接触，其消化率比动物性蛋白质低。因此，动物性蛋白质是学前儿童理想的食物来源，其中鸡肉不仅含蛋白质高，而且较柔软，脂肪分布均匀，所以鸡肉比畜肉更鲜嫩，且易消化。鱼肉肌纤维较短，水分加多，脂肪量少，故肉质细嫩，消化率高达 95% ~ 98%，因此，鸡肉、鱼肉是学前儿童理想的高蛋白食物。

（2）提高蛋白质营养价值的措施——蛋白质互补。

两种或多种来源的蛋白质同时食用，其中所含的各种氨基酸取长补短，达到较好的比例，从而提高蛋白质的利用率，起到蛋白质的互补作用。这是由于不同食物中所含有蛋白质的必需氨基酸的量和比例不同，其营养价值不一。而通过对不同种类食物的搭配食用，则可以提高蛋白质的营养价值。

具体而言，可以遵循以下三个原则：

第一，食物的生物学种越远越好，如动物性蛋白质和植物性蛋白质的搭配食用。

第二，进餐时食物种类越多越好。

第三，进餐时各种食物食用时间越近越好，同时食用则最佳。

（3）食用蛋白质要适量，过犹不及。

充足的蛋白质供应能够满足学前儿童需要，不仅能维持正常代谢，生成抗体，抵抗感染，有病也易恢复。相反，蛋白质供给不足时，儿童就容易生长发育迟缓、贫血、表情淡漠，而且容易感染疾病。

但是，需要注意的是蛋白质摄入过多也会造成肾脏负担，还会增加肝脏负担、胃肠负荷，引起肝肾受累以及消化不良等症状。所以，学前儿童每日蛋白质的摄入量要适当（见表 6.2）。

**表 6.2　学前儿童膳食蛋白质推荐量**[①]

| 年龄 | 男（g） | 女（g） |
| --- | --- | --- |
| 0~1 | 1.5 ~ 3 | 1.5 ~ 3 |
| 1~2 | 35 | 35 |
| 2~3 | 40 | 40 |
| 3~4 | 45 | 45 |
| 4~5 | 50 | 50 |
| 5~6 | 55 | 55 |
| 6~7 | 55 | 55 |

## （二）脂　类

脂类是油、脂肪、类脂的总称。食物中的油脂主要是油和脂肪，一般把常温下是液体的称作油，而把常温下是固体的称作脂肪。脂肪酸分为三大类，饱和脂肪酸、单不饱和脂肪酸、多不饱和脂肪酸。脂肪在多种有机溶剂中溶解，但不溶解于水。

### 1. 脂类的生理功能

（1）储存并供给能量。

人体自身能量的贮存形式为脂肪。此外，1g 脂肪在体内分解成二氧化碳和水并产生 38KJ（9Kcal）的能量，比 1g 蛋白质或 1g 碳水化合物产生的能量高一倍多。因此，脂肪是人体最理想的储存并供给能量的营养素。

（2）构成重要生理物质。

脂肪作为人体内三大组成部分（蛋白质、脂肪、碳水化合物）之一，是构成生命的重要物质。脂肪中的磷脂、固脂等是形成新组织和修补旧组织、调节代谢、合成激素所不可缺少的物质。

---

① 中国营养学会：《中国居民膳食营养素参考摄入量》，中国轻工业出版社 2000 年版，第 129 页。

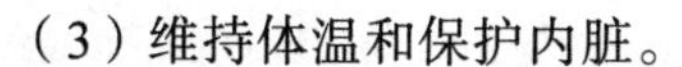

（3）维持体温和保护内脏。

脂肪导热性差，皮下脂肪可以起到保温层的作用，防止体内温度的大量散失。分布在皮下和关节等处的脂肪，在机体受到撞击时所起的缓冲作用能在一定程度上起到保护内脏和机体的作用。

（4）溶解维生素。

脂肪是脂溶性维生素 A、D、E、K 的溶剂。

（5）提供必需脂肪酸。

必需脂肪酸不能在人体内合成，必须由食物脂肪供给。

（6）增进食欲，增进饱腹感。

在烹调食物时，油可以增加食物的美味，引起食欲。此外，脂肪在胃肠道内停留的时间长，所以有增加饱腹感的作用。

### 2. 脂肪的组成

脂肪由脂肪酸组成，根据其结构可以将脂肪分为饱和脂肪酸和不饱和脂肪酸。

（1）必需脂肪酸。

必需脂肪酸是指不能由体内合成，必须由食物提供的不饱和脂肪酸，如亚油酸、亚麻酸等。不饱和脂肪酸是学前儿童身体生长发育过程中所必需的营养素，具有降低血脂及血液黏稠度，改善血液循环；维护皮肤的屏障功能；提高脑细胞活动，增强记忆力和思维能力等作用。

（2）饱和脂肪酸。

饱和脂肪酸（SFA）是指含饱和键的脂肪酸。膳食中饱和脂肪酸多存在于动物脂肪及乳酸中，饱和脂肪酸可使血胆固醇增高，促成动脉硬化。

### 3. 脂肪的食物来源及学前儿童每日需要量

在各类食物中，都含有一定量的脂肪。膳食脂肪的来源，不仅包括烹调用的油脂及肉类食物中的脂肪，还包括各种食物中所含有的脂类物质，但人体所需要的脂类主要来源于各种植物油和动物脂肪。

其中，植物油料以大豆、花生和菜籽等作物的种子含油量高，且含有丰富的必需脂肪酸。动物类食物中，动物脂肪相对含饱和脂肪酸和单不饱和脂肪酸多，而多不饱和脂肪酸含量较少。核桃、瓜子、榛子等硬果类，油脂含量虽然丰富，但在人们食物中占比重很小，不能作为脂类食物的主要来源。

动植物油脂的营养价值差别较大，虽均富含脂肪酸，但不同油脂中的必需脂肪酸的含量大不一样，如亚油酸在油脂中的含量分别为：豆油 52.2%、玉米油 47.8%、芝麻油 43.7%、花生油 37.6%、菜籽油 14.2%、猪油 8.3%、牛油 3.9%、羊油 2.0%。可见，植物油是必需脂肪酸的最好来源。动物脂肪的组成以饱和脂肪酸为多，熔点高，不易被人体消化吸收。植物油的组成则以油酸、亚油酸、亚麻酸等多不饱和脂肪酸为多，熔点低，在室温呈液态，故其吸收率较动物脂肪要高。

我国成年人一般每日膳食中 50g 脂肪即可满足其需要，学前儿童所需脂肪的量少于成年人，每日 30g～40g 即可满足身体生长发育之需要。

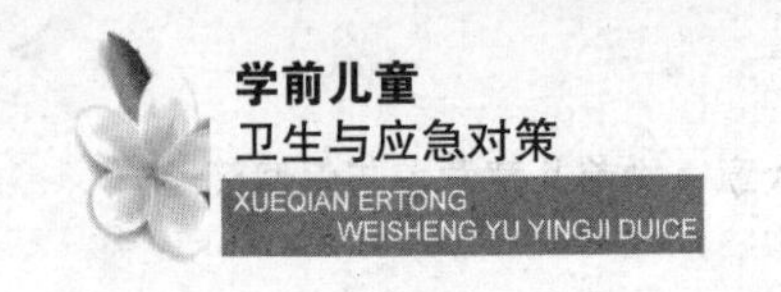


### 4. 摄入脂肪的注意事项

随着我国人民生活水平的提高，脂肪在膳食中的比例有逐渐增高的趋势。脂肪在一日热能供给中比例过高，会发生热能过剩，使过多的脂肪在体内堆积，导致肥胖。近年来，我国城乡居民的脂肪摄入量均呈现持续上升的趋势，10 年间上升了 18g，动物性食物提供的脂肪上升了 8g。尤其是富含饱和脂肪酸的动物性脂肪摄取不断升高的这一趋势将对相关的慢性病如冠心病、糖尿病等的发展产生不利影响，并会对学前儿童的生长发育造成负面影响。因此，学前儿童在每日脂肪摄取中，应以不饱和脂肪酸为主，降低饱和脂肪酸的摄取。

## （三）碳水化合物

碳水化合物由碳、氢、氧三种元素组成，由于它所含氢氧的比例为二比一，和水一样，故称为碳水化合物。食物中的碳水化合物可以分为两类，一类是人体可以吸收利用的有效碳水化合物，如单糖、多糖和双糖，另一类是人体不能消化吸收的无效碳水化合物，如纤维素。

# 三、微量营养素

## （一）矿物质

矿物质，又称无机盐，是人体内无机物的总称，是地壳中自然存在的化合物或天然元素。对于人体而言，除碳、氢、氧、氮主要以有机化合物的形式存在之外，其余元素统称为矿物质。

### 1. 矿物质的生理功能

第一，构成机体组织的重要材料。

矿物质是构成机体组织的重要材料。如蛋白主要是由磷、硫等物质构成，钙、磷、镁是构成骨骼和牙齿的重要材料。

第二，维持机体酸碱平衡及组织细胞渗透压。

酸性和碱性矿物质的适当配合，加上重酸盐和蛋白质的缓冲作用，可以维持机体的酸碱平衡，能够将机体体液的 PH 值保持在 7.35~7.45。此外，矿物质对维持组织细胞的渗透压也起着重要作用，且通过与蛋白质的合作实现。

第三，保证神经肌肉的兴奋性和多种酶的活化剂。

一定比例的钠、钾、钙、镁离子是维持肌肉神经兴奋性的必要条件，如缺钙时肌肉的兴奋性会上升，从而引起肌肉抽搐。同时，矿物质还是很多酶的活化剂，如盐酸对胃蛋白酶有激活作用，氯离子对唾液淀粉酶有激活作用等，被激活的酶才具备生理功能。[①]

第四，构成具有特殊生理功能物质的重要成分。

矿物质是某些具有特殊生理功能物质的重要成分，如铁是血红蛋白的重要成分，碘是甲

① 朱家雄，王乃铭，戈柔：《学前卫生学》，华东师范大学出版社 1999 年版，第 154 页。

状腺素的重要成分，锌是胰岛素的构成成分等。

### 2. 学前儿童易缺乏的矿物质

由于新陈代谢的作用，人体每天均会通过各种途径排出一定量的无机盐，因此必须通过膳食加以补充。矿物质广泛地存在于膳食中，一般都能满足机体的需要。对于学前儿童来说，比较容易缺乏的矿物质有钙和铁，在特殊情况下碘、锌的摄入量可能也会不足。

第一，钙。

钙是人体含量最多的一种无机元素，人出生时体内含钙总量约为 28 克，成年时达到 850 克~1 200 克，相当于体重的 1.5%~2.0%，其中 99%集中在牙齿中。[①] 对于儿童来说，钙在骨骼中沉淀和溶解的周期为 1~2 年，而成人需 10~12 年，因此，学前儿童对钙的需要量要比成人大得多。钙的缺乏可能影响儿童骨骼、牙齿的发育，甚至导致佝偻病。

肠道在吸收膳食中的钙时很不完全，能够吸收的只有 20%~30%，其余未被吸收的钙会随着粪便排出。因此，在选择钙类食物时，在考虑钙含量的同时还要兼顾到食物植酸、草酸的含量。此外，如果食物中植物纤维与脂肪含量过高的话也会影响人体对钙的吸收。

中国营养学会推荐婴幼儿和儿童每日钙的供应量应为：0 至 6 个月每日摄入 400mg，6 个月至 3 岁每日摄入 600mg，3 至 7 岁每日摄入 800mg。膳食中易吸收、含量高的钙以乳和乳制品为好，是儿童最为理想的钙源。此外，虾皮、海带、海藻等海产品和豆制品等也是比较理想的食物来源。

第二，铁。

铁是人体必需微量元素中含量最多的一种，人体中的铁 60%~75%存在于血红蛋白，3%存在于肌红蛋白，1%存在于各种酶类中，其余则分散在肝、脾和骨髓中。铁是氧的携带者，参与氧气和二氧化碳的运载和交换，铁是血红蛋白的组成部分，是构成酶的重要物质，也是产生能量的基础。膳食中铁摄入不足的儿童易烦躁、抗感染和抵抗力下降，甚至出现缺铁性贫血。

机体对植物性食物中的铁吸收率较低，一般在 10%以下，如对大米中铁的吸收率仅为 1%，小麦为 5%，菠菜和大豆为 7%。相比而言，对动物性食物中铁的吸收率较高，如对鱼类中的铁的吸收率为 11%，动物肝脏、肌肉可高达 22%。[②] 研究表明，在食物中加入维生素 C、乳糖和果糖、氨基酸等可以促进铁的吸收。

由于铁在人体内可以被反复利用，因此被排出体外的铁很少。根据我国的膳食情况，中国营养学会推荐，从新生儿到学龄前儿童的每日膳食中铁的供应量应保持在 10mg。一般来说，膳食中铁的最好来源是动物肝脏、动物血、肉类和鱼类食品，绿色蔬菜、海带、黑木耳等铁的含量也较高；要注意的是，乳类含铁量很少，当给婴幼儿以及儿童以乳类为主食时应注意铁的补充。

第三，碘。

人体中含碘约 20mg ~ 50mg，是甲状腺的重要组成部分，也是人体必需的微量元素。碘具有促进蛋白质合成、加速生长发育、活化多种酶、促进伤口愈合、保持正常新陈代谢的重要

---

① 刘桂珍：《现代健康教育学》，高等教育出版社 2005 年版，第 166 页。

② 朱家雄，王乃铭，戈柔：《学前卫生学》，华东师范大学出版社 1999 年版，第 156 页。

作用，其功能的实现主要通过甲状腺素体现出来。人体摄入碘不足会使甲状腺分泌减少，导致甲状腺的病变，孕妇若严重缺碘可能会导致胎儿发育迟缓、低下，甚至引起呆小病；人体摄入碘过量则会引起高碘甲状腺肿、碘源性甲亢等病症。

碘的摄入要适量，缺碘或碘过量对身体都有害。中国营养学会推荐每日膳食中碘的供给量为：初生至 6 个月的婴儿为 40μg，6 个月至 1 岁的婴儿为 50μg，1~6 岁的学前儿童为 70μg。海带、紫菜、海虾、海贝、海参等海产品是含碘类最丰富的食物，我国推行多年的食用碘盐也是摄入碘的重要途径。

第四，锌。

锌是人体六大酶类、200 余种金属酶的组成成分或辅酶，具有促进全身代谢的功能。人体内约含 2g ~ 2.5g 的锌，主要存在于肌肉、骨骼和皮肤。饮食中若锌的摄入量不足，会导致儿童发育迟缓，食欲不振，伤口愈合变慢，味觉迟钝甚至丧失，并可能产生异嗜癖（喜欢吃泥土、煤渣、纸等）。

锌的吸收率一般为 20%~30%，并受多种微量元素的影响。锌在小肠被吸收后，与血浆中的白蛋白或铁蛋白结合，并随着血液进入机体循环，从而分布于各组织器官。由于锌对肠道的直接作用，成人一次性摄入 2g 以上的锌时便会发生锌中毒，导致腹痛、腹泻、恶心、呕吐等症状。长期摄入过量的锌也会给机体带来负面影响。锌在正常摄入量和产生有害作用量之间有一个较大的范围，加上人体平衡机制的调节一般来说不易发生锌中毒。

膳食中锌的摄入量要根据对机体生理过程中组织对锌的需要、补偿丢失和食物固有的性质等因素的判定。结合我国居民膳食的结构特点，中国营养学会推荐的儿童每日膳食中锌的供给量为：1~7 岁学前儿童每日 10mg。一般认为动物性食品是锌的主要来源，如肝、肉、蛋等，海产品中的锌含量也较高，豆类、蔬菜和说过中的含锌量相对不高。

## （二）维生素

维生素是人体生长和代谢所必需的一类复杂的有机化合物，在人体的生长、代谢、发育过程中发挥着重要的作用。按照维生素的溶解性可以将其分为脂溶性维生素（A、D、E、K）和水溶性维生素 B 族和维生素 C 两大类。前者排泄率不高，摄入过多可在体内积蓄并产生有害影响；后者易溶于水，烹调过程中易流失，一般不在体内蓄积。[①]

### 1. 维生素的生理功能

维生素是个庞大的家族，已被发现的维生素就有几十种，不同种类的维生素对应着不同的生理功能。本书仅对儿童易缺乏的几种维生素的功能进行介绍，即维生素 A、维生素 $B_1$ 和 $B_2$、维生素 C 和维生素 D。

第一，维生素 A。

维生素 A 以不同的方式影响着机体所有的组织细胞，是复杂机体必需的营养素之一。尽管被最早发现，但其生理功能至今尚未完全揭开。

维生素（包括胡萝卜素）最主要的生理功能包括维持视觉，通过强壮骨骼、维护头发、牙齿和牙床等方式促进儿童生长发育，维持上皮结构的完整与健全、减弱上皮细胞向鳞片状

① 刘桂珍：《现代健康教育学》，高等教育出版社 2005 年版，第 169 页。

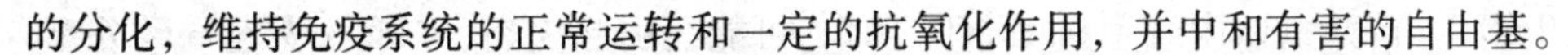

的分化，维持免疫系统的正常运转和一定的抗氧化作用，并中和有害的自由基。

第二，维生素 $B_1$ 和 $B_2$。

维生素 $B_1$（硫胺素）是最早被提纯的维生素，它是白色粉末，易溶于水，遇碱分解。它的主要生理功能是能增进食欲，维持神经正常的活动，缺少维生素 $B_1$ 会引起脚气病、神经性皮炎等。

维生素 $B_2$（核黄素）从乳清中被发现，为橙色针状晶体，味微苦，在碱性或光照条件下容易分解，它是组织呼吸不可缺少的物质。维生素 $B_2$ 不足，可能引起物质和能量代谢紊乱，出现口角炎、脂溢性皮炎等病变。

第三，维生素 C。

维生素 C 属于水溶性维生素，因其能够治疗坏血病并具有酸性，又被称为抗坏血酸。维生素 C 易溶于水，在碱性和加热的环境中会被破坏。

维生素 C 的生理功能主要体现在酶的活化剂、物质的还原剂和参与激素的合成等方面，可以促进组织中胶原的形成；维生素 C 还可以帮助铁的吸收与利用，维持生血机能；此外，维生素 C 还具有抗感染、改善钙的吸收和解毒等功能。缺乏维生素 C 会导致毛细血管通透性增加引起出血、影响胶原蛋白合成导致创伤愈合缓慢，甚至引起败血症。

第四，维生素 D。

维生素 D 是类固醇的衍生物，属于脂溶性维生素。因与动物骨骼的钙化有关，故又称为钙化醇。维生素 D 的种类很多，其中以维生素 $D_2$（麦角钙化醇）和维生素 $D_3$（胆钙化醇）较为重要。

维生素 D 是形成骨骼和软骨的“发动机”，能使牙齿坚硬，促进钙和磷在肠道中被吸收，还能增加骨中的钙和磷向血液释放以达到维持血钙平衡的目的。维生素 D 对神经也很重要，并有抑制炎症的功效。

### 2. 学前儿童易缺乏的几种维生素

相对而言，学前儿童容易缺乏以下几种维生素：维生素 A、维生素 $B_1$ 和 $B_2$、维生素 C 和维生素 D。

第一，维生素 A。

维生素 A 是“眼睛的守护神”，对于儿童视力的发育有很大帮助。此外，儿童牙齿、头发和骨骼的成长也需要维生素 A 的支持，在细胞的正常运转中维生素 A 也发挥着巨大的作用。儿童体内缺乏维生素 A 时会出现角膜干燥、全身皮肤干燥、脱屑甚至出现夜盲的症状。

维生素 A 主要储存在肝脏内，学前儿童因肝脏功能不完善对维生素 A 的储存能力较差，但儿童正常的生长发育对维生素 A 的需要量又相对较高，因此，在膳食中应注意为儿童补充维生素 A。中国营养学会推荐儿童每日膳食中维生素 A 的供给量是：0 至 1 岁每日 400μg，1 至 4 岁每日 500μg，4 至 7 岁每日 600μg。

膳食中维生素 A 主要存在于动物性食物中，如动物肝脏、鱼肝油、鱼卵、乳类、禽蛋等。在植物性食物中，凡深绿色、红色或黄色的食物都含有较丰富的胡萝卜素，如菠菜、胡萝卜、辣椒等。

第二，维生素 $B_1$ 和 $B_2$。

维生素 B 群影响着人体的神经机能，其中，对儿童有着重大影响的是维生素 $B_2$，它被称为“成长的维生素”。当儿童体内维生素 $B_2$ 不足时，可能会引起皮炎、口角炎甚至导致儿童发育不良。儿童缺乏维生素 $B_2$ 会引起脚气病，甚至引起消化系统、神经系统和心血管系统的症状，如厌食、呕吐、健忘、注意力不集中等。

儿童膳食中维生素 $B_1$ 和维生素 $B_2$ 的供应量是相同的。中国营养学会推荐儿童每日膳食中维生素 $B_1$ 和 $B_2$ 的摄入量为：6 个月前 0.4mg，6 个月至 1 岁 0.5mg，1 至 4 岁 0.6mg，4 至 7 岁 0.7mg。一般来说，膳食中维生素 $B_1$ 含量丰富的食物有谷类、豆类、干果类、瘦猪肉、禽蛋类等；维生素 $B_2$ 含量丰富的主要是动物性食物，如肝脏、肉类、蛋类、乳类等，其次是豆类和新鲜蔬菜。

第三，维生素 C。

维生素 C 可以促进儿童对铁质的吸收，活化细胞与细胞间的联系。由于维生素 C 能够促进人体骨胶原的合成，胶原质又是人体牙齿、骨骼、细胞等的重要组成部分，因此维生素 C 对于儿童的生长发育有着重要的作用。儿童缺乏维生素 C 时一般会表现为疲劳、皮肤出现瘀点、毛囊过度角化，继而引起牙龈出血甚至坏血病。

中国营养学会推荐儿童每日膳食中维生素 C 的摄入量为：6 个月前 40mg，6 个月至 1 岁 50mg，1 至 4 岁 60mg，4 至 7 岁 70mg。维生素 C 较为丰富的食物主要是新鲜蔬菜和水果，特别是绿色蔬菜、柑橘、柚子、猕猴桃等含量较高。通过膳食为儿童补充维生素 C 时应考虑到其属于水溶性维生素并且不耐热，要注意减少烹调过程中维生素 C 的流失。

第四，维生素 D。

维生素 D 是能够帮助人体吸收钙、磷的重要物质，因此在儿童骨骼生长的过程中发挥着重要功效。儿童缺乏维生素 D 时容易发生骨折、脊椎侧弯，甚至导致 O 型腿的产生。维生素 D 的缺乏还是小儿佝偻病的直接诱因，主要表现为枕秃、多汗、烦躁不安等。

维生素 D 的供给量需要与钙和磷的供给量综合起来考虑。中国营养学会推荐学前儿童每日膳食中维生素 D 的供应量为：7 岁半以前每天 10μg。含维生素 D 较为丰富的膳食主要存在于动物性食物中，如动物肝脏、鱼肝油、奶油、禽蛋类等。植物性食物中几乎不含维生素 D。除了通过膳食外，维生素 D 还可以从自然中获得，适度到户外晒晒太阳，吸收阳光自行合成的维生素 D，对儿童来说这也是很好的来源。

## 第二节　各类食品营养价值参考及膳食选择

### 一、各类食品营养价值

学前儿童每日所需的六大营养素分别为蛋白质、碳水化合物、脂肪、矿物质、维生素和水。中国营养学会妇幼分会编写的《中国孕期、哺乳期妇女和 0~6 岁儿童膳食指南》(2007) 针对学龄前儿童的平衡膳食宝塔，就各类食物的摄入量给出了建议范围：谷类（米饭、面条等）每日 180 克 ~ 260 克；蔬菜类每日 200 克 ~ 250 克；水果类每日 150 克 ~ 300 克；鱼虾类每日 40 克 ~ 50 克；禽畜肉类每日 30 克 ~ 40 克；蛋类每日 60 克；奶类每日 200 克 ~ 300 克；或相当量的奶制品；大豆及豆制品每日 25 克；烹调油每日 25 克 ~ 30 克；糖果等少量。

不过像大人一样，每个孩子的食量也会根据生长速度、每日活动量和体质等不同而有所差别，最重要的是保证他能吃到多种营养食物。下面，我们就分别谈谈学前儿童日常最主要的膳食来源。

## （一）乳类食品

乳制品是指乳粉、酸奶及其他属于乳制品的食品。此类食品一般包括乳及调制乳、发酵乳、乳粉（包括加糖乳粉）和奶油粉及其调制产品、炼乳及其调制产品、淡奶油及其类似品、干酪和其他乳制品等。乳类（奶类）食物是学前儿童理想的食物，几乎含有学前儿童生长发育所需要的各种营养素，尤其是优质蛋白、钙、维生素 $B_2$、维生素 A 等营养素的重要来源。相对其他食物，乳类食品吸收利用率高，可以促进学前儿童身体的健康成长。此外，乳类食品富含赖氨酸，是粮谷类蛋白的良好补充。但是值得注意的是，乳类食品铁、维生素 C 含量较低，脂肪含量较高且主要是饱和脂肪为主，需要适当供应，以防小儿出现肥胖的症状。

市场上常见的乳制品包括牛奶、羊奶、酸奶、奶粉等。其中牛奶是诸多动物乳中营养价值最高的一种，它物美价廉，营养丰富，是学前儿童最佳的营养补品。究其营养成分而言，其蛋白质主要以酪蛋白和乳白蛋白为主，含有 18 种氨基酸，其中包括人体所需的 9 种必需氨基酸，属于完全蛋白质，生物学价值为 85。牛奶脂肪中约 95%～96%为甘油三酯，脂肪颗粒小，呈高度分散状态，易于消化吸收。碳水化合物全部为乳糖，乳糖有促进胃液分泌和胃肠蠕动的作用。牛奶含有丰富的钙、磷、钾等矿物质，其钙多以酪蛋白钙的形式存在，吸收率高，铁的含量较低，吸收率也较低。维生素含量因饲养条件、季节、加工方式不同而有所差异。夏季维生素 D、C 含量高，冬季维生素 A 最高，经常食用不仅能增强体质，还能有效帮助儿童骨骼成长。

## （二）粮谷类及薯类食物

### 1. 粮谷类食物

粮谷类食物主要包括大米、小麦、小米、高粱等，其中以大米和小麦为主。进入幼儿期之后，学前儿童的主食由单纯的乳类食品逐渐过渡到粮谷类食物。维持人体生存的碳水化合物（即糖类）、蛋白质、脂类、维生素、矿物质等营养素主要是从粮食及其制品中获得的。据统计，粮食所提供的热能占人体所需量的 60%~70%。谷物粮食的主要成分为淀粉（即碳水化合物），米和面粉可以占据 72%~78%；米类含蛋白质 6%，

面粉含 10%，黄豆含 40%；此外，粮食及其食品还可以为人体提供多种矿物质和维生素，特别是 B 族维生素。

在粮谷类食物的加工过程中，应粗细合理，加工过精时，B 族维生素、蛋白质和无机盐将大量流失，直接影响到这些营养素的吸收利用。因此，建议学前儿童所使用的米面制品以标准米面为宜。

### 2. 薯类食物

薯类食物包括马铃薯、甘薯、木薯、芋头、山药等。

传统的观念认为，薯类主要提供碳水化合物，常将其与主食相提并论，但是，发现薯类除了能提供丰富的碳水化合物而外，还含有较多的膳食纤维、矿物质和维生素，兼具谷物和

蔬菜的双重作用。薯类食物蛋白质含量一般为 1.5%，其中所含氨基酸组成与大米相似，脂肪含量仅为 0.2%，甘薯中胡萝卜素、维生素 $B_1$、维生素 $B_2$、维生素 C、烟酸含量比谷类高，富含丰富膳食纤维，可以帮助学前儿童胃肠蠕动。马铃薯中富含淀粉，维生素 C 含量和钾含量也很丰富，木薯含淀粉较多，但和其他营养素含量低，是一种优质的淀粉原料。

**推荐美食——香蕉红薯饼**

原料：黄心红薯 1 个（300 克左右），香蕉 1 根，糯米粉 3 汤匙。

做法：红薯洗净去皮切小块。红薯隔水蒸软，趁热压烂成泥，加入糯米粉揉成粉团（如果过干，可以酌量加热水）。将粉团搓成条再分成小份，香蕉去皮，横切成圆薄片，将粉团揉成球状，再压扁，

将香蕉片放入薯皮内包裹起来，再捏成圆饼状。不黏锅倒少许油烧至五成热将饼放入，中火煎至金黄即可食用。

## （三）畜禽类及蛋类食物

### 1. 畜禽类

肉类包括畜肉、禽肉。畜肉有猪、牛、羊、兔肉等。禽肉有鸡、鸭、鹅肉等。肉类含存丰富的蛋白质、脂肪和 B 族维生素、矿物质，是人类的重要食品。

肉中的蛋白质含量在 10%~20%，肌肉组织及内脏蛋白质含量高，瘦肉中蛋白质含量高于肥肉。新鲜肉的平均含水量是 60%~70%，脂肪含量与水含量成反比，100 克肉的平均能量为 880 千焦耳（210 大卡），禽肉中不饱和脂肪酸含量高于畜肉。畜禽肉的碳水化合物含量很低，约为 0.2%~0.4%，主要以糖原形式储存在肌肉和肝脏中。畜禽肉无机盐重量在 0.8%~1.2%，而且是学前儿童磷、铁的主要来源。此外，肉类可以提供多种维生素，其中以 B 族维生素为最，禽肉中维生素 E 含量极高，肝脏是动物体内各种维生素最丰富的器官，为维生素的重要来源（见表 6.3）。

**表 6.3 常见畜肉的主要营养素（mg/100g）**

| 畜禽肉（g） | 蛋白质（mg） | 脂肪（g） | 硫胺素（mg） | 核黄素（mg） | 烟酸（mg） | 视黄醇（mg） | 铁（mg） |
|---|---|---|---|---|---|---|---|
| 猪里脊肉 | 20.2 | 7.9 | 0.47 | 0.12 | 5.1 | 5 | 1.5 |
| 猪排骨 肉 | 13.6 | 30.6 | 0.36 | 0.15 | 3.1 | 10 | 1.3 |
| 猪肝 | 19.3 | 3.5 | 0.21 | 2.08 | 15.0 | 4972 | 22.6 |
| 牛后腿 | 19.8 | 2.0 | 0.02 | 0.18 | 5.7 | 2 | 2.1 |
| 羊后腿 | 15.5 | 4.0 | 0.06 | 0.22 | 4.8 | 8 | 1.7 |
| 兔肉 | 19.7 | 2.2 | 0.11 | 0.1 | 5.8 | 212 | 2.0 |
| 鸡胸肉 | 19.4 | 5.0 | 0.07 | 0.13 | 10.8 | 16 | 0.6 |
| 鸡肝 | 16.6 | 4.8 | 0.33 | 1.10 | 11.9 | 10414 | 12 |
| 鹌鹑 | 20.2 | 3.1 | 0.04 | 0.32 | 6.3 | 40 | 2.3 |
| 鸭 | 15.5 | 19.7 | 0.08 | 0.22 | 4.2 | 52 | 2.2 |
| 鸭血 | 13.6 | 0.4 | 0.06 | 0.06 | – | – | 30.5 |
| 鹅 | 17.9 | 19.9 | 0.07 | 0.23 | 4.9 | 42 | 3.8 |

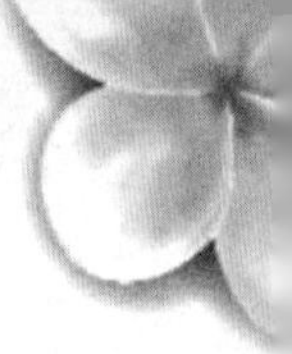



### 2. 蛋　类

常见的蛋类有鸡、鸭、鹅和鹌鹑蛋等。其中产量最大，食用最普遍，食品加工工业中使用最广泛的是鸡蛋。蛋清和蛋黄分别约占总可食部的 2/3 和 1/3。蛋清中营养素主要是蛋白质，不但含有人体所需要的必需氨基酸，且氨基酸组成与人体组成模式接近，生物学价值达 95 以上。全蛋蛋白质几乎能被人体完全吸收利用，是食物中最理想的优质蛋白质。在进行各种食物蛋白质的营养质量评价时，常以全蛋白质作为参考蛋白。蛋清也是核黄素的良好来源。

蛋黄比蛋清含有较多的营养成分。钙、磷和铁等无机盐多集中于蛋黄中。蛋黄还含有较多的维生素 A、D、$B_1$、和 $B_2$。维生素 D 的含量随季节、饲料组成和鸡受光照的时间不同而有一定变化。蛋黄中含磷脂较多，还含有较多的胆固醇，虽营养丰富但也不可多食。蛋黄中含磷脂较多，铁含量也较高，

**知识链接：**

孩子发烧期间不宜食用鸡蛋。鸡蛋中的蛋白质为完全蛋白质，进入机体后可分解产生大量热量，这种称为食物的特殊动力作用，增加热量的效应可达 30%左右。故学前儿童发热期间吃鸡蛋后体内产热增加，散热减少，如同火上浇油，于退烧不利。

## （四）豆类及豆制品

豆类可以分为大豆类和大豆类之外的其他豆类。大豆类按种皮的颜色可以分为黄、青、黑、褐和双色大豆五种。其他豆类则包括蚕豆、豌豆、绿豆等。豆制品则是指由大豆或绿豆等为原料制作的半成品食物，包括豆浆、豆腐、豆花、豆腐干，等等。豆类食品及其制品是植物性食物中唯一能与动物性食品相媲美的高蛋白、低脂肪食品，营养丰富，是学前儿童理想的健康食品。

豆类及豆制品中各种营养素含量丰富均衡。含丰富的优质蛋白质、必需脂肪酸（不饱和脂肪酸）此外，豆类及豆制品中的碳水化合物含量在 55%以上，不仅富含维生素 $B_1$、维生素 $B_2$、胡萝卜素、烟酸等，还含有钾、钠、钙、镁、铁、锌、硒等矿物质。

## （五）水果、蔬菜及其制品

水果、蔬菜及其制品主要指各种水果、蔬菜以及以其为原料的各种制品。水果和蔬菜的营养价值很相似。水果能够供给的热量和蛋白质不多，但它可以提供充足的水分和丰富的矿物质、维生素。

对于儿童来言，水果色彩鲜艳、酸甜可口、食用方便，很受儿童的喜爱。除此之外，水果也同其他食物一样为人体提供必要的营养素。水果中含有丰富的维生素 C，在生吃的情况下可以避免其他因素的破坏并可以全部被人体吸收；水果中的有机酸可以刺激消化液的分泌达到帮助消化的目的；另外，由于水果中的纤维素含量较多，可以促进肠道蠕动，帮助儿童的新陈代谢。水果虽好，但食用时要适量并注意饮食卫生。

蔬菜中含有多种维生素、矿物质微量元素以及相关的植物化学物质、纤维素等，虽然纤维素不能被人体吸收和分解，但是可以协助人体代谢有害物质，帮助肠道的蠕动，并减少有害物质在肠内积留。此外，大多数蔬菜中还含有抗氧化元素，这些物质可以降低儿童患癌症

和心脏病的几率。要注意的是，在为儿童烹制蔬菜类食物时，应注意将蔬菜切小切细，方便儿童咀嚼和吞咽；同时，选择蔬菜应做到种类丰富、颜色和口味富于变化，从而建立儿童对蔬菜的喜爱。

## 二、适宜学前儿童生长发育的膳食选择、搭配

民以食为天，多种多样的食物为学前儿童生长发育提供了营养来源与基础。正如我们所知，除母乳外，任何一种天然食物都不能提供人体所需的全部营养素。因此，在日常膳食选择中必须注重营养搭配，从多种不同类型的食物中吸取充分营养，以达到营养全面促进健康的目的。

### （一）食物多样，谷类为主

谷类食物是中国传统膳食的主体。谷物中含有大量的碳水化合物，能为学前儿童一日活动提供足够的能量，在选用谷类食物的过程中应注意粗细搭配，经常为学前儿童选用一些粗粮、杂粮，稻米和小麦不能长期选用精米精面，精米精面中所含的大量矿物质和维生素等营养元素大部分都流失在糠麸之中，不利于其充分吸收谷物中的营养。

### （二）多吃蔬菜、水果和薯类

蔬菜是学前儿童生长所需胡萝卜素、维生素 $B_2$，维生素 C 和叶酸、矿物质（钙、磷、钾、镁、铁），膳食纤维和天然抗氧化物的主要或重要来源。某些蔬菜中维生素和微量元素的含量甚至超过水果。但水果中所含的葡萄糖、果酸、柠檬酸、苹果酸、果胶等物质又比蔬菜丰富。此外，由于经济的发展，我国居民膳食结构中薯类的数量在逐渐减少，需要注意的是薯类中富含淀粉、膳食纤维及多种维生素和矿物质。在学前儿童日常饮食搭配中，多吃蔬菜、水果和薯类食物，对保持心血管健康、增强抵抗力、减少儿童患眼干燥症及预防某些癌症方面有着十分重要的作用。

### （三）常吃奶类、豆类及豆制品

由于传统的饮食结构，我国居民膳食中所能提供的钙质普遍偏低，我国婴幼儿佝偻病的患者也较多，这和膳食中钙摄入不足有着一定的联系。大量研究表明，给学前儿童补充钙质可以显著提高骨密度，增强体质健康，而奶类、豆类及豆制品中含有大量的钙，且易于吸收，利用率也高，是学前儿童钙质的极好来源。

### （四）多吃鱼、禽、蛋、瘦肉，少吃肥肉和荤油

鱼、禽、蛋、瘦肉等动物性食物是优质蛋白质、脂溶性维生素和矿物质的良好来源。动物性蛋白质的氨基酸组成更适合人体需要，且赖氨酸含量较高，有利于补充植物蛋白质中赖氨酸的不足。肥肉和荤油是高能量高脂肪食物，摄入过多容易引起肥胖，同时也为某些慢性病埋下隐患，处于生长发育关键期的学前儿童应该少吃。目前猪肉仍是学前儿童最主要的肉食，猪肉脂肪含量高，应鼓励学前儿童多吃兔肉、牛肉、羊肉等肉食，适当减少猪肉的消费比例。

此外，在日常膳食烹调中要注意以清淡少盐的食物为主，食物注意新鲜清洁卫生，还应注意控制学前儿童的饮食量，食量适中，应与体力活动相平衡，以保持适宜的体重。

# 第三节　幼儿园营养搭配及饮食卫生要求

## 一、幼儿园的营养搭配

托幼机构，特别是日托和全托的托幼机构是除家庭外儿童主要的活动场所，处于托幼机构的儿童事实上是在一个集体教养的环境中，膳食质量直接影响着该群体的发育水平。因此，托幼机构在为儿童准备膳食是应做到营养均衡、安全卫生。

## 二、学前儿童平衡膳食基本原则

### （一）合理搭配，提高膳食的营养价值

任何一种食物都不可能包含所有的营养素，而任何一种营养素也不可能具备全部的营养功能。因此，对于学前儿童来说，一日三餐两点必须讲究科学搭配，具体而言，要做到荤素搭配、米面搭配、粗细搭配、干稀搭配、咸甜搭配、深色蔬菜与浅色蔬菜和水果搭配、色彩搭配（如八宝粥中配入胡萝卜、玉米粒、青豆等）、动物蛋白和植物蛋白搭配等方法，以促进各种营养素的均衡、互补吸收，提高食物的营养价值，使学前儿童获得全面均衡的营养。

### （二）三餐两点热量分配要合理

俗话说，早餐要吃好，中餐要吃饱，晚餐吃根草。对于学前儿童而言，三餐两点的营养分配早餐一般占 20%，午餐占 35%，晚餐占 30%，两点占 15%。

早餐要吃好，学前儿童早上醒来，精神旺盛，消化能力强，且为了保证上午有充沛的精力参与各项活动，因此，早餐要摄入丰富的营养和热量。

午餐要吃饱，午餐既要补充上午学前儿童活动所消耗的大量能量，又要为下午的学习和活动储备能量，所以，午餐所需要的热量最多。

晚餐不能过饱，夜间睡眠所需消耗能量不大，摄入过多的蛋白质、脂肪等不易消化且会影响睡眠，因此，晚餐应以清淡、易消化的食物为主。

### （三）合理烹调，易于消化

学前儿童胃容量小，肝糖原储存少，活动量相对成人大，因此容易饥饿。针对这一情况，学前儿童膳食次数以三餐两点为宜，在烹调的过程中应将食物烹煮细软，清淡，适宜学前儿童进餐。

### （四）注意饮食卫生，营造幽静舒适的进餐环境

学前儿童抵抗力低下，容易感染，因此对学前儿童的饮食卫生应特别注意。要从小养成

饮食卫生的良好习惯，饭前便后洗手，不吃不洁的食物，少吃生冷食物，瓜果应洗净才吃。此外，为了学前儿童能快乐顺利地进餐，应该为其创设幽静舒适的就餐环境，配备适合学前儿童身体特点的桌椅和餐具。

## 三、幼儿园营养食谱参考

根据幼儿园营养搭配的原则，本书节选了部分相对科学、合理的幼儿园一周食谱供读者参考。①

### （一）幼儿园春季食谱

春天到来天气转暖，万物复苏，学前儿童户外活动时间增加，充分的日照时间有助于学前儿童钙磷的吸收，能促进学前儿童骨骼生长。春天也是学前儿童生长发育的高峰期，膳食中需要大量的含钙物质，因此，食谱安排中就需要含钙量丰富的食物。如肉骨头黄豆汤、紫菜虾皮汤、海带、牛奶等。进入春天学前儿童易患口腔炎、皮肤病，这都是由于新鲜蔬菜吃得少，造成营养失调而导致的，因此，在托幼机构春季食谱中一定要多安排新鲜蔬菜。此外，新鲜水果在春季大量上市，是补充学前儿童维生素和矿物质的重要来源，在食谱安排中也应充分考虑到这一点（见表 6.4）。

**表 6.4　幼儿园春季食谱**

| | 星期一 | 星期二 | 星期三 | 星期四 | 星期五 |
|---|---|---|---|---|---|
| 早餐 | 五彩鸡蛋面片汤<br>椒盐小花卷 | 棒子面粥<br>鹌鹑蛋<br>蒸发糕 | 皮蛋瘦肉粥<br>拌豆腐丝<br>麻酱小花卷 | 绿豆莲子粥<br>茶鸡蛋<br>糖火烧 | 鸡蛋龙须面<br>牛奶小馒头 |
| 加餐 | 牛奶 | 牛奶 | 牛奶 | 牛奶 | 牛奶 |
| 午餐 | 米饭<br>红烧狮子头<br>素炒佛手瓜<br>莲藕棒骨汤 | 葱花饼<br>猪肉粉条白菜<br>大米粥 | 米饭<br>木须肉<br>肉炒芹菜<br>萝卜丸子汤 | 米饭<br>肉炒三丁<br>西红柿炒圆白菜<br>紫菜鸡蛋汤 | 西红柿鸡蛋面（黄瓜、豆角末、芹菜末码）<br>原汤 |
| 午点 | 香蕉 | 梨 | 苹果 | 橘子 | 苹果 |
| 晚餐 | 三鲜馅饼<br>小米粥 | 米饭<br>樱桃肉<br>家常豆腐<br>虾皮小白菜汤 | 烙肉饼<br>糖醋三丝<br>小米红薯粥 | 小笼包子<br>玉米馇粥 | 红豆米饭<br>可乐鸡翅<br>鱼香肉丝<br>银耳莲子水果汤 |

### （二）幼儿园夏季食谱

夏季是人体新陈代谢最活跃的时期。夏天天气炎热，学前儿童活动量大，容易出汗，身体能量消耗多，血液循环加快，因此，必须充分补充水分、无机盐、蛋白质、维生素等。夏季学前儿童食欲欠佳，在烹调过程中应注意色彩搭配、形式多样，以清淡为主，避免太油腻

① 《幼儿园一周食谱大全》（整月），www.yojochina.com（幼儿园网站），2012-3-22。

的食物，充分利用食物的色香味来刺激学前儿童的食欲。此外，在食谱设计过程中应注意多搭配清热消暑解毒利湿的食物，如西瓜、苦瓜、黄瓜、冬瓜、西红柿、丝瓜、绿豆等（见表6.5）。

**表 6.5　幼儿园夏季食谱**

| | 星期一 | 星期二 | 星期三 | 星期四 | 星期五 |
|---|---|---|---|---|---|
| 早餐 | 松子大米粥<br>煮鸡蛋<br>豆沙包 | 青菜肉丝柳叶面<br>摊鸡蛋<br>菊花卷 | 蒸鸡蛋羹<br>牛奶小馒头 | 五彩小馄饨<br>鹌鹑蛋<br>小枣窝头 | 百合粥<br>糖三角<br>卤猪肝 |
| 加餐 | 牛奶 | 牛奶 | 牛奶 | 牛奶 | 牛奶 |
| 午餐 | 米饭<br>珍珠鱼丸<br>木耳圆白菜<br>冬瓜丸子汤 | 米饭<br>鸡丁黄瓜<br>番茄菜花<br>鸡蛋紫菜汤 | 猪肉炸酱面（黄瓜、芹菜、炒鸡蛋）<br>原汤 | 绿豆米饭<br>肉炒西葫芦<br>日本豆腐<br>萝卜肉丝汤 | 米饭<br>西红柿炒鸡蛋<br>虾皮小白菜<br>棒骨汤 |
| 午点 | 苹果 | 香蕉 | 梨 | 橘子 | 苹果 |
| 晚餐 | 发糕<br>肉炒三丁<br>熏干芹菜<br>玉米面粥 | 小笼包子<br>小米粥 | 米饭<br>小鸡炖蘑菇<br>素炒奶油白菜<br>菠菜鸡蛋汤 | 烙馅饼<br>绿豆大米粥 | 肉笼<br>糖醋三丝<br>玉米馇粥 |

## （三）幼儿园秋季食谱

进入秋季，天气干燥，幼儿易口干、喉干，唇角开裂，鼻腔干燥，易出鼻血，大便干结，皮肤干燥等，影响幼儿的健康成长，要通过合理的饮食调理加以预防。应注意多吃些滋阴润肺的食物，如荸荠、藕、芋头、芦笋、毛豆、山药、鸭蛋、鸡蛋、苹果、生梨、葡萄、芒果、山楂、芝麻等。早饭安排食粥更有益于生津液、防燥热，对幼儿极其有利（见表6.6）。

**表 6.6　幼儿园秋季食谱**

| | 星期一 | 星期二 | 星期三 | 星期四 | 星期五 |
|---|---|---|---|---|---|
| 早餐 | 柳叶绿叶片汤<br>椒盐小花卷 | 红枣江米粥<br>茶鸡蛋<br>两色卷 | 大米莲子粥<br>果酱包 | 小馄饨<br>牛奶小馒头 | 棒子面粥<br>鹌鹑蛋<br>玉米饼 |
| 加餐 | 牛奶 | 牛奶 | 牛奶 | 牛奶 | 牛奶 |
| 午餐 | 葱花饼<br>大米粥<br>肉炒三丁<br>西红柿炒鸡蛋 | 米饭<br>软炸小鱼丸<br>青炒圆白菜<br>冬瓜丸子汤 | 肉丁杂酱面（黄瓜、芹菜、炒鸡蛋）<br>原汤 | 红豆米饭<br>虾仁炒芹菜<br>红烧茄子<br>虾皮小白菜汤 | 米饭<br>番茄菜花沫<br>三鲜豆腐<br>三鲜棒骨汤 |
| 午点 | 苹果 | 梨 | 香蕉 | 橘子 | 苹果 |
| 晚餐 | 绿豆米饭<br>肉炒西葫芦<br>鱼香肉丝<br>菠菜豆腐汤 | 什锦炒饭（火腿、黄瓜、胡萝卜、鸡蛋）<br>白萝卜肉丸汤 | 米饭<br>红烧平鱼<br>素炒豆制品<br>白菜肉丝汤 | 烙馅饼<br>大棒馇粥 | 肉笼<br>素炒土豆丝<br>绿豆大米粥 |

## （四）幼儿园冬季食谱

冬季寒冷，幼儿活动量相对减少，人体生理活动需要的热量增加，幼儿容易产生饥饿感，需要从食物中得到热量来补充。因此，幼儿膳食中可适当加些高热量、高蛋白的食物，注意进食米面搭配、荤素搭配、粗细杂粮搭配的食品，要摄入维生素C丰富的深绿色蔬菜和水果，菜肴的味道可烧得味浓一点，使幼儿爱吃。另外，安排幼儿吃些羊肉、鹅肉、鸭肉、红薯、红枣、赤豆、栗子、核桃、萝卜等，提高幼儿的免疫力，增强幼儿抵抗感冒的体能（见表6.7）。

**表6.7　幼儿园冬季食谱**

| | 星期一 | 星期二 | 星期三 | 星期四 | 星期五 |
|---|---|---|---|---|---|
| 早餐 | 青菜肉丝柳叶面<br>茶鸡蛋<br>牛奶小馒头 | 八宝粥<br>鸡蛋胡萝卜饼 | 鸡蛋龙须面<br>栗子面小窝头 | 珍珠疙瘩汤<br>鹌鹑蛋<br>豆沙包 | 精致糖三角<br>二米粥 |
| 加餐 | 牛奶 | 牛奶 | 牛奶 | 牛奶 | 牛奶 |
| 午餐 | 米饭<br>肉炒豆皮圆白菜<br>鸡蛋丝瓜<br>大棒骨青菜汤 | 猪肉杂酱面条<br>（黄瓜、芹菜码）<br>原汤 | 米饭<br>肉炒西葫芦<br>肉炒三丁（青豆、红萝卜、青椒）<br>菠菜粉丝汤 | 红豆米饭<br>黄瓜炒木耳<br>肉炒熏干洋葱<br>三鲜豆腐汤 | 米饭<br>西红柿炒鸡蛋<br>日本豆腐<br>冬瓜丸子汤 |
| 午点 | 苹果 | 梨 | 香蕉 | 橘子 | 苹果 |
| 晚餐 | 蒸饼<br>小鸡炖蘑菇<br>冬瓜炒虾仁<br>绿豆大米粥 | 绿豆米饭<br>酱爆鸡丁<br>木须肉<br>白菜丸子汤 | 狗不理包子<br>红豆大米粥 | 米饭<br>红烧丸子<br>虾皮小白菜<br>肉沫海带汤 | 三鲜小馅饼<br>玉米馇粥 |

# 四、托幼机构、家庭饮食卫生要求

儿童是祖国的未来，托幼机构做好学前儿童的营养配餐，不仅是保证学前儿童身体健康成长的基础，更是托幼机构的重要职责所在。学前儿童处于生长发育的关键期，每天身体需要从食物中吸取大量营养物质以满足生长发育和生活的需要，如果营养不良或热量供应不足，不但会影响学前儿童的生长发育，还有可能引起诸多营养性疾病。

## （一）托幼机构饮食卫生要求

### 1. 饮食管理

（1）学前儿童伙食应由专人负责，民主管理，责任落实到位。

托幼机构应由保健医生或专职营养师负责制定学前儿童食谱，保证每日营养配餐，根据季节特点和市场供应情况结合学前儿童各种营养素的需求，及时更替食谱。同时应充分考虑到来自家长的建议和要求，对所指定的食谱进行适当的调整。

在采购食材的过程中，要充分注意食材的新鲜，禁止采购腐烂变质和被细菌污染的食物；减少对腌渍、熏烤等食物的选择；应选择无农药、化肥的食物；在选购熟食或半成品、成品的食物时，要从有质量保证的食品供应处购买有质量保证的食品，同时，还要关注成品食物中食品添加剂、防腐剂的含量。不可以购买无生产许可证、无保质期的食物。购回后应由专人对所采购的食材进行严格检验，严禁不合格食材流入托幼机构。

此外，在对托幼机构选购食材和烹制过程提出要求后，食品的贮存也是一个不可忽视的环节。如果贮存不当，很可能导致本来新鲜的食物变质或者腐烂。一般来说，食品贮存是为了防止食物腐败变质，延长食物使用的期限，其主要处理措施有控制温度，通过降低或增加温度的方式实现食物的贮存；去除水分，细菌在干燥的食物中可以保持休眠的状态；及时食用新鲜食物，减短贮存时间。

（2）伙食费要专款专用，精打细算，合理使用。

食堂每日要准确掌握幼儿的出勤人数，做到每天按需供应，不吃隔日剩菜剩饭；教职工伙食要和学前儿童的伙食严格分开，不允许侵占学前儿童的伙食。

（3）保证营养，根据儿童年龄特点和身体发育状况制定食谱。

托幼机构应配备专业的营养师，定期计算学前儿童的进食量，根据儿童年龄性别进行营养分析，保证学前儿童的蛋白质摄入量。

（4）加强体弱儿童的饮食管理，为患病儿童做好病号饭。

学前儿童消化系统尚未充分发育，在制定食谱及食物烹调过程中应注意尽量使食物细软，适宜学前儿童咀嚼吞咽和消化。由于学前儿童免疫力低下，时常会有小孩生病，厨师在烹调的时候应充分关注患病儿童的饮食，为患病儿童做好病号饭。

#### 2. 托幼机构饮食卫生

（1）保护厨房、餐具的卫生。

做到饮食卫生，首先应该注意厨房的清洁卫生，经常清扫，做到每日一小扫，每周一大扫。此外，厨房和教室要严格执行《食品卫生法》的相关要求，厨房用具如刀、菜板、盆、筐、抹布等要做到生熟分开、洗刷干净，餐具要注意一餐一消毒，饭桌要用过氧乙酸消毒。

（2）保证食物的卫生。

托幼机构提供给学前儿童的食物应首先做到新鲜，不买腐烂变质的食物，买来的熟食要加热处理后再吃，以有效预防食物中毒及肠道感染病的发生。注意将每天食物保留一份样品进冰箱，以备卫生部门的检查。

（3）保证进食卫生。

搞好儿童进食卫生，饭前工作人员及学前儿童都要用肥皂自来水洗净。同时要努力培养学前儿童不偏食、不吃零食的好习惯。

（4）注意相关工作人员的卫生。

托幼机构厨房应接受当地卫生主管部门的检查和监督，并申领《卫生许可证》。厨房的面积、设备的摆设、相应的设施的配备以及消毒设备等都应有相应的规范和要求。

对于炊事人员来说，首要的条件就是本人身体健康，并持有《健康证》。同时，炊事人员在制作和供应食物时，要做到规范操作，避免细菌等病原微生物对食物的污染。此外，托幼机构要严格禁止闲杂人等随意进出厨房操作间，避免细菌的带入。

### （二）儿童家庭饮食卫生要求

在2011年5月20日，第22个中国学生营养日发表的《中国儿童少年营养与健康报告2011》

中指出，儿童处于生长发育的重要时期，家庭是儿童饮食行为形成的第一站，当前我国儿童膳食结构不合理，身体活动不足，不吃早餐，在外就餐等不健康行为和生活方式对健康的影响日益突出，这直接导致了诸多慢性病低龄化。

### 1. 正餐为主，少吃零食

零食是影响儿童健康的一把双刃剑。当前我国城市儿童的零食以冷饮、油炸、膨化食品为主。在外就餐是学前儿童抵挡不住的诱惑，快餐已经成为我国城市学前儿童的一种普遍的饮食行为。众所周知，快餐热量高于日常在家饮食，经常吃快餐，容易引发学前儿童肥胖，还会为糖尿病、高血脂、高血压等慢性病的发生埋下隐患。因此，家长要引导学前儿童以正餐为主，少吃或不吃零食。

### 2. 培养良好的饮食习惯

要做到正餐吃好，少吃或不吃零食，家庭必须安排好吃饭时间，饭前 1 小时内不给儿童吃点心、糖果、冷饮等零食。注意饮食卫生，饭前洗手，培养专心吃饭的习惯，吃饭时不看电视，不大声说话，不到处乱跑等。此外，父母不必过分看重孩子进食的数量，吃得多就感到欣慰、给予表扬，吃得少就着急失望、催促多吃，这样会使得宝宝感到父母时时在监视他，不能放松。没有了愉快亲切的进食气氛，孩子的食欲难免会受到很大的影响。

### 3. 家长为学前儿童选择食品及饮料的注意事项

一般而言，家长会尽可能地满足儿童的要求，尤其是年龄较小的儿童。但在儿童要求购买食品时，家长应注意儿童喜欢的食品很可能会对他们的成长造成危害。

在选择饮品方面，家长们应注意以下几点：

易拉罐饮料对儿童是有害的，易拉罐装饮料比瓶装饮料铝的含量高出 3~6 倍，铝过多可能导致儿童智力下降、行为异常，不利于儿童骨骼及牙齿发育；彩色汽水的主要成分是人工合成甜味剂、人工合成香精、人工合成色素、碳酸水等，也会影响体格发育。可乐、咖啡儿童不宜多喝，研究发现，咖啡和含咖啡因的饮料会对中枢神经系统产生作用，会刺激心脏肌肉收缩，加速心跳及呼吸，对儿童身体健康不利。同时，咖啡因还会破坏儿童体内的维生素 $B_1$，引起维生素 $B_1$ 缺乏症。事实上，最天然、最健康的饮品即白开水，是儿童的最佳饮品。

在为儿童选择零食时，家长们应注意：过多的冷饮有损健康，冷饮会引起儿童胃肠道内温度骤然下降，局部血液循环减缓等症状，甚至可能导致儿童消化功能紊乱、营养缺乏；常吃果冻会阻碍营养吸收，市场上销售的果冻，绝大多数是采用增稠剂加入少量人工合成的香精、人工着色剂、甜味剂、酸味剂等配制而成，会影响机体对微量元素的吸收和利用；膨化食品是孩子们最喜欢的，但从成分来看其属于高油脂、高热量、低粗纤维的食品，会造成人体脂肪积累，导致肥胖；洋快餐营养单一不可多吃，高热量、高脂肪、荤素搭配不合理……倘若经常食用，对儿童身体带来的危害是不容忽视的。

另外，要着重强调，对儿童而言，营养补品千万不能随意吃，这些补品对成人可能有益而无大碍，但对儿童却经常会引发很多不利的后果，如食欲下降和性早熟。若真有需要，最好在医生的指导下合理使用。

### 4．常见的食品标识

儿童食品上一般都有很多大大小小的标识，分别代表着不同的含义。家长在为儿童选购食物时应对食品包装上的标识有所了解。本书将对集中常见的儿童食品标识进行介绍。如表6.8所示：

**表6.8　儿童食品常见的标识及其含义**

| 食品标识 | 含　义 |
|---|---|
| Natural（天然型） | 不含防腐剂和人工添加剂 |
| Low Sodium（低钠型） | 食品中每单位含钠量低于140毫克 |
| Sodium Free（无钠型） | 每单位食品中钠含量少于5毫克 |
| Low Calorie（低热量型） | 食品每单位释放热量在40大卡以下 |
| Reduced Calorie（减少热量型） | 食品所含热量比一般食品少1/3 |
| Low Cholesterol（低胆固醇） | 每单位食品中胆固醇含量少于5毫克，脂肪含量少于5克 |
| Sugar Free（无糖型） | 食品中不含蔗糖（不表示不含糖醇） |
| Organic（有机型） | 制造食品的原料在生长过程中没有使用杀虫剂或化学肥料 |

要注意的是，给儿童选择食物时，不能单以一个标识为准，还要查看食品标签上其他营养成分，选择适合儿童年龄的食物。①

**思考与运用：**

1．蛋白质、脂类、糖类、矿物质、维生素、水等营养物质的功能各是什么？
2．学前儿童容易缺乏的矿物质有哪些，会导致什么问题？
3．能够为儿童提供热量的食物主要有哪些？
4．学前儿童对热能的需要主要体现在哪些方面？
5．儿童的膳食具有哪些特点？
6．常见儿童食品的种类有哪些？各自的营养价值是什么？
7．托幼机构的饮食卫生应遵循哪些要求？
8．幼儿园的营养搭配应遵循哪些原则？
9．幼儿园应怎样制订膳食计划？
10．学前儿童良好的饮食习惯有哪些？

①《妈妈需了解的婴儿食品标识》，http：//new.060s.com/article/2010/05/10/193085.htm，2012-3-22。

# 第七章 学前儿童常规教育策略与生活保健制度

**学习要点：**

1．熟悉学前儿童生活常规的内容。
2．掌握幼儿园一日生活中各项常规的基本实施要领。

## 第一节 学前儿童生活常规教育

常规，顾名思义，就是需要经常遵守的规则与规定。郭明德则认为："常规（discipline）应包含规范（norm）、秩序或命令及程序（procedure）三者。所谓的规范是指人们在特定环境下被要求如何行动，如何思维，如何体验的过程，是一种相对固定的行为表现；程序是指经由认可的做事方法或步骤。"[①]学前儿童生活常规则主要指的是幼儿园对学前儿童一日活动的安排和时间分配。

培养学前儿童良好的生活常规，对其身心发展有着重要意义。处于3～6岁的学前儿童模仿能力强，可塑性也很强，在良好的氛围中能较容易的形成良好的品德行为习惯。一般来讲，很多孩子在幼儿园形成的良好学习和生活习惯到小学、中学甚至终身都能保持得比较好。反之，如果孩子在人生初期未能养成良好的学习生活习惯，上学以后就会显露出"先天不足"的情况，可见幼儿园良好的一日常规教育对学前儿童来讲是多么重要。

### 一、当前幼儿园常规活动中存在的问题

幼儿园教育的特殊性在于其教育活动融合在一日生活之中，合理的安排学前儿童的入园活动、游戏、户外活动、文娱活动、进餐、睡眠、盥洗、离园活动等，根据学前儿童的身心发展特点制定相关制度并加以落实，是幼儿园一项经常性和永久性的措施。合理的生活常规制度不仅能使学前儿童在一天的幼儿园活动中做到有条不紊，富有节奏；而且对于提高学前儿童的独立性、自主性、建立良好的生活习惯和行为习惯，培养最初的生活自理能力都有着重大的影响。

当前我国幼儿园在常规活动中主要存在以下问题。

① 郭明德：《班级经营——理论、实务、策略》，五南图书出版股份有限公司2001年版，第128页。

### 1. 重视教学活动，忽视生活环节

当前，不少幼儿园在制订一日生活常规时，重点考虑的是集中教育活动计划及相应的教学反思，很少从生活及游戏的角度出发考虑一日常规的内容和时间安排。而对于学前儿童而言，绝大多数的学习尤其是习惯养成并不是通过系统的、正规的集体教育，反而是在生活化、游戏化的过程中点滴积累而成。

### 2. 生活常规活动目标定位不明确

生活常规活动历时长、涉及范围广，尤其是关于学前儿童生活习惯和学习习惯等方面的培养是不可能仅仅通过日常的集中教学活动及游戏活动得以完成。尽管当前幼儿园五大教学领域中各大领域尤其是社会领域部分有相当内容是涉及学前儿童生活养成教育，但学前儿童生活习惯的养成绝非一朝一夕可以完成，必须通过生活点滴日积月累逐渐成形。反观当前幼儿园实际情况，不少幼儿园对儿童生活常规教育的认识不清晰，目标不明确，没有充分发挥一日常规教育活动的作用，未能对养成儿童生活习惯起到应有的作用。

### 3. 对常规活动的设计和组织不够科学

幼儿园任何活动的开展和实施都必须依据儿童年龄特点，并在日常教学活动中经过了良好的设计和论证。纵观当前我国幼儿园的实际情况，幼儿园在设计和组织常规活动的过程中，往往缺乏科学的依据，大多由有经验的教师在集中教育活动、各种游戏活动及区角活动的时间间隙随意地组织开展。

### 4. 一日生活常规安排过于死板

曾有家长形容幼儿园的活动时间表就像火车时刻表，尽管是一个玩笑，但却形象地说明了当前幼儿园一日常规活动安排的问题。幼儿园在内容、形式、时间安排等方面对一日常规作出了细致严格的规定，对于种种规定，通常教师只能选择服从并执行，难以真正根据本班实际及学前儿童的实际情况自行安排时间和内容。对于学前儿童来说，他们对于幼儿园所制订的一日常规活动只能被动地接受，很难从自身兴趣和能力出发重构常规内容和时间编排。这无疑十分不利于学前儿童学习生活积极性的发挥，同时也让学前儿童失去了主动学习和发展的机会。

### 5. 在生活常规中重视集体活动，轻个体自由发展

就当前总体情况而言，学前儿童在幼儿园的一日生活中所涉及的活动几乎都是以集体的形式开展的，很少有学前儿童能自由发展的个体活动时间。换句话说，幼儿园常规教育尽管保证了儿童生活的有序，但却是以牺牲儿童的主动性和个性为代价的。就连比较个性化的活动如如厕、洗手、喝水等都是在规定的时间，全体学前儿童都准备好以后，由教师安排一组组轮流进行。可以看出，学前儿童真正意义上的自由活动时间是少之又少的。

归结起来，主要有三个方面的因素造成了上述问题的存在。

一是教师传统的教育观念使然。在幼儿园，教师的教育观念直接决定教师的各种保教行

为。不少幼儿教师为了保证一日常规中所有的活动能按计划进行，就简单地将“保教结合”理解为“包办代替”，事事替儿童想到，处处帮儿童做到，把一日活动中很多本该由儿童自己完成的事情都包办了。这样不仅加重了教师的身心负担，孩子们在这种环境下学习和生活也会感到处处受限制，不自在。此外，不少教师在组织一日生活常规的过程中，将“上课”和“生活”活生生地分开，并没有将一日活动看作一个有机整体。二者非但不能相互作用，反而互相割裂，让常规教育流于形式，难以发挥其应有的作用。

二是幼儿园刻板的管理制度的制约。一些幼儿园在制订一日常规作息制度的过程中将活动编排得非常紧密，甚至精确到“分”。每一项活动都有规定的开始和结束的时间，并将其作为评价教师教学活动的重要依据。教师为了能按照规定完成幼儿园所指定的作息制度，不得不机械地依据制度行事，直接造成幼儿园一日生活常规死板僵硬，缺乏灵活性。

三是迫于社会和家长的压力。当前不少家长评价幼儿园教育质量好坏的标准在于“教了什么东西”，“开设了什么课程”，幼儿教师为了迎合社会和家长的需求，不得不将每天的工作重点放在组织教学活动上，忽视了一日生活的其他方面。而由于学前儿童自控能力差，对危险的意识不够，教师更愿意将孩子们留在室内活动，不愿给孩子们更多的自由活动空间。这也是造成当前幼儿园教育重视教学活动，忽视生活常规的一个重要原因。

## 二、学前儿童生活常规教育的意义

《幼儿园教育指导纲要（试行）》明确指出：“幼儿园必须把保护幼儿生命和促进幼儿的健康放在工作的首位。”幼儿园开展生活常规教育，教会儿童能自己处理生活的各种技能，养成良好的生活习惯，就是为了更好地保护幼儿的生命和健康，促进儿童全面发展。

### （一）帮助学前儿童适应托幼机构的生活

学前儿童从家庭进入托幼机构，生活的环境发生了变化。对他们来说，托幼机构里的一切都是陌生的。他们首次离开父母正式进入集体生活，这是一次“心理断奶”的过程，会产生一系列的分离焦虑情绪。要让学前儿童尽快地克服分离焦虑，就需要培养他们独立的生活能力，才能使其尽快地熟悉、适应托幼机构的生活。

### （二）培养学前儿童良好的生活习惯

著名的教育家叶圣陶先生说过：“什么是教育，简单的一句话，就是要培养良好的习惯。”学前儿童生活常规教育亦是如此。杜威在《经验与教育》一书中提出自己的“教育计划观”时强调：“只有在每个现在的时刻里吸取每个现在的经验的全部意义，才能使我们为未来做好同样的事件做好准备，这是从长远看来具有重大意义的唯一的预备。”①“少成若天性，习惯成自然”，幼儿良好的生活行为与习惯对其后续的发展有重大的影响。因此，合理安排生活活动，长期定时地对大脑皮质进行有规律的刺激，就形成了条件反射，使其成为高层次的自觉行为，形成良好的习惯。

① 杜威：《杜威教育论著选》，赵详麟，王承绪译，华东师范大学出版社1981年版，第365页。

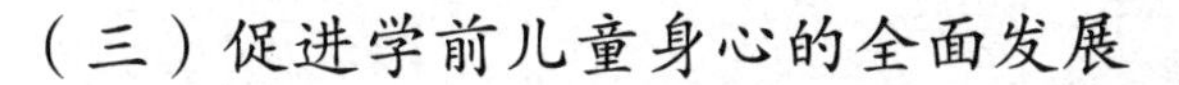

### （三）促进学前儿童身心的全面发展

学前儿童全面发展包括两个方面："一方面儿童发展是指身体的成长和心理的成熟过程。如身体成长和机能的成熟，是指身体各器官和系统的结构与形态由不完善到完善的发展，以及功能上由简单到复杂，由低级到高级的成熟；另一方面的发展是指学前儿童通过掌握社会经验，形成心理特征和能力。"[①]学前儿童身体各器官生长发育尚未完善，各组织还比较柔嫩，因此，合理的生活常规教育是学前各器官、系统得到正常的发育的重要保障。

### （四）保证学前儿童度过快乐的童年

《幼儿园教育指导纲要（试行）》指出："幼儿园应该为幼儿提供健康、丰富的生活和活动环境，满足他们多方面发展的需要，使他们在快乐的童年生活中获得有益于身心发展的经验。"因此，幼儿教师创设、提供的生活环境不仅要和幼儿的发展水平相适应，让幼儿在日常生活中获得有益的生活经验，还应该使其体验到生活的愉悦，度过快乐的童年。

## 三、学前儿童生活常规教育的目标

### （一）学前儿童生活常规教育的目标的含义

学前儿童生活常规教育目标是幼儿园生活常规教育的出发点和归宿，它对幼儿身心保健起着规范作用，是科学开展幼儿生活常规教育活动的关键，是确定幼儿年龄阶段目标和具体活动目标的依据，也有利于生活常规教育效果的评价。

### （二）各年龄班的生活常规教育目标

幼儿园各年龄班幼儿身心发展特点有较大差异，学前儿童生活常规教育的目标的制定应该充分考虑不同年龄阶段幼儿的年龄特征。例如，在如厕方面，对小班幼儿的要求是"学会独立上厕所，养成定时大便的习惯，女孩子要学会使用手纸"；中班是"逐步学会自理大便，学习正确使用手纸"；大班的要求是"能独立自理大便，正确使用手纸"。由此可见，不同年龄阶段，幼儿生活常规教育既有区别又有联系，低年龄阶段目标是较高年龄阶段目标的基础，高年龄阶段目标是低年龄阶段目标的发展。各年龄班具体的生活常规教育目标[②]如下：

#### 1. 小　班

（1）学习独立用勺进餐，爱吃各种食物，愿意喝白开水；逐步养成饭前便后洗手、饭后漱口的习惯。

（2）学会独立上厕所，养成定时大小便的习惯；女孩子要学会使用手纸。

（3）学会正确洗手、洗脸；学习自己穿脱并整理衣服和鞋袜。

#### 2. 中　班

（1）学会使用筷子，爱吃各种食物，知道不同的食物有不同的营养，养成不挑食及主动

① 梁志燊：《学前教育学》，北京师范大学出版社 1998 年版，第 64 页。

②《幼儿健康教育总目标》，http：//218.4.44.123/news/ShowArticle.asp?ArticleID=408。

饮水的好习惯。

（2）能独立有序地穿脱，整理衣服、鞋袜；能独立地叠被子，整理床铺。

（3）逐步学会自理大便，学习正确使用手纸。

（4）养成早晚刷牙，勤洗头、勤理发、勤剪指甲，保持个人卫生的好习惯。

#### 3. 大　班

（1）进餐时举止文明，不挑食，不暴饮暴食。养成文明地睡眠、盥洗等生活习惯。

（2）能独立自理大便，正确使用手纸。

（3）保持仪表整洁，保持周围环境卫生，会独立有序地穿脱衣裤并折叠好，能根据气温的冷暖感受冷热主动增减衣服，能自己整理床铺。

## 四、幼儿园生活常规教育制度制定的依据及一般特征

制定科学合理的一日生活常规制度，是幼儿园落实保教工作的重要内容。生活制度最重要的目的在于规定学前儿童学习和生活中最主要活动的时间和程序，借此保证学前儿童生活的规律性以及幼儿园的教育质量和管理水平。那么，幼儿园一日生活常规制度怎么制定才算科学、合理？通常来说，教师在制定生活常规活动制度时要适应学前儿童身体、心理和社会化发展的需求。

### （一）幼儿园生活常规教育制度制定的依据

#### 1. 一日生活常规制度的制定要适应学前儿童的身心发展特点

如生活制度的制定要依据学前儿童大脑皮层发育特点。儿童大脑皮质活动是有规律的，根据其规律选择和组织生活及其相关活动，才能达到事半功倍的效果。幼儿园在选择生活常规教育的内容和制定相关制度时，要考虑大脑皮质的以下活动规律。

首先，在选择生活常规教育内容时，应考虑优势原则，注意促进大脑皮质的优势兴奋灶的形成。所谓优势兴奋灶即当外界大量的刺激中最强的或最符合本身目的、愿望和兴趣的少数刺激在皮层中引起的兴奋区域。学前儿童大脑皮层有时兴奋灶的形成与其对活动的兴趣有关，因此，在选择生活常规教育活动内容时，要注意活动的本身的内容和开展活动的形式，引起儿童的兴趣，使幼儿能保持较长时间的注意力，进而促进优势兴奋灶的形成。

其次，在安排儿童生活活动时，应当遵循大脑皮质活动动力定型原理，即“当身体内、外部的条件刺激按照一定的顺序，经不变地重复多次以后，大脑皮质的兴奋和抑制过程在时间上、空间上的关系就固定下来，条件反射的出现越来越恒定和精确。”学前儿童所有的技能、行为习惯和生活习惯的养成都是动力定型的形成过程。

再次，在安排儿童活动时，要根据镶嵌式活动原理，即当人在从事一项活动时，其大脑相应区域的大脑皮质处于兴奋状态，而于这项活动无关的区域则处于抑制状态。随着活动性质的变换，大脑皮质的兴奋和抑制区域不断轮换，使神经细胞劳逸结合，减少疲劳的发生。

#### 2. 一日生活常规制度的制定要适应学前儿童的心理发展特点

保教人员在实际的教学、生活活动中，常常忽视对学前儿童心理发展的需求。处于学前

期，儿童活泼、好动、模仿力强，大脑容易兴奋疲劳。因此，幼儿园在一日生活常规活动的安排过程中，要注意内容的趣味性和新颖性，以此满足学前的心理需要，避免日复一日的单调刻板作息引起学前儿童的厌恶和疲劳。如当前不少幼儿园的学前儿童对午睡反感，对进餐恐惧，对如厕抗拒等，这诸多问题都和生活常规制度制定的不合理有着莫大的关系。一些教师用固定的哨声或琴声作为信号刺激，三年下来一成不变的机械条件反射会致使孩子厌恶不已。因此，教师在确定并执行一日生活常规活动的过程中应该充分考虑到儿童心理发展的需求。

### 3. 一日生活常规制度的制定要充分考虑到当地的自然和社会文化环境

中国幅员辽阔，多山多水将中国分为了很多的区域，形成了各地特色鲜明的文化特征；再则由于地形和位置的不同，造就了各式各样的气候 ，幼儿园在制定生活制度时，应该结合本地区的地理特征、自身的具体情况以及不同的季节气候的特点，调整生活常规内容，制定生活常规制度。如夏季，早晨可早起床，午睡时间可适当延长，饮水的次数应该适当增加。通常而言，任何幼儿园都应该根据当地的时间自然条件情况制定冬夏两套作息时间，一经制定不宜经常大更改，如遇到特殊情况必须作出调整时，应以不损害学前儿童身心健康为前提条件。

## （二）幼儿园生活常规教育的一般特征

### 1. 重复性

在幼儿园各个年龄班的制度、规则或规定是相对固定的，一经确定，就不能随意改变，这有效地避免了学前儿童对制度适应的困难。不仅如此，一日常规制度确定下来就要求儿童每天坚持遵守和执行。这种生活作息制度和学前儿童在园的学习和生活相辅相成。

### 2. 规律性

每天重复的常规活动久而久之就成了有据可依的规律。这种常规生活的规律首先是群体意义的，然后才上升为个人的。

### 3. 规范性

幼儿园常规活动包含了学前儿童在园生活、学习的各种规则，其最基本的目的是让学前儿童明白在具体的时间应该做什么，不该做什么，种种约束不但是保证幼儿园日常教学生活活动顺利开展的保障，也是帮助学前儿童形成良好的学习、生活习惯的重要条件。从某种意义上讲，学前儿童在幼儿园所经历的规范化生活，对其将来顺利适应小学、社会生活有着积极的意义。

### 4. 强制性

规范的遵守有自觉和强制两种方式。作为教师，最理想的结果是学前儿童能够自觉主动地按照生活常规制度行事，但是谁也不能确信、保证幼儿园的所有孩子都能自始至终的自觉遵守生活常规，因此，为了保证班级活动的顺利开展，为了维护绝大多数孩子的权益，教师有必要用强制的方式来维持生活常规制度的运转。也就是说，如果孩子一而再、再而三地违反生活常规制度，教师有必要采用批评、惩罚的方式来对其行为作出纠正。

## 五、幼儿园生活常规教育内容及生活常规过渡

常规教育就是帮助学前儿童学会遵守集体生活中的各种规则，逐步地从他律到自律发展，也就是从别人管理发展到自我管理的教育活动，因此，学前儿童生活常规教育就是要使幼儿在日常生活中养成良好的习惯的教育。

生活常规指幼儿园正常的班集体活动对来自不同家庭、不同生活习惯的幼儿提出的一些共同要求，包括盥洗、就餐、睡眠等方面。生活常规可以分为生活态度，如坚持每天上幼儿园，喜欢吃幼儿园的饭菜等；以及生活习惯，如饭前要洗手、安静午睡等内容。

### （一）制定幼儿园生活常规教育内容

内容是实现目标的载体，实现生活常规教育目标必须依附常规教育内容。学前儿童生活常规教育的内容主要有以下几个方面：

（1）学习生活的基本技能，培养儿童独立的生活自理能力。包括吃饭、穿衣、刷牙、洗脸、洗手、整理玩具、整理床铺等生活技能。

（2）培养良好的生活卫生习惯。《幼儿园教育指导纲要（试行）》指出，良好的生活卫生习惯包括以下几个方面：①饮食习惯：定时定位定量，细嚼慢咽不暴饮暴食，不偏食不挑食等；②睡眠习惯：按时睡觉，按时起床，独立安静入睡，睡姿正确；③卫生习惯：勤洗手、勤洗脸、勤洗脚、勤刷牙，饭前便后洗手，定时排便，保持服装整洁和不乱扔垃圾，爱护公共卫生，保持环境整洁的习惯；④生活习惯：讲文明、讲礼貌、不玩水、不浪费水、不影响他人休息、整理衣物放在固定的地方等。

### （二）幼儿园生活常规过渡衔接

#### 1. 注重幼儿园生活常规活动过渡衔接的意义

学前儿童一日生活常规从入园起到离园结束，要经历入园、进餐、喝水、如厕、学习、游戏、睡眠等诸多活动。这些活动看似彼此无关，事实上却是构成学前儿童一日生活的有机组成部分，从早到晚各个生活常规活动必须关联、相互承转，才能使整个一日活动的开展自然、流畅、紧凑。如果教师在工作中没有重视或很好地运用过渡衔接各个活动的技巧，不仅会使得一日生活常规活动松散、拖沓、无序，更会影响学前儿童的情绪，增加他们无聊等待、茫然焦虑的时间。既不利于学前儿童良好生活学习习惯的养成和班级常规的建立，更影响了学前儿童一日学习生活的质量。

一般来讲，教师合理地运用过渡衔接的技能具有以下意义：

（1）流畅有序的活动过渡转接不仅可以稳定学前儿童的情绪，降低学前儿童在闷坐等待的时候发生矛盾的几率。此外，在顺利的过渡衔接过程中更能帮助学前儿童获得安全感和愉悦感。

（2）有利于学前儿童在流畅连续的过程中初步掌握时间概念，培养学前儿童初步的生活管理能力，知道做事情应该有始有终和有条有理，培养学前儿童遵守时间的意识。

（3）紧凑的过渡能减少时间的浪费，健康空间和材料限制给儿童活动造成的影响。能有效节约教师的时间和精力，使其能腾出更多的时间和精力来关注孩子的各种需求。

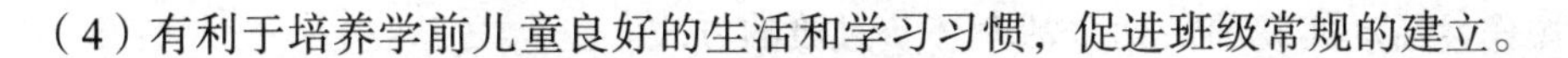

（4）有利于培养学前儿童良好的生活和学习习惯，促进班级常规的建立。

### 2. 生活常规活动过渡衔接的主要方式

教师在设计生活常规活动的过渡衔接过程中首先要注意自然合理、衔接紧凑。若将学前儿童一日生活常规比作一个个珠子，那么教师采用的衔接过渡手法就是串起这些珠子的线。只有用线把珠子流畅地衔接起来，珠子与珠子之间才能组成一个有机的整体，否则就是一盘散沙，每颗珠子也就失去了原本的价值和作用。幼儿园生活常规也一样，活动之间的过渡要自然合理、衔接紧凑、作为教师，既不能为了过渡而给人生硬、突然的感觉，也不能随意敷衍，使活动显得松散、拖沓，影响学前儿童整个学习生活的连续性和完整性。具体来说，教师在进行一日常规活动过渡衔接的时候可以采用以下几种方法。

（1）信号式过渡。

信号式过渡指的是教师利用琴声、乐声、铃鼓声、动作、手势等作为信号向学前儿童发出，并借此吸引学前儿童的注意，将学前儿童的兴趣点由一个活动自然地过渡到下一个活动从而实现活动之间彼此转换的过渡方式。

以铃鼓为例，它既是教师实施音乐教育的教具，同时也是控制儿童行为的常规“道具”。

**场景一：一连串的铃鼓声**

户外游戏活动结束以后，孩子们陆续回到了活动室，孩子们手上拿着各种游戏材料，三五成群打闹嬉戏，老师一边指导孩子将游戏材料放回指定的位置，一边组织孩子喝水、如厕，一时间，活动室里沸沸扬扬，到处充斥着孩子的笑声、嬉笑打闹声、争吵声、哭声……整个活动室乱成一锅粥，眼看午餐时间已到，保育员已经将饭菜提进了活动室。这时，带班老师走到孩子面前，左右晃动着铃鼓，右手示意孩子们回到座位坐好。随着铃鼓发出的一连串响亮而又有节奏的声音，孩子像得到指令的士兵，迅速、安静地回到了座位上，并跟随教师打出铃鼓的节奏拍起了小手，当孩子们全部安静就座后，铃鼓的声音就“消失”了。

**场景二：急促的铃鼓声**

活动室外响起了早操开始的进行曲，教师要组织孩子们排队出去做早操，这时，老师拿起了桌上的铃鼓，随着教师的动作，铃鼓发出了连串“急促”的响声，似乎在催促孩子们加快脚下的步伐。听到这个信号，孩子们尽可能快的把小板凳放到桌下，按次序排队成行。当孩子们按照老师的要求排好队列后，急促的铃鼓声转变成了有节奏的“××｜××× ｜××｜×××”的声响，这种有节奏的铃鼓声带着孩子们有秩序地走向了操场。

解读：在幼儿园，教师摇铃鼓总是能和某种常规相关联，铃鼓声的出现一般意味着某种行为的开始或结束。在一日常规活动中，如厕、洗手、喝水、进餐、起床、收放玩具、游戏活动等开始或结束的时候我们总是能听到教师各种节奏的铃鼓声。可以说，在幼儿园里，凡是需要维持纪律或者提出某种要求的时候，铃鼓声总会在相应的时候响起。如果仔细观察，还会发现不同的时候，教师所采用的铃鼓声的节奏和音量还有所区别，如场景一和场景二中出现的铃鼓声一个连续、一个急促，儿童听到不同节奏的铃鼓声就会即刻明白教师对自己所提出的相应的要求，并给予良好的回应和配合。

（2）活动式过渡。

活动式过渡指的是教师利用洗手、喝水、如厕等较为短暂的常规活动或组织小型的游戏、手工、唱歌等操作性活动实现前后两个活动环节过渡的方式。

**场景三：语言活动“小羊过河”与户外游戏活动“滑滑梯”的转换**

语言活动结束后，教师和小朋友一起讨论小羊怎么样才能安全过河这个话题。完成后，眼看户外活动的时间到了，这时老师说：“现在我要请小朋友们上厕所了，先请女小朋友帮助老师把板凳收好，然后依次上厕所。男小朋友们请先上厕所，然后排队帮老师拿皮球。全部小朋友完成了在老师这里集合。”教师分头组织，照顾学前儿童收板凳、如厕、拿皮球，等到孩子们都完成后，再排好队让孩子高高兴兴的开始做户外活动。

解读：如厕原本就是一日常规活动的一部分，但它和其他常规活动不同，需要的时间相对短，因此它成为了教师将其作为语言活动和户外活动过渡的方式。场景三中教师在进行活动安排的过程中充分考虑到了学前儿童的年龄特征，教师引导孩子分批轮流上厕所，并用帮助老师把凳子归位和帮老师拿皮球来吸引孩子，不仅满足了孩子喜欢帮老师做事情的心理，又解决了空间狭小、材料有限的矛盾，同时男女小朋友分批如厕符合卫生学的要求，每个小朋友在这段时间都有明确的任务，避免和减少了许多可能发生的事端。

**场景四：区角游戏“搭积木”向集中教育活动的过渡**

在区角游戏活动结束前5分钟，教师开始提醒孩子们：“我们今天搭积木的游戏就要结束了，请小朋友们加快速度，已经完成的小朋友不要再拼其他的图形了”，时间到了以后，教师宣布：“请小朋友们自己收拾自己的玩具，注意把玩具放回原来的位置，看哪个小朋友做得又快又好，收拾好了的小朋友请坐回自己的位置，安静的休息。”这时教师一边观察孩子的行动，给予需要帮助的小朋友必要的支持，同时还有意识的请已经完成的小朋友帮助没有完成的小朋友共同收拾玩具。

解读：场景四中教师利用收拾玩具这个活动将区角活动和集中教育活动衔接起来，在具体操作过程中教师显得经验丰富，其做法有许多值得借鉴的地方。首先，提前 5 分钟告知学前儿童区角活动的时间马上结束了，提前让孩子做好心理准备，保证活动结束的时候能流畅不拖沓；其次，用收拾玩具这个活动来作为两个活动之间的过渡，不仅自然，而且在一定程度上还培养了孩子的秩序感和责任感；最后，请先收拾好的小朋友帮助还没有收拾好的小朋友，不仅发展了孩子的互助精神，同时避免了孩子速度快慢造成先完成的孩子坐在座位上无所事事的情况的发生。

可以看出，用小型活动作为过渡环节不仅能有效地避免孩子在等待过程中出现急躁不安的情绪，变消极情绪为积极情绪，更能有效地避免学前儿童因无聊而产生矛盾或滋生事端。通常而言，教师可以选择讲小故事、念儿歌、听音乐、猜谜语、唱歌等方式作为过渡的小型活动。

（3）延伸式过渡。

延伸式过渡指的是教师利用前一个活动内容作为后一个活动内容的延伸主题，使后一个活动成为前一个活动的有效补充和提升。

**场景五：艺术欣赏“剪纸艺术”向区角活动“剪纸”转换**

在集中教育活动中，教师以“剪纸艺术”为主题向孩子们介绍并展示了剪纸艺术的美。孩子们沉浸在艺术的享受中，每个人都跃跃欲试，想用自己的小手创造出有个性的作品。教师趁热打铁，将原本设计的区角语言活动临时转变成为了区角“剪纸”活动。集中教育活动一结束，老师就说“宝贝们，刚刚你们欣赏到的剪纸美不美啊？”小朋友大声地回答“太美啦！”“那你们想不想自己剪出一幅作品送给妈妈呢？”“想！”征得孩子的同意后，教师将孩子们领到了“剪纸”区角，让孩子们根据自己的想象创作作品。

解读：场景五中教师是用知识技能的学习作为了衔接前后两个活动的线索和手段。教师利用前一个活动的良好氛围顺势引出了后一个活动，实现了前后两个活动的顺接，前一个活动成为后一个活动的基础和铺垫，后一个活动自然成为前一个活动的继续和延伸，二者相辅相成，相得益彰，这种过渡显得自然、流畅、漂亮。

总之，为了保证幼儿园一日教学生活常规活动能顺利进行，教师一定要安排好各种活动之间的过渡衔接。一般而言，在区角活动、游戏活动、户外活动与室内集体活动之间的转换中，因存在人员数量的变化和等待的问题，用各种短暂、有趣的活动来过渡是最为合适的。而两个活动之间正好需要幼儿如厕、洗手、喝水的，则可以考虑用这些活动进行过渡衔接。在动静交替活动过渡过程中，因需要学前儿童转换情绪和心理状态，教师可以考虑采用信号过渡的方式，利用条件反射的原理，发出信号会快速帮助学前儿童调试兴奋或安静的状态。对于前后两环节知识联系较为紧密或者存在知识技能迁移的就适合采用延伸式过渡，不仅有利于学前儿童整合知识和技能，让他们学会迁移，学以致用，也有利于实现保教结合。

### （三）衡量幼儿园一日生活常规制度的标准

（1）一日生活常规所包含的内容要全面。

幼儿园一日生活常规包括了幼儿在园生活所能涉及的诸多方面，教师在进行一日生活常规安排的过程中一定要统筹安排，合理全面。

（2）在安排和计划一日生活常规中要体现出灵活性

幼儿园在制订一日生活常规过程中一定要采取灵活的方式，充分考虑到学前儿童的各种需要，尽量在一日活动中满足他们的身体、心理、交往、安全等方面的需求。其中，应尤其关注病患儿童、特殊儿童的身心需要。

（3）时间安排上各种活动交替进行。

在一日常规活动的安排上，要注意各种活动之间安排的比例问题，尽量做到不同种类的活动交替进行。如教师安排的活动要和学前儿童的自选活动交替进行；安静的活动和具有一定强度的活动交替进行；个体活动和小组集体活动交替进行。

（4）时间安排上应尽可能减少让学前儿童等待及浪费的时间，同时要注意给学前儿童留有充分个人支配时间。

（5）生活常规应有节奏性、可重复性，同时还有适当的灵活性和一贯性。

# 第二节　幼儿园卫生保健制度

## 一、学前儿童生活常规教育活动组织

学前儿童生活常规教育主要贯穿在幼儿园日常生活活动中，主要帮助儿童学会各种生活技能，提高生活自理能力，培养良好的饮食卫生习惯等。而幼儿园日常生活活动是指“学前教育机构中满足儿童基本生活需要的活动，主要包括进餐活动、盥洗活动、睡眠活动、如厕活动、整理活动等”。[①]

## （一）入园和离园

入园和离园即孩子一天在幼儿园学习生活开始和结束的标志，同时，也是教师和家长联系的重要环节。教师要充分利用这短暂的时间及时和家长沟通交流孩子在园的学习生活状况，并向家长提出一直的要求和保教措施。

### 1. 入园活动

入园活动是指孩子早间从家庭来到幼儿园，幼儿园保教人员接待家长，安排学前儿童进入幼儿园开始一天的学习和生活的过程。在幼儿园早间入园活动中，教师、保育员及保健医生须各司其职，合力完成。

教师、保育员和保健医生入园活动注意事项：

具体来说，在入园过程中，首先，教师要做到衣着整洁、大方、得体，便于活动；其次，愉快、热情地接待幼儿及家长；再次，观察幼儿情绪，及时了解健康状况，检查所带玩具和食品，并做好药品登记；最后，对未到园或请假的幼儿进行详细登记，对已入园有身体不适的幼儿也要详细登记。

保育员作为学前儿童生活的主要管理者，在入园之前应该首先做好各项准备工作，如开窗通风，做好室内外清洁工作；准备好当日足量的安全饮用水；和教师一起热情地接待幼儿，关注个别需要特殊照顾的幼儿。

保健医生肩负整个幼儿园医务保健任务，责任重大，了解学前儿童身体状况最佳时间在于入园活动，因此在入园活动开展过程中，保健医生需做好两项工作。首先，做好晨间工作，做到一看（咽喉、神色）、二摸（是否发烧）、三问（饮食、大小便、睡眠情况）、四检查（身上是否携带不安全物品）。其次，发现传染病及时采取隔离措施，做好消毒、传报、登记工作并同家长取得联系。

**案例一：**

**不要，我不要上幼儿园**

“不要，我不要上幼儿园，爸爸救我！”一阵号啕大哭中夹杂着小舟尚不清晰的嘶吼，打破了原本平静的入园活动。正在做入园接待的带班老师小陈看到了，心不禁一紧，坏了，小舟又闹情绪，又不想上幼儿园了。

小舟是这学期插班的小朋友，性格内向，平日里几乎不说话，活动的时候也很少看到她主动和小朋友们一起玩，总是一副心事重重的样子，吃饭、睡觉、游戏，什么活动也提不起她的兴趣，小陈老师对小舟既担心又无奈。

眼前，小舟死死拽住爸爸的衣角，声泪俱下地乞求爸爸不要送她上幼儿园，带她回家，爸爸无可奈何地望了望小陈老师，又蹲下去和小舟商量，一时间，小舟成了整个幼儿园接待老师关注的焦点。尽管小舟很不愿意上幼儿园，但是在爸爸和小陈老师的软磨硬泡下，还是

---

①郑健成：《学前教育学》，复旦大学出版社2010年版，第103页。

松开了手悻悻地走进了活动室。

解读：初进幼儿的孩子，与熟悉依恋的对象（主要是亲人）分离时，随即产生焦虑、不安、伤心、痛苦的感觉，并采用撒娇、哭喊、吵闹等拒绝分离的表现，这就是通常所说的入园焦虑，实际上是分离焦虑的一种，主要表现为孩子出现紧张不安的情绪。

一般而言，入园焦虑的孩子主要表现为入园时缠住亲人不放手，要求老师抱着不放、哭喊、吵闹、打滚、摔东西、嗜睡、发呆、不参与活动、尿床、拒绝吃东西等，用种种手段威逼家长不要离开自己。有的孩子甚至会出现生理上的种种不适，如头痛、肚痛、尿频等现象，一回家症状马上消失，这主要是由于神经高度紧绷导致。案例一中的小舟也是如此，进入一个新的幼儿园环境，就如同新入园的孩子一样，出现严重的入园焦虑。在入园过程中难以处理和亲人分离的焦虑情绪，因此用哭喊表达自己的不情愿，但是通常而言，这种入园分离焦虑在孩子逐渐适应幼儿园的新环境后会渐渐消失。

事实上，入园焦虑，不仅孩子有，不少家长也会有。而家长这种焦虑情绪很容易传递给孩子并强化孩子的焦虑情绪。许多家长在最初送孩子入园的时候还会和孩子一起哭哭啼啼，一步三回头，久久不肯离去，这些行为，在很大程度上会加重孩子的焦虑情绪。

作为教师，面对孩子的入园分离焦虑，一定要从两方面入手解决：一是面对孩子的时候尽可能地从多方面关心照料他们，尽快建立起彼此之间的信任，让孩子尽快适应幼儿园的环境和各种活动；另一方面，加强和家长之间的交流，将孩子在园情况及时和家长作沟通，让家长能放心把孩子交给教师，与家长之间建立起信任感。只有在家长、教师、幼儿园的协同下，“九月哭宝”才能顺利适应幼儿园的生活。

### 2. 离园活动

结束一天的幼儿园生活，孩子到了和老师说再见的时候了，怎样让孩子高高兴兴地离开，这是教师需要考虑的问题。

教师、保育员组织离园活动注意事项：

具体而言，在离园过程中教师要逐一检查幼儿仪表，提醒幼儿带好自己的物品；及时清理当日的物品并做好第二天各项活动的准备；离园要与家长当面做好交接工作，遇未成年人或不熟悉的成年人来接幼儿必须要与幼儿的监护人（父母）取得联系并证实来接幼儿的人身份；与家长简单交流，及时告知幼儿当日的有关情况，做好家长工作。

作为保育员，在协助教师开展离园活动的同时，还需要在孩子都离开幼儿园之后关好门窗、水电，清理用具、玩具；整理教室物品，协助教师做好第二天各种活动的准备；在确保室内无幼儿的情况下，用紫外线对活动室、午睡室进行消毒，并做好记录。

为了保证在离园活动过程的安全和秩序，教师还必须做好以下工作。

首先，错时接送。

通常而言，为了避免离园时家长同时来园接孩子造成拥挤和不必要的安全隐患，幼儿园可以按照年龄班依次错时放学，如小班、中班、大班离园时间错开 5 到 10 分钟，就有效地避免了家长之间的拥挤，减轻了幼儿园的接待负担，同时也最大限度地保证了孩子的安全。

其次，家长带证入园。

为了保证孩子的安全，幼儿园可以为每个孩子制作一张入园接送卡，家长入园接孩子必须出示入园接送卡，接走孩子后教师及时记录登记，既可以有效防止陌生人入园，又确保了孩子的人身安全。

再次，离园提醒。

在离园前一刻钟，幼儿园可以通过固定的乐曲或者语音提醒教师和学前儿童即将离园，相应的请教师和儿童做好离园准备，如听到离园乐曲后，教师就开始提醒孩子收拾自己的随身物品，同时做好离园的相应工作。

最后，耐心对待晚接走的孩子。

尽管幼儿园离园时间是固定的，但是由于种种原因，每天总是有些家长会晚接孩子。看到小伙伴们纷纷离开幼儿园，被晚接的孩子难免烦躁焦虑。面对这种情况，教师应耐心地和孩子一起等待家长的到来，这时可以组织孩子进行区角活动，或者请孩子参与到离园的收拾整理工作，最大限度地缓解孩子的焦虑情绪直到家长的到来。

**案例二：**

小飞的妈妈是一位职业女性，父母独自在这座城市抚养着小飞，由于工作原因小飞往往都是班上最晚被接走的孩子。每天吃过晚饭，孩子们就一边玩玩具，一边等待家长的到来。渐渐的，班上的孩子陆陆续续都由家长接走了，当班上再次只剩下小飞一个人时，他眼中逐渐流露出焦急的眼神。刘老师拉着小飞的手说："小飞，你来帮帮老师好吧，老师现在要整理玩具柜了，小飞能帮老师一起整理吗？"听到老师的邀请，小飞爽快地答应了，但在整理玩具的过程中，小飞的眼睛一直没有离开活动室的大门，尽管手上配合着刘老师，但是明显心不在焉。这时，刘老师接到了小飞妈妈的电话，小飞听到了妈妈的声音，哇地哭了起来，所有的委屈和无奈迸发出来，刘老师心疼地抱着小飞说："妈妈已经到幼儿园门口了，小飞乖，不哭……"

解读：一般而言，家长会按照幼儿园规定的离园时间准时来接孩子，但是由于工作或者其他原因，小部分家长不能准时接孩子。面对晚接的孩子，首先，教师应该想办法稳定孩子的情绪，转移孩子的注意力，采用区角活动或者其他方式让孩子打发等待家长到来的时间。如案例二中，刘老师为了稳定小飞的情绪，请他帮忙收拾玩具就是一个很好的做法，这在一定程度上能避免孩子因等待而引起的焦躁情绪。当然，教师也可以采用孩子感兴趣的办法转移孩子的注意力，减轻孩子的焦虑情绪。

### （二）户外活动

户外活动是幼儿园常规活动的重要一环，通过参加户外活动，首先，可以让孩子学习遵守规则，做到勇敢、不怕困难；其次，可以帮助孩子学会协调各种基本动作，做到姿势正确；最后，可以让孩子学习使用和收放活动器械，有自我保护意识，懂得简单的自我保护方法。

教师保育员组织户外活动注意事项：

在进行户外活动的过程中，教师需要做到以下几点：首先，为了保证每天体育活动及户外活动的时间，教师要根据幼儿园的实际条件提供安全的场地及器材，充分利用自然条件（水、空气、阳光）开展锻炼，准确掌握活动的密度和运动量；其次，户外活动开始之前要对幼儿进行安全教育，避免运动伤害；再次，教师要根据气温、活动量及幼儿体质，提醒幼儿增减衣服，注意幼儿在活动中的身体反应；最后，教师要确保活动时间，幼儿要在教师的视线范围内活动。

对于保育员而言，在进行户外活动的过程中保育员需要协助教师做好场地、器械的准备及整理工作，检查幼儿穿着是否适宜活动。此外保育员还要随时观察幼儿身体、情绪的变化，能根据幼儿的运动量进行衣服的增减，并检查鞋带是否脱落。最后，保育员还需要照顾体弱的幼儿。

### （三）进餐活动

学前儿童进餐活动是生活常规活动的一部分。幼儿园进餐活动包括一日三餐和两点。为保证儿童身心健康发展，不仅要提供合理的科学的饮食，还必须使其掌握基本的进餐技能，形成良好的饮食习惯。

“食物由胃进入十二指肠的过程叫胃的排空，一般情况下，水约需 10 分钟，糖类约需 2 小时以上，蛋白质较慢需 2～3 小时，而脂肪约需 5～6 小时。通常饮食为混合食物，胃的排空时间约需 4～5 小时。”[①]因此，根据儿童生长发育的需要及食物消化特点，进餐时间应间隔 3～4 小时为宜。

学前儿童每天应安排三餐两点（早、中、晚各一餐加上一两次点心），控制零食。1 岁半至 2 岁的儿童，进餐前，要求他们洗干净手，坐在自己的小椅子上；3 岁后的儿童在吃饭前做一些就餐的准备，如擦桌子、摆碗筷等。儿童的进餐时间不少于 30 分钟，但不能拖得太久。另外，每天要安排幼儿定时喝水的时间。早晨起床后，要定时让孩子喝水，因为，夜间幼儿体内在不断地新陈代谢，起床后需要补充水；而且起床后喝水还能促进胃蠕动增强食欲，对幼儿吃好早餐能起到很好的作用。早餐与午餐之间有 3.5～4 小时，是儿童活动量最大、消耗体能最多的时间段，这段时间要让儿童定时喝水一次，午睡起床后，要定时让儿童喝一次水，到吃晚餐前还要让儿童喝一次水，晚餐到睡觉之前四个小时的时间，这段时间应让幼儿喝两次水。刚开始老师应亲自监督幼儿饮水量，幼儿适应后，可以让幼儿互相监督，慢慢地帮助幼儿养成自觉的行为。

教师及保育员组织进餐活动注意事项：

首先，创设安全、整洁、舒适的进餐环境。进餐前，教师及保育员严格执行进餐消毒制度和盥洗制度，组织学前儿童进行一些安静的游戏；进餐时，应提醒幼儿细嚼慢咽，教师不能大声呵斥幼儿，可播放些轻松愉快的音乐，让他们愉快地进餐；对儿童不爱吃的饭菜，教师和保育员应鼓励他们吃，使其获得全面的营养。

其次，培养儿童良好的饮食卫生习惯。进餐前，教师及保育员指导儿童用肥皂洗手；进餐时，保持地面清洁卫生，不吃掉在地上的饭菜；要教会儿童正确使用餐具如勺子、筷子等；进餐后，教师及保育员要整理好清洁卫生，教育儿童吃完后把餐具放在指定的地方，指导幼儿饭后洗手、漱口，使幼儿养成良好的卫生习惯。

最后，教师及保育员要根据儿童能力的差异给予不同的帮助和指导。儿童生长发育有差异性，不同儿童胃口、食欲不同。对胃口小，食欲差的儿童可以每次少盛多添；对吃饭较快的儿童，要提醒他们细嚼慢咽；对偏食的儿童，要引导儿童不挑食，同时注意根据儿童的口味来烹调。

---

① 郦燕君：《学前儿童卫生保健》，高等教育出版社 2007 年版，第 17 页。

**案例三：**

中午进餐的时间到了，今天的午餐是鸡蛋牛肉面。孩子们洗完手在自己的座位上开始吃面，教室里一片寂静，只听到碗勺相碰的声音。看到孩子们都吃得津津有味，老师心里很满意。这时，老师发现明明小朋友在面条刚盛好时吃了一口，就端着碗离开自己的位置走到其他小朋友的面前说起了悄悄话。发现老师在注意他，就跑回去坐在位置上又吃了一口，含在嘴里，坐着发呆，约两分钟后，再慢吞吞地喝一口汤，吃一口面。后来老师看他几乎都没吃下去就去喂他吃，可当老师走到明明面前时发现他把青菜挑出来扔得满地都是，理由是“我不喜欢吃”。

晚上进餐前，老师先给所有小朋友讲了一个故事——《淘气的大公鸡》，故事说的是一个小弟弟因为就餐习惯不好，被一只大公鸡啄得到处跑。让小朋友们懂得就餐要有一个良好的行为习惯，不能像小弟弟那样。

晚餐是米饭和西红柿蛋汤，小朋友们依然吃得津津有味，才一会儿，就听到一个小朋友喊：“老师，我吃完了。我不会被大公鸡啄。”是明明的声音。只见明明的碗干干净净的，他是全班吃得第三快的小朋友。

解读：这位老师的教养方法值得学习，他采取的是故事熏陶法。这种方法比批评教育的效果要好。但是，纠正孩子不良的饮食习惯，需要发挥家园教育合力，并长期坚持。因此，家园要采取多种活动形式去引导孩子的行为。

### （四）盥洗活动

盥洗是为了保持皮肤和毛发的清洁，增强抵抗力，养成良好的个人卫生习惯。寄宿制幼儿园里盥洗包括洗脸、刷牙、洗头、洗手、洗脚、洗澡、洗外阴肛门和修剪指甲、趾甲等。而其他类型的如全日制、半日制幼儿园主要涉及洗脸、洗手、修剪手指甲等。

教师及保育员注意事项：

首先，为幼儿创设干净、整洁的环境。幼儿园的盥洗室应干净、通风，地板应防滑，保持干净，能给儿童带来舒适的情感体验。要为儿童准备消过毒的毛巾，便于儿童取放；要给儿童准备数量充足的水龙头，多种色彩的洗手皂或洗手液。

其次，教师及保育员要教给新入园儿童正确洗手、洗脸、刷牙的方法。

标准八步洗手法：①卷袖口，接水把手打湿，擦上肥皂；②掌心相对，手指并拢，相互揉搓；③手心对手背沿指缝相互揉搓，交换进行；④掌心相对，双手交叉指缝相互揉搓；⑤弯曲手指使关节在另一手掌心旋转揉搓；⑥右手握住左手大拇指旋转揉搓；⑦将手指尖并拢放在另一手掌心旋转揉搓；⑧冲洗干净。

小知识：国际洗手日是世界卫生组织在2005年提倡，在该年的10月13日订立的，目的是呼吁全世界透过洗手这个简单但重要的动作，加强卫生意识，以防止感染到传染病。在此之前世界卫生组织发表了一份研究报告，指出养成良好的洗手习惯，可以降低儿童患上腹泻等病症的几率。世界卫生组织估计每年有1 800万儿童死亡，而当中90%是五岁以下的幼童，若能养成良好的洗手习惯，至少可以拯救达一半数目的儿童。节日主旨在于推动全球性的普遍教育，加强人们对洗手洗手对健康的重要性。特别是针对医护人员，因为他们是经常接触能威胁人类性命的疾病来源的群体。

**幼儿园里的六步洗手歌谣**[①]

打开水龙头，冲湿手。
关上水龙头，打香皂。
手心、手背、手腕、手指、手缝、手指尖。
打开水龙头，冲呀，冲呀，冲干净。
关起水龙头，拿起小巾，擦干净。

洗脸：3岁前的婴儿洗脸时成人要给予帮助，3岁以后应逐步让儿童自己学会洗脸。洗脸要注意以下步骤：把手洗干净后，先洗眼睛，再洗嘴巴、耳背、鼻子，然后把脸全部洗干净，用毛巾擦干，擦完后，把毛巾挂回原处。每个儿童都应有单独使用的毛巾，洗脸水最好使用水龙头放出的流动的水，避免交叉感染。毛巾应经常消毒，放在日光下曝晒或在开水中煮沸，晾在通风的地方。晾挂时毛巾与毛巾之间要保持一定的距离。

**洗脸歌**

小毛巾，手中拿，
开小水，湿一下。
两只小手左右抓，
用力拧水滴滴答。
再拿毛巾脸上擦，
先擦眼睛和嘴巴。
再擦鼻子和脸颊，
耳朵脖子最后擦。
毛巾自己要回家，
擦完小脸笑哈哈。

刷牙：刷牙可以清除牙齿表面的污物和微生物，保护牙齿，预防龋齿，还可按摩牙龈，促进牙齿周围组织的血液循环，使牙齿健康。幼儿园要为儿童选购儿童牙膏和牙刷，牙刷横2～3排，竖6～7排，刷毛应稍软。每个儿童应有专用的牙刷，每次使用后应洗净、甩干、保持干燥，以防止细菌生长和繁殖。牙刷应刷毛朝上插在杯子中或牙刷架上。要教会幼儿正确的刷牙方法：顺着牙缝直刷；上牙由上往下刷，下牙由下往上刷；先刷牙的外侧面，后刷牙的内侧面，最后刷咬合面，咬合面应横刷；刷牙时先用水漱口，再用沾有牙膏的牙刷上下里外刷净，最后再用水漱净。

**儿歌：我会刷牙**[②]

小牙刷，手中拿，张开我的小嘴巴。
上面牙齿往下刷，下面牙齿往上刷。
左刷刷、右刷刷，里里外外都刷刷。
早晨刷、晚上刷，刷得干净没蛀牙。
刷完牙齿笑哈哈，露出牙齿白花花。

---

① http：//www.babytree.com/user/showuser.php?uid=u1481826605&tab=journal&journalid=6304255&view=single．2013-4-12。
②《9首幼儿儿歌：刷牙歌》，http：//www.baby-edu.com/2009/0824/1882.html，中国婴幼儿教育网。

洗浴：洗浴能去除全身污垢，清洁皮肤，促进血液循环，提高机体抗病能力。学前儿童皮肤的保护机能差，经常保持皮肤清洁可以提高其保持机能。在寄宿制幼儿园，要让儿童在夏天每天洗浴 1 ~ 2 次，冬天每周一次，春秋季可视具体情况而定。用温水洗浴（40℃），每次时间不要超过 15 分钟；年龄小的儿童一般洗盆浴，4 ~ 5 岁以后可以洗淋浴。

**儿歌：我爱洗澡**

小喷头，
沙沙沙，
我们洗澡笑哈哈。
打香皂，
擦一擦，
身上开满泡泡花。

### （五）午睡活动

睡眠是人体生命重要的生理过程，是婴幼儿阶段脑的基本活动形式[①]，能促进婴幼儿神经系统和脑的发育。生命早期所需睡眠时间比后期更长，睡眠对婴幼儿生长发育、机体免疫能力有着重要的意义。婴儿时期是儿童生长发育最为迅速的时期，婴儿的睡眠质量与其生长速度呈正相关关系。因此，通过建立规律和稳定的睡眠—觉醒昼夜节律，有助于其快速生长。

教师及保育员注意事项：

首先，为儿童创设一个舒适、安静的环境。儿童寝室要保证空气清新、温度适宜，室温一般为 16 ~ 18℃，室内光线不能太亮。儿童床位要宽松，被子薄厚要适度，入睡前不要让儿童做剧烈运动，可播放轻柔的音乐，稳定儿童情绪，使其能安静的入睡。

其次，教会儿童自己脱衣裤鞋袜。先让儿童认识衣服的正反面，再配以儿歌，如：小手小手伸开，袖子袖子套进来；小腿小腿伸开，裤子裤子套进来；鞋子左右要分好，一只穿左脚，一只穿右脚。如果是开胸衣，先让儿童知道衣服的前襟朝外，双手提住衣领的两端，然后从头上向后一披，把衣服披在背上，再将手伸入衣袖。纽扣要从最下一颗系起，以免错位。教孩子穿裤子时，先让孩子分清前后，双手拉住裤腰，坐着将两腿同时伸进裤筒，当脚从裤筒中伸出时，便可站起来，把裤子往上一提，就穿好了。

**儿　歌**[②]

《穿衣歌》：抓领子，盖房子，小老鼠，出洞子，吱溜吱溜上房子。

《叠衣歌》：关关门，关关门，抱抱臂，抱抱臂，弯弯腰，弯弯腰，我的衣服叠好了。

《脱衣歌》：缩缩头，拉出你的乌龟壳，缩缩手，拉出你的小袖口。

再次，重视睡眠的护理工作。在整个睡眠过程中，教师及保育员要多巡视，时刻纠正儿童的睡姿（双腿弯曲，向右侧卧）；查看被子是否盖好，有针对性地叫醒儿童排尿。在睡觉的过程中不要大声呵斥儿童，以免伤害其自尊心，影响其他儿童睡觉。

---

① 吴至凤，赵聪敏，赵雪晴，廖伟，张雨平：《婴幼儿睡眠质量与体格发育的关系》，《重庆医学》，2009（28）。

② 朱卫真：《学会正确穿脱衣服的方法》，http: //3101050152.age06.com/310105/512/detail.aspx?categoryid= fb164676-0980-4a7a- 9597-4f97e4bb56e6&infoguid=8677b9c5-9ceb-4597-8342-39e2edca4a93。

最后，注意儿童的个体差异性。

不同年龄阶段的儿童在睡眠时表现不同，如有的儿童习惯妈妈拍着睡，有的儿童早上起得晚不愿意睡等，教师要注意细心观察，给予特殊的处理。对于入睡慢的晚叫起床，入睡快且睡眠质量好的醒得早的儿童可以让他玩一些安静的游戏；值得一提的是，对待患病的儿童，要小心照顾，要随时了解他们体温的变化、是否咳嗽、是否呕吐等情况，细心护理。

**案例四：**

**不愿意睡午觉的杰克**[①]

杰克在美国出生，他 5 岁时随父母回到了中国，在幼儿园上中班。杰克对幼儿园的生活适应很快。只是，杰克不愿睡午觉。无论王老师怎么劝他，他都拒绝上床，而且大多数情况下，杰克下午的精神也很好。王老师向家长说明情况后，杰克的妈妈说："在国外的幼儿园，如果他不想睡午觉，老师就让他自己看图书。"于是，在午睡时间，王老师就让杰克做些安静的活动。可是，其他的小朋友看到了，也要求不睡午觉，弄得每到午睡时间，班里都乱哄哄的。如果您是王老师，您会怎样解决这个问题呢？如果您的孩子不想午睡，您会让老师满足孩子的要求吗？对没有午睡习惯的杰克，您有什么妙招吗？

分析：孩子的生长发育离不开充足的睡眠。午睡不仅对孩子的健康有好处，而且对成人也有好处。一个孩子不想睡午觉并不等于他不需要睡午觉。杰克来到新的环境，需要时间适应。不想睡午觉就说明他还在适应新环境的过程当中。简单地满足孩子的需求，并不是尊重孩子。生硬地强迫孩子午睡和完全顺从孩子的意愿都是不可取的。

### （六）如　厕

如厕是幼儿园一日活动中的重要生活环节，是学前儿童最基本生活自理能力培养的一项重要的内容。从小培养儿童的如厕能力对儿童而言非常重要。2 岁左右开始培养如厕能力，是儿童较快地适应幼儿园集体生活的需要。因此，教师要根据幼儿消化功能、神经调节系统和泌尿系统的特点，有计划、有步骤地培养儿童按时大小便的习惯。

在幼儿园，每日常规中的如厕活动要求孩子能够做到排队等候轮流上厕所，不在厕所内逗留、哄闹；中大班幼儿学会便后擦拭，小班幼儿会叫老师帮忙擦拭，并及时冲厕；养成每天大便的习惯，发现大便有异常能主动告诉老师。

要达到上面的目标教师应做到：第一，教育幼儿懂得定时大便对健康的好处，发现大便有异常能主动告诉老师；第二，饭前、外出、集体活动前及午睡前提醒幼儿有序如厕；第三，帮助和教会幼儿正确便后擦拭，教会幼儿自行穿、脱裤子并进行逐个检查；第四，教育幼儿便后认真洗手，鼓励大班幼儿学会自行及时冲厕；第五，教师与保育员分工合作，协商站位，保证活动有序安全。

在如厕活动中，保育员首先要准备好卫生纸，观察幼儿如厕情况，如有大便异常情况及时向老师反馈；其次，帮助和督促幼儿正确便后擦拭，督促幼儿自行穿、脱裤子并进行逐个检查；再次，督促幼儿便后认真洗手，鼓励大班幼儿学会自行及时冲厕；最后，及时冲洗厕所，保持厕所无异味，地面干净，做好防滑工作。

---

① 于淑萍：《不愿意睡午觉的杰克》，《启蒙（3~7）岁》[J].2007-7-26。

**案例五**[①]**：**

**孩子要上厕所幼儿园不该设限**

李女士日前反映，晚上睡觉前给三岁的孩子脱衣服时，发现孩子裤子上有大便的痕迹。经过耐心地询问得知，白天孩子想大便，由于班里孩子太多，孩子向老师报告并没有引起老师的注意，憋不住的孩子便自己到教室一边的厕所如厕，谁知，还没等蹲下，已经拉到了裤子上，看到没人管，手纸放置的地方又高，够也够不着，孩子只好屁股也没擦就穿上裤子在幼儿园里待了一天。

第二天，李女士向老师提起了此事，谁知老师反倒责怪她没有按幼儿园的要求，把孩子大便的时间控制为早上入园前和晚上回家后。此后，李女士只好按老师说的做，让孩子早上一起来就大便，可孩子经常是在痰盂上坐了半天也没有拉臭臭的意思，磨磨蹭蹭之下，不仅耽误了送园时间，还影响了她的上班。

分析：幼儿园不应对小孩子如厕设置如此“限制”，如果孩子在幼儿园排便不方便，也许他会很直接地将这种不方便和上幼儿园联系起来，形成条件反射，接受教育就会很被动。遇到这种事，家长应与园方好好沟通。同时建议，幼儿园的老师应细致地照顾园内孩子的生活，小孩上厕所时最好有老师跟着。

## 二、学前儿童生活常规教育常用的方法

### 1. 榜样激励法

社会学习理论代表人物班杜拉十分强调榜样的示范作用，他认为整个观察学习过程就是通过学习者观察榜样的不同示范而进行的。幼儿园中运用榜样激励法要注意取材于周围人物环境，利用榜样的示范进行生活常规教育，如“瞧，小红的小手洗得多干净”，“看看小明起床后，把小被子叠得多整齐”，如此等等。教师只要表扬某个小朋友，别的孩子就会纷纷模仿这个小朋友的行为。因此，教师应做到嘴勤，及时发现和表扬幼儿中的良好行为。另外，教师和家长的一言一行都处于爱模仿的幼儿的“最严格的监督之下”。因此，要求幼儿睡觉安静，教师就要做到动作轻，不能老远就喊：“快睡觉，别说话了”，更不能坐在一起聊天；要求幼儿洗手时节约用水，教师和家长就不能开着水龙头打肥皂；培养幼儿注意倾听别人讲话的习惯，教师和家长就要认真听完幼儿讲话，而不能边听边做其他事情。作为家长和教师要时刻注意自己的言行，以身作则为幼儿树立榜样，使儿童能在潜移默化中受到教育。

### 2. 行为巩固法

学前儿童年龄较小，在习惯的养成方面具有反复性，需要成人进行正确的引导，在养成良好行为习惯之后，还要采取一定的办法不断地巩固，防止发生改变。如行为练习法，培养儿童生活自理能力，使其学会快速穿脱衣服，成人可通过游戏竞赛的形式，与孩子一起反复练习穿脱衣服、系鞋带等。

---

①《孩子要上厕所，幼儿园不该设限》，《教育周刊》，2006-11-01。

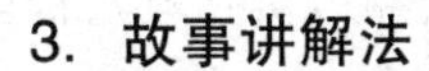

### 3. 故事讲解法

学前儿童都爱听故事，给儿童讲一些健康向上的故事，能使儿童进行一次心理上的调适，还能鼓舞其上进。通过讲故事、唱歌表演、诗朗诵、演童话剧等来巩固儿童的良好行为习惯，可以取得非常好的效果。如表演童话剧《小熊拔牙》，可以教育孩子养成坚持早晚刷牙的习惯；故事《小猪变干净了》，可以教育孩子养成勤洗澡的良好卫生习惯；故事《大公鸡和漏嘴巴》可以培养儿童吃饭时的良好习惯，等等。

### 4. 随机教育法

许多良好的行为习惯都是在日常生活中随时随地进行培养的，因此，要善于抓住时机，注重随机教育。如某幼儿园，几名幼儿在喝水，不一会开始拿着杯子你浇我我浇你，满身满脸都是水，像一群“水鸭子”，真是让人又好气又好笑，老师决定利用这个机会好好地进行一下随机教育，她把孩子分成两组分别带到喝水的地方，问幼儿：“谁知道水有什么用？”孩子说：“水能养鱼。”“水能煮饭。”“水在口渴的时候还可以喝”……说“水的用处既然这么大，那浪费多可惜呀！而且，玩水又会把水溅得满地都是，既不清洁也不卫生，老师擦地多辛苦呀！”老师拿来拖布把地擦干净。随后，把孩子带到盥洗室做了正确洗手的示范让幼儿进行观察。从此孩子们懂得了节约用水，懂得了尊重老师的劳动，也掌握了洗手的正确方法。再如，带孩子去公园玩，突然看见一位老奶奶被路上的香蕉皮滑倒，应鼓励孩子立刻扶起老奶奶，并随机教育孩子，不要随便丢果皮，要把果皮放在果皮箱内，并让孩子反复实践几次。

## 知识拓展链接

**附 1：**

**幼儿园安全管理制度**①

第一条　为加强幼儿园安全管理，维护幼儿园正常的教学秩序，保障幼儿园各项工作的顺利进行，确保幼儿生命与财产的安全，特制定本制度。

一、安全保卫

第二条　坚持门卫值班制度，实行来客来访登记，经门卫或园长允许后在传达室等候接待。不得随意进入教室。

第三条　严格执行交接班制度，做到人、事、物交接准确无误。

第四条　节假日值班人员要加强巡视，发现盗警、火警等情况要及时施救并向有关部门报告。

第五条　定期检查房舍、设备、大型玩具的安全，及时维修损坏的设施并采取保护措施，消除安全隐患。

第六条　严禁幼儿触摸电器开关、电热设备。严禁幼儿去锅炉房、厨房、水房等不安全的地方。

第七条　教育幼儿遵守纪律，增强自我防护意识；幼儿离开班级时，必须经老师允许并有老师监护。

① http：//www.safehoo.com/Manage/System/school/201109/199543.shtml，2013-4-13。

第八条　对幼儿进行安全知识教育，严格执行接送卡制度；大门上锁，防止幼儿私自跑出园外或被接错。

第九条　对幼儿进行互助友爱教育，幼儿出入教室、上下楼梯时要有老师看护，做到不拥挤、不打闹、互相帮助，秩序井然。

第十条　教育幼儿不做危险的事情，不采食花草种子，不把小物品或玩具放在嘴里，饭菜经降温处理后再用。

第十一条　工作人员下班时要关好门窗，关闭电源，做好安全防火、防盗工作。

二、饮食安全

第十二条　炊事人员必须持有效的健康证件上岗，认真执行食品卫生法规和有关部门的制度，养成良好的卫生意识。

第十三条　严禁采购腐烂变质的食物，购进原材料要求无毒、无害，采购成品、成型食物应向厂家索取卫生许可证或有关部门证件，符合食品卫生标准和营养要求。

第十四条　库存食品要生熟分开，防止交叉感染；包装食品要离地存放，散装食品要用容器加盖存放，注意保质保鲜。不与非食品混放并采取“三防措施”。

第十五条　食品的洗切、加工必须遵守“一洗、二浸、三烫、四炒”的烹饪程序，饭菜煮熟煮透，符合卫生要求，保证不受污染，严防食物中毒事故发生。

第十六条　加工用具、容器、餐具要严格遵守消毒、保洁规程，严防二次污染事故的发生。

第十七条　严禁闲杂人员进入工作间。工作人员应注意个人卫生，工作时穿戴工作服、帽，要保持室内外环境卫生。

三、药品安全

第十八条　内服、外用药品要注明标识，分类存放，要放在幼儿够不到的地方。

第十九条　给幼儿服药时要仔细核对姓名、药名、药量，避免误服或过量。

第二十条　未经医务人员许可，不得随意给幼儿服药，以防医疗事故的发生。

第二十一条　医务人员要严格遵守值班制度，不得擅自离岗；幼儿出现紧急病情时，要迅速送医务所或医院救治。

第二十二条　医务人员要提高医疗保健和处理应急事故的能力。

四、活动安全

第二十三条　组织幼儿外出活动时要清点人数并注意交通安全，医务人员要备药箱跟随。

第二十四条　活动内容要符合幼儿年龄和心理特点，不能组织幼儿参加有危险的活动，确保活动过程中的安全。

第二十五条　组织幼儿活动时，教师和工作人员要密切监护活动全过程，不得闲谈或擅自离开，以防意外事故发生。

第二十六条　教师或保育员交接班时要点清人数，记入档案，防止出错。

第二十七条　加强纪律教育，提高防火、防水安全意识，提高自我保护能力，做到防患于未然。

五、工作落实

第二十八条　各项安全工作均有一把手负总责，安全副职具体抓落实，本着“一岗双责”的原则抓好各项安全工作。

第二十九条　建立各项安全工作档案、各种应急预案，确保各项安全措施到位。

附 2：

## 中华人民共和国教育部令

第 23 号

根据教育法律法规和国务院的有关规定，教育部、公安部、司法部、建设部、交通部、文化部、卫生部、工商总局、质检总局、新闻出版总署制定了《中小学幼儿园安全管理办法》，现予发布，自 2006 年 9 月 1 日起施行。

教育部部长　周　济
公安部部长　周永康
司法部部长　吴爱英
建设部部长　汪光焘
交通部部长　李盛霖
文化部部长　孙家正
卫生部部长　高　强
国家工商行政管理总局局长　王众孚
国家质量监督检验检疫总局局长　李长江
新闻出版总署署长　龙新民
二〇〇六年六月三十日

## 中小学幼儿园安全管理办法

第一章　总　则

第一条　为加强中小学、幼儿园安全管理，保障学校及其学生和教职工的人身、财产安全，维护中小学、幼儿园正常的教育教学秩序，根据《中华人民共和国教育法》等法律法规，制定本办法。

第二条　普通中小学、中等职业学校、幼儿园（班）、特殊教育学校、工读学校（以下统称学校）的安全管理适用本办法。

第三条　学校安全管理遵循积极预防、依法管理、社会参与、各负其责的方针。

第四条　学校安全管理工作主要包括：

（一）构建学校安全工作保障体系，全面落实安全工作责任制和事故责任追究制，保障学校安全工作规范、有序进行；

（二）健全学校安全预警机制，制定突发事件应急预案，完善事故预防措施，及时排除安全隐患，不断提高学校安全工作管理水平；

（三）建立校园周边整治协调工作机制，维护校园及周边环境安全；

（四）加强安全宣传教育培训，提高师生安全意识和防护能力；

（五）事故发生后启动应急预案、对伤亡人员实施救治和责任追究等。

第五条　各级教育、公安、司法行政、建设、交通、文化、卫生、工商、质检、新闻出版等部门在本级人民政府的领导下，依法履行学校周边治理和学校安全的监督与管理职责。

学校应当按照本办法履行安全管理和安全教育职责。

社会团体、企业事业单位、其他社会组织和个人应当积极参与和支持学校安全工作，依法维护学校安全。

第二章　安全管理职责

第六条　地方各级人民政府及其教育、公安、司法行政、建设、交通、文化、卫生、工商、质检、新闻出版等部门应当按照职责分工，依法负责学校安全工作，履行学校安全管理职责。

第七条　教育行政部门对学校安全工作履行下列职责：

（一）全面掌握学校安全工作状况，制定学校安全工作考核目标，加强对学校安全工作的检查指导，督促学校建立健全并落实安全管理制度；

（二）建立安全工作责任制和事故责任追究制，及时消除安全隐患，指导学校妥善处理学生伤害事故；

（三）及时了解学校安全教育情况，组织学校有针对性地开展学生安全教育，不断提高教育实效；

（四）制定校园安全的应急预案，指导、监督下级教育行政部门和学校开展安全工作；

（五）协调政府其他相关职能部门共同做好学校安全管理工作，协助当地人民政府组织对学校安全事故的救援和调查处理。

教育督导机构应当组织学校安全工作的专项督导。

第八条　公安机关对学校安全工作履行下列职责：

（一）了解掌握学校及周边治安状况，指导学校做好校园保卫工作，及时依法查处扰乱校园秩序、侵害师生人身、财产安全的案件；

（二）指导和监督学校做好消防安全工作；

（三）协助学校处理校园突发事件。

第九条　卫生部门对学校安全工作履行下列职责：

（一）检查、指导学校卫生防疫和卫生保健工作，落实疾病预防控制措施；

（二）监督、检查学校食堂、学校饮用水和游泳池的卫生状况。

第十条　建设部门对学校安全工作履行下列职责：

（一）加强对学校建筑、燃气设施设备安全状况的监管，发现安全事故隐患的，应当依法责令立即排除；

（二）指导校舍安全检查鉴定工作；

（三）加强对学校工程建设各环节的监督管理，发现校舍、楼梯护栏及其他教学、生活设施违反工程建设强制性标准的，应责令纠正；

（四）依法督促学校定期检验、维修和更新学校相关设施设备。

第十一条　质量技术监督部门应当定期检查学校特种设备及相关设施的安全状况。

第十二条　公安、卫生、交通、建设等部门应当定期向教育行政部门和学校通报与学校安全管理相关的社会治安、疾病防治、交通等情况，提出具体预防要求。

第十三条　文化、新闻出版、工商等部门应当对校园周边的有关经营服务场所加强管理和监督，依法查处违法经营者，维护有利于青少年成长的良好环境。

司法行政、公安等部门应当按照有关规定履行学校安全教育职责。

第十四条　举办学校的地方人民政府、企业事业组织、社会团体和公民个人，应当对学校安全工作履行下列职责：

（一）保证学校符合基本办学标准，保证学校围墙、校舍、场地、教学设施、教学用具、生活设施和饮用水源等办学条件符合国家安全质量标准；

（二）配置紧急照明装置和消防设施与器材，保证学校教学楼、图书馆、实验室、师生宿舍等场所的照明、消防条件符合国家安全规定；

（三）定期对校舍安全进行检查，对需要维修的，及时予以维修；对确认的危房，及时予以改造。

举办学校的地方人民政府应当依法维护学校周边秩序，保障师生和学校的合法权益，为学校提供安全保障。

有条件的，学校举办者应当为学校购买责任保险。

第三章　校内安全管理制度

第十五条　学校应当遵守有关安全工作的法律、法规和规章，建立健全校内各项安全管理制度和安全应急机制，及时消除隐患，预防发生事故。

第十六条　学校应当建立校内安全工作领导机构，实行校长负责制；应当设立保卫机构，配备专职或者兼职安全保卫人员，明确其安全保卫职责。

第十七条　学校应当健全门卫制度，建立校外人员入校的登记或者验证制度，禁止无关人员和校外机动车入内，禁止将非教学用易燃易爆物品、有毒物品、动物和管制器具等危险物品带入校园。

学校门卫应当由专职保安或者其他能够切实履行职责的人员担任。

第十八条　学校应当建立校内安全定期检查制度和危房报告制度，按照国家有关规定安排对学校建筑物、构筑物、设备、设施进行安全检查、检验；发现存在安全隐患的，应当停止使用，及时维修或者更换；维修、更换前应当采取必要的防护措施或者设置警示标志。学校无力解决或者无法排除的重大安全隐患，应当及时书面报告主管部门和其他相关部门。

学校应当在校内高地、水池、楼梯等易发生危险的地方设置警示标志或者采取防护设施。

第十九条　学校应当落实消防安全制度和消防工作责任制，对于政府保障配备的消防设施和器材加强日常维护，保证其能够有效使用，并设置消防安全标志，保证疏散通道、安全出口和消防车通道畅通。

第二十条　学校应当建立用水、用电、用气等相关设施设备的安全管理制度，定期进行检查或者按照规定接受有关主管部门的定期检查，发现老化或者损毁的，及时进行维修或者更换。

第二十一条　学校应当严格执行《学校食堂与学生集体用餐卫生管理规定》、《餐饮业和学生集体用餐配送单位卫生规范》，严格遵守卫生操作规范。建立食堂物资定点采购和索证、登记制度与饭菜留验和记录制度，检查饮用水的卫生安全状况，保障师生饮食卫生安全。

第二十二条　学校应当建立实验室安全管理制度，并将安全管理制度和操作规程置于实验室显著位置。

学校应当严格建立危险化学品、放射物质的购买、保管、使用、登记、注销等制度，保证将危险化学品、放射物质存放在安全地点。

第二十三条　学校应当按照国家有关规定配备具有从业资格的专职医务（保健）人员或者兼职卫生保健教师，购置必需的急救器材和药品，保障对学生常见病的治疗，并负责学校传染病疫情及其他突发公共卫生事件的报告。有条件的学校，应当设立卫生（保健）室。

新生入学应当提交体检证明。幼儿园与小学在入托、入学时应当查验预防接种证。学校应当建立学生健康档案，组织学生定期体检。

第二十四条　学校应当建立学生安全信息通报制度，将学校规定的学生到校和放学时间、学生非正常缺席或者擅自离校情况，以及学生身体和心理的异常状况等关系学生安全的信息，及时告知其监护人。

对有特异体质、特定疾病或者其他生理、心理状况异常以及有吸毒行为的学生，学校应当做好安全信息记录，妥善保管学生的健康与安全信息资料，依法保护学生的个人隐私。

第二十五条　有寄宿生的学校应当建立住宿学生安全管理制度，配备专人负责住宿学生的生活管理和安全保卫工作。

学校应当对学生宿舍实行夜间巡查、值班制度，并针对女生宿舍安全工作的特点，加强对女生宿舍的安全管理。

学校应当采取有效措施，保证学生宿舍的消防安全。

第二十六条　学校购买或者租用机动车专门用于接送学生的，应当建立车辆管理制度，并及时到公安机关交通管理部门备案。接送学生的车辆必须检验合格，并定期维护和检测。

接送学生专用校车应当黏贴统一标识。标识样式由省级公安机关交通管理部门和教育行政部门制定。

学校不得租用拼装车、报废车和个人机动车接送学生。

接送学生的机动车驾驶员应当身体健康，具备相应准驾车型 3 年以上安全驾驶经历，最近 3 年内任一记分周期没有记满 12 分记录，无致人伤亡的交通责任事故。

第二十七条　学校应当建立安全工作档案，记录日常安全工作、安全责任落实、安全检查、安全隐患消除等情况。

安全档案作为实施安全工作目标考核、责任追究和事故处理的重要依据。

第四章　日常安全管理

第二十八条　学校在日常的教育教学活动中应当遵循教学规范，落实安全管理要求，合理预见、积极防范可能发生的风险。

学校组织学生参加的集体劳动、教学实习或者社会实践活动，应当符合学生的心理、生理特点和身体健康状况。

学校以及接受学生参加教育教学活动的单位必须采取有效措施，为学生活动提供安全保障。

第二十九条　学校组织学生参加大型集体活动，应当采取下列安全措施：

（一）成立临时的安全管理组织机构；

（二）有针对性地对学生进行安全教育；

（三）安排必要的管理人员，明确所负担的安全职责；

（四）制定安全应急预案，配备相应设施。

第三十条　学校应当按照《学校体育工作条例》和教学计划组织体育教学和体育活动，并根据教学要求采取必要的保护和帮助措施。

学校组织学生开展体育活动，应当避开主要街道和交通要道；开展大型体育活动以及其他大型学生活动，必须经过主要街道和交通要道的，应当事先与公安机关交通管理部门共同研究并落实安全措施。

第三十一条　小学、幼儿园应当建立低年级学生、幼儿上下学时接送的交接制度，不得将晚离学校的低年级学生、幼儿交与无关人员。

第三十二条　学生在教学楼进行教学活动和晚自习时，学校应当合理安排学生疏散时间和楼道上下顺序，同时安排人员巡查，防止发生拥挤踩踏伤害事故。

晚自习学生没有离校之前，学校应当有负责人和教师值班、巡查。

第三十三条　学校不得组织学生参加抢险等应当由专业人员或者成人从事的活动，不得组织学生参与制作烟花爆竹、有毒化学品等具有危险性的活动，不得组织学生参加商业性活动。

第三十四条　学校不得将场地出租给他人从事易燃、易爆、有毒、有害等危险品的生产、经营活动。

学校不得出租校园内场地停放校外机动车辆；不得利用学校用地建设对社会开放的停车场。

第三十五条　学校教职工应当符合相应任职资格和条件要求。学校不得聘用因故意犯罪而受到刑事处罚的人，或者有精神病史的人担任教职工。

学校教师应当遵守职业道德规范和工作纪律，不得侮辱、殴打、体罚或者变相体罚学生；发现学生行为具有危险性的，应当及时告诫、制止，并与学生监护人沟通。

第三十六条　学生在校学习和生活期间，应当遵守学校纪律和规章制度，服从学校的安全教育和管理，不得从事危及自身或者他人安全的活动。

第三十七条　监护人发现被监护人有特异体质、特定疾病或者异常心理状况的，应当及时告知学校。

学校对已知的有特异体质、特定疾病或者异常心理状况的学生，应当给予适当关注和照顾。生理、心理状况异常不宜在校学习的学生，应当休学，由监护人安排治疗、休养。

第五章　安全教育

第三十八条　学校应当按照国家课程标准和地方课程设置要求，将安全教育纳入教学内容，对学生开展安全教育，培养学生的安全意识，提高学生的自我防护能力。

第三十九条　学校应当在开学初、放假前，有针对性地对学生集中开展安全教育。新生入校后，学校应当帮助学生及时了解相关的学校安全制度和安全规定。

第四十条　学校应当针对不同课程实验课的特点与要求，对学生进行实验用品的防毒、防爆、防辐射、防污染等的安全防护教育。

学校应当对学生进行用水、用电的安全教育，对寄宿学生进行防火、防盗和人身防护等方面的安全教育。

第四十一条　学校应当对学生开展安全防范教育，使学生掌握基本的自我保护技能，应对不法侵害。

学校应当对学生开展交通安全教育，使学生掌握基本的交通规则和行为规范。

学校应当对学生开展消防安全教育，有条件的可以组织学生到当地消防站参观和体验，使学生掌握基本的消防安全知识，提高防火意识和逃生自救的能力。

学校应当根据当地实际情况，有针对性地对学生开展到江河湖海、水库等地方戏水、游泳的安全卫生教育。

第四十二条　学校可根据当地实际情况，组织师生开展多种形式的事故预防演练。

学校应当每学期至少开展一次针对洪水、地震、火灾等灾害事故的紧急疏散演练，使师生掌握避险、逃生、自救的方法。

第四十三条　教育行政部门按照有关规定，与人民法院、人民检察院和公安、司法行政等部门以及高等学校协商，选聘优秀的法律工作者担任学校的兼职法制副校长或者法制辅导员。

兼职法制副校长或者法制辅导员应当协助学校检查落实安全制度和安全事故处理、定期对师生进行法制教育等，其工作成果纳入派出单位的工作考核内容。

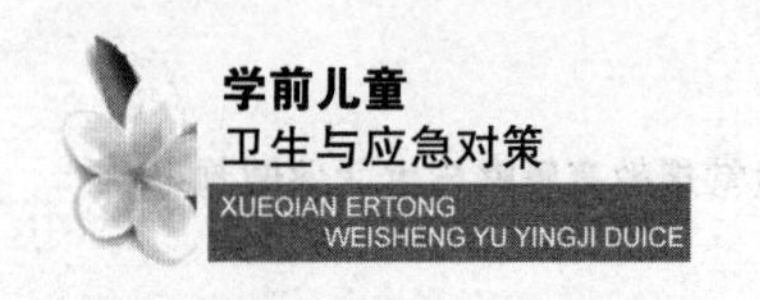


第四十四条　教育行政部门应当组织负责安全管理的主管人员、学校校长、幼儿园园长和学校负责安全保卫工作的人员，定期接受有关安全管理培训。

第四十五条　学校应当制定教职工安全教育培训计划，通过多种途径和方法，使教职工熟悉安全规章制度、掌握安全救护常识，学会指导学生预防事故、自救、逃生、紧急避险的方法和手段。

第四十六条　学生监护人应当与学校互相配合，在日常生活中加强对被监护人的各项安全教育。

学校鼓励和提倡监护人自愿为学生购买意外伤害保险。

第六章　校园周边安全管理

第四十七条　教育、公安、司法行政、建设、交通、文化、卫生、工商、质检、新闻出版等部门应当建立联席会议制度，定期研究部署学校安全管理工作，依法维护学校周边秩序；通过多种途径和方式，听取学校和社会各界关于学校安全管理工作的意见和建议。

第四十八条　建设、公安等部门应当加强对学校周边建设工程的执法检查，禁止任何单位或者个人违反有关法律、法规、规章、标准，在学校围墙或者建筑物边建设工程，在校园周边设立易燃易爆、剧毒、放射性、腐蚀性等危险物品的生产、经营、储存、使用场所或者设施以及其他可能影响学校安全的场所或者设施。

第四十九条　公安机关应当把学校周边地区作为重点治安巡逻区域，在治安情况复杂的学校周边地区增设治安岗亭和报警点，及时发现和消除各类安全隐患，处置扰乱学校秩序和侵害学生人身、财产安全的违法犯罪行为。

第五十条　公安、建设和交通部门应当依法在学校门前道路设置规范的交通警示标志，施划人行横线，根据需要设置交通信号灯、减速带、过街天桥等设施。

在地处交通复杂路段的学校上下学时间，公安机关应当根据需要部署警力或者交通协管人员维护道路交通秩序。

第五十一条　公安机关和交通部门应当依法加强对农村地区交通工具的监督管理，禁止没有资质的车船搭载学生。

第五十二条　文化部门依法禁止在中学、小学校园周围 200 米范围内设立互联网上网服务营业场所，并依法查处接纳未成年人进入的互联网上网服务营业场所。工商行政管理部门依法查处取缔擅自设立的互联网上网服务营业场所。

第五十三条　新闻出版、公安、工商行政管理等部门应当依法取缔学校周边兜售非法出版物的游商和无证照摊点，查处学校周边制售含有淫秽色情、凶杀暴力等内容的出版物的单位和个人。

第五十四条　卫生、工商行政管理部门应当对校园周边饮食单位的卫生状况进行监督，取缔非法经营的小卖部、饮食摊点。

第七章　安全事故处理

第五十五条　在发生地震、洪水、泥石流、台风等自然灾害和重大治安、公共卫生突发事件时，教育等部门应当立即启动应急预案，及时转移、疏散学生，或者采取其他必要防护措施，保障学校安全和师生人身财产安全。

第五十六条　校园内发生火灾、食物中毒、重大治安等突发安全事故以及自然灾害时，学校应当启动应急预案，及时组织教职工参与抢险、救助和防护，保障学生身体健康和人身、财产安全。

第五十七条　发生学生伤亡事故时，学校应当按照《学生伤害事故处理办法》规定的原则和程序等，及时实施救助，并进行妥善处理。

第五十八条　发生教职工和学生伤亡等安全事故的，学校应当及时报告主管教育行政部门和政府有关部门；属于重大事故的，教育行政部门应当按照有关规定及时逐级上报。

第五十九条　省级教育行政部门应当在每年1月31日前向国务院教育行政部门书面报告上一年度学校安全工作和学生伤亡事故情况。

第八章　奖励与责任

第六十条　教育、公安、司法行政、建设、交通、文化、卫生、工商、质检、新闻出版等部门，对在学校安全工作中成绩显著或者做出突出贡献的单位和个人，应当视情况联合或者分别给予表彰、奖励。

第六十一条　教育、公安、司法行政、建设、交通、文化、卫生、工商、质检、新闻出版等部门，不依法履行学校安全监督与管理职责的，由上级部门给予批评；对直接责任人员由上级部门和所在单位视情节轻重，给予批评教育或者行政处分；构成犯罪的，依法追究刑事责任。

第六十二条　学校不履行安全管理和安全教育职责，对重大安全隐患未及时采取措施的，有关主管部门应当责令其限期改正；拒不改正或者有下列情形之一的，教育行政部门应当对学校负责人和其他直接责任人员给予行政处分；构成犯罪的，依法追究刑事责任：

（一）发生重大安全事故、造成学生和教职工伤亡的；

（二）发生事故后未及时采取适当措施、造成严重后果的；

（三）瞒报、谎报或者缓报重大事故的；

（四）妨碍事故调查或者提供虚假情况的；

（五）拒绝或者不配合有关部门依法实施安全监督管理职责的。

《中华人民共和国民办教育促进法》及其实施条例另有规定的，依其规定执行。

第六十三条　校外单位或者人员违反治安管理规定、引发学校安全事故的，或者在学校安全事故处理过程中，扰乱学校正常教育教学秩序、违反治安管理规定的，由公安机关依法处理；构成犯罪的，依法追究其刑事责任；造成学校财产损失的，依法承担赔偿责任。

第六十四条　学生人身伤害事故的赔偿，依据有关法律法规、国家有关规定以及《学生伤害事故处理办法》处理。

第九章　附　　则

第六十五条　中等职业学校学生实习劳动的安全管理办法另行制定。

第六十六条　本办法自2006年9月1日起施行。

**思考与运用：**

1．简述学前儿童生活常规教育的意义。

2．简述学前儿童各年龄班生活常规教育目标。

3．结合实际，到幼儿园见习幼儿日常生活教育活动，并做好记录。

4．结合幼儿园日常生活活动，编制幼儿园日常生活各环节儿歌。

# 第八章　学前儿童安全教育问题及防护对策

**学习要点：**

1．了解幼儿园安全教育概念、目的意义及内容、现状。

2．掌握幼儿园开展安全教育的方式方法。

3．理解幼儿园安全教育问题的原因分析。

4．掌握幼儿园开展安全教育的对策。

“安全”在商务印刷馆出版的《现代汉语词典》里是指没有危险、不受威胁、不出事故的一种生存状态。《汉语大词典》对安全的解释[①]，一是平安、无危险；二是保护、保全。现代安全的定义和以前的有所联系但又有所不同，是指没有危险，不受威胁，不受伤害，不出事故，即消除能导致人员伤害，发生疾病或死亡，造成设备或物质财产破坏、损失，以及危害人的心理和环境的条件，还包含着人们的一种心态、理念、价值观等。安全类型可进行细分，按幼儿的安全的来源可分为自然属性安全和社会属性安全。自然属性安全是指幼儿避免来自自然灾难的安全。社会属性安全是指在社会活动中没有人为因素的威胁危害的安全。按安全状态是否受到影响可分为：预防性安全和弥补性安全。预防性安全也称为安全预防，是指做好准备和保护，以应付攻击或者避免伤害。弥补性安全，也称为安全救济，是指威胁和伤害已经发生时进行的弥补性行为。安全教育是指教导学生对突发性事件和自然灾害有正确的认识，使其懂得避免一些意外的发生的教育；避免自身的生命遭受伤害的自我安全防护的能力，提高安全意识的教育。幼儿安全教育的对象是幼儿，幼儿在我国的教育阶段中地位特别，关系到幼儿的健康成长和社会的发展，幼儿安全教育与幼儿的身心发展特点和时代发展的要求是不可分的。

根据《中小学幼儿园安全管理办法》中提到的安全教育是培养学生的安全意识，提高学生的自我防护能力的教育。阅读相关资料[②]，本研究将幼儿安全教育界定为两个方面，一方面为通过游戏、课堂、日常生活等活动使幼儿对突发意外和自然灾害能够有客观的认识，知道并且会预防一些意外的发生，提高突发性意外或灾害来临时幼儿自我逃生自我保护能力的教育。另一方面为幼儿园安全教育硬件，包括幼儿园的大型玩具器械、消防设备、楼梯台阶及扶手高度、幼儿园内外环境、餐厅等。经过对大量期刊文献资料的综合分析，将幼儿安全教育分为四类：一是日常生活中的安全教育：防触电教育、防溺水教育、防火教育、防煤气中毒教育、家务劳动安全教育、防烫伤教育、食品卫生安全教育、交通安全教育、玩具安全教育

① 禹华美：《简论学校安全文化》，《中共四川省级机关党校学报》，2005（1）：89-90。

② http：//www.legaldaily.com.cn\misc\2006-08\29\Content_397438.htm。

等。二是应对灾难教育：消防安全教育、地震逃生教育、防雷电教育等。三是活动安全教育：运动器械安全教育、游戏安全教育、放鞭炮安全教育等。四是社会治安教育：防拐骗教育、防伤害教育等。

# 第一节　幼儿园安全教育的目的、意义

## 一、幼儿园安全教育的目的

社会的快速发展有利于幼儿的成长。但是在经济社会急剧发展的同时，各种交通工具如汽车等的大量普及，各种家用电器的使用，大型玩具的发明使用，城市大量高层建筑的建设入住，人们的生活方式也发生了巨大的改变，我们发现随之而来的是幼儿意外伤害事故率的急剧上升，成为目前威胁儿童生命健康的主要问题。幼儿因为身心各方面尚未发展成熟而需要给予一定的安全防护措施和照顾。他们能否健康成长对整个家庭乃至社会有着巨大的影响。可见安全教育的重要性。学前教育是人生最重要的，幼儿能否健康成长对家庭和社会的和谐意义重大。安全教育是学前教育中不容忽视，不可缺少的一部分，是学前教育的重大课题。[①]

## 二、幼儿园安全教育的意义

幼儿无论对家庭还是对国家来说，都非常重要，他们不仅是每个家庭的希望，更担负着将来建设国家的重任。因此，如何使幼儿健康、安全成长就成为全社会最为关注的问题。幼儿的主要生活场所就是幼儿园，幼儿园是否安全直接决定着幼儿能否健康成长，也决定着家庭的和谐和社会的稳定。因此，幼儿园的安全问题尤其重要。可是最近几年，由于某些原因的存在，经常发生一些幼儿园安全事故问题，幼儿的安全问题成了全社会最为关注的问题之一。党和国家十分重视幼儿安全问题，教育部出台《幼儿园教育指导纲要》，以书面文件的形式指出了加强幼儿园安全问题建设的重要性，安全工作是学校工作的重中之重。关心爱护幼儿，使其健康成长是幼儿园工作的核心任务，需要放在所有工作的首位。在维护幼儿安全问题上，幼儿园除了要做到在硬件设施和日常管理两方面引起注意之外，还要注意引导幼儿学习一些安全知识。幼儿只有懂得相关知识，树立安全意识，才能更好地自我保护。从另一角度而言，加强幼儿安全教育也是促进幼儿园安全工作认真执行的重要举措，幼儿园相关人员应该充分认识到加强幼儿安全教育的重要性，并认真贯彻落实。

### （一）进一步丰富幼儿园安全管理理论

目前，幼儿园伤害事故的控制事后处理大于事前预防，“亡羊补牢”已经跟不上时代的要求，幼儿园也缺少相应的管理和指导。目前文献资料针对幼儿园环境和这一特殊的群体研究很少。作者从儿童的身心发展特点出发，调查幼儿园的安全教育现状，深入探讨各种缘由，提出有效的预防和改进措施，减少幼儿园安全隐患，实现幼儿园的安全制度化管理，并丰富

① 高月桂：《谈谈幼儿园安全教育》，《学前教育研究》，1996（1）。

本领域的研究。

### （二）促进国家和园本安全课程，教材、影像资料的开发编制

我国目前针对幼儿园安全教育这块没有统一的标准，幼儿园的安全教育也是零碎的，没有统一的教学计划和目标。作者希望结合儿童身心发展的特点对目前的安全教育的时间、方式方法、内容和评价提出建议，提高儿童的自我保护意识和能力。

### （三）有利于儿童的健康成长

由于儿童的天性使然，他们不可能永远在成人的控制范围之内，同时成人也不能为了避免意外的发生而剥夺幼儿的权利，把其限制在控制圈内不让他们自由活动。过度保护不利于幼儿的身心发展，违背了幼儿的身心发展规律。作者希望通过本文的研究，为幼儿建立安全的学习和生活环境。

### （四）丰富和完善幼儿园的安全管理制度

目前，多数的幼儿园存在安全问题：大型户外玩具多年失修、基础建设不完善、消防设施缺乏，等等。作者希望通过相关研究为幼儿园提供可操作性的预防和改进建议。本研究通过实地的调查分析安阳市幼儿园在安全教育方面存在的问题，深入挖掘问题原因，提出解决策略，避免幼儿园发生意外事故和不必要的财产损失，为幼儿园的发展解除隐患和社会的稳定有巨大的现实意义。

# 第二节　幼儿园安全教育的内容

## 一、交通安全教育

据有关部门统计，全国交通事故平均每 50 秒发生一起，平均每 2 分 40 秒就会有一个人丧生于车祸。更让人痛心的是，因交通事故死亡的少年儿童占全年交通事故死亡的10%以上，且有呈逐年上升的趋势。因此对幼儿进行交通安全教育不容忽视。

幼儿园交通安全教育主要包括以下三个方面：

（1）了解基本的交通规则。如："红灯停、绿灯行"，行人走人行道，上街走路靠右边，不在马路上踢球、玩滑板车、奔跑、做游戏，不横穿马路，等等。

（2）认识常见的交通标识（如红绿灯、人行横道线、禁止行人通道等），并且知道这些交通标识的意义和作用。

**儿歌：入园安全**

小朋友，真聪明，安全入园记得清。
来园路上靠右行，看好路口红绿灯。
交通规则要分明，高高兴兴进园中。

（3）帮助幼儿初步形成交通安全意识，养成遵守交通规则的良好习惯。在对幼儿进行交

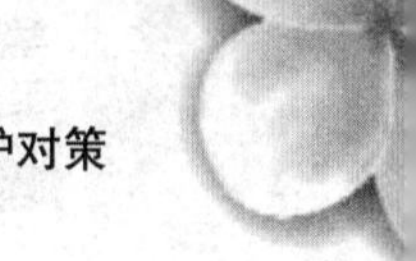



通安全教育时，可选用一些儿歌、故事和游戏以增加趣味性，也可请交警叔叔来园授课，进行模拟表演。

**案例：**

**疏于管理的危险**

早晨，亮亮说今天不想上幼儿园，妈妈不同意，也没跟亮亮谈谈，就强硬抱着孩子走进幼儿园大门，没有亲手把孩子交到幼儿园老师手中，就急急忙忙上班去了，结果孩子看到妈妈走了，就悄悄从幼儿园溜出来，自己偷偷往家走，老师发现亮亮没来上幼儿园，马上就给家长打电话，亮亮妈妈知道此事后，马上沿路去找，最后终于找到了正在过马路的亮亮。险些出了交通事故。

解读：这件事责任在家长，没把孩子亲手交到教师手中，但幼儿园门卫也有责任，没能看到入园大门的孩子溜出大门，门卫做了检查，并向家长道歉，此事才算告一段落。

## 二、消防安全教育

火灾造成的危害触目惊心。新疆一剧院由于电器老化失火，当时正在演出和观看的人员一起向出口拥去，导致踩踏事件的发生，造成多名人员伤亡。由此可见，对幼儿进行消防安全教育必不可少。

从哪些方面对幼儿进行消防安全教育呢？①要让幼儿懂得玩火的危险性。知道如果发生火灾，不仅会损坏财物，还会危及人的生命。②让幼儿掌握简单的自救技能。如教育幼儿一旦发生火灾要马上逃离火灾现场，并及时告诉附近的成人或拨打火警电话119。当发生火灾，自己被烟雾包围时，要用防烟口罩或干、湿毛巾捂住口鼻，并立即趴在地上，在烟雾下面匍匐前进。③可以进行火灾疏散演练。幼儿园可事先确定各班安全疏散的路线，让幼儿熟悉幼儿园的各个通道，以便在发生火灾时，能在教师的指挥下统一行动，安全疏散，迅速离开火灾现场。教师可在幼儿了解火的用途和危害后，开展防火自救演练，让幼儿学习拨打119，尝试简单的应急措施——用床单塞门缝，用湿毛巾捂住嘴巴和鼻子尽快逃离现场等。④还可以通过多媒体让幼儿观看消防队员灭火情境。向幼儿介绍火灾的形成原因、消防车的作用、灭火器的使用方法及使用时应注意的事项等。

**儿歌：防火自救**

小朋友，不玩火，莫让大家吃苦果。
是电器，都有电，手湿不要动电线。
不玩火，不动电，自我保护是关键。
发生火灾不乱走，及时拨打“119”。
心不慌，意不乱，镇定冷静快疏散。
湿毛巾，捂口鼻，身体前驱头伏地。
逃生术，要记牢，安全逃出最重要。

## 三、食品卫生安全教育

幼儿大多爱吃零食，也喜欢将各种东西放入口中，因而容易引发食物中毒。幼儿园除了要把好食品采购、储藏、烹饪、运送等方面的卫生关外，还必须引导教师教育幼儿不吃腐烂的、有异味的食物。

**儿歌：喝水安全**

排好队，认好坏，高高兴兴去接水。
喝多少，接多少，节约用水很重要。
慢慢喝，别呛着，安全饮水要记牢。

幼儿误食有毒有害物质的情况更是多种多样，如投放的各种花花绿绿的毒鼠药，因成人失误而误放在饮料瓶中的消毒药水等，都可能被幼儿误食。因此，教师在平时要教育幼儿不要随便捡食和饮用不明物质。另外，目前孩子服用的药大多外观漂亮，口感好，深受孩子“喜欢”，有的孩子甚至把药品当零食吃，因此，要教育孩子不能随便吃药，一旦需要服药，一定要按医生的吩咐在成人的指导下服用。

除此之外，教师和家长还要注意对幼儿饮食习惯的培养。如教育孩子在进食热汤或喝开水前必须先吹一吹，以免烫伤；吃鱼时，要把鱼刺挑干净，以免鱼刺卡在喉咙里；进食时不嬉笑打闹，以免食物进入气管，等等。

**儿歌：预防疾病安全**

勤洗澡来常换衣，预防疾病要牢记。
开窗通风把气散，自我防病要注意。

## 四、防触电、防溺水教育

生活中比较常见的意外伤害，少年儿童因触电而死亡人数占儿童意外死亡总人数的10.6%。对幼儿进行防触电教育，一要告诉幼儿，不能随便玩电器，不拉电线，不用剪刀剪电线，不用小刀刻画电线，不将铁丝等插到电源插座里，等等。二要告诉幼儿，一旦发生触电事故，不能用手去拉触电的孩子，而应及时切断电源，或者用干燥的竹竿等不导电的东西挑开电线。

**儿歌：用电安全 1**

看电视、玩电脑，开发智力方法妙。
插座插头没联通，万万不要自己搞。
请求大人来帮忙，安全用电要记牢。

**儿歌：用电安全 2**

玩耍时，细观察，电线插座有危险。
时时处处不能碰，用电常识记心间。

溺水在少年儿童意外死亡中所占比例最大的，有些孩子喜欢到河里洗澡，很容易发生溺水。幼儿园对幼儿进行防溺水教育，一是要告诉幼儿不能私自到河边、井边玩耍；二是不能将脸闷入水中，做憋气游戏；三是不能私自到河里游泳；四是当同伴失足落水时，要呼救，并及时就近找成人来抢救。

## 五、幼儿园玩具安全教育

游戏是孩子的天性，玩具是孩子的最爱。幼儿在园的一日生活与活动中，几乎有一半时间是在和玩具打交道。因此，对幼儿进行玩具安全教育十分重要。幼儿玩不同的玩具，应有不同的安全要求。如玩大型玩具滑梯时，要教育幼儿不拥挤，前面的幼儿还没滑到底及离开时，后面的孩子不能往下滑；玩秋千架时，要注意坐稳，双手拉紧两边的秋千绳，其他幼儿要远离；玩转椅时，除了要坐稳，还要双手抓紧扶手。玩中型玩具游戏棍时，不可用棍子去打其他幼儿的身体，特别是头部。玩小型玩具积木、串珠、玻璃球时，不能将它放入口、耳、鼻中，以免造成伤害。

**儿歌：游戏安全 1**

户外享受阳光照，小朋友们兴致高。

高高兴兴做游戏，遵守规则不乱跑。

安全锻炼强身体，活泼开朗性情好。

**儿歌：游戏安全 2**

细小物，注意玩，千万别往口中含。

一旦下肚惹麻烦，快找医生莫拖延。

## 六、幼儿生活安全教育

幼儿生活安全教育，必须家园配合同步进行。为了孩子的安全，一要教育孩子不随身携带锐利的器具，如小剪刀等。二要教会幼儿认识一些安全标识，特别是一些禁止性的、警示性的标识，知道看见这些标识该怎样做。如禁止攀登、禁止触摸、禁止通行、禁止烟火，注意安全、当心车辆、当心滑跌，等等。三要教育他们在运动和游戏时要有秩序，不拥挤推撞；在没有成人看护时，不能从高处往下跳或从低处往上蹦。推门时要推门框，不推玻璃，手不能放在门缝里。告诉幼儿不要爬树、爬墙、爬窗台，不从楼梯扶手往下滑，以防摔伤。四要教育幼儿不吃陌生人的东西，不轻信陌生人的话，不随便跟陌生人走，外出玩耍要告诉大人，教给他们有区别的对待陌生人和熟人的方法。五要教育幼儿，当他独自在家，有陌生人叫门时，不随便开门；不随意开启家中电器，特别是电熨斗、电取暖器等；不玩弄电线与插座；教育幼儿在遇到突然停电等情况时，不慌不乱、不到处跑；不独自玩烟花爆竹；不逗弄蛇、蝎子、蜈蚣、黄蜂、毛毛虫、狗等动物；乘车时不在车上来回走动，手和头不伸出窗外。六要教育他们上下楼梯要靠右边走，不推挤，打雷闪电时不站在大树底下，等等。

## 七、幼儿性安全教育

对孩子进行性安全教育，对家长来说，一直都是一个挺头痛的问题，家长们既不想把性弄得过于神秘，又不敢对孩子全盘托出，分寸不好把握。作为一个幼教人，华南师范大学附属幼儿园副园长吴冬梅表示，对孩子进行性教育要适度和自然，既不能“忌”，也不能“过”。最好能和生活紧密结合起来，自然随意地渗透在日常生活的细节里，浑然天成，抹掉说教的痕迹，让孩子在生活中潜移默化地形成一种对性正确的意识或是观念。

某一对80后父母，思想前卫。女儿5岁了还跟爸爸一起洗澡，更让人吃惊的是，这两夫妻一起洗澡也不关门，孩子也都一览无余。同样，有一位母亲为了不让儿子对性太好奇、太敏感，从小就一直坚持和儿子一起洗澡，现在儿子都十一二岁了，此时，她困惑了，还能一起洗下去吗？

相信在当今社会，家庭里赤裸相见，夫妻与孩子之间无秘密状况并不少见。但是对于这两个案例中家长的做法，吴冬梅深表遗憾，她认为，有点过了。可能家长的初衷只是希望孩子见惯不怪，形成了视觉麻痹后，等孩子一旦接触到这个性的“雷区”就不至于因强大的视觉冲击引起强烈的好奇心了。但他们忽视了一点，就是每个孩子的性成熟期是有区别的，有的孩子对成年人的裸体并不陌生，但仍然早恋或是过早地对异性的身体感兴趣，都源于他们的性成熟期不同。而有的孩子从没见过成年人的裸体，也从不见得就会对这方面特别好奇。“因此，我觉得孩子对性好奇，与什么时候接触裸体或是接触裸体的时间长短没有关联”。

作为父母，首先自己要有正确的性观念，不能片面地以为给孩子一个裸体就能消灭其性好奇，其实给孩子展示一个裸体，不如帮孩子建立一个正确的性观念。这些观念的形成，不是单单靠经常一起洗澡或是一起如厕就能解决的，还有很多日常的生活细节要注意。

对于上述案例里提到的5岁女孩，在家里和爸爸一起洗澡，爸爸上厕所不关门，爸爸妈妈一起洗澡也不关门……吴冬梅对此有点担心：“在性教育里，尊重隐私和保护隐私都很重要。上厕所和洗澡要关门，除了是一种要让孩子懂得的文明行为，更是一种保护隐私的行为。即便在家里，要进入父母的房间，都要先敲敲门，在经过许可后方能进入。自尊、自爱应该放在第一位。”

当孩子对幼年与成年人的身体产生好奇时，或是当孩子提出要和父母共浴时，家长完全可以满足其愿望，但一定要告诉幼儿，在中国只有是亲人或是同性，才能够这样赤裸相对。

传统家教里，成人意识里没有尊重孩子隐私的观念，例如孩子当众随地大小便、家长当众帮孩子换衣服……这些现象的背后，折射出的是家长对孩子独立人格的漠视，后果就是孩子不懂得保护自己身体的隐私部位，有的孩子被性侵犯了，都还懵懵懂懂，后果很严重。

**成功案例分享：**

吴冬梅园长有一个挚友，她比较赞同这位朋友的性启蒙教育方式。

这位朋友家有个男孩，母子关系很亲密也很民主，孩子有很多悄悄话都愿意跟妈妈说。有一次她去这位挚友家做客，她家孩子当时在幼儿园读小班，大概2~3岁吧，等孩子洗完澡出来时，才发现有客人，便“哎呀”大叫一声，突然用双手挡着“小鸡鸡”，就冲进房间去了……

孩子的反应引起了园长的好奇，于是他妈妈就讲了很多孩子在这方面的趣事。有一次，爸爸上厕所时以为孩子没睡醒，就没有关门，结果孩子进来看见了，说了句“对不起”就跑了，他跑到妈妈那“咬耳朵”，说爸爸的“小鸡鸡”很大而且有很多毛，妈妈忍着笑告诉他，因为爸爸是大人了，所以爸爸的生殖器就比你的大（那是孩子第一次听到生殖器的名称），你长大了慢慢也会长得和爸爸一样的，这是成熟男人的标志。

有一天孩子从幼儿园回来后，问妈妈：为啥女孩子没有“小鸡鸡”？妈妈又和孩子讲了一番男女孩不一样的原因，所以男孩站着撒尿，女孩蹲着。结果，孩子说：“嗯，还是做男孩好，女孩太麻烦！”妈妈立即补充说：“是啊！所以你做男孩子不能欺负女孩子，而且要保护女孩子啊！”

有一次妈妈来月经，不小心弄到了裤子上，被孩子发现了，哭着去找爸爸，说妈妈流血了……爸爸给他解释了一番，同时也告诉他要多关心妈妈。

爸爸与孩子之间虽没有一起洗澡，但他经常带孩子去游泳，所以孩子对男人的身体不会陌生，但有一次孩子提出和要妈妈一起洗澡，妈妈让孩子说理由，孩子说想知道是不是跟书上画的一样，妈妈答应了，这次后，孩子从没有再提出过类似的要求了。

现在这个孩子已经上初中了，学习很用功，爱好运动，在学校里人缘也很好，是父母的骄傲。有一次，吴冬梅就问他为什么这么喜欢运动。他说：“只有自己身体好，以后才能照顾好亲人，性格阳光的男孩会有很多女孩子喜欢。”又问他：“是不是有很多女孩子。”他答：“我比赛的时候很多女孩子都来加油，但是我不会这么快交女朋友结婚的，因为我现在还没有能力养家和生孩子，我现在要努力读书，等我赚了很多的钱和有房子时，我才会去结婚。”

吴冬梅听了一脸愕然！后来才了解到，他爸爸经常很有意识地通过身体力行来向孩子表现一种顶天立地的大男人形象，而且当孩子掌握了一些生理常识以后，他就很有意识地告诉孩子，结婚生子是一件很神圣的事情，不能太随便，当没有做好充分的准备时不能随便造人。首先要爱一个人，当然她也要爱你，你愿意照顾她一辈子，愿意跟她生一个属于自己的孩子，并有能力养得起这个家和养得起你们共同的孩子时，然后还要得到亲人的祝福，并尽力做好爱人和父亲，这是一件很不容易的事。

# 第三节　幼儿园安全教育的现状

目前，由于部分幼儿园没有对幼儿实行有效的安全教育，再加上幼儿本身的因素，就容易导致安全事故。因为幼儿具有活泼好动的特点，对于周围的事物往往具有强烈好奇心，另一方面，幼儿的生活经验较为缺乏，协调身体的能力也较差，独立能力缺乏。因此，幼儿往往不能够正确判断危险事物，当出现危险时不能有效地保护自己，意外伤害发生时不仅对其身体健康造成影响，也会影响到其心理的正常发育。当前，在幼儿园当中，安全教育现状如下。[①]

## 一、教育者对安全教育的态度与行为不一致

### 1. 教育者在态度上对安全教育十分重视

这里的教育者指的是幼儿园园长和幼儿园教师。首先，就幼儿园园长来讲，她们对幼儿园安全问题表现出了十分重视的态度，在幼儿园办公室或者走廊的墙壁上都悬挂着幼儿园安

① 白海燕：《幼儿园安全教育现状及对策探究》，《社会科学论坛》，2012（12）：242-243。

全管理的规章制度。既要重视智力的发展、习惯的培养，也要重视孩子身体发展、安全方面。特别是幼儿园对安全工作看得很重，这方面也是家长特别重视的一个方面。一旦幼儿园在安全方面出现问题，那么幼儿园的信誉度及经济上都会受到非常大的影响。安全教育要渗透到老师的日常教学中，要求老师在一日生活中都要渗入安全教育，教孩子远离危险的地方，贯穿生活的每一个方面。教会孩子要树立自我保护意识，比如教育孩子放学回家时要注意遵守交通规则。无论是在城市幼儿园的幼儿教师还是在农村幼儿园的幼儿教师，都十分重视安全教育，她们一致认为安全教育是保护幼儿安全健康的一项有效措施，幼儿的安全应该放在教育教学的首位。

### 2. 教育者对环境安全隐患视而不见

幼儿园园长和幼儿园教师都认为对幼儿进行安全教育是十分必要的，她们一致认为安全教育问题是幼儿园最重要同时也是最令人头疼的问题，如今，教育环境中存在许多安全隐患，亟待解决。进行安全教育首先要创设有利于幼儿发展的安全环境，如果幼儿园的各项设施都达不到安全标准，就谈不上安全教育。然而，当前很多幼儿园都存在或多或少的安全隐患。首先是园舍质量存在问题。如一些幼儿园入门的墙壁是倾斜的，随时会对幼儿的生命安全造成威胁，但是部分园长除了向上级反映、汇报外，什么也没有做，幼儿园还在继续上课，而危楼却像炸弹一样，威胁着整个幼儿园的安全。其次是消防器械不全。虽然一些幼儿园配有灭火器，且挂在楼梯拐角处的显眼位置，但查看灭火器的生产日期已经模糊不清，不知道是不是可以正常使用。最后是未标注安全出口。有些幼儿园的园舍是平房建筑，没有安全出口的标注，更严重的是，由于部分园舍是由门面店铺房改造的，只有一个出口，一旦有意外情况发生（如火灾、地震），而出口又被堵塞的话，对于幼儿和教师来讲是十分危险的。有些教室是平房，都有两个门可以出入，但有的后门堆积着教具和多余的桌椅等，不能保障后门的畅通。[①]

### 3. 教育者对幼儿危险行为缺乏及时合理的制止和教育

教师们都明确表示将幼儿的安全放在教学和生活的首位，细心观察幼儿的各种行为，及时发现安全隐患。但是在实际的观察中，一些教师对幼儿的许多危险行为没有及时发现，更谈不上给予正确的引导。

### 4. 教师责任心不够强，有脱岗现象

幼儿教育者一再强调安全教育的重要性，且态度坚定，但是很多幼儿园中仍存在不少安全隐患。部分教师经常忽视幼儿的危险行为，在实际的教养工作中没有严格按规章制度办事，出现擅离职守等现象，态度与安全教育行为严重脱节。

## 二、安全教育目标定位不合理

教育目标是教育活动、教育过程设定的要在受教育者身上反映的规格指标，是所有教育工作的出发点和最终归宿。安全教育的目标必须符合幼儿的年龄特征，安全教育目标的定位

① 刘馨，李淑芳：《我国部分地区幼儿园安全状况与安全教育调查》，《学前教育研究》，2009（5）。

应是让幼儿懂得珍惜生命，乐于学习一些基本的安全保健知识和相应的自护、自救方法，学会保护自己；自觉锻炼身体，增强体质；养成有利于安全的行为习惯；在意外事故发生时敢于呼救，尽可能地保护自己，使身体免受或少受伤害。安全教育目标是分为三层逐步深入的。首先，是通过感知生命的重要，帮助幼儿树立安全意识；其次，引导幼儿学习必要的安全保健常识，提高自我保护意识和能力；最后，培养帮助幼儿养成良好的行为习惯，减少伤害事故的发生。一些幼儿园老师认为安全教育的最终的目标是让孩子知道自我保护，在自我保护的基础上可以保护家人，甚至保护自己的财产等。显然这些教师高估了幼儿的能力，让幼儿保护家人的目标是不适宜的，我们希望在危险来临的时候幼儿可以保护自己，而不是让幼儿在危险时刻去保护他人。

安全教育目标的制定应符合幼儿身心发展规律，既不能低于幼儿的身心发展水平也不能超越幼儿的身心发展水平。安全教育目标要针对班级所有幼儿的需要，层层深入，不能搞平均主义，不能只看多数幼儿的发展情况，要因材施教做到有的放矢。①

## 三、安全教育活动时间不足

教育课时是教育效果的重要保障，课时不足不仅对教育形式有所影响，对教育内容有所限制，更不能保障教育质量。要想做好幼儿安全教育工作，首先要保障安全教育的课时充足，但是在所观察的幼儿园里安全教育课程比例小，课时严重不足。健康教育的内容包括很多方面：身体保健、卫生习惯的养成、体育锻炼、饮食营养教育、心理健康教育和安全教育等。安全教育是健康教育的一个重要方面，在实际的健康教育中，体育锻炼的内容占到健康教育的半数以上。从教材和教学计划中可以看出集中的安全教育课程很少。

## 四、安全教育内容不全面

幼儿园为了能够满足家长的需求，在教育幼儿时过于注重智育，而安全教育却被忽视。与安全教育相关的内容过少，安全教育能够取得的成效无法得到保证，这就有可能增大安全事故出现的概率。在调研的过程中，发现多数幼儿园在每个学期当中只进行三次或四次安全教育，而这些教育内容多数只涉及常见问题。例如，教师告诉幼儿注意预防摔伤，不要同陌生人进行交谈以及过马路的过程中应注意安全等。这些口头化的叮嘱对于安全事故的预防显然是不够的，叮嘱之后，幼儿还是不明白危险事物的躲避方法，保护自己更是无从谈起。作者在调查中发现因玩具器材导致幼儿受到伤害的比例最高，摔伤其次，跌伤位居第三。对此教师应使幼儿树立起安全保护意识。

幼儿教师对幼儿所进行的安全教育的内容主要是幼儿园日常生活中常见的问题。比如：课间休息时教师提醒幼儿不要跑，不要追打；做作业时，不要咬铅笔头，坐姿要端正，要注意眼睛与书本的距离；不要带小玩具及其他与学习无关的东西到课堂上；要按秩序玩玩具，不要争抢，不要推拉；在放学时间教师会提醒幼儿放学路上要注意交通安全，同时也要注意不要和陌生人说话等。但是只有这些反复的叮咛是远远不够的，现代社会新鲜事物不断增多，

① 王悦：《幼儿园安全教育现状及对策研究》，河南大学硕士学位论文，2011。

危险对于幼儿来说也是越来越多。幼儿不仅要懂得哪些事物是危险的，哪些事物是安全的，学会远离危险，还应该学会当陷入危险之中应当采取何种方法来最大限度地保护自己。另外，由于幼儿认识的文字是十分有限的，所以对于一些危险符号的认识就显得十分必要，当幼儿看到标志着危险物品的符号时，认识到危险的存在，就很有可能远离危险地带，避免悲剧的发生。

## 五、安全教育形式单一、方法枯燥

目前，教师在对幼儿开展安全方面的教育时，说教形式是主要教育形式，此种教育方法过于单一。因为幼儿思维与成人不同，幼儿所产生的主要思维是感觉运动以及形象思维，感觉思维产生于思维对象，要使幼儿形成思维，则应采用实物以及具体操作的方法。目前，教育幼儿的主要形式为讲故事；在幼儿进行户外活动时进行指导是另外一种教育形式。作者在调研的过程中发现一次户外活动当中，因一位小朋友在爬台阶时不小心而导致摔伤，于是教师就将这件事作为例子告诫其他幼儿在户外要注意安全，同时告诉幼儿如果再出现摔伤情况，就将户外活动时间减少。作认为该教师没有对此类突发情况进行深层次的渗透，教育幼儿也不能达到理想的效果，因为教师在教育方式上采用了警告与威胁，在这样的教育形式下，将会使幼儿对于户外活动产生惧怕与抵触心理。

就作者对幼儿园的观察了解所知，贯穿于一日生活的安全教育多数都是以教师的说教这一种方法进行的。如下楼时，教师会提醒要按秩序下楼，不要跑，不要打闹。做游戏时，教师会提醒，不要拥挤，要按游戏规则进行。午休起床时，教师会提醒要注意小心下床，不要摔到，不要踩到下铺的小朋友的身体。吃饭时，教师会提醒慢慢吃，细嚼慢咽等。这所有的事情，教师都一直在叮嘱，要求幼儿小心这个小心那个，但是效果却并不好。教师反复强调的事情却根本不起作用。在现实生活当中，单调的反复对人的刺激会越来越小，同样，单调的说教也容易使孩子出现“左耳进右耳出”的现象，对教师的话不感兴趣，不能达到教育的预期效果。在日常的观察中总是出现这样的情况，老师或者家长一再强调的事情，幼儿总是会忘记，比如要保持正确坐姿，比如看电视要离电视远一些，为什么一再地强调却解决不了问题？这值得教育工作者反思。①

## 六、安全教育效果不理想

老师一再要求幼儿上学时不许带任何和学习无关的小玩具等，但是总还会发生一些意外，这些情况都需要教师的及时发现和及时处理才能保障幼儿的安全与健康。当然最好的方法就是防患于未然，这就需要教师对幼儿进行细心的教育，让幼儿真正认识到私自带小物品的严重后果。幼儿园的安全教育效果差，幼儿对安全知识的掌握情况令人担忧。对许多危险事物幼儿都是只知其然不知其所以然。在安全教育之后必须要了解幼儿的掌握情况，不能以为上过这门课幼儿就都掌握了，安全教育的重点不是只让幼儿记住不能这样不能那样，更重要的是让他们知道一旦危险来临怎样来保护自己，教师在日常教育教学过程中应该特别注重对学生进行安全教育。

① 白鹭:《幼儿园安全教育问题与对策研究》，西南大学硕士学位论文，2009。

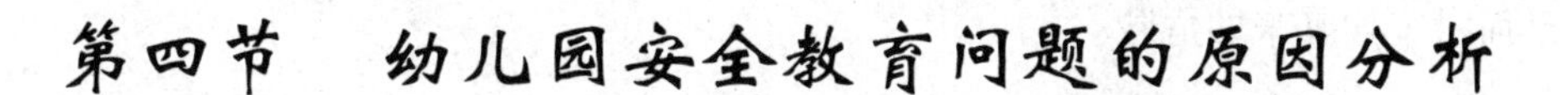

# 第四节　幼儿园安全教育问题的原因分析

幼儿园在安全教育方面存在着一些让人不得不担忧的安全问题和隐患。随着安全问题的频频出现，我们不应该只是恼怒或者担心，最重要的是要引起我们足够的重视，找出问题分析归因从而正确地处理问题。部分安全问题的发生是社会发展不可避免的，部分是幼儿教育工作者们对安全教育的认识和做法的误解和偏差所致。因此，需要广大的幼儿教育工作者们及时地进行总结和调整，积极地分析问题的症结所在，找出对策解决问题。

## 一、教育者对健康教育的认识不够深刻

### 1. 重视智力发展，忽视幼儿健康发展

在幼儿教育中我们应该做到以幼儿身心全面发展作为终极目标，但是在市场经济快速发展的今天，幼儿园的发展越来越迎合是家长的意见，以期实现更大的经济利益。由于考入重点大学的竞争越来越激烈，这种压力一层一层地转移之后也在影响着幼儿园的教育教学。很多幼儿园在课程安排上考虑到迎合家长的需要，将智力开发放在了首位，教育内容大部分是识字、算术、英语、音乐等。幼儿回家后家长经常要问："今天学了什么？"而识字、算术、英语、音乐等内容也是最容易呈现出来的，可以说有"立竿见影的效果"，而不能马上看到效果的教育不容易得到人们的重视。现实的状况使教育者更加关注幼儿对智力知识的学习而忽视了对健康教育的学习。安全教育课程安排得更少，安全教育只能以最简单的说教来完成。安全教育课程所占比例小，无法保证安全教育质量。在很多幼儿园，安全教育并没有像智力知识教育那样成为幼儿园的课程内容的重要组成部分，因为有安全教育的漏洞，幼儿教师只有在活动中不断地叮嘱，反复地强调要注意安全。

一些幼儿教育工作者们认为幼儿们太小，过早地对其进行意外伤害和自然灾害的教育可能会使幼儿们感到恐慌，缺少安全感。幼儿教师们和家长细心看管好幼儿，等幼儿们长大之后自然而然地就会有安全防范意识，知道如何躲避危险。但殊不知成人们每时每刻待在幼儿们身边的可能性很小，就是一直在幼儿身边也有发生意外的可能。也有一些幼儿教育工作者过度保护幼儿，尽可能地减少幼儿们的户外活动，只让幼儿在教室里活动，心存侥幸，以为这样就可以避免意外的发生。

### 2. 幼儿园教育者对某些安全教育作用存疑

有的教育者在内心还是认为幼儿没有这种学习自我保护的能力，比如地震，一位园长就表示在地震后没有对幼儿进行地震安全知识教育，因为她认为即便是对幼儿进行了地震安全知识教育，在地震发生的时候大多数幼儿还是会不知所措，还是要靠成人的帮助才可以获得安全，而且她认为让幼儿了解地震更会增加幼儿的恐慌。实际上，教育工作者经常低估幼儿的能力，我们要了解幼儿、相信幼儿。有些国家如日本的地震安全教育是比较成熟的，取得了不错的效果。地震发生时，幼儿知道迅速地藏在比较安全的地方。由此可知，幼儿是有能

力保护自己的。危险是时时刻刻都存在的，成人不可能每时每刻都在幼儿的身边，幼儿需要学会自己面对突如其来的危险。

## 二、缺乏对幼儿思维发展特点的了解

幼儿的思维发展有其自身的特点。心理学的研究认为，在人类的思维方式当中，最先出现的，也是最初级的思维叫作直接动作的思维。0～3 岁的幼儿主要就是这种思维形式。接着具体形象思维逐步出现、发展，到 5～6 岁，抽象逻辑思维开始萌芽发展。3～4 岁时，直接行动思维（思维依靠动作）占主导，这种思维方式有两个最突出的特点。第一，离不开思维的对象，东西不能离开，凭空不能思维；第二，离不开操纵或摆弄实物的动作。所以，动作对于小孩子很重要。要想让幼儿注意保持集中就要围绕同一目标不断变化活动，一次活动时间不宜长，而且应让活动变化起来，在丰富的活动中，保持注意的集中和稳定。4～5 岁具体形象思维非常突出。具体形象性思维典型的特征就是依靠表象的联想去思考。5～6 岁仍以具体形象思维为主，但有初步的抽象逻辑思维特征。在这个阶段最重要的逻辑思维表现是能够推理，从语言上进行推理，能够解决一些抽象的问题。在教育 3～6 岁的孩子时候，要给他们提供一个建立大量表象的机会。孩子的脑子里要有很多的表象，所以，不是概念越多越好，而是表象越多越好，表象的联想越多越好。因此，要想达到良好的安全教育效果，必须针对不同年龄阶段的幼儿思维发展特点，运用多种多样、生动活泼的教育形式和方法。

幼儿的思维内容是具体的使得他们能够掌握代表实际东西的概念，不易掌握抽象概念。比如“家具”这个词比“桌子”“椅子”等词抽象，幼儿比较难掌握。在生活中，抽象的语言也常常使幼儿难以理解。比如幼儿教师说：“喝完水的小朋友请把碗放到柜子里。”有些幼儿不明白老师的意思没有反应，老师接着说：“洋洋把你的碗放到柜子里吧！”这时他才懂了老师的意思。“喝完水的小朋友”泛指所有的小朋友，没有指出具体哪个小朋友，因为每个幼儿的名字才是具体的。幼儿思维的形象性，表现在幼儿依靠事物在头脑中的形象来思维。比如，兔子总是“小白兔”猪也总是“大肥猪”，奶奶的头发总是白色的，儿子总是小孩。所以在教育大班的孩子想要收到良好的效果时，须针对幼儿们的思维发展特点，尽量给他们提供接触大量实际事物的机会，运用各种各样活泼生动的教育形式和方法。

## 三、教师的职业倦怠

在对教师的非正式访谈中，教师经常提到的词汇就是“累”，甚至有老师说：“我都不想在这里工作了，这里工资不高，孩子又多，各种事情都很烦琐，但是现在找工作不容易，就只能先干着再说，过一天算一天吧，孩子们不出什么事情就可以了。”我们在观察时发现：有的教师对幼儿独自离开教室不闻不问，这在一定程度上反应了了幼儿教师存在职业倦怠。教师职业倦怠是指教师不能顺利应对压力经验下所产生的情绪、态度和行为的衰竭状态，典型症状是工作满意度低，工作热情和兴趣丧失以及情感的疏离和冷漠。

造成幼儿教师职业倦怠的原因是多方面的，对这个问题已有不少研究，就本研究所观察的现象来看最主要的原因是：师幼比例不合理，教师压力大。虽然每个班都是按照国家规定安排的两教一保，但是在实际上课时因为是轮休制，教室里只有一个教养员进行教学活动，保育员只有在教养员繁忙的时候来帮忙，其他时候都是教养员独立完成教学活动。幼儿教师的精力是有限的，幼儿又是活泼好动的，一位老师既要把课上好又要照看孩子是很难的，所以很多时候幼儿做的小动作教师经常会难以发现，这样就容易出现一些问题，发生一些意外或者危险。除此之外，幼儿的安全问题是最让幼儿教师焦虑的问题之一。

幼儿教师出现职业倦怠必然影响其工作状态，对安全教育的影响也是明显的。首先表现在照搬教材对安全教育内容补充不够。在所观察的幼儿园当中，幼儿园教材所涉及的安全教育的内容只有两个，即交通安全和防火教育。其他的教育内容要靠幼儿教师自己进行补充，贯穿于一日生活当中。因为幼儿园的工作是十分烦琐细碎的，所以，幼儿园教师的职业倦怠比较严重。幼儿教师对幼儿园的工作表示不满意，有的是因为工资收入低，有的是因为幼儿安全造成的压力，有的是因为科研造成的压力等。对工作的倦怠情绪严重影响了教师学习的积极性，同时对教学内容的安排也是按部就班，没有更新的意愿和动力。幼儿教师的职业倦怠还表现为对幼儿的危险行为的忽视。一是缺乏发现幼儿危险行为的意识，其次是对幼儿的危险行为熟视无睹，最后是对幼儿危险行为的简单制止，错失良好的教育机会。

## 四、缺乏有效的监督机制和安全教育评价

### 1. 幼儿园缺乏有效的监督体制

幼儿教师无论在教育过程还是保育过程都应该按照幼儿园工作规程的要求去做，对待幼儿工作应该一丝不苟，格外用心。

健全和完善幼儿园的安全教育规章制度，是幼儿园安全教育得以顺利实施的重要保障。一些幼儿园上下没有一整套有效合理的规章制度。他们的安全制度一般都止于书面的文件和周例会的总结当中，没有责任到人，对如何进行、如何实施、如何管理等各个环节都缺少安排和规定，也使得个别幼儿园的安全状况比较差。极个别幼儿园的安全体制不遵循一定的程序性，随意性很大，多是园领导临时行政决定代替安全制度。因此，这样的安全制度本身盲点较多，实施起来颇为困难。执行体制不到位，该落实的不能及时落实，有的幼儿教育工作者责任意识差钻制度空子，不作为或玩忽职守。另外，没有安全监督体制，幼儿教育工作者到底有没有实施安全方面的教育，教育效果如何都没有一套科学合理的考核机制去检验。

### 2. 幼儿园缺乏有效的安全教育评价

教育评价是幼儿园教育工作的重要组成部分，是了解教育的适宜性、有效性，调整和改进工作，促进每一位幼儿的发展，提高教育质量的必要手段。管理人员、幼儿教师、幼儿及其家长均是幼儿园教育评价工作的参与者。评价过程是各方共同参与、相互支持与合作的过程。幼儿园的课程评价的实质就是要探明幼儿园课程的编制和实施是否符合幼儿园的教育目标和儿童发展的要求，通过已定课程的实施，是否达到了预期的教育目标和效果。调查中发现，幼儿园的安全教育评价中幼儿教师缺乏相应的教育评价意识，很多幼儿老师只对安全教育做过口头形式的评价。幼儿教师的日常保教活动占据了大部分的精力和时间，也是教师们对安全教育课程评价忽视的原因。但是幼儿园安全教育评价是安全课程建构、生成乃至发展

的不可缺少的重要环节，它不仅影响安全教育的继续发展，也伴随安全教育课程运作的整个实施过程。通过安全教育评价不仅可以总结过往得失，还能够帮助幼儿教师们更加了解幼儿的安全需求，总结反思本身在安全教育实践中的每个环节，从而改进和推动安全教育的持续健康发展。

幼儿园教育评价就是在对幼儿园活动的计划、过程以及结果等有关问题的量或质的记述的基础上做出价值判断的过程。简单地说，幼儿园课程评价就是要探索课程的编订和实施是否符合教育目的和儿童特点的要求，通过课程的学习，是否收到了预期的效果。在安全教育的评价中首要问题是教师缺乏教育评价的意识，主要是由于幼儿园的保教活动比较繁重，幼儿教师对课程教育评价的忽视。但是幼儿园课程评价是课程建构、生成与发展的重要环节，它既是课程运作的终点，又是继续发展的起点，而且伴随着课程运作的全过程。通过课程评价不仅可以回顾过去，更重要的是帮助教师了解幼儿，反思自己的教学实践的各个环节，为改进教学行为提供了参考。

## 五、安全教育资源开发不足

### 1. 有关安全教育的书籍太少

以前对于幼儿的安全问题，都是成人在独立承担，根本不涉及去教育幼儿怎样认识危险、怎样回避危险、怎样面对危险。随着人们对幼儿认识的不断深入，才发现幼儿并不是软弱无能的，幼儿通过学习是可以远离很多危险，避免很多悲剧发生的。然而，关于安全教育的书籍无论是教师用书还是幼儿用书都是很少的，在社会或者健康教育中可以看到一点安全教育知识的影子，但是这些是远远不够的。

### 2. 教学器具和影像资料缺乏，限制了安全教育的教育形式

教育活动要丰富多彩才能引起幼儿的兴趣，教学效果也会更明显。但是，我国农村幼儿园的办学条件条件比起城市幼儿园要差许多，很多教具都要靠教师自己来制作，教师的工作负担相对较重。幼儿园的办园条件最差，幼儿园的教育资金也最缺乏。不仅缺乏安全教育的各种资料，其他教学活动的材料也主要靠幼儿教师自己做。

### 3. 利用社会资源不足

幼儿园没有将社会资源利用起来丰富安全教育活动。例如，要进行交通安全教育，幼儿园可以和相关部门取得联系，通过参观交通管理部门的各种图片材料，近距离地观察交警叔叔的交通指挥，听交警叔叔讲解交通知识，然后在游戏中通过扮演行人和交通警察来体验交通安全的重要性。

### 4. 幼儿园的资金问题

一些幼儿园部分园所建筑年久失修，大型的户外运动器械也已破损，墙面膏体部分也已损毁，多数的灭火器锈迹斑斑，消防栓也很难打开更不知道是否通水，教室的各项配套设施也比较陈旧。园长解释说是由于资金短缺造成的，收来的学费仅够维持幼儿园的正常运行，

再去做别的就相形见绌了。国家在学前教育这块的投入也比较小，根据教育部的统计资料显示：1990—2001 年，我国幼儿教育经费占教育经费总数的 1.3%左右，与在园幼儿占全国普通教育总人数的 9%的比例相比，经费的比例明显过小。经费严重不足很大程度上制约了幼儿园的发展，造成多数幼儿园的教学条件差，配套设施的修缮严重滞后，从而造成很多本可避免的意外伤害事故。

## 第五节　幼儿园开展安全教育的方式方法

幼儿园必须把保护幼儿的生命和促进幼儿的健康放在工作的首位。也就是说，儿童的安全是一切发展的保障，只有在儿童生命健全的基础上才能保证其身心健康发展。我们应该充分认识到安全教育的重要性，在平时教育教学中开展丰富多彩的适合本园实际的安全教育活动，使幼儿接受到有效的安全教育。然而，幼儿园的安全教育内容十分广泛，涉及的内容方方面面，有交通安全、饮食安全、用药安全、玩具安全、用电安全、用火安全、着装安全、保健自助，等等。如何把这些简单的安全防护知识教给幼儿，增强幼儿的安全防护意识，学习保护自己的技能和方法，以便处理生活中可能出现的一些紧急情况？怎样才能让幼儿掌握安全教育内容，达到安全自护呢？经过实践验证，可以采用以下几种方法对孩子进行安全教育。[①②]

### 一、集中教育，正面引导法

常常听到家长抱怨："这孩子一点记性也没有，不让他爬高，会摔的，就是记不住，这不，摔了吧！"其实这不能完全怪孩子。幼儿的记忆力和理解力还处于发展阶段，对他们仅仅进行说教是不行的，因为孩子听后很快就忘记，很难留下深刻的印象。而如果仅仅将孩子叫到一起，对他们讲不许怎样，幼儿往往不能按要求来做。那么，将安全知识作为活动内容对幼儿进行集中教育就显得非常必要了。鉴于幼儿时期的认知具有直觉行动和具体形象的特点，幼儿园集中安全教育活动可通过各种形式和渠道进行。例如：可向幼儿展示有关安全知识的图片、音像资料，开讨论会，或借助现代教育手段，综合讲解，等等。只有让幼儿通过多种感官感知、体验，可得安全知识，才能给他们留下深刻的印象。另外，由于幼儿辨别是非的能力较弱，对幼儿进行安全教育宜采取正面引导。好模仿是幼儿最明显的特征之一，我们在教育活动中常常出现这种情况：一名小朋友要求上厕所，就会有更多的小朋友跟着说："我也要上厕所！"也许他们不是真想去厕所，也未必故意捣乱，而只是模仿别人以引起老师的注意。如果这时老师对其中一位坐的好的小朋友进行表扬（这是一种心理暗示），那么其他小朋友就会向受表扬的小朋友学习，会做得更好，而不是要求上厕所了。

幼儿园工作者要不断学习幼儿安全启蒙知识，可通过阅读相关书籍、观看相关知识的录像、聘请社会上的专业人员培训安全知识等途径，掌握关于卫生防疫、处理突发事故、疾病控制以及其他一些安全知识，这样才能更好地引导幼儿学会自救，使幼儿具备基本的安全防

① 陈桂云：《浅谈幼儿园安全教育方法》，《课程教育研究》，2012（8）：227。
② 刘锴锴：《幼儿安全教育的几种方式》，《河南日报》，2006-5-29。

范技能。从总体来说，幼儿的安全意识薄弱，自我保护能力差，幼儿园工作者要在符合幼儿身心发展的基础之上，为幼儿灌输安全防护知识。例如，可以把安全知识通过讲故事、唱儿歌或者看图片等方式表现出来。因为这样能使幼儿更容易理解记忆，而且有学习的兴趣。幼儿一边玩，一边学习，能够在很短的时间之内学习到基本的安全知识，提高他们的自我保护能力。

安全教育也是如此。如果我们只是反复强调危险的不良后果，如：有个孩子不听话玩火引起火灾；另一个孩子碰倒开水瓶烫伤手等，难免孩子去模仿。然而，如果我们多举一些小朋友注意安全的例子，这些正面材料会引导幼儿更正确地理解安全知识，避免盲目模仿。比如：美工活动中教师发现一位小朋友用剪刀对着别人，就及时地提醒道："明明快过来，到这儿来，看娟娟小朋友的小剪刀多听话、剪得真好。你的小剪刀也会很听话的，对吗？"这样既给孩子树立了榜样，又避免了危险的发生。教师发现危险的苗头后要及时扼制，并进行有效的引导，用自己的方式来提醒或告诉小朋友这样做是危险的。还可引导孩子们将自己所看到的危险事件讲出来，提醒大家不要这样做。

## 二、环境教育法

环境教育法是通过浅显易懂的环境创设让幼儿感受安全教育的知识。环境创设是幼儿园最直观的教育方法，通过有趣的图片、漫画、标识符号、照片等布置安全宣传栏或墙饰，让幼儿在潜移默化中受到熏陶、感受安全教育。班里配备有各种各样的标识，并发动家长朋友从社会中找来了各个方面的标识，然后进行了分类。这些安全的、环境的、公共的等多种标识相继出现。我们还有针对性地进行了主题活动，听警察叔叔讲交通知识，认识各种交通标识。慢慢的孩子们提出要在幼儿园里也可以看到有我们自己设计的标识，这样小朋友就能经常看到这些标识，逐步地了解这些标识的意义，主动学习和提高自我保护意识，从而有效地避免危险的发生。如"过街要走人行道""知道红绿灯和交通标识""不能玩火，不能玩电""不从高处往下跳，不爬窗户""不跟陌生人走，陌生人敲门我不开""遇到火警、生病和坏人应该打什么电话""上下楼梯要靠旁边走"等标识要定期更换。还可以利用大量的废物和玩具、资料，创设"警察岗亭""公共汽车""救护中心""消防大队"等区角，让幼儿在角色游戏中模拟扮演，从中感悟到交通安全规则、火灾或生急病的报警电话和抢救方法。

## 三、活动体验法

活动体验法是通过开展丰富多彩的主题活动让幼儿体验安全防护技能。活动是幼儿教育的主渠道，通过活动让幼儿亲身经历整个过程，增加体验，增强安全意识，提高自我保护能力。如开展"注意饮食卫生"主题活动，通过讨论"路边的小吃能吃吗？""三无食品能吃吗？"告诉幼儿不吃路边的小吃，不吃"三无食品"，使幼儿懂得要吃清洁的食物，饭前便后要洗手等卫生习惯知识，让幼儿初步感知饮食卫生的重要性，增强自我保护意识；再如，开展"发生火灾怎么办？"的主题活动，通过观看录像、图片，使幼儿初步感知火对人们的帮助和害处，通过模拟逃生的游戏，使幼儿了解安全自救逃生的常识，学习保护自己。还可开展"保护自己办法多""小小安全员"等类似主题活动，增强幼儿自我保护能力，让幼儿亲身体验安全自救的方法和技能，增强安全防护意识。

在日常生活中我们常常可以看到这样的现象：幼儿常拿着尖的工具在屋子内奔跑而丝毫没有意识到事情的严重性。从这一点可以看出幼儿对受到伤害后给自己带来的不便是没有亲身体会的。因此，教师可以通过带幼儿玩盲人取物的游戏，事后和孩子们一起讨论蒙上眼睛拿物体的感受，让孩子们感受身体每一部分的重要性，知道不能受伤或是失去身体的任何部分。

## 四、趣味游戏法

趣味游戏法是通过生动有趣的游戏活动向幼儿训练安全自救的技巧。游戏是幼儿最感兴趣的活动，也是最有效的教育方式。教师可以充分利用游戏活动，让幼儿在轻松、愉快的气氛中，进行自救技能训练。例如，针对幼儿对“警察叔叔”的崇拜心理，开展角色游戏“交通警”，让幼儿扮演他们所崇拜的“警察叔叔”，使之懂得过马路要走斑马线，走失时要找警察叔叔或和善的人帮助，学会较熟练地说出父母的名字、家庭住址、电话号码或用电话求救。又如，在情景表演游戏“你知道怎么办吗?”中创设一些情景：“你一个人在家，有个陌生人敲门怎么办?”“夏天很热，容易中暑，你知道怎么办吗?”“发现厨房有煤气的味道怎么办?”“如果你的手划破了怎么办?”引导幼儿设想出各种各样自救自护的方法并进行演习。同时组织幼儿讨论哪种方法更好，让幼儿懂得采用最有效的自我保护措施，培养幼儿临危不惧、机智勇敢的品质，提高幼儿自我保护的能力。幼儿是最喜欢做游戏的，通过游戏活动进行安全教育最适合幼儿的心理特点和活动能力，能够取得有效的学习效果。因此，教师要抓住幼儿喜欢玩游戏的特点，为幼儿设计出多种多样的游戏活动，使幼儿在游戏中感悟安全知识。通过让幼儿亲身经历游戏过程，使其发现游戏过程中的问题，并想办法解决问题，寻找脱离危险，保护自己的好办法。总之，在游戏的轻松环境下对幼儿进行安全技能的培养，能够使幼儿更好地树立危险防御观念，增强危险防御意识，提高防护能力。

## 五、日常渗透法

日常渗透法是通过一日生活常规中各个环节渗透安全教育的方法。安全教育还要在幼儿的日常生活中进行渗透。这样做，不仅可以使孩子具备一些简单的生活自理能力，还有助于培养他们的良好的生活习惯，提高自我保护意识。幼儿从早上起床一直到晚上睡觉，每一个环节都是对其进行安全教育的最有利机会。幼儿园工作者要善于利用这一点，认真观察幼儿生活中的每一个细微之处，不放过任何生活中的突发事件，用心对待幼儿生活中的问题。一方面，要不断提醒幼儿注意可能会发生危险的事情，对其进行安全教育；另一方面，还要通过日常生活中的一举一动中，帮助幼儿增强安全意识。比如，幼儿在户外玩耍的时候非常容易摔倒，这就隐藏着摔伤或者被地上的异物扎伤等危险，因此教师要提前对幼儿进行自我保护知识的讲解。幼儿一日生活的各个环节都是安全教育的好时机，如晨检、午餐、散步、盥洗、户外活动、自由活动等。幼儿教师、保育员、保健员、厨师等都应成为安全教育员，时时抓住机会对幼儿进行安全教育。如晨检时，保健员要注意检查幼儿是否带尖锐的器具或小珠子之类的东西入园，以防自由活动或午睡时戳伤或异物塞进耳、鼻、口等；再如午餐时，保育员要注意提醒幼儿餐前要洗手，以防病从口入；吃饭时不说话、玩耍，以防噎着、烫伤。

而户外活动时，教师在组织幼儿出活动室前要告诉幼儿整理好衣帽，系好鞋带，上下楼梯要靠右走；活动时要注意控制活动量不狂奔乱跑，不因活动量失控而摔伤、跌伤；告诉幼儿玩大型玩具时不越轨、不拥挤、不倒滑滑梯、不猛摇摇篮等，以免发生不测；而自由活动时，教师要时时关注幼儿，玩玩具时不相互甩、抛、扔，不攀爬栏杆、窗户，以避免安全事故的发生。除此之外，幼儿教师要身体力行，以身作则，给幼儿示范正确的做法，给幼儿留下深刻的、正确的印象。比如，示范如何搬桌椅、如何开关门、如何上下楼梯等，让幼儿自己讨论如果没有正确地操作会发生什么意外，并让他们一个个地操作，这样就加深了印象。

## 六、家庭陶冶法

家园密切配合进一步深化幼儿的自我保护教育。对幼儿的安全教育单靠幼儿园的力量是远远不够的，需要家园合力。家长应密切配合幼儿园，强化幼儿的自我保护意识，培养幼儿的良好生活习惯，深化自我保护教育，家长平时应让幼儿做一些力所能及的事情，培养幼儿的自理能力，使幼儿学会照顾自己的基本生活，如鞋带松了会自己系好，天气冷了会自己加衣服等。家长应加强幼儿生活习惯的训练，如吃饭不嬉笑、打闹，避免异物进入气管，并有意识的让幼儿独立地处理一些问题、困难，使之掌握适应自身生理或心理变化、周围环境变化的应变能力，做到遇事不慌，从容应付。

## 七、随机教育法

随机教育法是在日常生活中随时抓住偶发事件进行随机教育，及时抓住幼儿生活活动中瞬间的偶发事件进行随机安全教育，这不失为安全教育的好方法。例如，曾经与幼儿外出远足，教师发现幼儿对路边花坛中种植的月季花特别感兴趣，围在花的周围唧唧喳喳地讨论，有的幼儿还去摸摸花瓣和叶片。教师忽然想起月季花茎和叶上都有刺，便随机对幼儿进行了有关预防植物有刺、有毒，应小心不要轻易接触的安全教育。在几天后的一次观察活动中，当老师用手捏住一片冬青树的叶子请幼儿观察时，忽听一名幼儿说：“老师，它会不会有刺呀？”瞧！孩子已经把上次教师随机教授的安全知识转化为自己的安全行为了。

再如，幼儿对教室里的录音机很好奇，自由活动时经常玩弄录音机的开关、电线。教师可抓住这一事件，结合常识教育活动，进行一些通电小实验，使幼儿了解电、电器的危险性，教育幼儿不要乱摸乱掀电源开关、插座、电线、电器等，让幼儿知道哪些东西有危险，会伤害身体，不能乱摸，使幼儿懂得既要玩得自由开心，又要注意安全。再如，喝开水时一些幼儿喜欢把杯子里的热开水拿去水龙头下冲冷水喝，针对这一行为，教师可及时地结合保健自助常识活动“喝生水会生病”，告诉幼儿喝生水的危害性。时时处处提醒幼儿注意安全，保护幼儿生命。幼儿园的孩子年龄小，自我保护意识差，每次活动前、放假前的安全教育都是必不可少的。因此，幼儿园安全教育是一个长期、连续的过程。教师应结合幼儿在活动中出现的问题，适时、及时地提醒幼儿，给予必要的、合理的安全教育。只有在幼儿原有的经验的基础上，巩固已有的安全知识、强化随时出现的安全行为，才能让安全意识逐步在幼儿心里扎根，让安全行为渐渐成为幼儿的习惯。

# 第六节　幼儿园开展安全教育的对策

幼儿的健康成长关系着千家万户的幸福，牵动着社会的稳定与发展，幼儿的安全是一切发展的保障，只有在生命安全的基础上才能够实现其身心的全面健康发展。那么，应该如何加强幼儿的安全教育，实现幼儿的健康成长呢？可以从以下几个方面进行探析。

## 一、加强教师的安全教育，提高其安全责任意识

### 1. 教育者要不断吸收新知识，加强对幼儿教育专业的学习

作为幼儿教师，必须具备多学科的知识，能灵活运用现代教育技术，认识到与现实密切相关的人生都问题。通过学习，教师要能够对幼儿的学习和不同年龄阶段幼儿的行为有正确的理解，要能对幼儿个体成长中表现出的独特的价值给予重视，要能帮助所有的幼儿克服遇到的障碍，获得更好的发展。幼儿教师只有充分了解幼儿阶段的身心发展规律以及较常出现的安全事故的种类，不断提高其防范幼儿安全事故的能力，才能及时发现问题及时给予解决①。

### 2. 加强幼儿园园长和教师的责任心

责任意识是从事一切工作的首要条件。幼儿教育工作的性质、任务要求幼儿园园长和教师不仅要具备合理的专业知识结构和较高水平的专业技能，更需具备强烈的责任意识，这是做好教育工作的前提条件和根本保证。教育部部长周济曾阐述了当代教师面临的三项主要责任，即岗位责任、社会责任、国家责任。这就要求幼儿教师在每天所做的极其平凡的工作之中，始终牢记为幼儿负责，为家长负责，为社会负责，为国家负责。虽然很多园长和教师都知道幼儿安全问题的重视，但是在实际的操作中不乏教师的疏忽甚至是脱岗使幼儿的安全受到威胁的情况发生。安全教育问题首先是一个态度问题，只有真正热爱幼儿，真正认识到安全教育对幼儿的作用，安全教育才能真正有效地开展。要加强责任意识首先就要做到爱岗敬业。爱岗敬业是对良知的尊重，是在工作中流露的优秀品德和人格。作为幼儿教师应该知道使命的崇高，责任的重大。其次，要勤奋细心。幼儿教师是一个平凡而又伟大的职业，幼儿教师所做的事情十分琐碎，但这些琐碎的小事关系到幼儿的生命安全及幼儿的长远发展。

### 3. 定期开展幼儿教师安全培训，提高安全责任意识

幼儿教师在孩子的成长中发挥着重要的作用，承担着重要教育任务。因此，要保证幼儿的安全，必须从教师抓起，要不断地提高教师的安全意识和责任感。幼儿园管理者应当定期开展安全教育活动，为幼儿教师量身打造安全培训计划和内容，可以邀请公安、消防、医护等专业人士开展专题讲座，也可以选取一些关于安全的典型事例的视频让教师们集体观看并讨论，还可以创建专门的安全教育宣传栏目普及安全知识。综合利用各种手段，使幼儿教师

---

① 宋秋容：《幼儿安全教育的途径》，《小学科学（教师论坛）》，2011（7）。

懂得安全的重要性，提高其安全责任感，并熟悉各种安全规章制度，掌握相关的安全救护知识，能够有效地预防幼儿安全事故，教给幼儿自救、逃生等的方法，提高防范事故的能力。

### 4. 开展安全疏散演练，提高幼儿的安全防范能力

安全演习就是为幼儿创造一种最接近于真实危险的情境，帮助幼儿找到多种多样的自我逃生的方法，目的是人为培养幼儿的自我救助能力。幼儿如果经常接触一些这样的安全演习，能够在遇到突发事件的时候，不至于手足无措、大哭大闹，而是按照预先学习的逃生技能，有秩序、快速地找到应付突发事件的方法。比如，幼儿园可以组织逃生应急演练活动。如通过消防演习活动，使幼儿学会如何在大火中逃生，像趴在地上快速匍匐前进，用湿毛巾捂住口、鼻等。防震演习可以巩固全园师生地震逃生应急避险知识，提高师生的紧急避险、自救自护能力，掌握地震来临时最有效的逃生方法。安全演习活动不仅使幼儿从思想意识上重视安全，更能够使幼儿学习和掌握快速逃生，保护自己不受伤害的办法。①

近两年，我国多次发生诸如地震、火灾、恐怖活动等事件，给人们的生活带来不安定因素。为此，幼儿园应制定各种安全应急预案，一旦遇到紧急情况立刻启动，采取行动措施，防患于未然。同时，幼儿园可在每学期针对地震、火灾等事故开展紧急疏散演练大行动，每月组织多种形式的事故预防演练，各班老师和幼儿根据安排和指定的疏散顺序、通道和集合地点，按照逃生自救的动作要求进行疏散。通过经常反复的演练，使每个老师和孩子们都能熟练掌握有效应对各种突发事件以及避险、自救和逃生的方法，提高安全防范能力。

## 二、适应现实需要，充实安全教育内容

很多幼儿园缺乏实际的安全教育内容，大多是关于消防安全的教育、交通安全的教育、陌生人的教育。内容过于单调陈旧，不能满足现实的需要。现代家庭中危险是处处存在的，各种各样的家用电器、各种各样的药品，还有一些根本无法预知的自然灾害。自从汶川大地震发生以后，虽然很多人对地震有了更深的认识，然而直到今天我们的许多孩子还不知道地震来了该怎么办。很多幼儿甚至不知道地震是什么。一些老师认为不应该让孩子知道地震是怎么回事，怕引起孩子的恐惧。这显然是不对的。我们的一些教育工作者为了让孩子安心，把危险都隐藏了起来，殊不知这样会造成更大的危险。所以，不可以存在侥幸心理，以为有的事情发生的几率极小就可以忽略，我们要让幼儿知道这个世界上本来就存在很多危险，幼儿只有知道得多，才可能在危险真的到来时知道怎样做。除此之外，幼儿园还需要做到：①结合季节特点及时补充安全教育内容。比如现在是春季，春季是流感经常发生的季节，这时候就要教育幼儿勤洗手、勤换衣，注意食品安全卫生，不吃不洁净的食物，多吃绿色蔬菜，注意锻炼身体等。②结合突发事件及时补充安全教育内容。比如有幼儿在厕所里摔倒了，教师应该抓住这个教育时机，进行防摔倒教育。可以让幼儿回想哪些地方容易摔倒，讨论应该怎么样做能避免摔倒，还可以通过角色游戏的表演来重现摔倒情境，加深幼儿对摔倒的认识和体验，达到避免摔倒的教育目的。②

---

① 张静：《浅谈加强幼儿园安全教育的有效途径》，《才智》，2011（32）。

② 刘莎莎：《浅谈强化幼儿园安全教育的有效方法与途径》，《现代阅读（教育版）》，2012（11）：72。

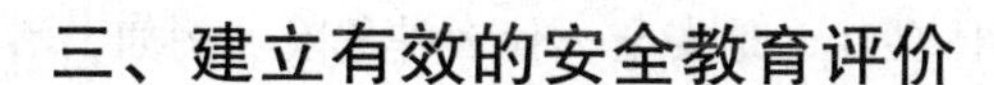

## 三、建立有效的安全教育评价

幼儿安全教育评价是对幼儿安全教育实施过程以及效果的全面评估，它有利于了解幼儿安全教育计划是否符合幼儿身心发展的需要，是否明确了幼儿的主要安全教育问题；它可以检验是否激发了幼儿学习安全知识的积极性，是否促进了幼儿态度和行为的改变，达到了预期目的；它还可以为改进教育设计方案提供依据。在测查幼儿对一些安全知识的掌握程度时，很多幼儿园的教育效果其实是不合格的，很多老师认为教过了这些知识，幼儿就一定掌握了，事实上并非如此。这里就存在一个教育评价的问题。幼儿园不同于小学中学，教过的知识可以用一张试卷就可以测查出来，所以幼儿安全知识的反馈非常重要，在教学中老师问一句："记住了吗?" 孩子的回答往往是："记住了。" 但是有多少是真正记住的，又有多少是滥竽充数的，不是老师一眼就可以看出来的。教师可以一问一答地形式将安全知识要点检验出来，或者直接来个小演习，看看哪些幼儿的做法是正确的哪些是错误的，只有这样，幼儿才能将安全知识牢记于心。比如下面这首安全教育歌谣就很有意义。安全儿歌有八条：第一条，最关键，不碰插座不玩电；星期天，去郊游，小河边上不能走；过马路，两边看，红灯亮走斑马线；坐火车，坐汽车，头手不伸窗外边；你的家，住高楼，不爬阳台翻跟头；煤气灶，有危险，千万不能去开关，一不小心漏了气，全家中毒上医院；水果刀，大人用，等我长大才能动；全家人，都不在，谁叫我都不离开；我是妈妈的乖宝宝，自我保护最安全。幼儿安全教育评价可以从以下三个方面来进行，首先是过程评价，即对幼儿安全教育计划执行情况的评价。评价的内容包括教育目标的制定是否适合本班幼儿，教育内容的选择是否具有针对性或者现实意义，教育方法是否生动活泼可以调动幼儿的积极性等。其次是影响评价，即幼儿的知识、态度是否因为受到安全教育而产生及时、有利的改变。最后是终极评价，即通过幼儿安全教育是否减少了幼儿意外发生的状况，将安全知识和态度转化成幼儿自我保护的行为。终极评价是幼儿健康教育工作者最应该关心的问题，但也较难把握，需要教师细心地观察。建立安全教育评价不仅是要评价安全教育的各个环节还要评价教育者本身，也就是反思。瑞吉欧教育体系为人们所提供的积极参与精神和反思性文化的实践，启示我们运用观察和记录的方法来研究儿童及其学习，研究教师的教育、教学，从而增进儿童学习的有效性，促进教师的专业成长。幼儿教师在进行安全教育的同时可以观察幼儿反应并记录一些观察要点，幼儿的学习经历就会被重温，还可以被加以诠释和反思，通过观察记录不仅可以回顾过去，更重要的是帮助教师了解幼儿，反思自己。反思自己的教学实践，为改进教学行为提供参考。反思是幼儿教师以自己为思考对象，对自己所依据的教育理论、选择的教育内容、实施的教育方案采取的教学方法以及由此产生的教学结果进行审视和分析的过程，是教师提高自我和专业成长的重要途径。①

## 四、创设自然的安全教育环境

幼儿从早上入园，一直到晚上离园，很长一段时间都是在幼儿园里度过的，可以说幼儿园是他们的另一个家。幼儿园的安全教育应与生活相结合，教育者应创设温馨的生活环境，

---

① 李爱萍：《幼儿园如何开展安全教育》，《教育教学论坛》，2011（19）。

通过直观、形象而生动的教育，让孩子在生活中体会什么是安全，什么是危险。例如，活动室里尽量避免尖角的地方；卫生间的地砖应是防滑的；水桶里的水都是温水；在上下楼梯的地方，印上小脚印，提醒幼儿按序上下楼梯，等等。细小环境的创设，能有效地减少幼儿受伤的可能性。根据幼儿喜欢追跑，容易发生相撞的现象，引导幼儿找一找活动室的哪些地方有危险，可以贴上相应的安全标记。如在窗台张贴禁止攀爬的标记，在楼道口张贴禁止拥挤的标记，在电源插座旁贴上禁止触摸的标记。还可以指导幼儿自己制作各种各样的安全标记强化教育效果。但是不能怕幼儿发生危险就将所有的危险都去除掉，幼儿通过学习可以避免的一些自然环境中的危险要适当的存在，这样才能增加幼儿的体验，积累安全经验。国外的一些安全教育环境上的创设可以带给我们一些启发。他们在环境创设上注重为儿童创设一种自然的环境，他们更多的是用原木类的材料制作一些相关的设施，如一些木头堆成的小山坡，自然生长的草地，用绳索吊在树上自制的秋千等，这一切都力图让幼儿与自然相亲近，获得人与自然的交往体验。让幼儿生活在一个完全没有危险的环境中不利于幼儿的体验，只有让幼儿与大自然亲密接触才能锻炼出强健的体魄和坚强的意志。作者所接触的幼儿园中，有的幼儿园为减少幼儿出现危险的情况就尽量减少户外活动的时间，这样做只能是因噎废食，不利于孩子的长远发展。

## 五、利用各种社会资源丰富安全教育

社会是一个大家庭，每个人都离不开它，因此，可以利用社会资源加强对孩子进行安全教育的力度。如幼儿园可以邀请消防员给幼儿讲解有关用火的注意事项，请交通警察演示交通安全规则等。在利用社会资源对孩子进行安全教育的同时，还应注意避免社会上一些不良现象和资讯的影响。现代社会资讯发达，电视、电脑等为人们提供了大量的信息，但有些是不适宜幼儿接收的，应该防止幼儿接触。我国政府非常重视对少年儿童进行安全教育。有关专家表示，由教育部基础教育司指导、监制的全国中小学生及幼儿安全教育大型专题片《与安全同行》将是我国覆盖面最广（涉及全国 70 万所中小学校及幼儿园）、受益人数最多（近 3 亿中小学生及幼儿）、到达率最为集中的一次中小学生、幼儿安全教育传播活动。可见，利用各种社会资源对孩子进行安全教育，不仅是幼儿园的责任，也是社会的责任。让幼儿形成自护习惯，必须要养成良好的行为习惯，避免伤害，如轻开门窗、过马路走人行横道线、不跟陌生人走等，都要求家庭与幼儿园互相配合，对幼儿进行教育，并长期坚持。同时，家长来自不同的工作岗位，从事着不同的工作，教师要充分发挥家长这一教育资源，丰富安全教育的内容和形式。首先，幼儿教师要与家长建立良好的人际关系，不能仅仅在开家长会的时候才有所沟通，在家长接送孩子的时候，幼儿教师就可以简短地向家长介绍幼儿在园不注意安全的一些问题，通过家长的配合来共同完成幼儿安全教育的重要任务。其次，幼儿教师应该告诉家长在日常生活中的一些要注意的问题，比如在生活中家长应给孩子挑选适合他们观看的电视节目或画刊，如不能让幼儿收看带有暴力、色情、恐怖等电视节目或阅读不良读物。因为孩子理解能力差、好模仿，特别喜欢模仿电视节目中的一些内容，一旦模仿不良行为时，不但会伤及自己，还可能伤害他人。以交通安全教育为例，家园合作显得尤为重要，教育家长应该做到以下几点来保证孩子的安全：第一，对婴幼儿加强看管，不要让孩子在人多车多的路上独自行走；第二，孩子上马路要走人行道，而且一定要有父母陪伴，横穿马路时，父母要牵着孩子的手行走；第三，不要让孩子骑儿童三轮车上马路旁的人行道、机动车道和狭窄的马路；第四，带孩子乘车要给孩子系上安全带，父母自己也要系上安全带；第五，做好孩子的榜样，培养孩子从小遵守交通规则的意识，这也是最关键的预防措施。幼儿教师应建议家长平时多让幼儿做些力所能及的事情，培养幼儿的自理能力，使幼儿学会照顾自己的基本生活，如鞋带松了会自己系好，天气冷了会自己加衣服等。家长应加强幼儿生活习惯的训练，如吃饭不嬉笑、打闹，避免异物进入气管，并有意识的让幼儿独立地处理一些问题、困难，使之掌握适应自身生理或心理变化、周围环境变化的应变能力，做到遇事不慌，从容应付。

## 六、加强幼儿的安全教育，培养幼儿自我保护的意识和能力

### 1. 开展安全教育课程，培养幼儿的安全意识

幼儿处于人生的开始阶段，对于外界的事物总是感觉新奇，没有安全意识，对于任何事物都想动手摸摸，家长和老师又不能时刻地盯着他们的一举一动，因此常常会发生一些不可预见的安全事故。传统的幼儿教育中，家长多是以恐吓的形式来保护幼儿，叮嘱孩子不许这样、不许那样，这样的方法往往收效甚微。由于幼儿的好奇心很强，这样的教育形式或许会带来相反的效果。授人以鱼不如授人以渔，要从根本上保证幼儿的安全，必须培养幼儿的安全意识，提高其防范安全事故的能力。作为幼儿教师，不仅要保护幼儿的人身安全，还要培养幼儿的安全意识。幼儿园应当开设相关的安全教育课程，每周定期开展安全主体班会，并根据幼儿的特点，采取多样的形式对幼儿普及安全知识。例如向幼儿展示与安全有关的图片、音像或者动画，教给他们防火、防震等安全知识，并组织其进行模拟训练。

### 2. 组织相关活动，使幼儿对安全具有感性认识

由于幼儿年龄小，对危险和不安全的概念模糊，特别是在一些重大灾害方面更是如此。为了让幼儿对安全具有感性的认识和了解，从而减少他们因无法预知而产生的恐惧，并且激发幼儿学习安全防范和自护知识的兴趣，教师可采取在活动中体验和感受的方法。如在防震教育活动中，首先，组织幼儿观看相关录像、图片，让幼儿感知地震给人们带来的灾难，再通过模拟逃生的游戏，使幼儿了解安全自救的常识，学会保护自己。又如在开展消防安全教育中，教师可带领幼儿到附近消防队参观，请消防队员讲授防火知识，观看消防演习，同样通过游戏和演练等活动，使幼儿在亲身体验中掌握逃生、自救的方法和技能。

### 3. 营造安全教育环境，提高幼儿的安全意识

直观的形象对幼儿起着潜移默化的积极的影响作用。因此，对于幼儿的安全教育可以通过营造一个安全教育环境，让其认识安全的重要性。例如可以在幼儿园的走廊内张贴“小心火灾”“走人行道”以及各种急救电话等标识，布置卡通、有趣的防震、防火、防恐及“不跟陌生人走”等宣传图片；各班创设“消防大队”“交通岗”等安全活动区角；老师们和幼儿一起制作不同的安全标识符号牌挂在班里或室外，如电源插孔处贴上“当心触电”、门把手处贴

上“小心碰头”、走廊窗台和楼梯扶手上贴上“不许攀爬”标识，等等。通过警示标识时刻提醒幼儿注意安全，利用环境的教育，增强幼儿的安全意识。

## 七、加强家园协作，共筑幼儿安全教育网络

对幼儿进行安全教育，不能离开幼儿家长的支持与配合，只有幼儿园与家庭同步进行教育，才能实现安全教育目标。安全教育是家庭教育的一部分，家长向幼儿传授相关安全教育知识，能有效提升幼儿安全防范的意识。幼儿园可以定期将家长召集在一起，并与家长进行交流；听取家长关于教育幼儿的意见，教师与家长相互沟通，保持幼儿园教育与家庭教育的同步性。此外，也可以向家长普及一些安全教育知识，并采用问卷、交谈等方法调查家庭中存在的危险因素，积极寻找解决方案。教师也应将幼儿在幼儿园当中的情况告诉家长，如果一些幼儿喜欢将尖锐物品带在身上，那么就要告诉家长随时注意对幼儿的口袋进行检查；如果幼儿的鞋底过硬或容易被鞋上饰物所绊倒，则应提醒家长及时更换鞋子。如发现幼儿在家中出现危险行为，家长要及时制止并进行教育。

在孩子的教育中，家长发挥着重要的作用。在对幼儿的安全教育中，教师和家长应当同步的对幼儿进行教育，这样才能够使幼儿的安全教育处于一个连贯的系统之中，切实为幼儿的成长营造一个安全教育的氛围，从而提高其安全意识。作者对某幼儿园的幼儿家长进行调查发现：100%的家长都认为，对幼儿进行自我保护能力的培养很有必要，也意识到了其重要性，但实际生活中只有 47%的家长在平时经常教授孩子这方面的知识技能，可见，教师还要进一步提高家长意识、改变家长观念、开展家长工作，使家长成为我们实施教育的合作伙伴。通过“家园联系栏”，开展“安全、自救”每日一问，把安全活动内容展示给家长看，向家长阐明需要哪方面的配合，时常向家长了解幼儿在家的行为表现，相互进行意见反馈，达到安全教育的家园一致性。《幼儿园教育指导纲要》中明确地指出了幼儿园的首要工作就是要保护幼儿的生命安全，并要不断地促进幼儿的健康发展。幼儿的健康成长牵动着成千上万家庭的幸福，因此，作为幼儿教师应当树立起高度的责任感，家长应当配合教师工作，以培养幼儿的安全意识，提高其自我保护的能力，使每个孩子都能安全、健康、快乐地成长。

## 八、使安全教育活动的形式变得多样化

一般而言，如果教师只是采用说教式对幼儿进行教育，那么就很难实现教育目标。对此，可以将安全教育融入到美术、语言以及音乐等活动当中，从而使教育形式变得生动化、形象化以及直观化，在教育时由浅入深，使幼儿逐步了解自我保护的一些常用方法。在教育时，应结合幼儿思维具有的特殊性，进行针对性教育。例如，在教幼儿认识鼻子时，可以将自编故事以及猜谜语等形式融入活动当中，以便使其清楚保护鼻子的方法、鼻子的功能以及外形构造等，学会保护鼻子。也可以让幼儿观察图片，并进行讨论，对行为对错进行判断，开展保护教育。因为幼儿具有较强的模仿能力且活泼好动，所以可以在教育形式中融入角色游戏。例如，可以让幼儿玩医生与病人的游戏，让幼儿自主选择扮演病人或医生的角色，“医生”要及时帮助“病人”包扎以及止血，或进行紧急救治。在角色游戏当中向幼儿传授安全方面的

知识，能够让幼儿得到亲自操作以及练习的机会，在操作练习当中不但增强了幼儿保护自身的能力，还使幼儿懂得了自救。此外，教师还可以通过创设一定的环境来教育幼儿，使其在潜移默化的环境中，学会保护自己。可以在幼儿园的楼道以及墙壁等区域张贴一些带有安全警示的标识，以便随时提醒幼儿，要保护自己与注意安全。在向幼儿传授安全方面的知识时，应将集体教育作为主要的形式，如果个别幼儿存在危险行为，则应开展针对性的个别教育，让其了解到自己行为的危险性。

## 九、对幼儿保护自身的能力进行巩固以及发展

在多年的教育实践当中，有效的安全教育应于日常生活当中有所体现。例如，在对幼儿进行晨检以及午检的时候，教师应当仔细查询幼儿的安全情况，并询问幼儿是否已经知道安全防范知识，从而向幼儿灌输安全意识。教师晨检以及午检时应及时了解幼儿的安全状况，例如身体健康状况，是否在口袋当中装有危险物品以及其他异物等。当幼儿进入幼儿园时，应保证其安全，对于发现的安全问题要及时加以解决。此外，如果日常生活当中幼儿遇到了危及自身安全的因素，则教师要及时教育他们，让其树立起安全防范的思想。告诉幼儿乱吃东西以及将纸团塞入鼻孔当中是不安全的，将会伤害到自己，如果遇见其他人出现了上述行为，则应及时向老师报告，并采取积极的方法加以解决。在教育时，应注意使幼儿增强认识与分析危险行为以及因素的能力，进而保证其预见以及判断危险行为与危险因素的能力能够得到提高，从而在幼儿的思维当中建立起安全方面的意识。

教师教会幼儿保护自身，这就离教育目标的实现更近了一步。向幼儿传授安全方面的常识，不可忽视幼儿同伴之间的影响。要教育幼儿从别人遇到的危险以及困难当中，发现问题并总结经验以及吸取教训，进而探究与摸索保护自身的方法。在幼儿园当中，摔伤的常见原因是滑倒，对此应教育幼儿如果出现摔倒则可以用手撑地，从而减小伤害；如果幼儿能够有效掌握保护自身的正确方法，那么便可以使保护自身的技能得以提高。此外，还可以指定幼儿当“安全检查员”，并让小小检查员负责每天定时检查幼儿园的活动区域，如果发现存在安全隐患，要及时向老师报告，并张贴安全标识以达到警示的目的。如果发现同伴存在危险行为，则应及时纠正。如此一来，小小检查员不仅要检查同伴，同时必须以身作则；在轮流担当检查员的过程中，幼儿保护自我的能力以及安全意识便会得到明显提高。

安全教育受到行为习惯的影响，两者相辅相成，只有让幼儿养成较好的行为方式，才能使其有效避免伤害。例如，在上楼梯以及下楼时，应靠右走；在玩要时，应谦让别人，避免拥挤；要系好鞋带，吃饭时不要打闹或嬉笑，在喝水前应先试探一下水温。在日常活动中，教师要反复强调，以便培养起良好习惯。如果幼儿能够保持良好行为方式以及行为习惯，则教师应予以鼓励，让幼儿在激励当中进一步优化自身行为习惯。

尽管幼儿园的教学质量和硬件设施都有较明显的改善，但幼儿的安全问题依然不能忽视。处在幼儿阶段的孩子喜欢动，对新鲜事物有着强烈的求知欲，可是身体的协调性却相对较差，再加上生活经验不足，不具备独立的行为能力，不仅没有自我保护的意识，更不懂得辨别生活中的危险事物，对待危险事物更没有预见性。因此，幼儿经常发生一些意外状况，比如吞食了不该吃的东西，摔倒被磕伤，以及烫伤等意外伤害。这些伤害可能会对幼儿的心理产生不好的影响，甚至会影响幼儿的一生，幼儿的安全工作是幼儿园的最重要的一项工作。对于

幼儿园的工作者来说，一定要高度注意幼儿安全教育工作，从幼儿身心发展特点出发，针对幼儿可能遇到的安全问题，对幼儿进行安全教育。幼儿只有提前学习安全知识，掌握自我救助的技能，可能提高自我保护能力，也只有这样，当遇到突发情况的时候，幼儿才会灵活利用这些知识和技能，巧妙脱离危险，避免受到伤害。

综上所述，我们对幼儿进行安全教育的目的是为了让幼儿得到更多的发展机会，而不是剥夺幼儿的学习机会，让他们“无所作为”。因此，我们不仅要丰富幼儿的安全知识，让他们知道哪里有危险，更应该教育他们知道如何征服危险，以及在征服危险的过程中怎样有效地保护自己。在幼儿园的各项工作当中，保护幼儿安全是首要工作，其他工作进行的基础也是保护幼儿安全。幼儿园要做好安全工作，则不仅要完善管理措施以及相关硬件设施，还应强化安全教育，安全教育工作的有效进行能够使幼儿自我防范能力与安全意识得到增强，从而保证安全管理工作顺利进行。对于幼儿来说，安全知识与防范能力相对缺失。因此，幼儿园应时刻对幼儿进行安全教育，向幼儿传授安全常识，帮助其树立起安全意识，同时要注意不能简单将安全知识灌输给幼儿，而是将生活经验融于教育当中，使教育方式生动形象化，让幼儿学会保护自己，实现安全教育目标。

## 知识拓展链接：

### 当宝贝受到性侵犯时的十大迹象

广东妇联与检察院联合调研显示，在女童受侵害刑事案件中，女童遭性侵现象最为突出，占案件总数 75%。过去三年，广东逾 2 500 名女童遭性侵，其中近半在 14 岁以下，性侵女童者 65%是熟人，包括邻里、亲属、老师等，年龄在 20 周岁以下和 50 周岁以上居多。

当孩子受到性侵时一般会有如下行为表现：

1．突然出现带有性特征的行为；

2．突然出现恐惧感；

3．性格突然发生变化；

4．在行为上，明显表现出对他人的愤怒和侵犯；

5．睡眠失调；

6．纵火或突然喜欢玩火；

7．注意宝贝的绘画内容；

8．饮食突然变得没有规律；

9．留意任何性侵犯造成的生理上的变化；

10．任何反常的重要的举止变化。

### 提醒家长：告诉孩子要敢说“不”

童年时期留下心理阴影，往往会影响一辈子，也可能会给未来埋下隐患。作为家长，要随时留意观察孩子，一旦发现异常情况，比如回家比平时晚、晚上做噩梦、不愿和异性接触等，一定要和缓地询问原因，耐心开解。更要教给孩子以下 9 个“守则”，尽量防止受到伤害：

1．凡背心裤衩覆盖的地方，不许别人碰。

2．任何人的任何行为，只要让你感到痛或不舒服，就立刻反抗，即使是老师或其他有权威的人，也要敢于说“不”。

3．孩子外出，应了解环境，尽量在安全路线行走，避开荒僻和陌生的地方。

4．晚上女孩外出时，应结伴而行，尤其是年幼女孩外出，家长一定要接送。

5．女孩外出要注意周围动静，不要和陌生人搭腔，如有人盯梢或纠缠，尽快向人多处靠近，必要时要呼叫。

6．女孩外出，随时与家长联系，未得家长许可，不可在别人家夜宿。

7．应该避免单独和男子在家里或是宁静、封闭的环境中会面，尤其是到男子家中。

8．不随便喝陌生人给的饮料或食品。

9．独自在家注意关门，拒绝陌生人进屋，发觉有陌生人进入应果断开灯求救。

**思考与运用：**

1．简述幼儿园安全教育内容。

2．简述幼儿园安全教育现状。

3．简述幼儿园安全教育目的。

4．简述幼儿园安全教育意义。

5．简述幼儿园开展安全教育的方式方法。

6．简述幼儿园安全教育问题存在的原因。

7．简述幼儿园开展安全教育的对策。

8．简述幼儿遭到性侵时的行为表现及防范措施。

# 第九章　学前儿童意外事故防范及应急处理对策

**学习要点：**

1．理解学前儿童常见意外事故的种类。

2．掌握各种学前儿童常见意外事故的急救方法。

意外事故，指突然发生的事件对人体所造成损害的事故。目前，意外事故已经成为儿童致伤、致残、致死的主要原因。常见的意外事故主要有交通事故、溺水、跌落、火灾与烧烫伤、中毒、窒息、触电、玩具伤害等；还有碰伤摔伤、坠落伤、切割伤、动物抓咬伤，活动过度致伤等。幼儿意外伤害[1]，是指幼儿在幼儿园、家中、户外等场所活动过程中，所发生的个人人身伤害事故。分析意外事故的影响因素，把握意外伤害的规律，采取有效的预防措施，最终可以降低意外伤害的发生率。

## 第一节　学前儿童常见意外事故概述

近年来，随着医疗水平的提高，影响儿童身心健康的疾病得到了有效控制，儿童因疾病死亡的比例逐渐降低，但因意外伤害导致儿童伤亡的比例却相对上升，意外伤害对儿童的身心健康发展有十分重要的影响。因此，分析影响学前儿童发生意外事故的影响因素及发生原因对于预防和控制意外伤害的发生以及对其进行干预十分重要。

### 一、学前儿童发生意外事故的影响因素

意外事故的影响因素是指与疾病发生、发展有关的一些因素。学前儿童意外事故的发生、发展受到各种因素的影响，如儿童的生理因素、家庭因素和社会因素等都会影响意外事故的发生。

#### （一）生理因素

影响意外事故发生、发展的学前儿童的生理因素主要有年龄、性别、种族等。儿童的年龄和发育水平与意外伤害的类型和发生率有一定的关系，如蹒跚学步的儿童易出现跌倒、烫伤、误服、

① 杨雪仙：《幼儿自我保护能力培养的研究》，南京师范大学出版社2006年版，第3页。

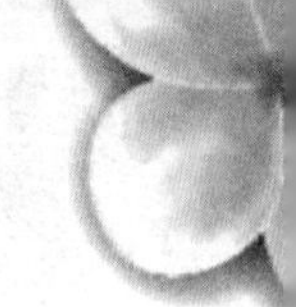



### （三）轻微的意外伤害

这一类意外伤害可以在家进行简单的处理，必要时到医院再进行治疗。如划破一个小口，烫起了一个小水泡，或摔破点皮等。

## 二、对学前儿童急救的原则

### （一）抢救生命

无论意外伤害出现什么严重情况，也不管造成意外伤害的原因是什么，托幼机构内的儿童遭遇意外事故，特别是一些情况严重的事故，抢救生命是急救的第一原则。在抢救时首先要注意的是受伤儿童的呼吸、心跳是否正常。如果受伤儿童心跳、呼吸不规律，快要停止或刚刚停止，当务之急就是设法暂时用人为的力量来帮助病儿呼吸，使其恢复自主呼吸，支持病儿心脏正常功能。在常温下，呼吸、心跳完全停止 4 分钟以上，生命就会岌岌可危；超过 10 分钟，病儿很难复苏。因此，当病人的呼吸、心跳发生严重障碍时，如果不立即进行急救，只等送医院再抢救，往往造成不可挽回的后果。因此，这样的情况一定要争分夺秒地对患儿进行人工呼吸、心肺复苏等急救措施。

### （二）减少痛苦

意外事故对幼小的儿童会造成强烈的恐惧和剧烈的疼痛，若抢救不及时或方法不正确会加重病情。因此，在现场抢救中要尽量减少病儿痛苦，以改善病情。很多意外伤害往往是严重的，如各种烧伤、烫伤、骨折时都有剧烈疼痛，有的甚至出现休克，病情严重。因此，在急救过程中，进行处理和搬运时，语言要温和，动作要轻柔，位置要适当，必要时予以镇痛、镇静药物。

### （三）预防并发症

在抢救病儿时要尽量预防和减少并发症的出现和以后留下后遗症。意外伤害发生后，如果急救处理不及时或不恰当，即使生命得救，也会留下残疾，导致终身遗憾。如儿童摔伤或坠落伤时可能发生脊柱骨折。当病儿脊背疼痛疑有脊柱骨折时，应严禁让病儿走动，转运时一定用木板作担架运送。如果让病儿走动，或用绳索等软担架运送，或抱背着转送，都可能因脊椎的活动而损伤脊髓神经，造成截瘫。

## 三、学前儿童重要的急救方法及其他常见的意外伤害

### （一）几种重要的急救方法

#### 1. 人工呼吸

常见的意外伤害如窒息、煤气中毒、药物中毒、呼吸肌麻痹、溺水及触电等患者严重缺氧的，在正常情况下，4 ~ 6 分钟就会引起死亡。因此，必须争分夺秒地进行有效呼吸，以挽救其生命。而人工呼吸是用于自主呼吸停止时的一种急救方法，通过徒手或机械装置使

空气有节律地进入肺内，然后利用胸廓和肺组织的弹性回缩力使进入肺内的气体呼出。如此周而复始以代替自主呼吸（见图9.1）。

最多用的是口对口人工呼吸，适于呼吸道无阻塞的病人。如病人口腔有严重损伤或牙关紧闭，可改用口对鼻人工呼吸。

此法操作简便容易掌握，而且气体的交换量大，接近或等于正常人呼吸的气体量，且效果较好。操作方法：

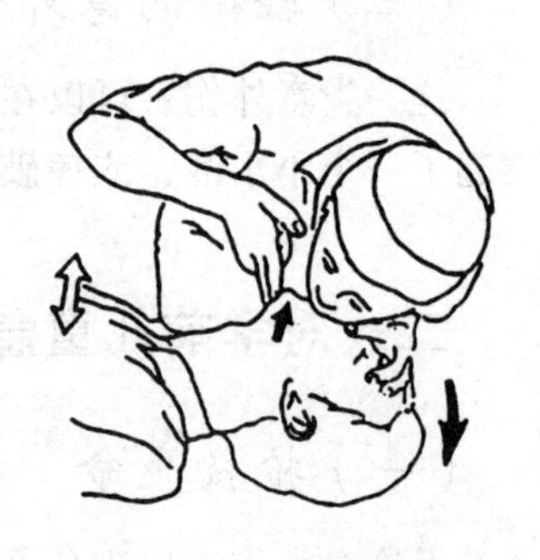

图 9.1　人工呼吸技巧图

（1）患儿取仰卧位，即胸腹朝天。

（2）首先清理患儿呼吸道，保持呼吸道清洁。

（3）使患儿头部尽量后仰，以保持呼吸道畅通。

（4）急救者立于病人的一侧，用一只手托其下颌，使头后仰，急救者深吸一口气，对准病人口或鼻用力吹气。口对口吹气时，宜用另一只手捏紧病人的鼻孔；口对鼻吹气时，要将其口唇闭紧，以免吹气时发生漏气。吹气后看到病人胸部括高则停止吹气，放开口或鼻，让病人胸部自然回缩呼出气体。反复重复上述动作。吹气次数成人每分钟 10 ~ 15 次，儿童每分钟 20 次左右。直到患者恢复自主呼吸或死亡方可停止。

施行人工呼吸后，如病人皮肤、口唇、指甲的颜色由紫转红，证明有效；如青紫加重则说明无效，应仔细检查心跳有无停止，气道是否通畅，操作动作是否准确。对伴有心跳停止者应同时进行心脏按压。

### 2. 心脏按压术

胸外心脏按压术适用于各种创伤、电击、溺水、窒息、心脏疾病或药物过敏等引起的心搏骤停。也就是说，无论何种原因致伤病者心跳突然停止时，应立即施行胸外心脏按压术，人为地让心脏跳动，直到自主心跳恢复，以复苏生命。

方法：病人仰卧于平坦的床板或地面上，急救者跪或站在病人身体的一侧，解开病人上衣，暴露胸部。用一手掌根部放在病人胸骨体的中、下 1/3 交界处，另一只手重叠在其手背上，两肘伸直，充分利用上半身的重量及臀部力量，垂直向下按压胸骨，使之下陷 3 厘米 ~ 4 厘米，然后放松，对儿童力量宜减半。按压要有规律，不间断也不宜猛压猛松，手不离开胸壁。按压频率为每分钟 60 ~ 80 次（见图 9.2）。

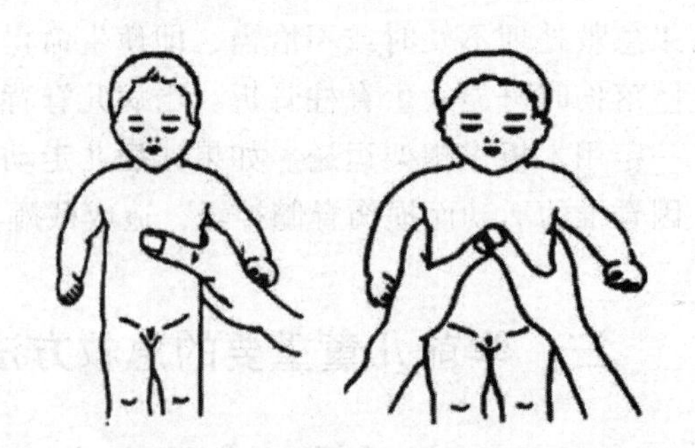

图 9.2　心脏按压术技巧图

如病人呼吸，心跳均停止，应在进行胸外心脏按压的同时，进行口对口或口对鼻人工呼吸，单人抢救，按压频率为 80 次/分，每吹气 2 次，按压 15 次，反复交替进行，操作中断最多不能超过 5 秒；双人抢救，为一人吹气、一人按压，按压频率为每分钟 60 次，每吹气 1 次，按压 5 次，交替进行。每 4 ~ 5 分钟检查一次病人的心跳和呼吸，如未恢复自主心跳，应继续按压，并检查操作方法是否正确，必要时应在抢救同时，迅速送往附近医院救治。

对于新生儿或婴儿，用两三根手指，将指肚放在宝宝的两个乳头中间略向下的位置，垂直向下按压大约 1.3 厘米 ~ 2.5 厘米，然后松开，动作要均衡流畅，不能急促，让胸部回复到正常状态。

**注意事项**：必须用手掌根部加压于胸骨下半段，对准脊校按压，不应将手掌平放，不应压心前区。按压与放松时间应大致相等。心脏按压的同时应施行有效的人工呼吸。按压无效时，即应由气管内滴入或静脉内推入 0.1%肾上腺素 1 毫升，或根据情况由静脉或气管内给予其他复苏药物。

### 3. 小儿心肺复苏法

一旦心跳停止，全身各器官由于得不到血液供应，将很快发生缺血、缺氧，心、脑等重要器官将受到严重损害而使复苏困难，所以应争分夺秒地进行心肺复苏。心肺复苏是包括采用一组简单的技术，使生命得以维持的方法。多见于冠心病、溺水、电击、雷击、严重创伤、大出血等病人，多发生在公共场所、家庭和工作单位，多来不及送医院抢救。在发病 4 分钟内能开始进行正确有效的心肺复苏术，能抢救很多病人，因此，掌握现场心肺复苏术，十分重要。当小儿出现意外，突然倒下时，首先应边摇边喊病人，判断是否失去知觉，有无呼吸心跳，无反应，应立即开始做心肺复苏术，其步骤如下：

病人的准备：将病人平卧在平地或硬板上，当病人有外伤（如骨折等）时，要小心搬动，以免加重伤情。保持病人气道通畅，可用仰头—抬颏（或托颌或托颈）法，使病人的口腔、咽喉轴呈直线，防止舌根、会厌阻塞气道口，方法是：操作者一般站或跪在病人右侧，左手置病人前额上用力后压，右手指放在病人下颌骨下沿，将颏部向上向前抬起。

口对口吹气：口对口吹气是向病人提供空气的有效方法。方法是：抢救人员将置于病人下颏的右手向下压其颏部，撑开病人的口，左手的拇指与食指捏住病人的鼻孔，防止呼入的空气逸出。抢救人用自己的双唇包绕封住病人的口的外部，形成不透气的密封状态，然后以中等力量，用 1 ~ 1.5 秒的速度向病人口中吹入约 800 毫升空气，吹气后，抢救人员即抬头侧过一边，作一次深吸气，待下次吹气，如此按每分钟 12 次的频率反复进行，直到病人有自主呼吸为止。

胸外心脏按压：目的是通过胸外心脏按压形成胸腔内外压差，维持血液循环的动力。方法是：抢救人员在病人右侧时，其左手掌根部置于病人胸前胸骨下段，再将右手掌压在左手背上（婴儿可用食、中指尖，儿童可用一只手掌根），两手的手指翘起不接触病人的胸壁，伸直双臂，肘关节不弯曲，用双肩向下压而形成压力，将胸骨下压约 3.5 厘米 ~ 4.5 厘米（婴儿 1.5 厘米 ~ 2.5 厘米，儿童 2.5 厘米 ~ 4 厘米），按压和放松相间，时间相等，但手掌不离开病人胸骨部位，反复进行，每分钟按压 80 ~ 100 次。

### 4. 包扎法

包扎是创伤后急救技术中常用的方法之一，其有保护创面，压迫止血以及固定骨折、关节和敷料作用。

任何原因所致的伤口一般都已污染，要防止污染引起局部感染化脓甚至全身感染。不能触摸伤口，初次急救时也不宜用药物擦洗伤口，可用 75%酒精或 2.5%碘酒棉球从伤口边缘自内向外画圈擦，以擦掉伤口周围的污物，（酒精不可弄入伤口）再用温开水、生理盐水或过氧化氢清洗伤口，洗净污物，消毒后包扎伤口。

绷带包扎法：急救中以软绷带最常用。急救者要遵守无菌操作原则，在创面上合部覆盖消毒纱布后再使用绷带。开始包扎时可先作二三圈环行带，以防松弛。环绕肢体包扎时应采取肢体最短的途径绕行并紧贴肢体，绷带不应有皱褶，避免忽紧忽松。应左手拿绷带头，右手拿绷带卷，由伤口低处自左向右、从下到上缠绕，包扎完成时，绷带末端可纵行剪开，交叉打结。

（1）三角巾包扎法：使用广泛、方便，固定效果好，可适用于身体各不同部位和较大创面的包扎。

（2）头部三角巾包扎法：将三角巾底边正中放在伤员前额眉，顶角向后盖过头顶至枕后，将两底角经耳上向后拉扎紧压住顶角，在颈后交叉再绕回前额打结，枕后多余的顶角翻上塞入边缝中。此法适用于头顶部受伤和脑外露者（见图 9.3）。

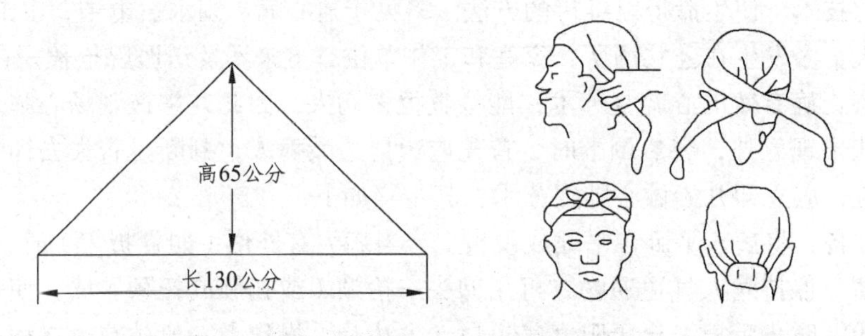


图 9.3　头部三角巾包扎法

（3）头部三角枕风帽式包扎法：将三角巾顶角打结放于伤员额前，底边中间打结放于枕后，包住头部，然后把底边两端包紧在下颏角交叉，包住下颏部，再绕至枕后中央，在底边的结上加结。此法适用于头、面、眼、鼻及下颌等多处受伤者。

（4）面部三角巾面具式包扎法：将三角巾底边打结放于伤员头顶正中，把底边巾盖过面部，将其两底角拉向枕部并上提出拉紧，交叉压住底边后再向前绕至前颈部打结。包扎后在相当于眼、鼻、口处，各开一小孔。此法适用于面部烧伤或有广泛软组织损伤患者。

（5）胸部三角巾包扎法：将三角巾底边放于胸部下方，围绕胸部至背后，在背后打结；将顶角绕过一侧肩部并用顶角部的系带和底边在背后打结固定。此法适用于胸部受伤者（见图 9.4）。

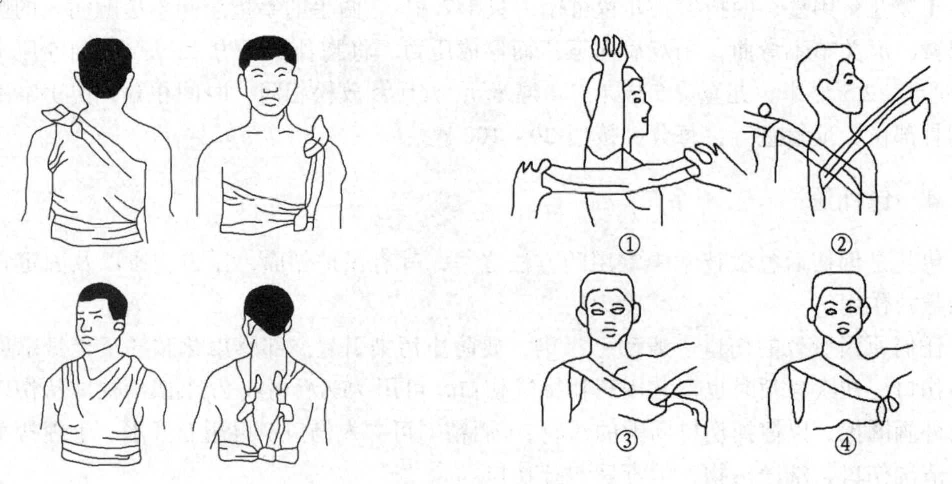


图 9.4　胸部三角巾包扎法

（6）上肢三角巾包扎法：将三角巾平铺于伤员胸前，顶角对准患肢肘关节稍外侧，屈曲

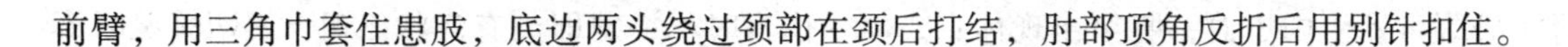

前臂，用三角巾套住患肢，底边两头绕过颈部在颈后打结，肘部顶角反折后用别针扣住。

## （二）其他常见意外事故及急救

### 1. 交通事故伤害

随着经济的发展，交通逐渐发达，交通事故频发。近年来，交通事故已经成为意外伤害死亡中的首位原因，占城市意外伤害的第一位，也是近年来儿童的主要死亡原因之一。

**案例一**：《甘肃正宁幼儿园事故校车系超载逆行》①：2011 年 11 月 16 日上午 9 点 40 分左右，甘肃省庆阳市正宁县榆林子镇下沟砖厂门口，一辆大翻斗运煤货车与正宁县榆林子小博士幼儿园学生接送面包车相撞，事故共造成 21 人死亡 43 人受伤，其中 19 名死者是幼儿。事故发生时当地有雾，能见度不足 50 米，超载校车有逆向行驶行为。

**案例二**：《滨海新区新港三号路一母亲追赶乱穿马路孩子出车祸》②：2012 年 8 月 8 日 16：00 左右，王女士带着 8 岁的儿子从新开里的家中前往濒开里菜市场买菜。母子俩一前一后地走在路上，王女士不住地叫儿子慢点，但调皮的儿子始终没有停下脚步。当他们走到新港三号路与港航路交口处时，惨剧发生。在离人行斑马线还有 5 米的距离时，王女士的儿子突然没有任何预兆地横穿马路。王女士意识到十分危险，想要跑上前拉住儿子。可就在此时，一辆沿新港三号路由东向西驶来的出租车正好撞上了王女士。送到医院后，王女士被诊断为尾骨骨折，幸运的是，8 岁的孩子并无大碍。

交通事故发生后，由于撞击部位的非选择性，可导致身体各部位的伤害，包括头颅外伤、胸部外伤、腹部外伤、肢体外伤以及皮肤损伤等。尤其是造成颅脑损伤和留下严重的心灵创伤，造成无法估量的社会经济损失。相当一部分儿童在救治成功后仍需要借助医疗康复或家庭保健，治疗费用昂贵（数万至数十万），给儿童的身心健康带来严重伤害。交通事故各部位伤害有以下应急对策：

头部外伤：常见颅骨骨折，开放性颅骨骨折容易发现，闭合性颅骨骨折有时较难发现，可见颅骨局部凹陷或按压时下陷。如昏迷不醒，或清醒后再次陷入昏迷，或出现抽搐、偏瘫等表现，则提示脑组织受损伤，或有颅内出血，应迅速送医院处理？否则有生命危险。现场处理时应把患儿的头偏向一侧，防止呕吐时胃内存物进入呼吸道，引起呼吸道堵塞而窒息，应急送医院，作进一步处理。

胸部创伤：外伤后常引起损伤性窒息、患儿在短时间内出现胸部剧痛、面色苍白、出冷汗、四肢厥冷，甚至休克；如出现呼吸困难，胸廓部出现皮下气肿，说明肺部有损伤、引起气胸或血胸，这时应立即取半卧性；如果胸壁有伤口，造成开放性气胸，应迅速将伤口包扎封闭，使开放性气胸变为闭合性气胸，速送医院；如出现肋骨骨折，应制动，等待专业人员救治。

腹部脏器损伤：腹部损伤后，可导致内部脏器的损伤；有时患儿诉腹部持续性疼痛，不敢深呼吸，腹壁压之如板状，可能发生空腔脏器（如胃、肠）破裂；实质性脏器（如肝、脾、

①《甘肃正宁幼儿园事故校车系超载逆行》，http：//news.sina.com.cn/z/gsxcbz/。

②《滨海新区新港三号路一母亲追赶乱穿马路孩子出车祸》，http：//www.chinadaily.com.cn/hqpl/zggc/ 2012-08-20/ content 6770493．html。

肾）破裂可发生内出血，甚至出现休克，但受伤当时不一定即刻有症状出现。不明情况时不要给患儿进食、饮水或服用止痛剂；如果腹壁破裂，内脏突出，应把内脏放在突出的部位，拿一个容器扣住；不要把内脏放入腹腔内。以免造成腹腔感染，并速送医院诊治。

骨折：可临时找块小夹板、树枝等物，将患肢包扎固定。千万不可未经固定，就随意搬动骨折的肢体，以免加重骨折，甚至使骨刺刺伤动脉和神经；不明确是否骨折的情况下，即使是"正常"肢体也不能搬动。

值得注意的是，在儿童交通事故中，大约有 55%是发生在儿童与成人同行时。所以，9 岁以下儿童过街时，成人必须手牵手带领。

### 2. 外伤出血

外伤性出血可分为外出血和内出血两种。血液从伤口流向体外者称为外出血，常见于刀割伤、刺伤、枪弹伤和辗压伤等。若皮肤没有伤口，血液由破裂的血管流到组织、脏器或体腔内，称为内出血。引起内出血的原因远较外出血为复杂，处理也较困难，多需去医院诊治

**案例三**[①]：3 岁的强强在家午睡时不慎从 1 米高的床上摔下来，当时头先着地，哭叫不止，头枕部鼓起一个小包块，未见出血。强强妈急了，赶紧送宝宝到医院，在儿科急诊室，医生体查见强强神志清楚，活动如常，未见呕吐，除了自述头痛外，无其他症状，头颅 CT 拍片也未发现明显异常。于是开了些药，嘱咐强强妈回家后密切观察，若病情有变化随时复诊。次日下午，强强又喊头痛，连续呕吐 3 次，强强妈抱着强强感到身上发热，此时强强精神较差，老是想睡觉。强强妈立即又送宝宝到医院。在外科专家诊室，医生给强强做了全面体检，测体温 38℃，强强表现为嗜睡状，四肢无抽搐。因强强有头脑外伤史，结合以往的临床经验，医生考虑宝宝的病是由外伤引起的迟发性颅内出血。

外伤出血有三种类型。人的身体内有三种血管，分为动脉出血、静脉出血和毛细血管。动脉出血时，尤其是较大的动脉出血危险性最大，这是因为血管内压力较大，血液呈鲜红色，血流不止，在短时间内造成大量出血。静脉出血，其危险性低于动脉出血，血液徐缓均匀外流，呈紫红色。毛细血管出血危险性小，因为血管十分微细，血液似水样地流出，呈红色，多能自己凝固。

把血止住，是救治外伤性外出血的主要目的。根据外出血种类的不同，止血方法也不同。小儿外伤大多数会出血，尤其是较大的动脉血管损伤会引起大出血。失血过多会有生命危险。因此，外伤紧急止血非常重要。

小儿外伤出血可用以下几种止血方法急救。

一般止血法：适用的情况为伤口小而浅，出血量较小。一般止血法的具体做法是用凉水冲洗局部，清洗伤口后，涂上红药水，盖上消毒纱布，用绷带缠绕局部包扎即成。

加压包扎法：适用情况为小儿伤口较大、出血量较多的时候。这种情况下可以在上述一般止血法的基础上进行加压包扎，这就是加压包扎法。它可以适用于全身各个部位。具体做法是用纱布、棉花等做成棉垫，放在伤口上，再进行包扎，以增加压力，达到止血的方法。注意包扎伤口的垫子要消毒，以免引起创面感染（见图 9.5）。

①《婴幼儿十大急诊项目排行榜》，http：//baby.163.com/10/0625/15/6A1LAPND00262I26_7.html。

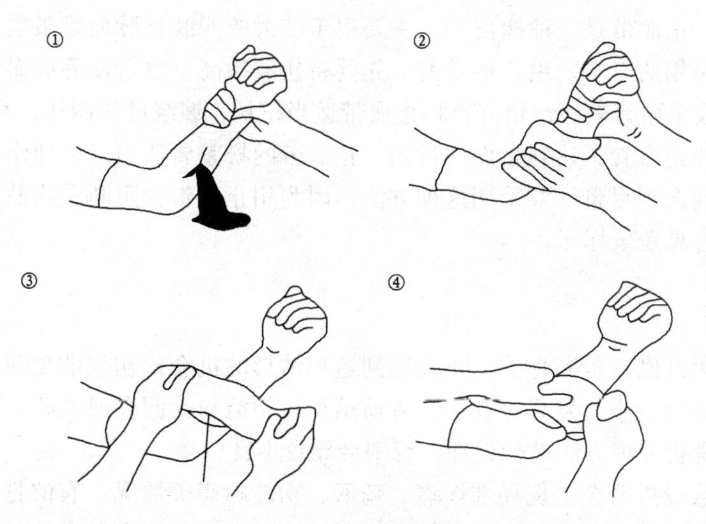


图 9.5　加压包扎法

指压止血法：在动脉出血等紧急情况下，一般可以采用指压止血法。指压止血法是指通过局部加压，压迫住出血血管的近心端，以阻断血流，达到止血的目的。与此同时，还要准备采用其他止血方法。采用这种方法，救护人员必须十分熟悉各部位血管出血的压点（见图 9.6）。

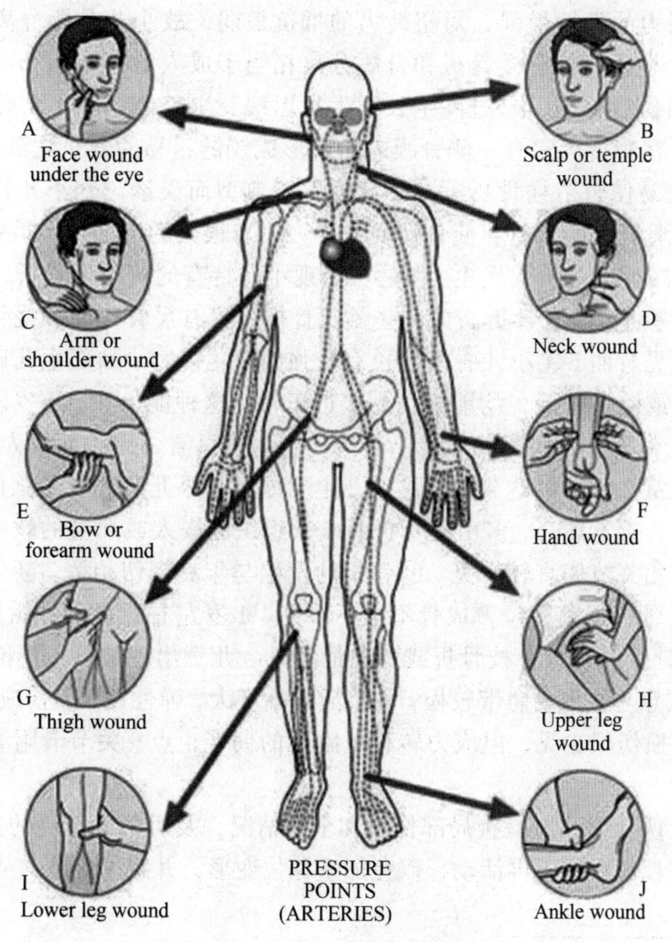


图 9.6　指压止血法示意图

止血带止血：止血带是一种橡皮管，主要用于较大的四肢动脉血管破裂，用其他止血的方法不能奏效时采用的方法。用止血带前，先要将伤肢抬高，尽量使静脉血回流。使用止血带前要先用敷料或毛巾等软织物垫好，将止血带适当拉长，缠绕肢体两周，在外侧打固定结，靠止血带的弹性压迫血管，达到止血的目的。止血带的松紧要适当，以使出血止住为度。在不是万不得已的情况下尽量不要采用这种方法，因为用止血带会阻断受伤肢体的血流，时间太久，受伤肢体容易发生坏死。

### 3. 骨　折

小儿常常因为跌倒而折断骨头。小儿遇到这种情形的机会比初生的婴儿或是幼童大，因为后者的骨头比较软。小儿发育过程中，骨骼结构、功能与代谢和成人相比有显著差异，因此不能按成人的骨折处理方法进行处理，否则会导致不良后果。

意外伤害导致骨折后会出现局部疼痛、畸形、功能障碍等情况。有的骨折外观无创口、称为闭合性骨折；同时存在有创口的骨折，称为开放性骨折；还有一种就是不完全骨折，指骨的完整性和连续性部分中断；而完全骨折指骨的完整性和连续性全部中断。

小儿骨折的特点[①]：①骺板又称生长板，是小儿所特有的，由软骨细胞组成。其韧性较强，有减震作用，可以有效地保护关节面而避免发生成人常见的粉碎性骨折。有研究发现，生长板对牵引力的抵抗最强，对扭转力的抵抗最弱，故小儿骨骺分离多见，而韧带损伤断裂极为少见。小儿的竹节样骨折和骨骺分离相当于成人的韧带扭伤。由于生长板具有生长潜力，故在损伤后可能引起过度生长、生长迟缓、生长停止和不对称生长。②小儿骨膜肥厚且强度大，在骨折后常有一侧骨膜未断而形成铰链，易使骨折达到满意复位。此外，肥厚坚韧的骨膜也易使竹节样骨折等的临床症状不典型而误诊。③小儿骨骼无机盐比成人少，并具有较多的骨孔和哈佛管，使骨骼受到外力时有很大的可塑性，柔软易弯曲，从而缓解了应力的集中，减少了骨折的发生。但是可出现小儿特有的弯曲形骨折，肢体成角、弯曲，而 X 线片上只见弯曲而没有骨折。如一些孟氏骨折，只有尺骨弯曲和桡骨小头脱位；又如胫骨骨折，腓骨只见弯曲。④小儿骨骼生长有较强的矫正能力。如新生儿产伤股骨干骨折发生近 80°成角畸形或缩短畸形，均能矫正到接近正常。这种能力在 10 岁以内几乎是大龄儿童的 3 倍。⑤小儿骨折愈合快。如股骨干骨折，新生儿只需 3 周，而成人则需 20 周左右；肱骨髁上骨折，儿童 2 周即可达到初步愈合。主要原因是小儿骨膜有很强的成骨能力，骨痂生成快且多。小儿骨折不愈合，多由于骨折断端软组织的嵌入或严重的软组织损伤及合并感染所致。此外，小儿关节僵直较少见。⑥骨折的发生与年龄密切相关。新生儿多为产伤锁骨或肱骨骨折、股骨骨折、髋脱位，成骨不全不多见。1 岁左右儿童以骨骺分离 I 型最多见，2～4 岁者，胫骨骨折、桡骨青枝骨折或弯曲最多见。儿童出现跛行或不能下地、前臂手指不能活动时应予注意。⑦儿童韧带较松，关节活动幅度大，弹性足，损伤应力往往随即化解、消失。因此，韧带损伤很少见，但应力转移至附近的韧带止点、关节囊附着处引起骨裂与骨折多见。

对骨折患儿应认真细致地检查局部伤情和全身情况，及时采取正确的止痛、止血、固定等措施。目的是使骨折部位不再活动，以免加重移位变形，并减少疼痛。

① 吴茂军，王恒冰：《小儿骨折的特点与处理原则》，《山东医药》，2005（18）：68。

制动、止血：骨折后要限制伤处活动，避免加重损伤，减少疼痛，抬高患部，进一步冷敷患部。有创伤出血时，包扎止血后再固定，不能将刺出创口外的骨端强行送回皮内。

夹板固定：可用小木板条、木棒、竹片、手杖、硬纸板等作为固定材料。上夹板前，可用棉花、软物垫好、绑扎时必须将骨折上下两个关节同时固定，才能限制骨折处的活动。四肢固定要露出指（趾）尖，以便随时观察末梢血液循环，如果指（趾）尖苍白、发凉、发麻或发紫，说明固定太紧，要松开夹板、重新调整固定压力。上肢骨折固定的位置要取屈肘位。绑好后用带子悬吊于颈部；下肢骨折要取伸直位固定；脊柱骨折要将患儿平抬平放在硬板上，再给予固定，一定要保持脊柱挺直的位置，千万不能扶持患儿试图行走。如果处理不当，可造成脊髓神经损伤，导致截瘫，后果不堪设想。

迅速运送：骨折患儿须经妥善固定后再运往医院，运送途中应有医护人员密切观察和陪同，不能用帆布、绳索等软担架运送。特别要注意脊柱骨折时的搬运方式和姿势。

### 4. 跌（摔）伤

随着小儿的发育成长，从会爬到会走，从会走到会跑，这期间跌倒、摔伤是很常见的。若小儿在走路时跌伤，很多只会伤及表皮，若发现有红肿时，可将冰块用毛巾包好冷敷伤口，既可以起到止痛的作用，也可以达到止血的效果；表皮擦伤时，要将伤口洗干净，涂上红药水；若伤口感染应立即送孩子上医院。

应注意的是，小儿跌倒、摔伤后首先应该检查跌伤、摔伤的部位，再采取相应的措施处理。如跌倒当时小儿就昏迷不醒或出现脸色异常苍白、眼瞳孔左右大小不等，可能是跌伤了头部，应立即急送医院脑外科救治；伤及腹部、腰部、背部的应该看看有无腹部膨隆、腹痛、口渴及小便是否带血等。应考虑是否有内脏出血或破损，如肝脾破裂引起的出血，往往容易被忽视。即使皮肤没有摔破，肿包也不明显，仍要观察一个星期左右。在这期间如果出现呕吐或抽搐，必须送医院看脑外科。

小儿跌伤时还要检查口的破损情况。看是否有石子、玻璃嵌入伤口。如果有石头或玻璃嵌入，虽然伤可能不重，有时仅仅被扎了一个小口子，但不能掉以轻心，要及早将嵌入物取出，清洗伤口，以防感染。

另外，如果小儿跌伤后，肢体活动不能自如或明显受限，跌伤部位出现明显肿胀、畸形等，说明已经骨折了，应按照骨折急救方法，采取措施。

### 5. 烧（烫）伤

烧（烫）伤泛指各种热源、光电、化学腐蚀剂（酸、碱）、放射线等因素所致的人体组织损伤。严重的烧烫伤是急诊常见的意外损伤，预后严重，需紧急救治。学前儿童好奇好动，喜欢用自己的方式去探究世界，但他们生活经验缺乏，容易发生烧（烫）伤事故，大多发生于 5 岁以下的小儿，尤其在 1~3 岁年龄段。据有关调查显示[①]，1 岁以前的小儿刚会爬行，活动范围较小，故受伤的机会较少，只占 7.9%；6~11 岁的儿童具备了自我保护意识，加之学校及家长管理较严，所以受伤者仅占 9.2%；1~3 岁小儿烧（烫）伤的发病率高达 68.4%。

小儿烧（烫）伤部位多见于头面部、双手、会阴部，亦有全身大面积烧伤。烧伤发生后，

① 于淑静：《76 例小儿烧烫伤的原因分析与防护措施》，《中华护理杂志》，2006（1）：64-65。

轻者留下疤痕，重者危及生命。如果烧伤占全身体表面积5%以上，就可使身体发生重大损害。由于小儿皮肤薄嫩，渗透力较强，同样的情况下，儿童烧（烫）伤的程度要比成人严重得多。

若是不慎发生了这类情况，切不可惊慌，迅速脱离现场，如轻度烧（烫）伤，“应立即用冷水冲淋烫、烧伤部位15分钟～20分钟，这能有效降低受伤程度”[①]；若热力烧伤，应立即脱去着火的衣裤或用大衣、被子、毛毯等扑灭，用水浇灭；烫伤后冲洗，立即脱掉小儿的衣服，用凉水冲洗10分钟左右，这是现场最有效的烫伤急救方法。切不可不脱衣服就马上冲洗，这样会使热水或化学品顺着衣物向下流，使创面扩散。不要在烫伤创面涂抹牙膏、香油、清凉油等，以免影响观察。

减少烧烫伤主要在于预防，教育孩子不要玩火，管理好易燃物，把容易导致烧烫伤的物品如热水瓶、烧水壶、热水杯、汤锅、粥锅等放到孩子摸不到的地方。

治疗烫伤验方三则[②]：

（1）苍术研细末，与芝麻油调成稀糊状后，用鸡毛将药糊薄薄地敷在烧烫伤的部位，每日3次，直至愈合为止。

（2）紫珠叶烘干，研细粉。用时将紫珠粉与芝麻油调敷，如创面已感染，先清创，撒上紫珠粉，纱布包扎。每日或隔日换药1次，一般2～7日可愈。

（3）将罂粟壳30 g浸入芝麻油100 g中4小时，置锅内，文火煎枯滤清，下蜂蜡9 g熬化，倒入碗中，待碗周边药汁将凝时，下轻粉细末5 g，搅匀。用时将泡挑破，敷药膏，纱布包扎，每日换药2次，一般2～5日可愈。

### 6. 溺　水

小儿溺水是儿童意外死亡的首要原因，主要发生在农村，在夏秋季高发，一般来讲，男孩比女孩更易发生此类意外事故。小儿溺水非常危险，一般第3分钟时呼吸停止，第4分钟心跳停止。而3分钟以前获救常可自动复苏，因此，小儿溺水后应紧急抢救。

将小儿救出水面，使其头脚下垂，排出儿童呼吸道内的积水，保持呼吸道通畅。如果溺水小儿脱离睡眠后心跳、呼吸已经停止，应立即口对口人工呼吸及胸外心脏按压。做人工呼吸时将小儿头后仰，抢救者右手托住小儿下颌，左手捏住鼻孔口对口吹气。吹气以小儿胸部轻度隆起为宜，停止吹气，放开鼻孔，使肺内气体靠胸廓的自动下陷排出。吹气以后要进行心脏按压。心脏按压时以手掌根部置于小儿胸骨下端，向脊柱方向有节奏地按压使胸骨下陷。吹气和心脏按压反复交替进行直至小儿呼吸、心跳恢复。然后送医院救治。

6分钟溺水急救步骤[③]：

步骤一：下水迅速救上岸

由于孩子溺水并可能造成死亡的过程很短，所以应以最快的速度将其从水里救上岸。若孩子溺入深水，抢救者宜从背部将其头部托起或从上面拉起其胸部，使其面部露出水面，然后将其拖上岸。

步骤二：清除口鼻里的堵塞物

孩子被救上岸后，使孩子头朝下，立刻撬开其牙齿，用手指清除口腔和鼻腔内杂物，再

---

① 来思思，林梅：《社区学龄前期儿童的家庭安全防范》，《科技资讯》，2011（12）：237。

② 杨静，李祥：《治疗烫伤验方三则》，《中国民间疗法》，2003（10）：61。

③《6分钟溺水急救步骤》，http://www.babyschool.com.cn/info/detail110917.html。

用手掌迅速连续击打其肩后背部，让其呼吸道畅通，并确保舌头不会向后堵住呼吸通道。

步骤三：倒出呼吸道内积水

有两种方法：①抢救者单腿跪地；另一腿屈起，将溺水儿童俯卧置于屈起的大腿上，使其头足下垂。然后颤动大腿或压迫其背部，使其呼吸道内积水倾出；②将溺水儿童俯卧置于抢救者肩部，使其头足下垂，抢救者作跑动姿态就可倾出其呼吸道内积水，清理积水的同时，先要用手清除溺水儿童的咽部和鼻腔里的泥沙及污物，以保持呼吸道畅通。注意倾水的时间不宜过长，以免延误心肺复苏。

步骤四：水吐出后人工呼吸

对呼吸及心跳微弱或心跳刚刚停止的溺水者，要迅速进行口对口（鼻）式的人工呼吸，同时做胸外心脏按压，分秒必争，千万不可只顾倾水而延误呼吸心跳的抢救，尤其是开始几分钟。抢救工作最好能有两个人来进行，这样人工呼吸和胸外按压才能同时进行。如果只有一个人的话，两项工作就要轮流进行，即每人工呼吸一次就要胸外按压 3 到 5 次，并尽快与医疗急救机构联系。

步骤五：吸氧

事故现场如果具备较好的医疗条件，可对溺水者注射强心药物及吸氧。现场如有呼吸兴奋剂尼可刹米、洛贝林等可立即注射；现场没有兴奋剂则用手或针刺患儿的人中等穴位。

步骤六：喝热茶水

经现场初步抢救，若溺水者呼吸心跳已经逐渐恢复正常，可让其喝下热茶水或其他营养汤汁后静卧。仍未脱离危险的溺水者，应尽快送往医院继续进行复苏处理及预防性治疗。

### 7. 气管异物

气管异物是较常见的儿童意外急症，也是引起 5 岁以下幼儿死亡的常见原因之一。小儿吞咽功能不完善，气管保护性反射不健全，如果不慎将花生、瓜子、枣核、图钉、纽扣、硬币等吸入气管，气管受到刺激，突然出现剧烈呛咳、哮鸣；异物堵塞气管时，可能会致使小儿惊恐、憋气、声嘶、面色苍白或青紫、呼吸困难，甚至窒息。

当出现异物呛入气管的情况时，应清除小儿鼻内和口腔内的呕吐物或食物残渣。主要可采用以下几种方法：推压腹部法。使患儿仰卧，把手放在其腹部脐与剑突之间，紧贴腹部向上适当加压，另一只手柔和地放在胸腔上，亦向上和向胸腔内适当加压，以增加腹腔和胸腔压力，如此反复进行；扣打背法：立位急救时，抢救者站在儿童侧后方，一手臂置于儿童胸部，围扶儿童，另一手掌根在肩胛间区脊柱上给予连续、急促而有力的拍击，以利于异物排出，对卧位患儿，让其屈膝蜷身，面向抢救者，而抢救者用膝部和大腿抵住患儿胸部，用掌根在肩胛间区脊柱上连续有力拍击，使异物排出；倒立拍背法：适用于婴幼儿，倒提其两腿，使头向下垂，同时轻拍其背部，这样可以通过异物的自身重力和呛咳时胸腔内气体的冲力，迫使异物向外咳出；或让患儿俯卧在两腿间，头低足高，然后用手掌用力在患儿两肩胛间脊柱上连拍 4 次，若不见效，把患儿翻成仰卧位，背贴在抢救者腿上，然后抢救者用食指和中指用力向上向后挤压患儿上腹部，压后放松反复进行，以助异物排出。

其实，气管异物是完全可以预防的，其预防要点主要有以下几个方面。

（1）注意教育方式方法。家长教育孩子勿将玩具含于口中玩耍，当孩子将玩具放在口中玩耍时，应婉言劝说，使其自觉吐出，不能用恐吓或用手指深入其口中挖出的方式，以免引起哭闹而误吸入气道。

（2）养成良好的进食习惯。家长和幼儿园老师在孩子吃东西时不能处理问题；避免幼儿在吃东西时哭闹、嬉笑、跑跳，教育幼儿吃饭要细嚼慢咽；不要给较小的孩子吃炒豆子、花生、瓜子等体积很小、不易咬嚼的食物，也不要强行给孩子喂药。

（3）树立安全意识，在幼儿的活动范围内应避免存放小物品，如小纽扣、图钉等，防止出现意外。幼儿气管异物直接危及生命安全，家长必须充分认识其危害性，注意预防幼儿气管异物的发生。

### 8. 中　毒

中毒是指毒物进入体内，发生毒性作用，使组织细胞或其功能遭受损伤而引起的病理现象。中毒主要包括煤气、药物、酒精、食物等中毒，一般导致机体功能状态失调，重则危及生命。

如果是有害气体吸入性中毒，应立即将患儿带离现场，保证其充足的新鲜空气的吸入，随后松解患儿衣物，静卧，注意保暖；如果是皮肤黏液沾染接触性中毒，应立即带患儿离开毒源，然后脱去衣物，用冷水冲洗全身等；如果是腐蚀性毒物应冲洗半小时左右；如果是食物中毒，可用手指或压舌板刺激咽后壁诱发呕吐或在 6 小时内去医院洗胃或导泻等方法排毒。

**案例四**①：2009 年 9 月 17 日 15：08，金华市卫生监督所值班电话接到举报称：金华市经济技术开发区某幼儿园有数名幼儿因呕吐紧急送往市文荣医院就诊，接到报告后，监督所立即启动突发公共卫生事件应急预案，成立突发事件应急处理小组，分成 4 个专业组于 20 分钟内赶到某幼儿园与 4 家医院，开展现场卫生学与流行病学调查、采集剩余食品及病人呕吐物样品、现场指导救护、对学生家长进行解释疏导等工作，并向上级报告相关信息。经查，9 月 17 日 11：00，该幼儿园共有 8 个班 164 名幼儿、31 名教工就餐，菜谱为鲶鱼炖黄瓜、炒花菜、骨头海带汤，大米饭。12：40，员工季某首先出现恶心、呕吐等症状，随后部分幼儿出现脸色苍白、恶心、呕吐等症状，共有 59 人前往医院就诊（其中 25 人无任何症状），出现呕吐症状 19 人，经洗胃、输液等对症治疗，多数就诊者于当晚治愈出院，剩余病人于 9 月 18 日晚出院。整个事件中未出现危重病例及死亡病例。实验室检验结果表明送检样品中 1 份呕吐物中蜡样芽孢杆菌试验阳性，大米饭中蜡样芽孢杆菌含量为 1.2×106 个/g，且呕吐物中蜡样芽孢杆菌与大米饭中蜡样芽孢杆菌的菌株生化性状一致。根据流行病学、现场卫生学、临床症状学调查及实验室检验结果，认定本次事故为蜡样芽孢杆菌性食物中毒。依照病例定义确定中毒人数为 19 人。金华市卫生局认为该幼儿园食堂供应的米饭中蜡样芽孢杆菌含量超标的行为违反了《中华人民共和国食品安全法》（下称《食品安全法》）第二十八条第（二）项之规定，依据《食品安全法》第八十五条第（二）项的规定，决定予以罚款叁万元的行政处罚。这是《食品安全法》出台后本市首例食物中毒行政处罚案。

### 9. 触　电

人身直接接触电源，简称触电。人体能感知的触电跟电压、时间、电流、电流通道、频率等因素有关。譬如人手能感知的最低直流约为 5 至 10 毫安（毫安感觉阈值），对 60 赫兹交流的感知电流约为 1 至 10 毫安。随着交流频率的提高，人体对其感知敏感度下降，当电流频

① 周沭仁，李可春：《一起幼儿园食物中毒行政处罚案例讨论》，《中国公共卫生管理》，2011（2）：206-207。

率高达 15 至 20 千赫时，人体无法感知电流。人体被电击后，电流通过人体，在电源接触部位、电流流出部位或电击部位引起不同程度的电灼伤，创面可能很小但皮肤炭化发黑，深入到肌肉骨骼。小儿玩弄电器，误触电源及断裂的电线，或插关漏电，均可导致电击伤。

当小儿触电时，肌肉可发生强烈收缩，使身体弹离电源，也有的反而紧贴电源，造成严重后果，从而引起昏厥、呼吸中枢麻痹以致呼吸停止甚至心脏停搏，出现假死等现象，如不及时抢救均可立即造成死亡。

小儿触电时应立即关闭电源开关，用干燥木棍、塑料等绝缘性能较好的物品将小儿从电源处脱离，如果直接拉开小儿时，抢救者必须站在干纸堆或木板上，拉住小儿的干衣角，将他拖开；小儿脱离电源后检查心跳情况，如轻度灼伤处理伤口，重度灼伤送医院处理；如果小儿面色苍白或青紫，意识丧失，应立即检查心脏是否跳动，有针对性地进行人工呼吸，对幼小儿童做对口吹气时，鼻孔不要捏紧，让其自然漏气，并适当减少吹气量，避免引起肺泡破裂；如果使小儿张嘴有困难，可将其口唇紧闭住，救护人将口对准病儿鼻孔吹气。吹时用一只手掌的外缘压住病儿的额部，另一只手托在颈后，将颈部上抬，使头部充分后仰，抢救人先吸一口气，然后紧凑病儿的嘴巴或鼻子大口吹气。吹气完毕后，立即离开病儿的嘴，孩子的胸部自然回缩，气体从肺内排出。吹气时间短些，吸气时间长些，二者比例约为 1∶2。以后按照这种方法继续操作，每分钟 20 次左右，抢救至患儿恢复呼吸为止。然后送医院救治。

### 10. 中　暑

中暑是机体热平衡功能紊乱的一种急症。儿童中暑分为“婴儿闷热综合征”和“捂热综合征”两种类型。[①]儿童在高温、高湿环境中或在烈日直射下活动时间较长，导致体温调节功能失衡、水盐代谢紊乱和神经系统功能损害等一系列症状称为中暑。凡有接触高温环境或在烈日下暴晒者，突然体温升高、大汗或无汗、皮肤干热失水血压下降、头晕、头痛、眼花、耳鸣、恶心、呕吐、烦躁、嗜睡、肌肉抽搐或意识丧失者，均应考虑为中暑。

迅速降温，体温过高是中暑的主要特征之一。应立即将患儿转移到阴凉通风处或有空调的房间内，解开衣扣，脱去或松开衣服，更换湿衣服。在患儿头部、颈部、腋下和腹股沟处放置冰袋，用井水、冰水或酒精打湿毛巾全身擦浴。用针刺昏迷者人中穴或送医院救治。

患儿醒后应少量多次饮水，多吃些清淡爽口的东西，如喝一些淡盐水或清凉饮料，但不宜过量进食或吃冷饮。清醒者也可服人丹、绿豆汤等。严重中暑可并发机体多个器官的损害，应尽快送医院救治。

小儿中暑以预防为主，预防可从以下几点着手：

（1）幼童居室应常开窗，透阳光，通空气，保健康。

（2）加强锻炼，增强体质，夏日多饮水，适时添减衣服，多户外活动，呼吸新鲜空气，适应外界环境。

（3）多病体弱的幼儿，注意护理，不宜盛夏时节断乳，必须断乳的，应注意喂养，加强营养。

（4）酷暑期间，尽可能移居阴凉通风之处，尤其是上年曾患此病者。

（5）春夏季节，婴幼儿长期发热，在排除其他疾患时，应注意考虑是患者有此病，要早

① 张钟灵：《小儿中暑的诊断及治疗》,《中国全科医学》，2007（14）：1138。

诊断、早治疗，防止滥用抗生素，以免产生不良影响，拖延病情。

（6）长江以南，上年患过此病的患儿，夏时始用清凉饮料，每日可以鲜藿香 6～10 克，煎汤代茶；盛夏季节，选用清凉解暑药，如甘菊、桑叶、荷梗、车前草、蛇舌草、冬瓜皮、西瓜皮、金丝草、莲蓬等煎汤代茶。脾虚体弱儿童，可补加入太子参、白术、淮山药、红枣、覆盆子、菟丝子、菟茧之类。[①]

#### 11．窒　息

由于小儿年龄小，喜欢把手中的食物、玩具等往嘴里塞，如果小就容易吞咽下去，发生窒息，另外还有些小儿被子蒙头也易造成窒息。因此预防 3 岁以下小儿窒息非常重要。

如果小儿正在咳嗽，千万不要打扰他。因为咳嗽是在利用腹腔及腹腔压力把异物咳出，如果异物没有咳出，应尽量排出小儿嘴中的异物；如果异物还卡在小儿的喉管中，对于婴幼儿应该立即抓住两腿将其倒提，头向下垂，在背部的肩胛之间拍打几下。再让小儿仰面躺下，用力拍打胸骨之间 5 次。重复数次，直到吐出异物为止。如果无法吐出异物，应尽快将小儿送往医院；对于年龄较大一点的幼儿，可以站在幼儿后面，用两手抱住小儿，一手握拳，大拇指向内放在小儿的脐与剑突之间，用另一手举压住拳头，有节奏地使劲向上、向内推压，迫使异物随气流排出。

为了预防窒息的发生要注意不要让小儿玩塑料袋，以防套在头上，遮住口鼻，造成窒息；不要给宝宝玩羽绒等软枕或软靠垫，宝宝用的枕头不要太软，以防陷进去妨碍呼吸；婴儿不会翻身，不要让其俯卧睡眠；小儿吃坚果、糖果、葡萄等小颗粒食品时，成人一定要在旁边照顾好，防止呛入气道，造成窒息；严格保管零碎杂物，小儿独立玩弄小零件时，一定要有人看管，避免误食、呛入气管而窒息；要禁止小儿模仿别人，将食物从高空抛入口中，以免呛入气管，引发危险；禁止小儿在奔跑或讲话的同时进食，避免食物进入其气管而窒息。

## 第三节　学前儿童常见意外事故的预防

### 一、学前儿童意外事故的预防概述

曾有学者认为意外伤害是无法预料的，不可避免的，因而是无法控制的，但经过大量的研究与实践后，人们认识到针对那些最容易受伤害的儿童制定预防项目，采取预防措施能够有效降低儿童意外伤害的发生。但这需要社会各界合作，采取相对的策略，建立完善的管理与检测系统，为儿童健康发展创造一个安全的环境。主要包括以下几个方面：

#### （一）社会预防和政府干预

学前儿童意外事故是一个重要的公共问题，政府和社会应该予以重视，把意外事故纳入到学前儿童疾病控制工作中。

政府要通过制定相关法规制度减少、杜绝意外事故的发生，如 2006 年 6 月 30 日，我国

①《小儿中暑热症的中药防治》,《农家之友》，2004（7）：63。

教育部、公安部、司法部门等出台了我国第一部专门关于中小学幼儿园安全管理的法规文件《中小学幼儿园安全管理办法》(以下简称《办法》)。《办法》专门针对中小学、幼儿园安全管理，对人民政府有关部门的安全管理职责、校园周边和校园内安全管理、安全教育等方面做出了全面的规定，重在加强管理，预防安全事故发生。同时，政府和社会要利用当前信息时代进行健康教育和社会宣传，如通过电视、报纸、宣传手册、家长会、专家讲座等各种形式进行广泛宣讲。除此以外，政府还应当建立急救系统和康复机构、设施，建立儿童意外伤害检测信息系统，掌握儿童伤害的动态。不少国家的救护单位接到求救要求后，几分钟内就会有专业救护人员赶到现场，将患儿送往医院处理，此时，要建立常规的事故记录和报告系统。

### （二）家长的安全意识和安全教育

家庭中的意外事故占儿童意外伤害的大部分，由此可见，家长的安全意识十分重要。因此，可以从政府、幼儿园等不同角度通过家长学校对家长进行安全意识、安全知识与安全技能等方面的培训和教育，从而树立孩子的安全意识，使孩子获得更多的安全技能。首先，家长要对儿童意外伤害的危险因素进行全面认真的分析，预防意外事故的发生如火柴、剪刀、药品等放在儿童拿不到的地方；其次，加强孩子安全知识的教育如电插板不能随便摸，开水瓶不能随便碰等；最后，教会孩子一些应急措施，如遇到意外，如何拨打报警电话，懂得一些基本医学知识，一些自救常识，如急救止血的简单方法，遇到坏人如何处理。

### （三）学前儿童安全意识的养成

儿童安全意识就是儿童对安全问题的认识及其心理体验的总和。对于一个在生理和心理上都处于弱势的学前儿童来说，生命成长的每一步都面临着挑战。他们的认知能力有限，对事物缺乏判断力，当面临可能的伤害与危险时，往往不能及时做出反应。儿童独立意识增强，好奇心和求知欲旺盛，什么都愿意自己动手去尝试、去探索，这一阶段各种危险事件极易发生，因此，加强儿童安全意识的培养和教育十分重要。父母和老师应对儿童进行必要的安全教育如儿童外出要教育他们严格遵守交通规则，培养他们的自控力，同时也要注意培养儿童独立应付环境、适应环境的能力，以减少意外伤害的发生。

## 二、学前儿童常见意外事故预防具体措施

### （一）家　庭

家庭意外事故是导致儿童受伤、死亡的主要原因之一，作为家长应树立安全意识，提高预防意识，通过有效的干预措施防止意外事故的发生。因此，可以从政府、幼儿园等不同角度通过家长学校对家长进行安全意识、安全知识与安全技能进行培训和教育，从而树立孩子的安全意识，使孩子获得更多的安全技能。如交通安全方面注意以下几点：

（1）使用头盔和安全带，带幼小儿童骑车或青少年自己骑车，需佩戴头盔，避免头部严重受伤而死亡或留下严重的后遗症。乘坐汽车，需系好安全带。防止汽车碰撞或急刹车因惯性前冲造成的伤害。

（2）教育儿童遵守交通规则。父母应从小让儿童识别交通标志，以身作则，不闯红灯，走人行天桥，不乱穿马路。教育儿童少年不骑“飞车”，不骑车带人。又如：教导儿童不要攀爬高处；雷电时尽可能不到室外、不在树下避雨；电器的插座与开关采取防护措施；食物与化妆品、洗涤剂等不能放在一起以免误食；热水器、电熨斗、刀具利器、药品或农药等应放在儿童不能触及的地方；家养的宠物应定期打狂犬疫苗等。

同时，家长要注意：

（1）家中安装防护设备，父母应经常检查家里门窗是否关闭严密。家里有好动、易冲动、好奇心强的儿童，特别是有注意缺陷多动障碍的儿童，家长需在窗户和阳台等存在潜在危险的地方安装防盗网，防止儿童从高处跌落。

（2）减少儿童可能爬高及摔倒的因素。父母除了不把儿童独自置于餐桌、床和椅子上等可能导致跌落的高处外，还要减少家庭环境中的危险因素，如卫生间铺设防滑地砖，保证卫生间、厨房和楼道有充足的照明，及时收拾地面上的杂物。

（3）厨房用品和电热用品的管理。厨房是儿童烧伤和烫伤发生的主要场所，在烧饭、烧水时，留心身边的儿童；火炉旁加防护罩；热水瓶放置在儿童不易拿到的地方，尤其不能放在儿童手可够着的桌子上；刚使用过的电熨斗应拿离儿童的视线，防止电熨斗底面底光亮吸引儿童用手触摸。煤气用后立即关掉总阀，火柴、打火机也应保管好。

## （二）托幼机构

### 1. 树立保教人员的安全意识

《幼儿园教育指导纲要》中指出：“幼儿园必须把保护幼儿的生命和促进幼儿的健康放在工作的首位。”显然，保护幼儿的健康和安全已然成为幼儿园工作的重中之重。作为一个幼教工作者，自己要树立安全意识，要把重点放在培养孩子的安全意识上，并让孩子正确认识应该怎样才能增强幼儿的安全意识和提高幼儿的自我保护能力。幼儿教师要注意将安全教育的内容渗透于游戏和生活中，通过开展各种生动活泼、形式多样的教育、游戏活动，提高幼儿的个体安全意识，锻炼幼儿的自我保护能力，如通过《粉豆豆》的故事，让幼儿懂得不能随便拾地上的东西吃。

### 2. 健全各种规章制度

健全各种规章制度，使其起到一定的约束作用。托幼机构要严格执行各种规章制度，如《托幼机构的门卫制度》《严禁托幼机构及附近堆放易燃易爆物品的规定》《食堂工作人员购物条例》《食堂工作人员操作时的卫生要求》《托幼机构值班制度》《家长接送幼儿的规定》《托幼机构安全教育评估制度》等[①]，有违者立即严肃处理，这样才能把事故隐患消灭在萌芽状态，保障幼儿的人身安全。另外，托幼机构应该成立安全隐患排查小组，定期检查，及时总结存在的问题，加快整改措施，防患于未然。对于托幼机构内的一些特殊区域应特别关注，如厨房的卫生、防火；储藏室的通风、防火；幼儿的活动室、寝室、盥洗室的安全与卫生；户外大型器械的检查与维修等。

① 刘建君：《托幼机构中安全教育的目标、内容、途径与方法》，《学前教育研究》，2002（6）：55-56。

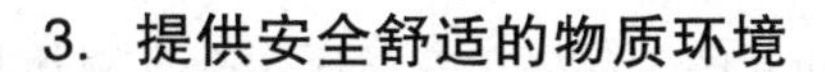

### 3. 提供安全舒适的物质环境

2001 年《幼儿园教育指导纲要（试行）》指出：“幼儿园应为幼儿提供健康、丰富的生活和活动环境，满足他们多方面发展的需要，使他们在快乐的童年生活中获得有益于身心发展的经验。”而要预防意外事故的发生，托幼机构物质环境非常重要。托幼机构物质环境的创设以及卫生要求，要参照执行我国城乡建设环境保护部与国家教育部共同颁布的《托儿所、幼儿园建筑设计规范》，同时还可参照《民用建筑设计通则》以及国家和专业部门颁布的有关设计标准、规范和规定，主要注意以下几个方面。

（1）阳台平台。

阳台平台栏杆高度必须超过 1.1 米，间距小于 0.11 米；须用竖杆，中间不设横杆；周围不堆放可攀爬的物品。这一标准是根据 0 ~ 6 岁儿童身高和头围比例来确定的。因为如果儿童的头能伸出栏杆，那么身体也一定能够伸出去了。但是，有的园所在装修时却忽略了这一点，用横杆不用竖杆，或在栏杆中间用了一些装饰，比如小花小动物等，这无疑为孩子的攀爬提供了帮助。

（2）低平窗台。

二楼及以上教室、卧室的低平窗台，自窗台以上 1.1 米须装竖栏杆。窗下不放桌、椅、床、低柜等家具。而一般在园所内发生的高处坠落事故，都是因为窗栏高度不符合要求，没有在窗台以上 1.1 米处装竖栏杆，或者窗下放置了可攀爬的物件，导致孩子爬上窗台而不慎坠落。

（3）卫生间。

盥洗室地面应铺防滑地砖或铺防滑垫，水槽、台阶边缘应砌阳角条成圆角，毛巾架的放置以靠在墙边为宜，应不妨碍幼儿的通行，毛巾挂钩宜光滑，不应有尖锐的钉子、铁钩突出。便槽蹲位应有扶手。

（4）活动室。

活动室内桌椅、家具宜用木制品，边角均应做成圆角。根据课程需要创设的幼儿活动区角和环境应考虑到材料的安全性。

（5）电器设备、电源插座。

现在的教室内都会安置一些电器设备，其电源插座应安置在 1.6 米以上，1.6 米以下不可放置接线板。接线板的插座也应该在 1.6 米，不能随意放在地板上。

（6）室外玩具器械。

孩子的大量活动都会在室外进行，室外活动器械的安置特别要引起注意。场地应平整、无杂物堆放，因老化而翘起的塑料垫应及时更换。大型玩具、运动器械应放在草地塑胶地上，如放置在水泥地上，器械下及周围须设置安全地垫。

（7）悬荡器械。

荡船、秋千等这些具有悬荡功能的运动器械，是相当受孩子们的喜爱的，但是在放置的时候必须注意与其他运动器械的间距应大于悬挂绳的长度，周围应有防护装。如果间距达不到标准，防护装置不得力，就很容易发生在悬荡的时候碰撞周围的儿童或设施等情况，导致事故发生。

（8）营养室。

营养室是全园师生的饮食场所，卫生上必须严格把关，其布局应生熟一条龙，配备熟食间或熟食柜。

（9）卧室。

为了保证孩子在幼儿园休息睡眠的安全，寄宿制幼儿园不得使用双层床。全日制幼儿园双层床总高度不超过 1.2 米，并且应该放置在沿墙体的周边区域，而且要避开窗户和电源插座。

## （三）社　区

家庭所在的社区应采取相应的措施对意外伤害进行防护。2000 年广东省率先成立“安全社区”[①]，建立自己的社区安全计划，将干预活动从个体转向社区范围，使社区里的每个人都重视伤害预防并参与其干预活动，从而降低伤害率。2007 年 6 月国家质检总局、国家认监委联合宣布：儿童产品强制认证，未加施中国强制性认证标志的（即 CCC 认证）不得出厂、销售、进口或其他经营活动中使用，以减少儿童意外伤害。[②]大量研究表明，意外伤害的干预过程是一项社会系统工程，需要公安、交通、民政、文教、卫生、工业、农业等多个部门的密切配合。根据不同地域的特点，在采取有效干预措施的前提下，持之以恒地落实，儿童意外伤害才会得到明显的改善。

社区要注意儿童意外伤害教育的内容应根据干预对象的不同而略有不同，包括伤害危险因素的识别、安全知识的掌握、安全意识和行为的培养等几个主要方面。通过发放健康教育手册，举办各种培训班、讲座等途径，对常见意外伤害的原因、类型、危害情况进行宣教。如教会家长如何进行简单的清创包扎；在电击伤等导致心脏骤停时如何进行正确的心肺复苏；气管异物时如何通过海氏手法进行院前急救；骨折或昏迷时为什么不能随便搬动病人；煤气中毒时应先开窗通风，而不能立即开灯或拨打电话以免产生静电引起爆炸；被蛇类咬伤时不能用酒精、碘酒冲洗伤口，以免血管扩张引起毒素扩散等。通过多种形式，有针对性的健康教育，提高儿童家长对各种意外伤害的认识，使其能采取正确的处理方法，以减少儿童意外伤害致残率和致死率。

充分利用社区资源，如消防队、医院、交警队等，通过邀请相关专业人员作专题报告或者走出去参观学习等方式，增强儿童的自我防护意识与能力。对于密切接触儿童的家长来说，熟悉并掌握儿童急救措施有着非同一般的意义。社区卫生工作者应充分利用社区卫生资源，针对不同类别人群进行教育，以减少儿童意外伤害致残率和致死率。意外伤害大多数是可以避免的，因此应在加强家长急救能力的同时，提高其预防意识，采取积极的预防措施，防患于未然。

## （四）儿童自我保护能力的培养

1996 年，联合国教科文组织提出了关于现代人素质的四项基本要求：学会生存、学会做事、学会求知、学会共处。其中“学会生存”是前提与基础。因此，家庭、幼儿园和社区不仅有责任为幼儿提供安全保障，更有责任培养幼儿的保护能力，使其学会生存。

对于一个在生理和心理上都处于弱势的学前儿童来说，生命成长的每一步都面临着挑战。他们的认知能力有限，对事物缺乏判断力，当面临可能的伤害与危险时，往往不能及时做出反应，儿童独立意识增强，好奇心和求知欲旺盛，什么都愿意自己动手去尝试、去探索，这一阶段各种危险事件极易发生，因此，培养幼儿自我的保护能力非常重要。

幼儿自我保护能力的培养旨在使幼儿形成保护自己免受伤害的能力，包括生理上的伤害

① 李丽萍，彭炜：《试论社区伤害干预研究的必要性》，《中国全科医学》，2002，5（4）：288-289。
② 彭利军，任小红：《儿童意外伤害及干预研究进展》，《护理管理杂志》，2009（12）：39。

（如饥饿、寒冷、流血等）和心理上的伤害（如难过、怯懦等），即形成一种面对意外的防护能力和心理自护能力；使幼儿形成自我保护策略，即幼儿为保护自己免受伤害，所采取的一系列方式方法诸如语言上、行动上的应对，心理上选择的自我安慰和自我激励的办法。[①]

### 1. 丰富幼儿的生活经验

学前儿童没有丰富的生活经验，难以辨别日常生活中的危险因素，如哪些东西能吃，哪些东西不能吃；哪些东西能玩，哪些东西不能玩；哪些东西能碰，哪些东西不能碰，针对这些情况，家长和老师可以有意识地讲解一些生活常识，或在日常生活中有意识地讲故事、读儿歌、看电视等，让他们知道哪些东西是危险的，形成幼儿的自我保护能力，从而对意外事故的发生进行有效的预防。社会教育活动中介绍电话时，请幼儿记住一些特别的号码，如火警 119、急救 120、匪警 110 等，以便遇到突发事件时，知道该怎么求助。

### 2. 创设良好的生活环境

“千般爱护，莫过自护”。儿童学会安全自我保护，是学会生存中十分重要的一步。因此，让幼儿在生活中掌握自我保护的意识非常重要。如何才能让儿童学会自我保护呢？主要从以下几个方面入手：家里，在电源插座处、楼梯口等危险的地方，贴上安全标志，提醒儿童注意；在托幼机构，如活动室，老师们可以将自我保护的内容编成故事、儿歌，并制作成卡片，放置在“图书角”，在公共场地，政府应加强监管，在有危险隐患的地方，图文并茂地贴上儿童能理解的安全标识。另外，树立正确的儿童观，创设良好的心理环境。当儿童犯错误时，要以平等、宽容的态度对待幼儿，体谅幼儿的行为，给幼儿以安全感。

### 3. 培养儿童良好的生活习惯

良好的生活习惯与自我保护教育是密切相关的。如鞋带系的牢固与否关系到儿童是否摔伤，热汤热水关系到儿童是否烫伤，吃饭的时候是否嬉戏打闹关系到儿童是否会气管异物，睡觉的时候是否蒙头睡关系到儿童是否窒息。因此，在日常生活中，多训练生活中的小节，培养儿童良好的生活习惯，让孩子在自己的劳动中建立良好的生活习惯，从而起到自我保护的作用。

## 知识拓展链接：

**附 1：**

《中华人民共和国教育部令第 12 号：学生伤害事故处理办法》已于 2002 年 3 月 26 日经部务会议讨论通过，现予发布，自 2002 年 9 月 1 日起施行。

部长　陈至立

二〇〇二年六月二十五日

第一章　总则

第一条　为积极预防、妥善处理在校学生伤害事故，保护学生、学校的合法权益，根据《中华人民共和国教育法》、《中华人民共和国未成年人保护法》和其他相关法律、行政法规及有关规定，制定本办法。

---

① 云赛娜：《幼儿自我保护策略的研究》，内蒙古师范大学硕士论文，2010：3-4。

第二条　在学校实施的教育教学活动或者学校组织的校外活动中，以及在学校负有管理责任的校舍、场地、其他教育教学设施、生活设施内发生的，造成在校学生人身损害后果的事故的处理，适用本办法。

第三条　学生伤害事故应当遵循依法、客观公正、合理适当的原则，及时、妥善地处理。

第四条　学校的举办者应当提供符合安全标准的校舍、场地、其他教育教学设施和生活设施。

教育行政部门应当加强学校安全工作，指导学校落实预防学生伤害事故的措施，指导、协助学校妥善处理学生伤害事故，维护学校正常的教育教学秩序。

第五条　学校应当对在校学生进行必要的安全教育和自护自救教育；应当按照规定，建立健全安全制度，采取相应的管理措施，预防和消除教育教学环境中存在的安全隐患；当发生伤害事故时，应当及时采取措施救助受伤害学生。

学校对学生进行安全教育、管理和保护，应当针对学生年龄、认知能力和法律行为能力的不同，采用相应的内容和预防措施。

第六条　学生应当遵守学校的规章制度和纪律；在不同的受教育阶段，应当根据自身的年龄、认知能力和法律行为能力，避免和消除相应的危险。

第七条　未成年学生的父母或者其他监护人（以下称为监护人）应当依法履行监护职责，配合学校对学生进行安全教育、管理和保护工作。

学校对未成年学生不承担监护职责，但法律有规定的或者学校依法接受委托承担相应监护职责的情形除外。

第二章　事故与责任

第八条　学生伤害事故的责任，应当根据相关当事人的行为与损害后果之间的因果关系依法确定。

因学校、学生或者其他相关当事人的过错造成的学生伤害事故，相关当事人应当根据其行为过错程度的比例及其与损害后果之间的因果关系承担相应的责任。当事人的行为是损害后果发生的主要原因，应当承担主要责任；当事人的行为是损害后果发生的非主要原因，承担相应的责任。

第九条　因下列情形之一造成的学生伤害事故，学校应当依法承担相应的责任：

（一）学校的校舍、场地、其他公共设施，以及学校提供给学生使用的学具、教育教学和生活设施、设备不符合国家规定的标准，或者有明显不安全因素的；

（二）学校的安全保卫、消防、设施设备管理等安全管理制度有明显疏漏，或者管理混乱，存在重大安全隐患，而未及时采取措施的；

（三）学校向学生提供的药品、食品、饮用水等不符合国家或者行业的有关标准、要求的；

（四）学校组织学生参加教育教学活动或者校外活动，未对学生进行相应的安全教育，并未在可预见的范围内采取必要的安全措施的；

（五）学校知道教师或者其他工作人员患有不适宜担任教育教学工作的疾病，但未采取必要措施的；

（六）学校违反有关规定，组织或者安排未成年学生从事不宜未成年人参加的劳动、体育运动或者其他活动的；

（七）学生有特异体质或者特定疾病，不宜参加某种教育教学活动，学校知道或者应当知

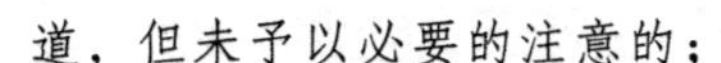



道，但未予以必要的注意的；

（八）学生在校期间突发疾病或者受到伤害，学校发现，但未根据实际情况及时采取相应措施，导致不良后果加重的；

（九）学校教师或者其他工作人员体罚或者变相体罚学生，或者在履行职责过程中违反工作要求、操作规程、职业道德或者其他有关规定的；

（十）学校教师或者其他工作人员在负有组织、管理未成年学生的职责期间，发现学生行为具有危险性，但未进行必要的管理、告诫或者制止的；

（十一）对未成年学生擅自离校等与学生人身安全直接相关的信息，学校发现或者知道，但未及时告知未成年学生的监护人，导致未成年学生因脱离监护人的保护而发生伤害的；

（十二）学校有未依法履行职责的其他情形的。

第十条　学生或者未成年学生监护人由于过错，有下列情形之一，造成学生伤害事故，应当依法承担相应的责任：

（一）学生违反法律法规的规定，违反社会公共行为准则、学校的规章制度或者纪律，实施按其年龄和认知能力应当知道具有危险或者可能危及他人的行为的；

（二）学生行为具有危险性，学校、教师已经告诫、纠正，但学生不听劝阻、拒不改正的；

（三）学生或者其监护人知道学生有特异体质，或者患有特定疾病，但未告知学校的；

（四）未成年学生的身体状况、行为、情绪等有异常情况，监护人知道或者已被学校告知，但未履行相应监护职责的；

（五）学生或者未成年学生监护人有其他过错的。

第十一条　学校安排学生参加活动，因提供场地、设备、交通工具、食品及其他消费与服务的经营者，或者学校以外的活动组织者的过错造成的学生伤害事故，有过错的当事人应当依法承担相应的责任。

第十二条　因下列情形之一造成的学生伤害事故，学校已履行了相应职责，行为并无不当的，无法律责任：

（一）地震、雷击、台风、洪水等不可抗的自然因素造成的；

（二）来自学校外部的突发性、偶发性侵害造成的；

（三）学生有特异体质、特定疾病或者异常心理状态，学校不知道或者难于知道的；

（四）学生自杀、自伤的；

（五）在对抗性或者具有风险性的体育竞赛活动中发生意外伤害的；

（六）其他意外因素造成的。

第十三条　下列情形下发生的造成学生人身损害后果的事故，学校行为并无不当的，不承担事故责任；事故责任应当按有关法律法规或者其他有关规定认定：

（一）在学生自行上学、放学、返校、离校途中发生的；

（二）在学生自行外出或者擅自离校期间发生的；

（三）在放学后、节假日或者假期等学校工作时间以外，学生自行滞留学校或者自行到校发生的；

（四）其他在学校管理职责范围外发生的。

第十四条　因学校教师或者其他工作人员与其职务无关的个人行为，或者因学生、教师及其他个人故意实施的违法犯罪行为，造成学生人身损害的，由致害人依法承担相应的责任。

第三章　事故处理程序

第十五条　发生学生伤害事故，学校应当及时救助受伤害学生，并应当及时告知未成年学生的监护人；有条件的，应当采取紧急救援等方式救助。

第十六条　发生学生伤害事故，情形严重的，学校应当及时向主管教育行政部门及有关部门报告；属于重大伤亡事故的，教育行政部门应当按照有关规定及时向同级人民政府和上一级教育行政部门报告。

第十七条　学校的主管教育行政部门应学校要求或者认为必要，可以指导、协助学校进行事故的处理工作，尽快恢复学校正常的教育教学秩序。

第十八条　发生学生伤害事故，学校与受伤害学生或者学生家长可以通过协商方式解决；双方自愿，可以书面请求主管教育行政部门进行调解。成年学生或者未成年学生的监护人也可以依法直接提起诉讼。

第十九条　教育行政部门收到调解申请，认为必要的，可以指定专门人员进行调解，并应当在受理申请之日起60日内完成调解。

第二十条　经教育行政部门调解，双方就事故处理达成一致意见的，应当在调解人员的见证下签订调解协议，结束调解；在调解期限内，双方不能达成一致意见，或者调解过程中一方提起诉讼，人民法院已经受理的，应当终止调解。调解结束或者终止，教育行政部门应当书面通知当事人。

第二十一条　对经调解达成的协议，一方当事人不履行或者反悔的，双方可以依法提起诉讼。

第二十二条　事故处理结束，学校应当将事故处理结果书面报告主管的教育行政部门；重大伤亡事故的处理结果，学校主管的教育行政部门应当向同级人民政府和上一级教育行政部门报告。

第四章　事故损害的赔偿

第二十三条　对发生学生伤害事故负有责任的组织或者个人，应当按照法律法规的有关规定，承担相应的损害赔偿责任。

第二十四条　学生伤害事故赔偿的范围与标准，按照有关行政法规、地方性法规或者最高人民法院司法解释中的有关规定确定。

教育行政部门进行调解时，认为学校有责任的，可以依照有关法律法规及国家有关规定，提出相应的调解方案。

第二十五条　对受伤害学生的伤残程度存在争议的，可以委托当地具有相应鉴定资格的医院或者有关机构，依据国家规定的人体伤残标准进行鉴定。

第二十六条　学校对学生伤害事故负有责任的，根据责任大小，适当予以经济赔偿，但不承担解决户口、住房、就业等与救助受伤害学生、赔偿相应经济损失无直接关系的其他事项。

学校无责任的，如果有条件，可以根据实际情况，本着自愿和可能的原则，对受伤害学生给予适当的帮助。

第二十七条　因学校教师或者其他工作人员在履行职务中的故意或者重大过失造成的学生伤害事故，学校予以赔偿后，可以向有关责任人员追偿。

第二十八条　未成年学生对学生伤害事故负有责任的，由其监护人依法承担相应的赔偿责任。

学生的行为侵害学校教师及其他工作人员以及其他组织、个人的合法权益，造成损失的，成年学生或者未成年学生的监护人应当依法予以赔偿。

第二十九条　根据双方达成的协议、经调解形成的协议或者人民法院的生效判决，应当由学校负担的赔偿金，学校应当负责筹措；学校无力完全筹措的，由学校的主管部门或者举办者协助筹措。

第三十条　县级以上人民政府教育行政部门或者学校举办者有条件的，可以通过设立学生伤害赔偿准备金等多种形式，依法筹措伤害赔偿金。

第三十一条　学校有条件的，应当依据保险法的有关规定，参加学校责任保险。

教育行政部门可以根据实际情况，鼓励中小学参加学校责任保险。

提倡学生自愿参加意外伤害保险。在尊重学生意愿的前提下，学校可以为学生参加意外伤害保险创造便利条件，但不得从中收取任何费用。

第五章　事故责任者的处理

第三十二条　发生学生伤害事故，学校负有责任且情节严重的，教育行政部门应当根据有关规定，对学校的直接负责的主管人员和其他直接责任人员，分别给予相应的行政处分；有关责任人的行为触犯刑律的，应当移送司法机关依法追究刑事责任。

第三十三条　学校管理混乱，存在重大安全隐患的，主管的教育行政部门或者其他有关部门应当责令其限期整顿；对情节严重或者拒不改正的，应当依据法律法规的有关规定，给予相应的行政处罚。

第三十四条　教育行政部门未履行相应职责，对学生伤害事故的发生负有责任的，由有关部门对直接负责的主管人员和其他直接责任人员分别给予相应的行政处分；有关责任人的行为触犯刑律的，应当移送司法机关依法追究刑事责任。

第三十五条　违反学校纪律，对造成学生伤害事故负有责任的学生，学校可以给予相应的处分；触犯刑律的，由司法机关依法追究刑事责任。

第三十六条　受伤害学生的监护人、亲属或者其他有关人员，在事故处理过程中无理取闹，扰乱学校正常教育教学秩序，或者侵犯学校、学校教师或者其他工作人员的合法权益的，学校应当报告公安机关依法处理；造成损失的，可以依法要求赔偿。

第六章　附则

第三十七条　本办法所称学校，是指国家或者社会力量举办的全日制的中小学（含特殊教育学校）、各类中等职业学校、高等学校。本办法所称学生是指在上述学校中全日制就读的受教育者。

第三十八条　幼儿园发生的幼儿伤害事故，应当根据幼儿为完全无行为能力人的特点，参照本办法处理。

第三十九条　其他教育机构发生的学生伤害事故，参照本办法处理。

在学校注册的其他受教育者在学校管理范围内发生的伤害事故，参照本办法处理。

第四十条　本办法自2002年9月1日起实施，原国家教委、教育部颁布的与学生人身安全事故处理有关的规定，与本办法不符的，以本办法为准。

在本办法实施之前已处理完毕的学生伤害事故不再重新处理。

——《中国教育报》，2002年8月21日第2版。

附 2:

## 幼儿园管理条例

第一章　总则

第一条　为了加强幼儿园的管理，促进幼儿教育事业的发展，制定本条例。

第二条　本条例适用于招收三周岁以上学龄前幼儿，对其进行保育和教育的幼儿园。

第三条　幼儿园的保育和教育工作应当促进幼儿在体、智、德、美诸方面和谐发展。

第四条　地方各级人民政府应当根据本地区社会经济发展状况，制订幼儿园的发展规划。

幼儿园的设置应当与当地居民人口相适应。

乡、镇、市辖区和不设区的市的幼儿园的发展规划，应当包括幼儿园设置的布局方案。

第五条　地方各级人民政府可以依据本条例举办幼儿园，并鼓励和支持企业事业单位、社会团体、居民委员会、村民委员会和公民举办幼儿园或捐资助园。

第六条　幼儿园的管理实行地方负责、分级管理和各有关部门分工负责的原则。

国家教育委员会主管全国的幼儿园管理工作；地方各级人民政府的教育行政部门，主管本行政辖区内的幼儿园管理工作。

第二章　举办幼儿园的基本条件和审批程序

第七条　举办幼儿园必须将幼儿园设置在安全区域内。严禁在污染区和危险区内设置幼儿园。

第八条　举办幼儿园必须具有与保育、教育的要求相适应的园舍和设施。幼儿园的园舍和设施必须符合国家的卫生标准和安全标准。

第九条　举办幼儿园应当具有符合下列条件的保育、幼儿教育、医务和其他工作人员：

（一）幼儿园园长、教师应当具有幼儿师范学校（包括职业学校幼儿教育专业）毕业程度，或者经教育行政部门考核合格。

（二）医师应当具有医学院校毕业程度，医士和护士应当具有中等卫生学校毕业程度，或者取得卫生行政部门的资格认可。

（三）保健员应当具有高中毕业程度，并受过幼儿保健培训。

（四）保育员应当具有初中毕业程度，并受过幼儿保育职业培训。

慢性传染病、精神病患者，不得在幼儿园工作。

第十条　举办幼儿园的单位或者个人必须具有进行保育、教育以及维修或扩建、改建幼儿园的园舍与设施的经费来源。

第十一条　国家实行幼儿园登记注册制度，未经登记注册，任何单位和个人不得举办幼儿园。

第十二条　城市幼儿园的举办、停办，由所在区、不设区的市的人民政府教育行政部门登记注册。

农村幼儿园的举办、停办，由所在乡、镇人民政府登记注册，并报县人民政府教育行政部门备案。

第三章　幼儿园的保育和教育工作

第十三条　幼儿园应当贯彻保育与教育相结合的原则，创设与幼儿的教育和发展相适应的和谐环境，引导幼儿个性的健康发展。

幼儿园应当保障幼儿的身体健康，培养幼儿的良好生活、卫生习惯；促进幼儿的智力发展；培养幼儿热爱祖国的情感以及良好的品德行为。

第十四条　幼儿园的招生、编班应当符合教育行政部门的规定。

第十五条　幼儿园应当使用全国通用的普通话。招收少数民族为主的幼儿园，可以使用本民族通用的语言。

第十六条　幼儿园应当以游戏为基本活动形式。

幼儿园可以根据本园的实际，安排和选择教育内容与方法，但不得进行违背幼儿教育规律，有损于幼儿身心健康的活动。

第十七条　严禁体罚和变相体罚幼儿。

第十八条　幼儿园应当建立卫生保健制度，防止发生食物中毒和传染病的流行。

第十九条　幼儿园应当建立安全防护制度，严禁在幼儿园内设置威胁幼儿安全的危险建筑物和设施，严禁使用有毒、有害物质制作教具、玩具。

第二十条　幼儿园发生食物中毒、传染病流行时，举办幼儿园的单位或者个人应当立即采取紧急救护措施，并及时报告当地教育行政部门或卫生行政部门。

第二十一条　幼儿园的园舍和设施有可能发生危险时，举办幼儿园的单位或个人应当采取措施，排除险情，防止事故发生。

第四章　幼儿园的行政事务

第二十二条　各级教育行政部门应当负责监督、评估和指导幼儿园的保育、教育工作，组织培训幼儿园的师资，审定、考核幼儿园教师的资格，并协助卫生行政部门检查和指导幼儿园的卫生保健工作，会同建设行政部门制定幼儿园园舍、设施的标准。

第二十三条　幼儿园园长负责幼儿园的工作。

幼儿园园长由举办幼儿园的单位或个人聘任，并向幼儿园的登记注册机关备案。

幼儿园的教师、医师、保健员、保育员和其他工作人员，由幼儿园园长聘任，也可由举办幼儿园的单位或个人聘任。

第二十四条　幼儿园可以依据本省、自治区、直辖市人民政府制定的收费标准，向幼儿家长收取保育费、教育费。

幼儿园应当加强财务管理，合理使用各项经费，任何单位和个人不得克扣、挪用幼儿园经费。

第二十五条　任何单位和个人，不得侵占和破坏幼儿园园舍和设施，不得在幼儿园周围设置有危险、有污染或影响幼儿园采光的建筑和设施，不得干扰幼儿园正常的工作秩序。

第五章　奖励与处罚

第二十六条　凡具备下列条件之一的单位或者个人，由教育行政部门和有关部门予以奖励：

（一）改善幼儿园的办园条件成绩显著的；

（二）保育、教育工作成绩显著的；

（三）幼儿园管理工作成绩显著的。

第二十七条　违反本条例，具有下列情形之一的幼儿园，由教育行政部门视情节轻重，给予限期整顿、停止招生、停止办园的行政处罚；

（一）未经登记注册，擅自招收幼儿的；

（二）园舍、设施不符合国家卫生标准、安全标准，妨害幼儿身体健康或者威胁幼儿生命安全的；

（三）教育内容和方法违背幼儿教育规律，损害幼儿身心健康的。

第二十八条　违反本条例，具有下列情形之一的单位或者个人，由教育行政部门对直接责任人员给予警告、罚款的行政处罚，或者由教育行政部门建议有关部门对责任人员给予行政处分：

（一）体罚或变相体罚幼儿的；

（二）使用有毒、有害物质制作教具、玩具的；

（三）克扣、挪用幼儿园经费的；

（四）侵占、破坏幼儿园园舍、设备的；

（五）干扰幼儿园正常工作秩序的；

（六）在幼儿园周围设置有危险、有污染或者影响幼儿园采光的建设和设施的。

前款所列情形，情节严重，构成犯罪的，由司法机关依法追究刑事责任。

第二十九条　当事人对行政处罚不服的，可以在接到处罚通知之日起十五日内，向作出处罚决定的机关的上一级机关申请复议，对复议决定不服的，可在接到复议决定之日起十五日内，向人民法院提起诉讼。当事人逾期不申请复议或者不向人民法院提起诉讼又不履行处罚决定的，由作出处罚决定的机关申请人民法院强制执行。

第六章　附则

第三十条　省、自治区、直辖市人民政府可根据本条例制定实施办法。

第三十一条　本条例由国家教育委员会解释。

第三十二条　本条例自一九九〇年二月一日起施行。

**思考与运用：**

1．学前儿童发生意外事故的影响因素有哪些？

2．学前儿童常见意外事故有哪些，如何急救？

3．学前儿童急救的原则有哪些？

4．托幼机构如何预防意外事故的发生？

# 第十章　幼儿教师心理健康

**学习要点：**

1. 掌握幼儿教师心理健康的定义和主要表现。
2. 理解幼儿教师心理健康问题的种类。
3. 理解幼儿教师心理健康的基本维护与调适方法。

## 第一节　幼儿教师心理健康概述

近年来，随着社会转型经济转轨脚步的加快，面对信息社会和知识经济的巨大挑战，全社会对学前教育的热情不断高涨，相应的对幼儿教师的素质、能力水平也提出了更高的要求。可以说，幼儿教师当前面临着来自家长和幼儿园的双重期望和双重压力。一方面，“望子成龙、望女成凤”已然成为当今父母对子女的主流愿望，这种对孩子成才的高期望，在学前时期，很大程度上直接转嫁到了幼儿教师身上。家长不仅要求幼儿教师保证孩子在幼儿园得到妥善的保育，能吃好、喝好、睡好、玩好，还要求幼儿园关注孩子的心智成长，成为孩子成才的摇篮。另一方面，随着幼教改革的不断深入，幼儿园课程发生着复杂而深远的变化，各种教学模式、手段、方法的快速变化令幼儿教师疲惫不堪，无所适从。在与幼儿教师的交谈中，常常可以听到：“每天太累了，回家后只想安静地休息，话都不想说一句。”“回到家看到孩子都亲热不起来，莫名其妙的就想发脾气。”可以说，这样的话真实地反映出了当前幼儿教师真实的心理状态。有调查显示，由于工作中的困惑、竞争中的压力，同事间的矛盾等，给幼儿教师心理造成了很大的影响。有26.1%的幼儿教师需要接受心理指导，48.1%的幼儿教师需要接受心理咨询。①

### 一、心理健康与幼儿教师心理健康

#### （一）心理健康

不同研究领域和学派对心理健康的含义有着不同的定义和看法，目前，普遍被接受的是联合国世界卫生组织的定义：心理健康不仅指没有心理疾病或变态，不仅指个体社会适应良好，还指人格的完善和心理潜能的充分发挥，亦指在一定的客观条件下将个人心境发挥到最佳状态。通常，心理健康的定义既指心理健康的状态，也指维持心理健康，预防心理障碍或

① 周宝红：《幼儿教师心理健康问题探析》，《中国市场》，2008（1）。

行为问题。[①]

### （二）幼儿教师心理健康

尽管心理健康的定义适用于所有人，但是不同职业群体的人的心理健康会引起职业特殊性体现出职业特点。作为幼儿教师而言，幼儿教师的心理健康是指在教学过程中不断完善人格，发挥心理潜能，维护和增强心理各方面的技能和社会适应能力，积极预防各种心理疾病，使自身的心理状态达到最佳。

早在十年前，幼儿教师心理问题就已经引起了部分研究者的关注，余欣欣、李萍十年前对广西壮族自治区的430名幼儿教师进行调研，发现其中22.17%的幼儿教师存在中度以上的心理健康问题。[②] 那么，幼儿教师作为一个特殊的职业群体，应该具有怎样的心理特质呢？

具体而言，这个概念应包括以下几层含义：其一是指教师的心理健康状态，包括良好的认知品质、稳定一致的情绪状态、坚定的意志品质，以及健全的个人和良好的行为习惯；其二是教师的各种心理关系，如良好的人际关系；其三是指教师在教学、生活中保持良好的心理状态，培养健全人格，提高社会适应能力，维持良好关系，使自己的潜能得到充分发挥。[③]

## 二、心理健康标准和幼儿教师心理健康标准

### （一）心理健康标准

从广义上讲，心理健康是指一种高效、持续的心理状态。从狭义上讲，心理健康是指人的基本心理活动过程中内容完整、协调一致。处于这种状态下的人生活积极向上，有着丰富的内心体验，具备良好的社会适应能力，能在生活和工作中有效地发挥个人的身心潜力和积极的社会功能。可以说，心理健康的理想状态是智力正常、情绪反应适度、性格完美、行为恰当、适应良好。与心理健康向对应的心理亚健康及各种心理疾病。心理健康从不同的角度出发，其衡量的标准也不尽相同。

美国心理学家奥尔波特提出心理健康的几条标准：

1. 力争自我的成长
2. 能客观地看待自己
3. 人生观的统一
4. 有与他人建立亲睦关系的能力
5. 人生所需的能力、知识和技能的获得
6. 具有同情心，对生命充满爱[④]

《简明大不列颠全书》认为心理健康的标准是：

1. 认知过程正常，智力正常
2. 情绪稳定乐观，心情舒畅

---

① 俞国良，曾盼盼：《论教师的心理健康及其促进》，《北京师范大学学报（人文社会科学版）》，2001（1）。
② 余欣欣，李萍：《广西幼儿教师心理健康状况的调查》，《健康心理学杂志》，2003（2）。
③ 张大均，江琦：《教师心理素质与专业性发展》，人民教育出版社2005年版，第192页。
④ 陈百珍：《青少年心理卫生与心理咨询》，北京师范大学出版社1997年版，第4-5页。

3. 意志坚强，做事有目的性
4. 人格健全，性格、能力、价值观等均正常
5. 养成健康习惯和行为，无不良行为
6. 经历充沛的适应社会，人际关系良好①

美国心理学家马斯洛和米特尔曼提出的心理健康十条标准被认为是“最经典的标准”，包括：

1. 充分的安全感
2. 充分了解自己，并对自己的能力作适当的评估
3. 生活的目标切合实际
4. 与现实的环境保持接触
5. 能保持人格的完整和和谐
6. 善于从经验中学习
7. 能保持良好的人际关系
8. 适度的情绪表达与控制
9. 在不违背社会规范的条件下，能恰当地满足个人需求
10. 在集体要求的前提下，较好地发挥自己的个性

目前我国大部分学者认同的心理健康标准是：

1. 认知能力正常
2. 情绪反应适度
3. 意志品质健全
4. 自我意识客观
5. 个性结构完善
6. 人际关系协调
7. 社会适应良好
8. 人生态度积极
9. 行为表现规范
10. 活动效能吻合年龄②

## （二）幼儿教师心理健康的标准

幼儿教师具备怎样的特质才能称得上是一名心理健康的幼儿教师呢？就普通人而言，心理健康意味着个体能较好地适应环境的发展和变化，具备完善的人格特征；其认知、情绪反应适度，具有良好的意志品质；在生活实践中，能够正确认识自我，能有效地调节自我。但作为幼儿教师而言，其心理健康的标准不仅要包含一般社会成员应具备的标准，还应在其心理健康标准中体现出幼儿教师的职业特点：

### 1. 具备充分的职业认同感

热爱本职工作，能积极投身到每天的工作中去，并在工作岗位上充分展现自己的工作能

① 陈家麟：《学校心理健康——原理与操作》，教育科学出版社2002年版，第14页。
② 张大均，江琦：《教师心理素质与专业性发展》，人民教育出版社2005年版，第193页。

力，以此获得成就感和满足感。

#### 2. 人际关系良好

能了解交往双方彼此的权利和义务，能客观地了解和评价对方，能以正确的态度积极与人交往，交往中态度以正面态度为主，在与幼儿和同事的交往过程中能做到积极真诚。

#### 3. 悦纳自己，能正确客观地评价、体验和控制自我

在教育过程中能根据自己的实际情况确定工作目标和个人抱负，具有较高的教育效能感，能在教学过程中进行自我监控，具有自我控制和自我调适的能力。

#### 4. 能有效控制自己的情绪，具有教育独创性

能保持客观积极的心态，能冷静地处理课堂情境中的各种突发事件，能根据学前儿童的身心发展特点选择适宜的教学内容和方法，有创造性的组织活动。

## 三、幼儿教师心理健康与学前儿童发展

我们知道，3～6 岁学前儿童正处于心理发展和人格形成的关键期，这一时期的孩子自我意识开始萌芽，情绪情感不易控制、波动大，心理调试自我控制能力低下，极易受到成人的影响。

对于幼稚天真、可塑性极强的学前儿童而言，每天大部分时间在幼儿园和幼儿教师朝夕相处，一日生活在教师的指导、照料下完成，幼儿教师俨然成为了学前儿童心中的权威。可以说，幼儿教师良好的心理素质和健全的人格会在生活点滴中潜移默化地影响学前儿童，在学前儿童身心发展过程中起到了至关重要的作用。

### （一）从宏观上讲，幼儿教师心理健康关系到社会的发展

随着时代的变迁，国际竞争日趋激烈，各国间经济实力的竞争、科技水平的竞争都可以归根于人才的竞争。可以说，我国能否在激烈的国际竞争中取得优势，人才的竞争是关键。幼儿园作为人才培养的基础领域，起到了重要的奠基作用。

随着经济的发展和社会的进步，社会大众对幼儿教师的要求越来越高，幼儿教师承受的压力也越来越大，其心理健康问题也愈益突出。幼儿教师作为学前教育领域的一线执行者，他们身上显露出来的各种心理问题势必会影响到学前儿童身心尤其是心理的健康发展，对整个国家人才的培养将会产生不可估量的负面影响。可以说，从宏观上讲，幼儿教师的心理健康将直接影响到整个社会的发展。

### （二）从微观上讲，幼儿教师心理健康关系到学前儿童的心理健康发展

#### 1. 幼儿教师的情绪对学前儿童心理发展的影响

学前儿童是成长中的个体，自我意识正在形成，教师对学前儿童的态度和评价不稳定会

对他们的心理发展产生负面影响。因为在幼儿园，教师无疑是孩子们心目中最重要的人。孩子会试着体察教师对自己的态度，会揣摩教师是不是喜欢自己、信任自己，可以说，教师表现出来的行为会直接或间接影响孩子的情绪。如果教师对孩子表现出心烦、冷漠、厌恶等情绪，不时训斥、打骂孩子，就容易使学前儿童的性格变得自卑；反之，如果教师能在日常教学活动中对孩子表现出友善、关心等积极的情绪，孩子则会变得自信、自尊、快乐。

教师在教育中能否控制好自己的情绪对学前儿童有着重要影响。在幼儿园里，我们时常可以看到这样不同的场景。

**场景一：**在活动时，孩子们都按照老师的要求有序地进行自由活动，蛋蛋在取玩具的时候不小心把老师准备好的纸板（即将开始活动时需要用到的教具）打翻一地，老师看到后，大声吆喝道："你怎么回事？怎么这么调皮？专和我作对是不是？快点把东西收拾好！"蛋蛋不知所措地看着老师，很久都说不出话来，等老师走开后，他默默地蹲下身收拾一地的纸板……

**场景二：**吃完午餐，孩子们依照老师的要求排好队到操场散步，路上东东开始捣乱，一下子把走在前面的安安狠狠地撞了一下，安安忍不住大哭起来。这时，老师跑过来，对安安说："安安乖，东东是不小心撞到你的！勇敢，不哭！"接着转过头对东东说："东东，这时你该怎么办呢，应该跟安安怎么说呢？"东东赶紧说："对不起，安安，我不是故意的，原谅我，我再也不这样子了。"安安点点头，开始擦拭眼角的泪。老师帮着安安整理好衣服，说："真乖！"安安甜甜地笑了。这时，东东也不好意思地低下了头……

解读：同样是面对孩子的"捣乱"，两位老师采用不同的方式进行处理，结果当然天壤之别。一个受到指责惊慌失措，一个在老师的帮助下主动认识到错误并承诺改正。可以预想，蛋蛋和东东两个"调皮鬼"接下来的境况完全不同，蛋蛋惊恐委屈，东东则能愉快地投入到新的活动中。

为了保证学前儿童心理的健康发展，幼儿教师必须为学前儿童创设一个良好的心理氛围。在组织教育活动的过程中教师要注意控制自己的情绪，更好地规范自己的行为，注意自己的言行对孩子可能产生的影响，努力避免因此给孩子幼小心灵造成的创伤。

### 2. 幼儿教师的性格对学前儿童心理发展的影响

性格是指表现在人对现实态度和相应的行为方式中比较稳定的，具有核心意义的个性心理特征，是一种社会相关最密切的个人特征。性格主要体现在对自己、对别人、对事物的态度和所采取的言行上。

0～6 岁是一个人一生中大脑发育最迅速的时期，也是一个人一生中最富有可塑性的阶段，更是一个人性格奠基及形成的关键期。性格一经形成便有着相对的稳定性。"少成若天性，习惯成自然。"学前儿童好模仿，他们的性格正在逐渐形成，在学前儿童的成长过程中，教师是重要的榜样。幼儿教师性格会从教师的一言一行中潜移默化地影响孩子性格的形成和发展。如果教师性格古怪、脾气暴躁、易变偏执等，长此以往，就会导致孩子的性格变得自卑、胆怯、懦弱等。

### 3. 幼儿教师个性对学前儿童心理发展的影响

个性又称人格，是指一个人各种心理特征的总和，能从一个人精神面貌上反映出来。一个人良好的个性要从小开始培养，因为个体幼儿期形成的个性特征相对稳定。如果教师能抓住学前儿童个性发展的这个特点，在学前期为学前儿童的个性发展创造良好的外部环境，就会有利于孩子们日后形成活泼、自信、诚信、有责任心、谦虚的良好品质。因此，作为幼儿教师，应以自身活泼、自信、谦虚的性格感染孩子，帮助孩子形成良好的个性品质。

# 第二节 常见幼儿教师心理问题

## 一、我国幼儿教师心理健康现状

早在 1996 年，联合国的心理学专家就预言：“从现在到 21 世纪中叶，没有任何一种灾难能像心理危机那样给人们持续而深刻的痛苦。”现在这种痛苦已经在教师和其他群体中体现出来了，亟待解决。

### （一）幼儿教师心理问题检出率呈上升趋势

我国对教师心理健康状况的系统研究始于 20 世纪 90 年代中叶，随着社会大众对教育及教师的关注，教师心理健康逐渐进入人们研究的视野，成为一个研究热点。尽管如此，针对幼儿教师心理健康的研究还是少之又少，有人总结了 1994—2005 年十几年间我国教师心理健康的研究情况，发现其中被研究最多的是中小学教师（71.58%），而涉及幼儿教师的研究只占到 7.88%。[①] 对这些研究结果的统计中发现，在较早的研究中，如郑晓边等人在 1997 年对幼儿教师心理健康的调查中发现，幼儿教师的心理健康状况基本呈正态分布，未发现“心理不健康者”，“可疑者”占到 20.8%，被测教师在“人际”与“情绪”两个维度中得分较低。[②]

然而，随着对幼儿教师心理健康状况研究的不断深入，越来越多的研究者发现随着社会竞争的日益激烈和职业压力的增加，幼儿教师的心理问题日益增多，可以说，幼儿教师心理健康情况不容乐观。诸多研究者的研究结果均显示当前我国幼儿教师心理问题检出率呈上升趋势，心理压力大、焦虑、强迫等已经成为困扰幼儿教师的主要心理问题。根据张积家对 2008 年以来教师心理健康的研究结果统计发现：在 1 465 名幼儿教师中有心理问题的幼儿教师有 432 人，检出率为 29.5%。[③]

### （二）幼儿教师心理问题表现呈现多样化趋势

根据之前我们对幼儿教师心理健康的定义，按照程度的深浅，通常可以把幼儿教师心理问题划分成三个种类，分别是发展性心理问题、适应性心理问题与障碍性心理问题。发展性心理问题主要指的是幼儿教师自身不能树立正确的自我认知，尤其是对自我能力和自我素质方面的认知，相应的心理素质和心理潜能不能得到有效的发展。适应性心理问题指的是幼儿

① 曲苒：《浅议幼儿教师的心理健康》，《陕西教育学院学报》，2011（4）。
② 郑晓边，姚健梅，黄亚萍：《必须促进幼儿教师的心理健康》，《学前教育研究》，1997（1）。
③ 张积家，陆爱桃：《十年来教师心理健康研究的回顾和展望》，《教育研究》，2008（1）。

教师个体与环境不能取得协调一致所造成的各种心理困扰。程度相对最深的是障碍性心理问题，主要指的是各种严重的心理障碍和心理疾病。

当前，幼儿教师群体的各种心理问题呈现多样化发展的趋势。在向荣老师的调查中发现，在幼儿教师群体中出现的心理问题除了最常见的疲劳、紧张、烦躁、易怒、失眠等外，还有不少幼儿教师被检出不自信、虚荣感强、伴随挫折和失落感；部分幼儿教师还出现了过敏、多疑、抑郁、精神不振等症状。[①] 王福兰在调查中发现，幼儿教师中具有轻度心理问题的人数占总人数的24.2%，具有中度心理问题的人数占总人数的11.2%，具有重度心理问题的人数占总人数的3.6%，严重的有1.8%，其中强迫、人际关系敏感、焦虑、恐怖、偏执等维度分高于常模。[②]

就当前对幼儿教师的调研，研究者发现在幼儿教师群体中检出的心理问题表现种类多样化状态显著。其中，强迫症状、躯体化、恐怖性障碍、疑病性障碍、敌对、焦虑和抑郁等心理问题在幼儿教师群体中的检出率呈明显的上升趋势。

### （三）幼儿教师对自己心理健康状态的关注程度普遍不高

当出现心理问题后，最佳途径是找到正确合适的排解方式或寻求专业的心理咨询帮助，减轻心理压力。尽管当前幼儿教师心理健康状况不容乐观，但是幼儿教师对自身心理问题的关注程度并不高，缺乏起码的心理保健意识，更没有将这些“小小的不适”上升到心理障碍或疾病的程度并给予相应的疏导和治疗。如果这些心理障碍不能得到及时的干预，造成的不良影响不仅会直接危害幼儿教师的身心健康，更会间接对幼儿教师的教育对象——学前儿童的心理发展带来不可估量的负面影响。

### （四）幼儿教师心理问题检出率存在地区差异

尽管当前总体上讲幼儿教师心理问题呈现上升和多样化趋势，但是其心理问题的检出率也存在着明显的地区差异。首先，处于发达地区幼儿教师的心理问题检出率明显高于处于不发达和落后地区的幼儿教师。如有研究显示，广西幼儿教师心理健康水平显著低于全国成人常模，幼儿教师中可能有中度以上心理卫生问题的人数占22.17%（全国数据为29.5%），[③] 幼儿教师各因子检出率前 3 位分别是敌对、人际关系敏感和强迫症状。[④] 其次，幼儿教师心理问题城乡差异显著，有研究者以SCL-90为调查工具，对我国甘肃省十几个地县的乡镇中农村地区幼儿教师心理健康状况进行测查，结果显示：甘肃省农村幼儿教师的心理问题检出率为10.13%，心理问题的主要表现是强迫和偏执。[⑤]

### （五）公办幼儿园幼儿教师心理问题的发病率高于私立幼儿园

随着教育体制转型的不断深入以及学前教育领域改革的推进，当前幼儿园教学体制发生

① 向荣：《幼儿教师心理问题及对策浅析》，《考试周刊》，2012（26）。
② 王福兰，邢少颖：《维护幼儿教师心理健康的若干思考》，《基础教育研究》，2002（1）。
③ 张积家，陆爱桃：《十年来教师心理健康研究的回顾和展望》，《教育研究》，2008（1）。
④ 余欣欣，李萍：《广西幼儿教师心理状况的调查》，《健康心理学杂志》，2003（2）。
⑤ 王杰：《甘肃省农村幼儿教师心理健康状况研究》，《鸡西大学学报》，2006（6）。

了深刻而根本的变化，主要有公办和私立两种形式，公办幼儿园相对稳定，私立幼儿园近年来发展势头迅猛，但是却不得不经受来自社会和市场的严峻考验。

公办幼儿园管理规范、制度严格，相对准入较为严格，要求在园幼儿教师具备优秀的专业素养。在公办幼儿园工作的幼儿教师尽管较少担心自己的生计问题，但是不得不面对各种形式的参观、检查、达标、保级、晋升职称等方面的压力。这意味着在公办幼儿园工作的幼儿教师在完成日常的教学工作之外，还需要应对幼儿园的各种突击检查、赛课、进修、研讨等压力。

私立幼儿园相对公办幼儿园而言，办园形式和管理自由度相对较大，大多办园以求生存或盈利为目的，办园规模小，人员构成较为灵活。在私立幼儿园工作的幼儿教师教学方面的压力小于公办幼儿园，因此，通常而言私立幼儿园工作的幼儿教师心理问题的出现几率小于公办幼儿园工作的幼儿教师。

## 二、幼儿教师常见的心理问题

### （一）职业适应障碍

职业适应作为个体社会适应的重要组成部分，指的是在正确的职业价值观引导下，个体在职业活动过程中所形成和维持的职业心态、职业能力、职业关系等构成的和谐状态。无论是刚刚入职的新手教师还是从业多年的资深教师，都有可能出现职业适应不良的状况，这种职业适应不良的状况在很大程度上会影响到幼儿教师日常的教学及生活。

#### 1. 幼儿教师职业适应不良的表现

（1）不能面对现实，眼高手低。

部分幼儿教师对所从事的职业意义和地位认识不足，不安于当一名幼儿教师。由于当前幼儿教育还不属于义务教育阶段，幼儿教师和中小学老师相较而言，无论是工资待遇还是社会地位都存在明显的差异。因此，部分幼儿教师会存在不甘于现状的心态。

（2）胸无大志，得过且过。

幼儿教师平日的工作烦琐单调，教学成果不明显，幼儿教师如不能调整好心态，就容易对幼儿教师这一职业失去兴趣，意志也逐渐消沉，对工作的态度也转为得过且过，将就应付即可。

（3）力不从心，满腹牢骚。

随着社会及家长对学前教育关注的日益增多，幼儿园、家长及社会大众对幼儿教师的期望越来越高，不少老教师的知识结构已经不能很好地胜任当前幼儿园的新形势，在这种状况下，就会出现严重的职业适应障碍，会逐渐把自己封闭起来，或者终日满腹牢骚，表露出难以理解本职工作的样子等。

#### 2. 幼儿教师出现职业适应不良的原因

（1）从业能力不足。

针对新手幼儿教师而言，尽管在入职之前已经完成了系统的专业知识学习，初步了解了幼儿园一日工作的环节和要点，但理论和实践总是存在差距，大部分新手教师入职初期都会出现手忙脚乱、教学没有头绪等状况，如果这种情况长时间存在且不能得到解决的话，就会极大地影响幼儿教师对职业的认同。

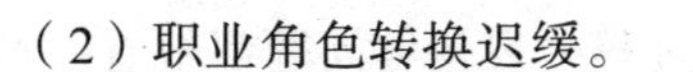



（2）职业角色转换迟缓。

新手教师走上工作岗位，面临着自身角色的一次大转变，由普通的学生转变为教师，由被教育者转变为施教者、管理者。对于他们而言，这种转变是相当困难和艰巨的，事实证明，很多新手教师的这一次人身角色的转换也是有所欠缺的。究其原因，一方面在于延续数年的学习生活模式很难一下子转换，从教育的接受者转变为施教者，这种角色的转换很难在短期内完成；另一方面，作为学生而言，人际关系相对简单，大多时间和同龄人交往，具有类似的经历和爱好，容易沟通。但成为幼儿教师之后，就必须学会和不同年龄层次的人打交道，还需要处理好和领导、同事以及家长之间的关系。这些都会导致新手教师出现职业转换困难的情况。

（3）职业认同度低与职业信念缺失。

一些幼儿教师进入这一职业领域出于无奈。尽管如此，在入职初期，不少人仍会积极主动地调整自己的职业价值取向，实现自我发展。但是仍有不少幼儿教师走上教师岗位后，仅仅将其当作谋生的手段，不能付出足够的热情和精力，对本职工作的认同度不高，对幼儿教师这一职业的意义和未来发展缺乏坚定的信念。

## （二）人际关系障碍

### 1. 幼儿教师人际关系简述

人际关系指的是人与人之间交往而产生的一种心理关系，主要表现在人与人之间在交往过程中关系的深度、亲密性、融洽度和协调性等心理方面联系的程度。在现实生活中，人需要和来自不同社会地位、不同职业、不同生活环境及不同年龄和性别的人交往，因而形成了各种各样的人际关系。幼儿教师在工作和生活中形成了同事关系、师幼关系、与幼儿家长的关系。如果幼儿教师能在交往中和幼儿、幼儿家长、同事建立良好的人际关系，将会对其的潜能开发、专业成长以及身心健康有明显的促进作用。我们发现，凡是优秀的教师，他们都有一个共同特点，就是善于与人沟通和交往。

### 2. 幼儿教师出现人际交往障碍的主要表现

幼儿教师作为一个特殊的职业群体，人际关系问题已然成为了困扰幼儿教师工作和生活的重要因素，归结起来，当前幼儿教师在人际交往方面出现的障碍主要表现在以下几个方面。

（1）自卑恐惧。

自卑心理是一种不能自主和软弱的复杂情感，指的是在人际交往中缺乏起码的自信，轻视自己，不能平等地与人交往。自卑的浅层感受是别人看不起自己，而深层的理解则是自己看不起自己。表现为在人际交往中对成功的感受低，对失败的感受高，严重者甚至会丧失交往的勇气和信心，在与人交往的过程中会感到莫名的紧张、害怕，甚至会出现语无伦次和手足无措。因自卑而造成的社交方面的恐惧会让幼儿教师害怕与人交往，尤其是不熟悉的人。久而久之，困扰幼儿教师的自卑感和对人际交往的恐惧让他们对人际交往缺乏起码的兴趣，相反，认为正常的人际交往是一种困扰和负担，进而导致其出现了人际交往方面的障碍。

（2）清高自傲。

与自卑恐惧相反，部分幼儿教师受传统思想的影响，错误的将幼儿教师的形象理解成不食人间烟火，高高在上。清高自傲的幼儿教师在与人相处的过程中看任何问题都带着一种俯视的态度，给人感觉盛气凌人、自以为是，常常使人处在尴尬难堪的窘境中。清高自傲的人自然给人一种不好接近的感觉，这种病态心理会严重影响幼儿教师个人的人际关系。

（3）猜疑干涉。

英国哲学家培根曾说过："多疑之心犹如蝙蝠，它总是在黄昏中起飞。这种心情是迷陷人的，又是乱人心智的。它能使你陷入迷惘，混淆敌友，从而破坏你的事业。"具有多疑心理的幼儿教师，往往先在主观上设定他人对自己不满，然后在生活中找证据。带着以邻为壑的心理，会对他人言行过于敏感，不信任对方，容易和他人产生心理隔阂，甚至会把别人的善意曲解成恶意，会极大地影响幼儿教师的人际交往活动。

我们每个人都需要一个不受侵犯的生活空间和心理空间。再亲密的朋友，也有自己的内心隐私，尊重他人隐私是对他人的起码尊重。但幼儿教师人际关系相对简单，且以女性为主，有的幼儿教师将拉家常理解成探听他人的隐私，以打听、传播和干预别人私密之事为乐趣。这会极大地引起别人的不满和厌恶，造成与他人人际关系的紧张。

（4）敌对封闭。

幼儿教师群体中体现出的另一类人际交往障碍表现为把人与人的关系视为尔虞我诈，从而无端地仇视领导和其他同事，关注别人的一言一行，稍有蛛丝马迹，就认为别人在寻机陷害自己。为了保证自己的安全，将自己的真实思想、情感统统掩盖起来，试图与世隔绝。这种对任何人都采取不信任、戒备的心理，会极大地降低幼儿教师的人际交往主动性和积极性，久而久之，就会形成严重的人际交往障碍。

### 3. 幼儿教师出现人际交往障碍的原因

人际交往过程中之所以会出现各种各样的障碍和问题，往往是由于当事者采取了不正确的交往态度造成的。这种不正确的交往态度通常与个体的价值观念、认知方式和个性特征以及行为习惯紧密相关。造成幼儿教师出现人际关系障碍的原因主要有以下几点。

（1）对人际交往缺乏正确的认识。

作为幼儿教师个体，会有自己的喜怒哀乐，需要朋友，需要沟通，也需要被理解。积极与他人交往不仅能为个体争取更多的倾诉和沟通的机会，还能满足个体的内心心理交往需求。但是现实中不少幼儿教师对人际交往缺乏正确的认识，喜欢沉溺在自己的世界中，以工作繁忙等各种原因为理由，很少与人交往和沟通。不曾体会人际交往给自己带来的愉悦感，个人越加容易将自己封闭起来，幼儿教师长期封闭自己的结果就是越发失去交往的动力和热情。

（2）幼儿教师性格的缺陷。

通常而言，在人际交往过程中，外向活泼的人更容易受到关注和欢迎。幼儿教师的个性有外向当然也有内向，严重性格内向的幼儿教师对人际交往的热情度较低，较为被动，难于成为交往的中心。显然，这样的人际交往模式既不能给幼儿教师自身带来任何愉悦感，也不能给交往对方带来快乐。这种严重的性格缺陷会导致幼儿教师丧失交往的热情和乐趣，愈益内向封闭。

（3）交往中曾经的挫折造成的心理创伤。

人际交往过程中遭遇挫折、不理解、误会等是比较常见的现象。这些挫折、不理解、误会自然会给幼儿教师带来痛苦、烦恼、难堪。当然，通常这些交往中的挫折能很快被克服，

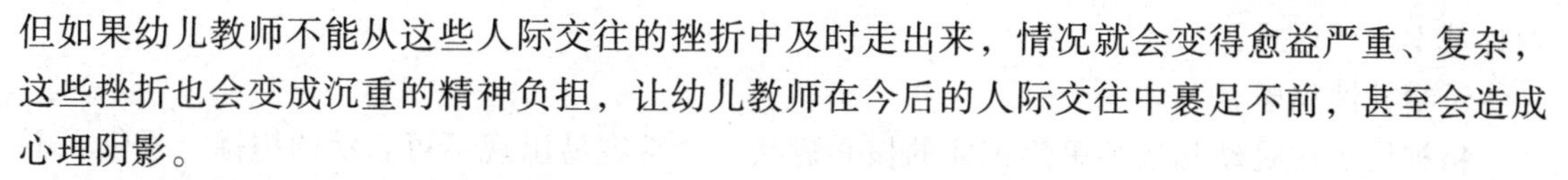


但如果幼儿教师不能从这些人际交往的挫折中及时走出来，情况就会变得愈益严重、复杂，这些挫折也会变成沉重的精神负担，让幼儿教师在今后的人际交往中裹足不前，甚至会造成心理阴影。

（4）缺乏人际交往的成功经验。

在社交过程中，如何待人接物、怎样找出彼此都感兴趣的话题、如何开始和终止谈话、如何让别人接受自己的观点等，都需要一定技巧。这些技巧除了可以从书本中学习外，还需要在实践中学习和总结。成功的人际交往能给幼儿教师带来满足感和成就感，借此身心得以愉悦，相反，如果幼儿教师个体在人际交往过程中缺乏成功经验，缺乏起码的人际交往技能，未曾体验过和谐的人际交往给个体带来的成就感，就难以激起幼儿教师进行人际交往的热情，回避和逃离各种人际交往则成为理所当然的事情。

## （三）神经症

### 1. 焦虑症

据悉，全球每 40 秒钟就有一人死于自杀。而在我国，自杀未遂者的精神障碍发生率为69.46%，其中近四成为患焦虑障碍的人群。焦虑感正逐渐蔓延至社会各个阶层各个角落。研究称，在不同职业中，教师的焦虑感最强，公务员最低。[①]

（1）什么是焦虑症？

焦虑障碍又称焦虑症，是一组以焦虑为主要临床相的精神障碍，主要有两个方面的症状，一是情绪症状，个体感觉自己处于一种不明原因造成的紧张不安、提心吊胆、担心、恐惧、害怕等情绪体验中；二是躯体症状，处于焦虑状态的人往往会伴随一定的躯体感受，如心慌、出汗、气短、控制不住的颤抖、面色潮红等，严重时甚至会出现濒死感，且无法对这种感觉进行自我调控。

焦虑是一种较为常见的情绪状态，几乎我们所有人都曾体验过不同程度的焦虑。比如，幼儿教师临近公开课活动会紧张、担心，这时他们往往会不停地检查各项准备工作是否已经安排妥当，以此缓解自己的焦虑情绪。这种轻度焦虑也称为生理性焦虑，属于个体处于紧张状况中的保护性反应，不属于病理性焦虑症。

但是如果焦虑的严重程度与客观事件或处境不相称，或者持续的时间过长，在大多数人不会紧张不安的状况下出现了强烈的紧张恐惧感，就可能是焦虑障碍的征兆了，这时就必须给予积极的干预和治疗。

（2）幼儿教师出现焦虑症的主要表现。

**案例一：**某机关幼儿园一位三十出头的女教师为了晋升职称，在完成本班日常活动的前提下超负荷地参加各种形式的进修和教学比赛。为了在教学比赛上获得名次，在下班后她还继续在幼儿园赶制各种教具，连续一个多月基本是在紧张和焦虑的状态下度过的。强大的心理压力使得她精疲力竭，常常失眠，甚至出现了耳鸣心悸的症状。

如今，繁重的工作、生活的烦恼和学习的压力，无不冲击着幼儿教师的每一根神经。这时，焦虑症就有可能悄然降临到幼儿教师身上。焦虑症发病年龄主要集中在 25 ~ 40 岁，伴随

① http：//health.sohu.com/20120910/n352783122.shtml 2013-5-15。

两种基本表现形式：

①精神性焦虑。

精神性焦虑是幼儿教师患焦虑症的核心症状，通常容易出现不可名状的担忧、紧张、不安全感及恐惧。处于这种精神状况下的幼儿教师很难全身心地投入到教育活动中，常常因为一点小事而焦躁不安，而这种不良情绪也有可能通过各种途径传递到学前儿童身上。

②躯体不适症状。

焦虑症的发病常常会伴随各种躯体症状，常见的有惊慌、口干、尿频、气短、心悸、胸闷等躯体不适症状以及失眠、早醒、梦魇等睡眠障碍。这些由于焦虑而产生的躯体不适症状不仅会给幼儿教师的身体健康带来诸多不利影响，同时还会在很大程度上影响幼儿上课的效果。

（3）幼儿教师出现焦虑症状的原因。

焦虑是幼儿教师群体中常见的一种心理疾病。当前引发幼儿教师出现焦虑症的原因主要有以下几个方面：

①幼儿园日常工作繁重，各种考评压力导致幼儿教师焦虑。

在幼儿园，幼儿教师的工作是繁重而琐碎的，其每一项工作都要面对各种各样的评价。如果幼儿教师的教学工作不能得到领导的认可和孩子的配合，他们就会产生深深的挫败感，对自己的能力产生怀疑，同时还得为自己能否胜任教学工作而担忧。在学前教育领域改革浪潮不断来袭的今天，幼儿教师面临着前所未有的压力，不仅要做好本职教学工作，还不得不应付进修学习、讲课比赛等，可谓是身心俱疲。努力付出和现实的差距让教师的自尊心和自信心受到严重的伤害，所产生的消极影响造成幼儿教师强烈的焦虑。

②家长和社会的过度关心与不理解引发幼儿教师焦虑。

导致幼儿教师压力来源的另外一个重要因素是家长和社会。家长将孩子送入幼儿园，就将教育和养护孩子的重任交给了幼儿教师，不同的家长对幼儿教师提出的要求不尽相同，幼儿教师要尽可能地满足所有家长的合理要求，这时家长期望和幼儿教师现有教育水平之间的差距造成的家长的过度关心与不理解也易引发幼儿教师不同程度的焦虑。

幼儿教师的职责是为国家培养人才，因此，社会对幼儿教师的工作寄予了很高的期望。正如社会学家威尔逊所说："所有对他人高度负责的角色，都要经受相当多的内在冲突与不安全感。"当今社会对人才的要求越来越高，相应的对幼儿教师的教学工作也提出了越来越高的要求。然而，幼儿教师个体的能力总是有限的，总是有达不到社会要求的时候，个体能力和外界期望的差距也在很大程度上引发了幼儿教师的焦虑情绪。

③同事间人际关系不和谐引发幼儿教师焦虑。

幼儿教师的工作随时处于存在利害关系的相互评比中，这导致幼儿教师之间产生了激烈的竞争。这种过度的竞争，同事之间性格不合，价值观不同等因素使得幼儿教师之间关系紧张。而长期处于不良人际关系中的教师容易产生焦虑心理。

（4）幼儿教师个人自我实现的需要和现实的矛盾导致焦虑。

幼儿教师的个人自我实现是多方面的，他们终日辛勤工作，期望在日常的教育教学工作中取得好的成绩，体现出自身的价值。但现实中学前儿童才是学习的主体，幼儿教师并不能代替孩子进行各方面的发展，因此，学前儿童实际发展往往和幼儿教师的期望存在一定的差距，这种差距会给幼儿教师带来工作中的深深的挫败感并引发焦虑。

在 21 世纪学前教育改革不断深化，终身学习蔚然成风的今天，幼儿教师要让自己的教学内容、方法、手段、观念等与时俱进，唯有持续不断地学习才能保证自己不被社会淘汰。但束缚于每日繁重的工作，幼儿教师很难抽出时间进行系统的继续学习。二者形成的尖锐矛盾大大增加了幼儿教师的焦虑情绪。

### 2. 抑郁症

全世界患有抑郁症的人数在不断增长，据世界卫生组织统计，全球抑郁症发病率约为11%，全球约有3.4亿抑郁症患者。

当前抑郁症已经成为世界大疾病，估计到2020年可能将成为仅次于心脏病的人类大疾患，抑郁症将成为21世纪人类的主要杀手。

（1）什么是抑郁症？

抑郁症是一种常见的情绪障碍，以显著而持久的心境低落为主要表现，且这种心境低落与其处境不相称，伴有厌恶、羞愧、痛苦、自卑等情绪体验，严重者可能出现自杀念头和行为。抑郁症会严重的困扰病患的生活和工作，给家庭和社会带来沉重的负担，约有15%的抑郁症患者死于自杀。

（2）幼儿教师出现抑郁症的表现。

**案例二：**家住城阳夏庄的高女士原本是当地一名幼儿教师，巨大的工作和生活压力让她患上了抑郁症，期间还萌生过自杀的念头。高女士本是附近一家托儿所的幼儿教师，本应该是一份挺开心的工作，但就是这份工作让高女士患上了抑郁症。“当幼儿教师要经常应对很多考试，如果通不过对工作影响很大，而且现在同行竞争也很激烈，最后弄得自己每天都大脑绷紧弦，最后实在受不了了。”在工作上遇到很大的压力，但回到家中也少不了操心，“也许是当时自己不懂得怎么调节释放压力，总感觉每天都提不起精神来，也没处去找人诉说。”

**案例三：**某幼儿园教师，本学期带大班，有一些较大型的活动，感觉有压力。做事很认真，所以在寒假中就开始找资料，心一直牵挂。开学后，随着活动时间的推进，越来越焦虑，而且平时工作状态很不好，效果差，就很自责，觉得对不起那些孩子。如想工作的事，就会严重失眠。就想干一些不动脑筋的工作，做保育员，但面子上过不去，还不如死了好，想着怎么才能到退休，这样就可以安享晚年了。如果不考虑工作，一切还好。

抑郁症是躁狂抑郁症的一种发作形式。以情感低落、思维迟缓以及语言动作减少、迟缓为典型的症状。幼儿教师出现的抑郁症状主要有以下三种：

①情感低落。

这种情感低落表现为愁眉不展、心烦意乱，自我评价过低，内心充满自责和内疚感，对个人的前途悲观失望，反复出现想死的念头或有自杀、自残的行为。情感低落也有昼重夜轻的特点。

②思维迟缓。

思维迟缓的主要表现是联想困难，自觉思考能力下降，对刺激反应迟钝，注意力集中困难，记忆力减退。

③语言动作减少或迟缓。

抑郁症患者的另一个表现在于其语言少、声音低，不与人交往，平日爱好和生活乐趣丧失，精力减退、疲乏，走路时行动缓慢，严重的时候可能达到不吃不喝、不言不动的抑郁性木僵程度。

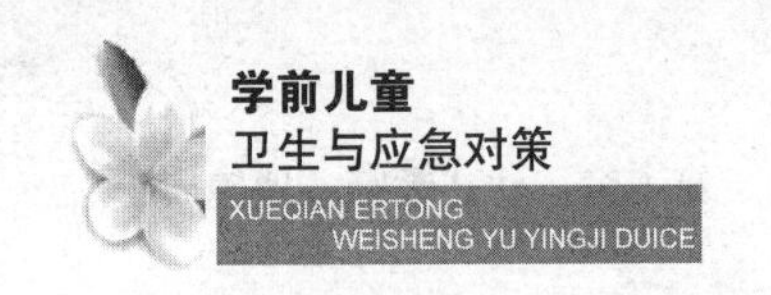


抑郁症患者常常出现食欲、性欲减退，身体消瘦，失眠梦魇等症状，他们具有一定的自知力，能意识到自己的情绪状态与他人不同；一般在15～60岁发病，发病高峰年龄集中在40岁左右。

（3）幼儿教师出现抑郁症状的原因。

幼儿教师抑郁症的发生并不是单一因素的孤立作用，相关研究表明，抑郁症的产生与个体的身心状况、近期发生的负性事件、个体特征等因素有着密切的关系。有的幼儿教师患上抑郁症，主要源于以下几个原因：

①性格内向是形成抑郁症的主要原因。

人的性格可以分为内向型和外向型。外向型的人开朗、热情、爱交际，而内向型的人沉默寡言，爱独处不愿意主动与人交流。幼儿教师群体的性格也有外向型和内向型之分，内向型的幼儿教师遇到不开心烦闷的事情往往习惯将这些不愉快隐藏在心里，独自承受郁闷与忧愁，久而久之，这种始终得不到宣泄的负面情绪就会诱发他们出现抑郁的症状。

②来自工作和生活的压力导致幼儿教师产生抑郁倾向。

迈入21世纪，幼儿园尤其是民办幼儿园之间的竞争直接导致幼儿教师肩负巨大压力。工作压力增大、人际关系的不协调都会导致幼儿教师意志消沉，情绪低落。忙碌的工作几乎占据了幼儿教师白天的所有时间，生活过于单调，少有时间和其他人交往，思想相对闭塞，再加上社会及部分家长对幼儿教师的不理解，不公正的待遇评价等，种种负面影响如果没有得到及时的宣泄，长期累积无疑成了引发幼儿教师出现抑郁的重要外部因素。

③情感的困扰诱发幼儿教师出现抑郁症状。

有哲学家曾经说过，困扰人类最大的问题就是感情的问题。的确，人生来具有七情六欲，无论亲情、友情还是爱情，任何一方面受到伤害都会引发个体强烈的心理反应。作为幼儿教师，平日工作繁忙，分身乏术，因工作原因而忽略家人、朋友、爱人是在所难免的事情。失去朋友的痛苦、失去亲人的悲伤、失去爱情的绝望，幼儿教师从恋爱到组织家庭不可能一帆风顺，遇到挫折胆小羞怯、缺乏自信或躯体情况不佳者，对社会心理应激应对能力较差，抑郁更容易发生。

如何判断自己是否患了抑郁症呢？

请你根据自己的情况自选以下十项抑郁症诊断标准，如有其中五项而且包括第一项和第二项，持续时间达两周，即可诊断为抑郁症。

①做事缺乏兴趣或乐趣。

②心情消沉、郁闷或者心灰意懒。

③食欲欠佳或食量增加很多，性欲下降。

④入睡困难或睡眠后易醒来或者睡眠过多。

⑤常常感到疲惫不堪或者无精打采。

⑥缺乏自信心和成就感，认为自己毁了自己的家庭。

⑦难以集中注意力。

⑧心情烦躁不安，明显的坐卧不安。

⑨行动迟缓，说话缓慢，甚至旁人已注意到这种失常行为。

⑩在最近两星期内产生过轻生的念头或者采取某种自杀行为或伤害自己的想法。[①]

① 方方：《教师心理健康研究》，人民教育出版社2005年版，第71页。

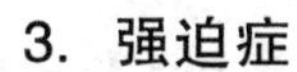

### 3. 强迫症

美国的一项调查显示强迫症患病率大约是 1%，三十年前我国也曾经做过一次针对 12 个地区的调查，结果显示强迫症的患病率为 0.3‰，这个数字远远低于今天的实际数字。结合临床实践，估计国内的强迫症患者大约有 500 万～1 000 万，80%的强迫症患者在 25 岁以前发病，男性比女性多。

（1）什么是强迫症？

强迫症是一组以强迫观念或行为为主要临床表现的神经症。包括不能为主观意志所克制而反复出现的观念、意向和行为。

家里打扫得一尘不染体现了家庭主妇的贤惠能干，可要是一天反复拖地十多个小时，就有点可怕了。近日，某幼儿园女教师张女士做清洁上了瘾，明知不对劲却身不由己。

**案例四：**38 岁的张女士，爱干净，打扫卫生像上了瘾一样戒不掉。如果家人弄脏了地板，用手摸了家具，她都反反复复地重新擦拭，尽力保持一尘不染。家人觉得不可思议，非常反感。张女士痛苦地说，如果自己还这样下去，非神经不可，家庭也会破裂。

武汉市精神卫生中心胡副主任医师对记者说，根据描述，张女士可能患有强迫症。强迫症是以反复出现强迫观念和强迫动作为基本特征的一种神经症性障碍。其实生活中这样的事例并不鲜见，有的人总是不停地洗手；有的人会情不自禁锁门一次又一次；有的人看见火会不由自主地想自己会不会放火……

（2）幼儿教师患强迫症的主要表现。

①幼儿教师强迫症患者头脑中会经常出现一些无意义的想法或字句，此外患者记忆力减退忘性大。时常有走神，会忘记下面该讲什么教学内容的现象。

②幼儿教师强迫症患者往往会出现情绪问题，包括心烦、焦虑，甚至大发脾气等症状。

③幼儿教师强迫症患者性格开始变得脆弱、多虑。患者会对生活或工作中的一些事情反复思索、追根溯源，明知毫无意义，但无法控制，其思维经常纠缠在一些缺乏实际意义的问题上不能摆脱。例如，每天睡觉前都要把第二天要讲的内容在家里背讲三四遍，出现自己不满意的地方就重新背，甚至每天都在家中重复背课十余次，明知道这样做没有必要，还是控制不了自己的行为。如果停下来，当晚就会睡不着觉。

④幼儿教师强迫症患者经常会在做事前设想出多种后果，经常担心如果开展不好活动该怎么办？如果在幼儿园出现安全问题又该怎么办？

（3）幼儿教师患强迫症的主要原因。

强迫症的发病原因相对复杂，但是有相关研究显示，强迫症的发病和个体的遗传因素、个性特点、不良事件和应激因素等有关联。比如：个人过分追求完美、犹豫不决、谨小慎微、固执等，通常具备这些不良个性特征的人容易患强迫症。

①遗传因素。

精神分析学派认为，强迫症是强迫性人格的进一步发展。人格特征受遗传的影响，强迫性神经症患者的双亲有强迫症的为 5%～7%，高于普通居民，而人格特征在强迫症的发病中起到一定的作用，通常，在幼儿教师群体中出现强迫症状的人具有的人格特征是胆小怕事、谨小慎微、优柔寡断、严肃古板，办事力求完美、一丝不苟，注意细节、酷爱清洁。

②社会因素。

诸如由于工作、生活环境的变迁，幼儿教师肩负工作和生活的双重任务，在工作中担心出现各种安全事故，担心自己的工作不能圆满地完成，担心幼儿园领导质疑自己的工作能力，担心家长不理解自己的教育工作，以及在生活中担心各种意外的发生，等等。久而久而，幼儿教师个体容易出现强迫观念和行为，进而发展成强迫症。

③精神因素。

随着当今社会工作和生活节奏的不断加快，为了在残酷的生源竞争中不被淘汰，幼儿园不得不提高对教师的要求，幼儿教师超负荷工作导致他们思想紧张、焦虑不安，此外，来自家庭的压力和同事间人际关系的不协调等都给幼儿教师造成了巨大的心理压力。这种强大的心理压力和精神负担都成为幼儿教师可能出现强迫症的导火线。

### 4. 恐惧症

（1）什么是恐惧症？

恐惧症是以恐怖症状为主要临床相的一种神经症。恐惧症原称恐怖性神经症，是指患者对外界某些处境、物体，或与人交往时，产生异乎寻常的恐惧与紧张不安，可致脸红、气促、出汗、心悸、血压变化、恶心、无力甚至昏厥等症状，因而出现回避反应。患者明知这种恐惧反应是过分的或不合理的，但仍反复出现，难以控制，于是极力避免导致恐惧的客观事物或情境，或是带着畏惧去忍受，因而影响其正常活动。青年期与老年期发病者居多，女性更多见。国外报道一般人口中的患病率是77‰，我国各地调查患病率的平均值为2‰左右。

（2）恐惧症的分类和表现。

每个人都有恐惧的时候，正常的恐惧属于人类本能的应激反应，对人而言是一种有益的防御反应。这种恐惧通常和某种特定的场景或经历相关。如我们常说的“一朝被蛇咬，十年怕井绳”就是指的某种经历给人带来的恐惧感。但我们这里讨论的恐惧症则是一种心理疾病，患者对某些情境和场合所产生的恐惧心情是完全不必要的，沉溺其中无法自拔，甚至他们自己也会觉得这种恐惧是莫须有的但却无法摆脱。

**案例五：**某幼儿园李老师，女，28岁。

不知为什么，会特别害怕和别人对视，每当和别人对视时就会觉得羞愧难当，不仅面红耳赤，甚至有时手都会抖。和别人对视后必须马上逃离，否则双腿就抖个不停，都迈不开步。这种情况最开始只是在和男性对视中会出现，现在逐渐在和女性对视中也会如此，为此常躲开别人的视线，只能悄悄用余光扫视对方，这样会给对方造成不正经的感觉。我自己也特别苦恼郁闷，恨自己，有时甚至想有挖掉自己眼睛的冲动。

**案例六：**某幼儿园周老师，女，37岁。

今年春节，接到高中学习委员的电话，说下周高中同学搞一个隆重的二十周年同学会。自从接到电话起，周老师就开始莫名的紧张和焦虑。一方面，内心非常想借这次机会和老同学们见见面聊聊天；但另一方面，一想到自己现在的生活状况没一样拿得出手，甚至连一件像样的参加聚会的衣服都没有，人老色衰……本希望自己能光彩照人的去参加同学聚会，像现在这样子，还不如不去，因此，借口出差推掉了这次聚会，而类似的情况已经出现了多次。

恐惧症患者所恐惧的对象多达数百种之多，通常可以将其归纳为三大类。

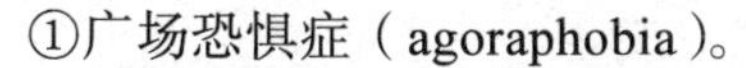

①广场恐惧症（agoraphobia）。

广场恐惧症，又称场所恐惧症、旷野恐惧症、幽室恐惧症等。是恐惧症中最常见的一种，约占60%。多起病于25岁左右，35岁左右是另一发病高峰期，女性多于男性。主要表现为对某些特定环境的恐惧，如广场、密闭的环境和拥挤的公共场所等。患者害怕离家或独处，害怕进入商店、剧场、车站或乘坐公共交通工具，因为患者担心在这些场所出现恐惧感，得不到帮助，无法逃避，因而回避这些环境，甚至根本不敢出门，焦虑和回避行为的程度因人而异。恐惧发作时还常伴有抑郁、强迫、社交焦虑、人格解体等症状，需进行及时有效的治疗。

②社交恐惧症（social phobia）。

社交恐惧症，又称社交焦虑障碍（social anxiety disorder，SAD），多在17～30岁期间发病，男女发病率几乎相同；常无明显诱因突然起病，害怕在小团体中被人审视，一旦发现别人注意自己就不自然，不敢抬头、不敢与人对视，甚至觉得无地自容，不敢在公共场合演讲，集会不敢坐在前面，回避社交，在极端情形下可导致与社会隔离。常见的恐惧对象为异性、严厉的上司和未婚夫（妻）的父母等，或是熟人。可伴有自我评价低和害怕批评，可有脸红、手抖、恶心或尿急等症状。临床表现可孤立限于如公共场合进食、公开讲话或遇到异性，也可泛化到涉及家庭以外的所有情境。部分患者常可能伴有突出的广场恐惧和抑郁障碍；一部分患者可能通过物质滥用来缓解焦虑而最终导致物质依赖，特别是酒精依赖。

③特定恐惧（specific phobia）。

患者的恐惧局限于特定的情境，如害怕接近特定的动物，害怕高处、雷鸣、黑暗、飞行、封闭空间、在厕所大小便、进食某些东西、牙科治疗、目睹流血或创伤，害怕接触特定的疾病，促发惊恐的具体情境。特定恐惧一般在童年或成年早期出现，如果不加以治疗，可以持续数十年。对恐惧情境的害怕一般不波动，导致功能残缺的程度取决于患者回避恐惧情境的难易程度。性传播疾病特别是艾滋病是疾病恐惧的常见对象。其中的血液—创伤恐惧与其他恐惧不同，它导致心跳缓慢，有时出现晕厥，而不是心跳过速。

总的来说，不论是什么类型的恐惧症，通常会出现明显的身体症状，如冒汗、颤抖、忽冷忽热、心跳加速、呼吸困难、胸闷、手脚麻痹或无知觉、作呕或胃部不适、头晕眼花或晕倒等，此外，还会伴随其他非身体症状，如思维迟缓、感觉不真实、抽离或虚幻；有窒息感；害怕将会死去或失去控制；失去理智。通常患者会对其所恐惧的事物或情景极力回避但是却不能控制这种恐惧感。

（3）幼儿教师患恐惧症的原因。

恐惧症的原因很多，工作或生活中压力过大，或者在孩提少年时期有不愉快的经历等都会对个人造成心理阴影，使其有机会患上恐惧症。通常而言，幼儿教师患恐惧症的原因主要有以下几点。

①性格因素。

通常而言，在幼儿教师群体中出现恐惧症的多为性格胆小、羞怯、高度内向、有强迫倾向者。换句话说，性格因素是引发幼儿教师个体出现恐惧症的心理原因。

②生理因素。

幼儿教师群体中出现恐惧症的原因除了上述性格因素而外，还和其本身生理因素有关。通常，恐惧症患者神经系统的觉醒水平高，这种敏感、警觉、处于过度觉醒的状态会使个体体内交感神经系统兴奋占优势，肾上腺素和甲状腺素的分泌增加。

③以往不愉快的经历。

恐惧症往往和某种特殊的事物或场景相关，幼儿教师出现恐惧症通常和以往某种特殊经历有着紧密关系。在某种特殊场景中经历过的让人恐惧的事件则会让幼儿教师在相同场景中出现恐惧的情感。此外，被拒绝、被取笑等不愉快的经历也易造成个体的心理压抑。

## 第三节　幼儿教师心理健康的维护与调适

在我国，幼儿教师不仅承担着养护、教育学前儿童的职责，还肩负着培养学前儿童良好个性、促进孩子心理健康发展的重任。幼儿教师作为人类灵魂的工程师，和学前儿童朝夕相处，从认知、人格到意志、态度、兴趣、行为习惯等都会对学前儿童产生巨大而深远的影响。通常而言，幼儿教师良好的心理素质能对学前儿童心理健康发展产生正面示范效应，反之，则会对学前儿童心理健康发展产生负面效应。

近年来，由于时代的进步和社会的发展，以及学前教育领域改革浪潮的不断来袭，幼儿教师面临诸多挑战，这些挑战除了能给幼儿教师创造机遇外，也会给他们带来很多困难，造成心理上的不适应，导致不少幼儿教师出现焦虑、不安、抑郁、恐惧等心理问题。尽管不少幼儿教师能通过各种正面的途径化解这些心理问题，但是仍然有部分幼儿教师不善于处理自身存在的心理问题，无法很好地自我调节。心理问题长期得不到解决，不仅会影响幼儿教师的身体健康，更会影响到幼儿教师的日常工作的进行。

### 一、维护幼儿教师心理健康的意义

#### （一）有利于保证幼儿教师的生理健康

有研究表明，人类疾病的70%以上属于心因性疾病，更有人预言，心理疾病是21世纪之患。[①] 人是一个生理和心理紧密结合的有机整体，精神和躯体在同一生命进程中共同起着作用，个体心理健康和生理健康关系极为密切。一方面，个体的生理健康水平会影响其心理健康。个体身患生理性疾病或者有某种心理缺陷，长期的病患势必会给人的心理健康带来持续的负面影响，使人产生焦虑、抑郁、烦恼等不良情绪，影响个体的情感、意志、性格等心理水平的和谐。另一方面，个体心理健康也会对其生理健康造成影响。通常而言，健康的心态是保证个体身体健康的必要条件，个体的乐观、自信、淡定平和的心境不仅能使人保持愉快的心情，还能有效提高个体的免疫能力，从而保证身体的健康。相反，如果个体长期处于高压状态下，过度焦虑、抑郁、易怒则会导致其生理上出现异常或病变，引发心身疾病。

幼儿教师也不例外，可以说，有效地维护幼儿教师的心理健康有利于促进其生理的健康。

#### （二）有利于提高幼儿教师的工作效率

幼儿教师心理健康水平高就会促使其合理有效地发挥自身智力、情感、意志等方面的能力，从而有助于提高工作效率。心理健康和谐的幼儿教师在工作和生活中能客观地应对、评

① 方兰：《论教师心理健康的意义及维护》，《科教文汇》，2009（2）。

价客观环境的各种要求和变化，其心理倾向、行为就能维持和社会现实要求的协调。有了健康的心理这一基础，幼儿教师就能以正确的态度、价值观和方法来看待矛盾和处理问题，也能以平和的心态来对待生活中的挫折，通常不会因为偶尔的挫折和失败而丧失信心，因此，心理健康的幼儿教师工作效率会明显高于心理不健康的幼儿教师。

### （三）有利于幼儿教师的专业化发展

自从《幼儿园教育指导纲要》颁布贯彻以来，幼儿教师专业化的呼声便不绝于耳。幼儿教师专业化要求幼儿教师在整个职业生涯中依托专业组织，通过终身专业训练，习得教育专业知识技能，实施专业自主，表现专业道德，不断提升自身的教学素养。只有当幼儿教师的视野超越学前教育内容的时候，幼儿教师才能真正称为“专业化”的教师。

幼儿教师在向专业化行进的过程中，需要不断地接受来自外界的各种竞争和评价，学习、进修、赛课、反思等成为幼儿教师日常工作之外的家常便饭。缺乏良好的心态是很难完成这一艰巨的任务的。相反，如果幼儿教师具备了良好的心理素质，就能保证其在向专业化迈进的道路上有着坚实的心理基础，不会被巨大的压力打垮，反而会从各种挑战和竞争中总结经验，一路前行。

### （四）有利于促进学前儿童的心理健康发展

学前儿童正处于身心发展的关键期，这一时期，模仿是他们认知世界的重要途径。幼儿教师是孩子心目中的权威中心，是孩子们都认同的楷模，幼儿教师在和学前儿童的朝夕相处中，其一言一行都会在潜移默化中给孩子的身心发展造成深远的影响。此外，良好的心理状态能促进师幼关系的和谐，如果幼儿教师心理出现问题，轻则影响师幼关系，重则可能因不当的言行伤害孩子的心灵。因此，为了促进学前儿童身心和谐发展，幼儿教师必须保证自己的心理健康。

## 二、维护与调适幼儿教师心理健康的主要途径

幼儿教师不仅是学前儿童身体的养护者，知识的传递者，人格形成的影响者，更是心理健康教育的实施者。幼儿教师在和学前儿童的相处中，其人格特色和心理健康状况会直接或间接地影响孩子的心理和行为。同时，身心健康是幼儿教师完成教学活动的有力保证。

近年来，随着社会大众对学前儿童的关注度日益增加，家长对学前儿童的期望的提高，以及学前教育领域课程和教学体制改革的深入推进，社会对幼儿教师的素质也提出了更高的要求。幼儿教师面对繁重的教学工作，岗位的聘任，学前儿童安全保证等压力易存在不同程度的各种心理问题。因此，维护幼儿教师心理健康也成为迫在眉睫的大事。

### （一）提升自我修养

#### 1. 树立正确的自我概念

自我概念，即一个人对自身存在的体验。它包括一个人通过经验、反省和他人的反馈，逐步加深对自身的了解。自我概念是一个有机的认知机构，由态度、情感、信仰和价值观等组成，贯穿整个经验和行动，并把个体表现出来的各种特定习惯、能力、思想、观点等组织

起来。个体只有树立正确而稳定的自我概念，才能正确认识自己，客观评价自己，合理要求自己。幼儿教师正确的自我概念能帮助其了解并悦纳自己的优缺点，理性地接纳并理解他人的错误和缺点，面对工作和生活中的各种不平事，不尽善尽美处能泰然处之。

#### 2. 加强自身职业修养

21 世纪注定是一个各行业竞争激烈的时代，竞争归根到底是教育和人才的竞争。当前，学前教育领域中幼儿园之间、幼儿教师之间的竞争也日趋激烈，幼儿教师要保证自己在激烈竞争中立于不败之地，在工作和生活中身心和谐健康，必须加强自身的职业修养。

一方面，幼儿教师要坚定对幼儿教育事业的信念。是否真心热爱幼儿教师这一职业，是否能全身心投入幼儿教育事业并乐此不疲、安平乐道是检验幼儿教师对幼儿教育事业的信念是否坚定的关键。幼儿教师只有树立了对幼儿教育事业的信念，才能从容地面对日常教学及生活中可能遇到的各种困难和问题。现实中，幼儿教师工作繁重、生活清苦，但是，如果具备了高度的事业心和责任心，就为幼儿教育达到心理健康这一目标创造了基本条件。

另一方面，积极投身教育改革。社会在不断进步，幼儿教育事业也在不断发展，这必然会对幼儿教师现有的工作方式和工作环境提出新要求，改变则势在必行。作为人的本性而言，当然是愿意保持现状，抗拒自己的工作和生活出现波动和变动的。幼儿教师要实现心理的和谐健康，必须主动积极地投身到幼儿教育的改革浪潮中，主动改进教学，接受新理念、新方法、新事物，这样才能保证自己对幼儿教育事业永葆激情，化被动为主动。

#### 3. 保持乐观心态

心态是一种持久影响个体思维行动的情绪状态。个体心态相对固定，心态一经形成，就会逐渐蔓延、弥散到其他事物中去。任何事物都有两面性，如果从消极的角度看，就会引起个体消极的情绪体验，进而陷入心理困境，相反，如果从积极的角度看，则会发现事物的积极意义，保持愉悦的情绪。

幼儿教师乐观的心态包括了宽容、赏识和富有激情地工作和生活。宽容是指幼儿教师能做到“人不知而不愠”，在工作和生活中遇事不急躁，不冒进；赏识是指幼儿教师能从积极的角度看待和表达对他人及他物的认可和尊重；富有激情地工作和生活则是指幼儿教师随时保持良好的精神状态。

幼儿教师保持良好的心态能让他们始终看到工作和生活中美好的一面，遇事不慌乱不急躁，与人为善，真正做到波澜不惊，维持良好的心理状态。

### （二）增强心理保健意识，掌握心理调适方法

幼儿教师工作有其职业特殊性，教师容易被一些不容回避的问题所困扰，不良情绪得不到释放，就会造成教师心理失衡，导致心理水平下降。因此，幼儿教师必须要有增强自身心理保健的意识，并有意识地掌握心理调适方法。

#### 1. 积极控制自身情绪

七情六欲乃人之常情，在教育教学的动态过程中，教师情绪波动是平常之事。面对充满稚气的学前儿童，难免会出现让人烦闷、急躁之事，幼儿教师也是凡人，遇到烦心事也很难

做到完全的心平气和、泰然自若。但是，如果在情绪失控的状况下面对学前儿童，必须会言行失格，容易给孩子幼小的心灵造成伤害。因此，要使教学得到良好的效果，保持自身心理的和谐健康，幼儿教师必须学会调控自身情绪。

具体而言，情绪控制可以从两个方面着手：一方面，从认识上客观分析造成不良情绪的原因，面对造成不良情绪的情境。另一方面，积极地控制自己可能出现的冲动行为，采用适当的手段进行疏导。

在实际教学过程中，幼儿教师要提醒自己在情绪激动的时候不要过于冲动，尽量等到自己能心平气和的时候再冷静地处理问题，以防止言行过激。如果幼儿教师能成功地调试自己的情绪，化消极被动情绪为积极主动，对教师和学生而言都是极为有益的。

### 2. 宣泄法

如果不良情绪积蓄过多，得不到适当的宣泄，容易造成心身的紧张状态。这种紧张持续时间过长或强度过高，还可能造成心身疾病。因此，为了维护自身心理健康，幼儿教师也应该选择合适的时候、合理的方式宣泄自己的情绪。情绪的宣泄可以从“身”“心”两个方面着手。“心”方面如在适当的环境下放声大哭或大笑，对亲近和信任的朋友或亲人倾诉衷肠，给自己写信或写日记；“身”方面如剧烈的体力劳动，纵情高歌，逛街购买自己喜欢的东西，等等。还可以出门旅游，在大自然中陶冶自己的情操。

### 3. 转移放松法

教师职业的紧张与压力程度是人所共知的。一天工作下来，身心疲惫。为此，教师不仅要注意自己的身体健康，更要注意自己的心理健康。除了要锻炼好自己的身体外，还要学会端正自己的心态，调节好情绪。越是繁忙，越是要安排一定的时间放松，在和同事、亲人、朋友的沟通交流中调整心态，得到放松；在和学生的交谈中，探讨教育教学的有效途径，既是工作，又是调整心态。百忙抽闲，必不可少，放松心态的方式多种多样，如静坐、听音乐、打篮球、钓鱼、练书法，等等。

### 4. 坚持体育锻炼

身体是革命的本钱，对于幼儿教师而言，良好的身体素质是心理健康的基础。可以说，坚持体育锻炼，增强体质，是预防躯体化和维护心理健康的重要途径。幼儿教师不仅肩负着幼儿园教学重任，回到家中，还要操持家务，身心俱疲已然成为很多幼儿教师真实生活状态的写照，稍不注意，心理疾病便会悄然降临。为了避免出现心理疾患，幼儿教师可以通过坚持锻炼身体来缓解巨大的心理压力。不过，幼儿教师在体育锻炼的过程中应注意适度的原则，不要适得其反，因过度锻炼造成疲劳而影响正常的学习和工作。

### 5. 减少比较，培养多种兴趣爱好

人的性格各有不同，在待人接物方面也有不同表现，要保持自己稳定的良好心态，就必须扬长避短，因为性格上的弱点往往正是造成心理失衡的主要内部原因。教师具有多种兴趣和爱好，这不仅是教育教学工作所要求的教师的基本素质，同时也是教师自我调适、保持心理健康的重要前提。教师在业余时间多培养一些兴趣爱好，比如旅游、绘画、书法、唱歌、

跳舞等，既能陶冶情操，又能提升思想境界。所以，从事这些活动，不仅能使我们在知识与技能方面有所得，有助于教育教学工作，更重要的是能修身养性，使自己保持良好的心态。

### 6. 学会倾诉，改善人际关系

遇到不开心的事情找人倾诉是个很好的方法，与人沟通要敞开心扉，学会倾诉，朋友的安慰和鼓励是最好的动力。幼儿教育的人际关系相对简单，主要是幼儿教师和学前儿童、幼儿教师、幼儿教师和领导、幼儿教师和家长之间的关系。这种人际关系构成幼儿教师工作、生活的特殊环境。幼儿教师应善于主动搞好和学前儿童、同事、领导以及家长的正常人际关系，消除隔阂，相互理解，缩短彼此间的心理距离。采取宽容的态度去对待别人，多看别人的长处，求大同存小异，从好的一面去理解客观环境中的各种现象。

## 二、幼儿园为教师创建良好的外部环境

幼儿园是幼儿教师的工作场所，也是他们心灵的寄托与港湾。对于幼儿教师而言，来自幼儿园领导以及同事的关心与支持是让他们缓解压力，增进心理健康的重要途径。

### 1. 构建幼儿园和谐的人际关系

良好的幼儿园风气能给幼儿教师积极向上的动力，能在不知不觉中找到心灵的归宿。幼儿教师在民主、友善的氛围中更容易发挥工作的积极性，更容易找到愉悦和成就感，反之，则容易出现心情压抑、郁闷等消极情绪。

### 2. 建立合理的收入分配制度

当前，幼儿教师工作的总体状态是劳动付出和收入不成正比。“工作量大，收入低”是不少幼儿教师状态的真实写照。尤其是公办园非正式职工以及绝大多数私立幼儿园教师，干得多拿得少的情况严重影响了他们工作的积极性，并造成心理的失衡。建议幼儿园在逐步提高幼儿教师收入水平的前提下，建立合理的幼儿教师工作评价机制，对其工作进行科学评估，将他们的实际工作付出和工作成效与劳动报酬挂钩。这样既能调动幼儿教师工作的积极性，更能解决因报酬过低而导致的心理失衡，可谓一举两得。

### 3. 切实减轻幼儿教师工作负担，正确看待幼儿教师科研工作

当前，幼儿教师除了要完成日常教学活动而外，还必须完成各项“附加工作”，从教学计划、活动方案、教具制作、工作总结、家园练习册到教学反思、职业生涯规划、在职培训等，使得广大幼儿教师几乎失去了所有的业余时间，疲于工作。诚然，通过幼儿园的各项“附加工作”能提高幼儿教师的教学质量，但是，就我国幼儿教师的整体素质而言，要让每个幼儿教师都成长为研究型教师是不现实的。因此，幼儿园在制定相应的工作规范时要因人而异，根据不同教师的实际情况灵活要求，这样就会避免给他们造成过大的心理压力。

此外，为幼儿教师提供一个公平竞争的心理环境，建立客观公正的考评体系等都能有效减少幼儿教师的不平衡心态，促进心理的健康成长。

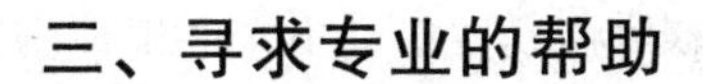

## 三、寻求专业的帮助

专家的处理，是指个体在无能力解决自己心理问题时，求助心理专家进行咨询、诊断与治疗的过程。人非草木，孰能无情，孰能无感呢？这种“情与感”在一定限度内个人是能够把握的。然而一旦有些问题超过了个人能力限度，尤其是较严重的心理障碍和心理疾病，求助于专家的指导并进行有效的处理解决是非常必要的。教师在有些问题上容易走入误区。教师因其独特的角色特征及职业特点，往往自视清高，或无视自己的心理问题，或讳疾忌医，这些态度都是不正确的。

专家的处理一般分为心理诊断、心理咨询、心理治疗几个方面，其特点各不相同。

### （一）心理诊断

心理诊断，是以心理学的方法和工具为主，对个体或群体的心理状态、行为偏移或障碍进行描述、分类、鉴别与评估的过程。诊断是一个包括确定目的、收集资料、观察现象、查询原因、实施测量和综合评估在内的完整的过程。教师的心理诊断主要涉及教师适应状况、人格特征、行为方式及心理健康状况。教师心理诊断的目的是帮助教师个人了解自己的一些心理特征和状况，及时发现长处与不足，促进教师心理素质及心理健康水平的改善。目前，关于教师的保健，如果说对躯体健康还算重视的话，例如定期体检等，那么促进教师的心理健康活动与措施，实在很少。健康是身心的统一体，两者都很重要，不可偏废。因此，建立教师心理健康档案及有关保健活动应是学校教育的一项重要工作。

### （二）心理咨询

心理咨询，是咨询人员运用心理学的理论和技术，借助语言、文字等媒介，与咨询对象进行信息交流并建立某种人际关系，帮助咨询对象消除心理障碍，正确认识自我及社会，充分发挥自身潜能，有效地适应社会环境的过程。心理咨询是一种磋商行为，咨询者和来访者之间是一种彼此合作的伙伴关系，是一种特殊的人际关系。心理咨询是一门专业，它有系统的理论、方法和技能。接受心理咨询的过程是一个学习和发展的过程。在这个过程中，咨询者帮助来访者逐渐学会抛弃与周围环境不适应的心态和行为，代之以与之相适应的心态和行为，也就促使来访者不断自我革新，达到自强、自立、自我健康成长。

通过心理咨询，不仅仅是存在心理问题或有心理障碍的人能得到帮助，就是那些为促进自身发展的健康人，也同样能在心理咨询中受益。因此，心理咨询也同样涉及这两个方面问题。一方面，教师为了求得更高的发展，拓展生活视野，挖掘自身更大潜能，向专家寻求指导。另一方面，教师因工作、生活及家庭等多方面情况可能引起心理冲突而向专家寻求帮助。但目前大多数教师还没有养成寻求专家帮助的观念与习惯，认为一定是心理不正常才去寻求专家指导，这完全是一种误解。

### （三）心理治疗

心理治疗，是指心理医生用心理学的理论、方法和技术，使患者的情绪、人格或行为发生变化，消除或减轻导致患者痛苦的心理因素和由此引起的躯体症状，促进患者的精神康复。心理治疗的对象主要是有身心疾病、特别是有明显的心理或行为障碍的人。需要接受心理治疗的教师并不多，但教师一旦形成心理疾病，就会对个人及工作影响极大。教师是教书育人的职业，教师肩负着培养下一代的重任，理应自己身心健康，如果一旦患有各种心理疾病就应积极治疗，尽快恢复。

## 四、社会的关注和支持

社会支持（Social Support）的概念，是20世纪70年代初被引入精神病学中的。当时一些学科用定量评定的方法，对社会支持与身心健康的关系进行了大量的研究。许多研究发现，相同的压力情境对不同的个体产生的影响是不同的。那些较少发病的个体与受压力影响较大的个体相比，有着更多的社会关系。大量的研究表明，在压力情境下，那些受到来自伴侣、朋友或家庭成员较多心理或物理支持的人，比受到较少支持的人身心更为健康。①

社会要切实将“尊师重教”落到实处，营造出尊重人才、尊重知识的氛围，充分尊重和支持幼儿教师的工作成果，让全社会认识到他们工作的艰辛和不易，为他们营造一个积极向上、备受尊重的大环境，才能从根本上缓解幼儿教师的心理压力。

### 案例评析：

**案例一：**

**评职称这么难？**

一位有十几年教龄的幼儿园女教师，因为只有大专文凭，所以在历次的评职中遭遇失败。这已经是她第二次申请晋级了。去年，通过了普通话、计算机考试，但是因为论文不合格而遭淘汰。今年论文通过，但又因不够本科标准而失败。“我已经40岁了，我想我已经没有机会晋升职称了。”她边哭边说，“我一心扑在工作上，把我的青春和爱都献给了教育事业。丈夫因为我不关心他、不顾家而离开了我。现在评职又失败，我觉得我的努力都白费了。辛勤工作换来了什么？我觉得命运待我不公，评职到底是看工作能力还是其他条件？”

诊脉：有不少幼儿教师认为评职失败是自己在工作中遇到过的最大的心理挫折，排在“领导不正确的评价”“工作压力大”“同事之间不正当的竞争”之后，位于第四名。虽然目前的幼儿教师职称与工资待遇相关，但引起教师心理挫败感的，不是经济损失，而是自尊心受到严重打击。

减压处方：要正确评价自己的工作态度、工作能力和工作成绩。孩子和家长的满意是对老师最大的肯定。评职是特殊的评价方式，受许多因素的影响。评职失败并不能说明教学能力差，评职成功也不代表教学成功。

**案例二：**

**我不想当“雷母”**

年轻的幼儿园女教师小琴有一个4岁可爱的女儿，丈夫在乡政府工作。工作家庭都让人羡慕。“从女儿出生以后，我的脾气变化很大。原来热情活泼，现在却很容易激动，经常为一

① http：//www.pep.com.cn/xgjy/xlyj/dzxl/xljk/201008/t20100827_771144.htm．2013-5-19。

些小事发火。只要学生不听话或女儿调皮我就会很生气。”为了她的脾气，还经常与丈夫发生矛盾，伤害夫妻感情。有一天晚上，女儿在看电视，她让女儿早点睡觉，因为还有教具要赶制。女儿不肯上床大闹起来，她就顺手拿起尺子，打女儿的屁股，丈夫来劝说，边夺尺子边骂她“狠得像后娘”。“我做事喜欢尽善尽美，也要求孩子们尽力而为。孩子年纪小可塑性强，如果不对他们严格要求，就会耽误他们成才。”但是，孩子们似乎并不领她的情，因为她批评声音大，好似雷声震动，而背地叫她“雷母”。事后，她有时也会后悔、内疚，觉得自己“下手”太狠，不给别人留面子。

诊脉：不善于调控自己的情绪是问题关键。抚养年幼女儿的重压、过分严格求完美的性格特点、处理问题不灵活、在矛盾面前不善于自我调节等使她的脾气越来越糟。而教师的职业又必须使教师的情绪具备成熟而稳定的特点。

减压处方：

学习并有意识地使用一些控制情绪的方法和技巧。如①转移注意力。②心理移位，即设身处地站在别人的角度考虑问题。③学会制怒，“把舌头放在嘴里转 10 圈”再说话。④合理释放，如找朋友诉说、谈心，到没人的地方痛哭一场等。⑤升华，把愤怒、冲动等消极情绪转化为自己前进的动力。

**案例三：**

**50 岁不到我准累死**

张老师年逾三十，有一个 6 岁的刚上小学的女儿，是一所幼儿园大班老师，同时也是幼儿园教研组组长。每天天还没亮，张老师就得起床，准备早餐，然后叫醒女儿，哄她穿衣、梳洗、吃完早饭，自己才能胡乱吃几口。上班以前，必须骑自行车飞奔近 30 分钟把女儿送到学校，几乎每天都最早一个把女儿交给老师，再急匆匆赶到幼儿园。

幼儿园里又有一大堆麻烦事等着她处理：不仅要忙着准备班上一天上课需要的各种材料，准备教研组研讨的材料，准备对新老师的辅导材料……

——“五十岁不到，我准累死。”

——“我能提早退休那该多好啊。”

——“这样的生活，何时是盼头。”

诊脉：教师的工作紧张、繁重而琐碎，加上家庭负担重就更容易产生倦怠、厌烦的心理，这与每个人的自我调节能力有关。

减压处方：①经常看到生活的积极面。②合理安排生活和工作。③充分调动学生的工作积极性。要有意识地选拔、培养一支能力较强的班干部队伍，协助教师把工作做好。另外，在家庭中，也要从小培养孩子独立生活的能力。孩子逐渐成长，家长的负担就会越来越轻。

**思考与运用：**

1．简述心理健康与幼儿教师心理健康的定义。

2．简述幼儿教师心理健康的重要性。

3．简述幼儿教师心理问题的成因和主要表现。

4．简述如何维护与调适幼儿教师的心理健康。

# 参考文献

[1] 朱家雄，汪乃铭，戈柔．学前儿童卫生学[M]．上海：华东师范大学出版社，1999.
[2] 麦少美．学前卫生学[M]．上海：复旦大学出版社，2005.
[3] 郦燕君．学前儿童卫生保健[M]．北京：高等教育出版社，2007.
[4] 欧新明．学前儿童健康教育[M]．北京：教育科学出版社，2002.
[5] 冯志坚．幼儿生理卫生与健康[M]．长春：东北师范大学出版社，1995.
[6] 万钫．学前儿童卫生学[M]．北京：北京师范大学出版社，2007.
[7] 王雁．幼儿卫生与保健[M]．北京：中国社会出版社，1999.
[8] 高秀来．人体解剖学[M]．北京：北京大学医学出版社，2009.
[9] 于恩华，李静平．人体解剖学[M]．北京：北京大学医学出版社，2006.
[10] 饶利兵，董占奎，彭湃．人体解剖学[M]．北京：北京大学医学出版社，2011.
[11] 邹锦慧，刘树元．人体解剖学[M]．北京：科学出版社，2009.
[12] 王东红．幼儿卫生保健．2 版[M]．长沙：湖南师范大学出版社，2000.
[13] 朱敬先．健康心理学[M]．北京：教育科学出版社，2002.
[14] 郑日昌，陈永胜．儿童心理辅导[M]．上海：华东师范大学出版社，2003.
[15] 朱家雄．学前儿童心理卫生[M]．北京：人民教育出版社，1994.
[16] 陈帼眉．学前心理学[M]．北京：人民教育出版社，1990.
[17] 林崇德．发展心理学[M]．北京：人民教育出版社，1995.
[18] 张向葵，刘秀丽．发展心理学[M]．长春：东北师范大学出版社，2002.
[19] 刘金花．儿童发展心理学[M]．上海：华东师范大学出版社，2001.
[20] 高月梅，张泓．幼儿心理学[M]．杭州：浙江教育出版社，1993.
[21] 周宗奎．现代儿童发展心理学[M]．合肥：安徽人民出版社，1999.
[22] 曹成刚．毕生发展心理学纲要[M]．北京：中国文史出版社，2005.
[23] 刘晓红．学前儿童的养育 0 ~ 6 岁[M]．北京：人民军医出版社，2005.
[24] 欧新民．学前儿童健康教育[M]．北京：教育科学出版社，2003.
[25] 松田道雄．育儿百科[M]．北京：人民卫生出版社，2000.
[26] 张春兴．教育心理学[M]．杭州：浙江教育出版社，1998.
[27] 冯志坚．幼儿生理卫生与健康[M]．长春：东北师范大学出版社，1995.
[28] 靳国章．饮食营养与卫生[M]．北京：中国旅游出版社，2004.
[29] 刘桂珍．现代健康教育学[M]．北京：高等教育出版社，2005.
[30] 庞建萍，柳倩．学前儿童健康教育[M]．上海：华东师范大学出版社，2008.
[31] 王东红，王洁．幼儿卫生保健．2 版[M]．北京：高等教育出版社，2004.
[32] 中国营养学会．中国居民膳食营养素参考摄入量[M]．北京：中国轻工业出版社，2001.

[33] 朱敬先．健康心理学[M]．北京：教育科学出版社，2002.
[34] 郑健成．学前教育学[M]．上海：复旦大学出版社，2010.
[35] 梁志燊．学前教育学[[M]]．北京：北京师范大学出版社，1998.
[36] 杨锡强．儿科学[M]．北京：人民卫生出版社，2004.
[37] David Pang，Tim Newson．儿科学[M]．申昆玲，译．北京：人民卫生出版社，2005.
[38] 天津儿童医院．儿科疾病[M]．天津：天津人民出版社，1973.
[39] 陆国平，张灵恩编著．儿童意外伤害[M]．上海：上海科技教育出版社，2004.
[40] 黎海芪，毛萌．儿童保健学[M]．北京：人民卫生出版社，2004.
[41] 邵肖梅，周文浩，曹云．新生儿常见疾病及护理[M]．上海：上海科学普及出版社，2004.
[42] 阴怀清．新生儿疾病的诊断与治疗[M]．北京：军事医学科学出版社，2002.
[43] 陆芬．婴幼儿常见病[M]．北京：中国人口出版社，2004.
[44] 黄怀宇，黄爱松．母婴与儿童青少年护理[M]．北京：科学出版社，2008.
[45] 陆国平，张灵恩．儿童意外伤害[M]．上海：上海科技教育出版社，2004.
[46] 刘湘云．儿童保健学[M]．南京：江苏科学技术出版社，1999.
[47] 郑红．维护教师心理健康的策略[J]．黑龙江教育学院学报，2001（2）.
[48] 周阳帆．试论高校青年教师心理压力成因与对策[J]．华夏医学，2009（6）.
[49] 张菊芳，钟宝东．论心理健康与素质教育[J]．化工高等教育，2003（2）.
[50] 吴思孝．教师心理教育现状及调整策略[J]．教育探索，2003（5）.
[51] 王智等．中国近 20 年教师心理健康研究述评[J]．心理科学，2010（3）.
[52] 张静．浅谈加强幼儿园安全教育的有效途径[J]．才智，2011（32）.
[53] 刘莎莎．浅谈强化幼儿园安全教育的有效方法与途径[J]．现代阅读，2012（11）.
[54] 李爱萍．幼儿园如何开展安全教育[J]．教育教学论坛[J]，2011（19）.
[55] 刘馨，李淑芳．我国部分地区幼儿园安全状况与安全教育调查[J]．学前教育研究，2009（5）.
[56] 高月桂．谈谈幼儿园安全教育[J]．学前教育研究，1996（1）.
[57] 白海燕．幼儿园安全教育现状及对策探究[J]．社科学论，2012（12）.
[58] 陈桂云．浅谈幼儿园安全教育方法[J]．课程教育研究，2012（8）.
[59] 张莉．幼儿园安全教育的内容与途径[J]．安徽教育，2000（7）.
[60] 郭丽．浅议学前儿童安全意识的培养[J]．教育导刊，2004（8）.
[61] 朱良．幼儿园安全管理与教育安全[J]．学前教育研究，2003（12）.
[62] 白莉．儿童安全教育的内容与路径[J]．教育探索，2011（4）.
[63] 龙明慧．“学前儿童卫生学”课程教学探索——基于新规划纲要精神[J]．重庆科技学院学报：社会科学版，2011（13）.
[64] 赖沙莉．案例教学在提升学生科学素养中的应用——以《学前卫生学》为例[J]．湖南民族职业学院学报，2012（4）.
[65] 胡献明．学前卫生学中的案例教学[J]．科技风，2012（20）.
[66] 刘君，辜迎春．按摩、抚触及动作训练对婴儿生长发育的影响[J]．数理医药学杂志，2011（1）.
[67] 陈芳芳．儿童生长发育和营养状况评价标准的应用及局限性[J]．中国循证儿科杂志，2008（11）.

[68] 宋晓日，赵连荣. 不同经济水平家庭儿童生长发育评价分析[J]. 中国初级卫生保健，2007（6）.

[69] 陈春明，何武，常素英. 中国儿童营养状况 15 年变化分析[J]. 卫生研究，2006（6）.

[70] 王娟. . 儿童青少年生长发育趋势研究进展[J]. 江苏预防医学，2006（1）.

[71] 杨勤. 中国儿童营养状况及对其改善的建议[J]. 湖北预防医学杂志，2004（1）.

[72] 郑举鹏. 学龄前儿童生长发育与营养不良的评价方法[J]. 国外医学社会医学分册，2003（2）.

[73] 吴至凤，赵聪敏，赵雪晴，廖伟，张雨平. 婴幼儿睡眠质量与体格发育的关系[J]. 重庆医学，2009（22）.

[74] 常琴，乔虹，温恩懿，廖伟，何周梅. 婴儿睡眠与身长生长速度的相关性研究[J]. 重庆医学，2010.

[75] 李力. 幼儿园常规教育内容构建及实施原则研究[D]. 淮北煤炭师范学院，2007.

[76] 王悦. 幼儿园安全教育现状及对策研究[D]. 河南大学，2011.

[77] 白鹭. 幼儿园安全教育问题与对策研究[D]. 西南大学，2009.